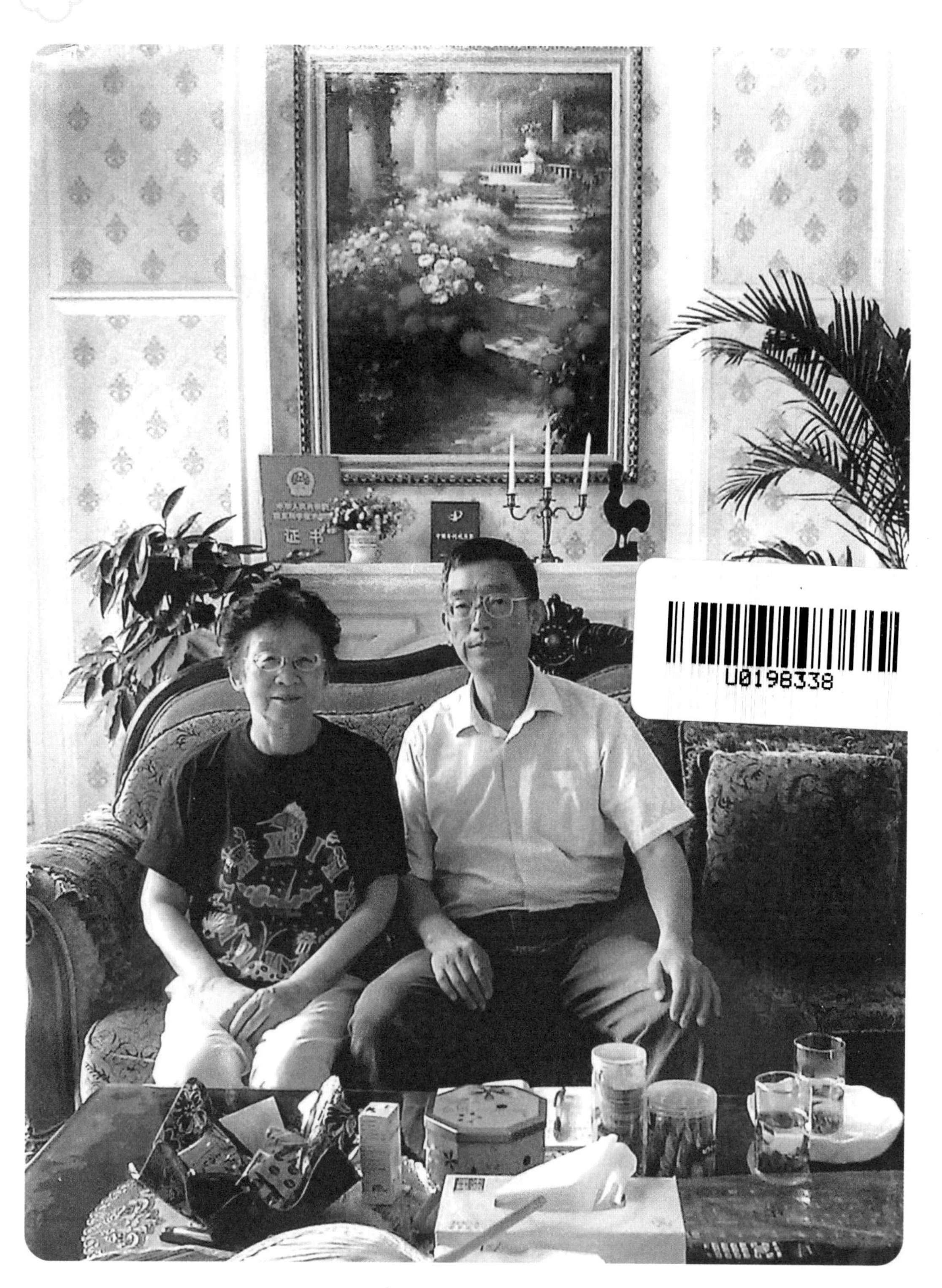

袁伦次与冯亦璞教授

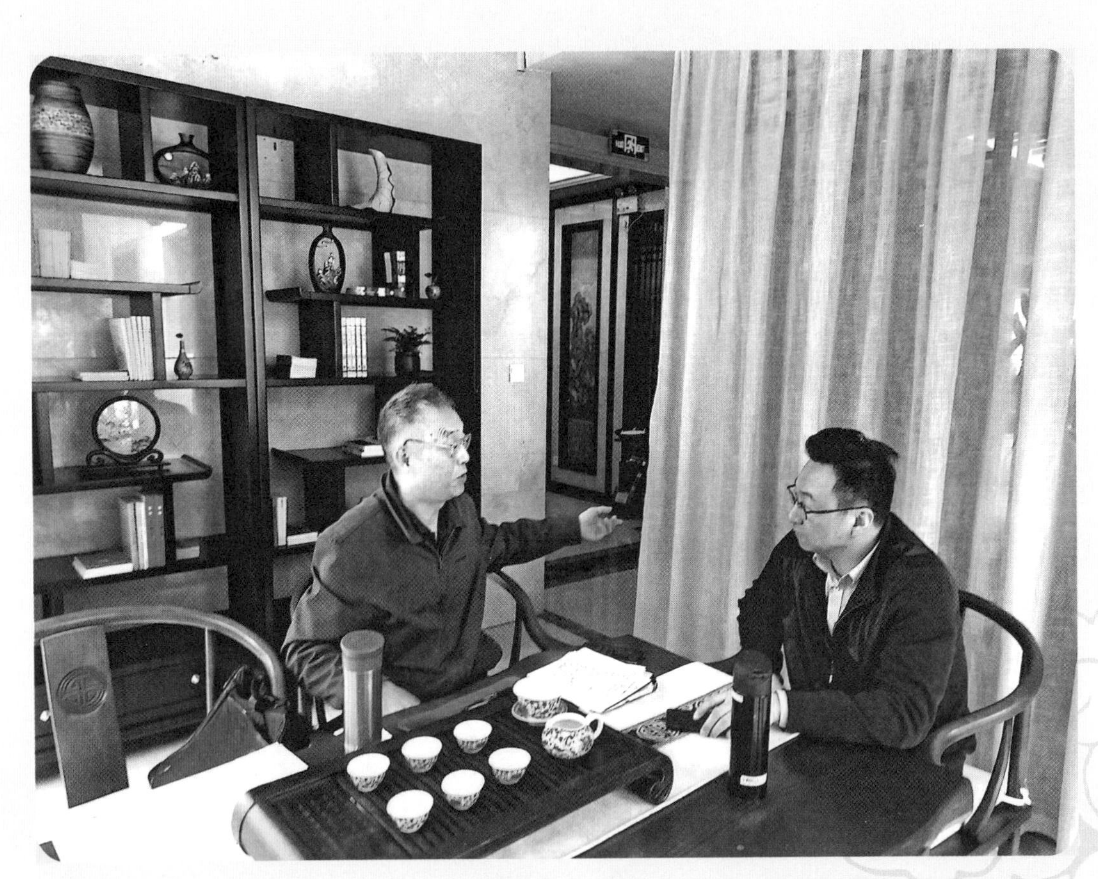

袁伦次与严炜

《四明宋氏家传产科全书秘本》扉页
(1934 年出版)

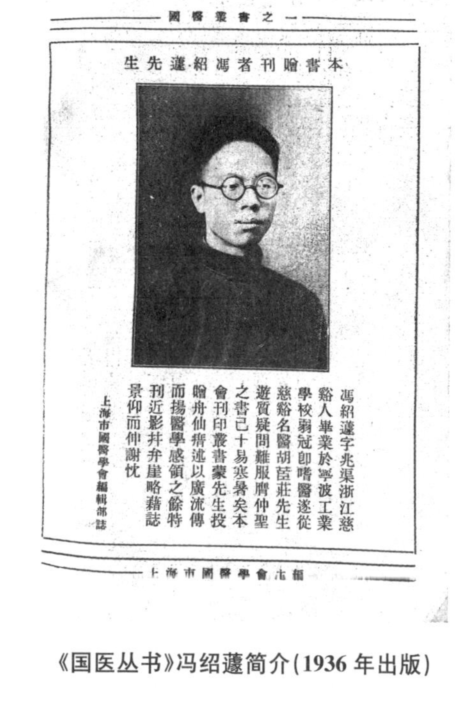

國醫叢書之一

本書贈刊者馮紹蘧先生

馮紹蘧字兆渠浙江慈谿人畢業於寧波工業學校弱冠即嗜醫遂從慈谿名醫胡莅莊先生遊質疑問難服膺仲聖之書已十易寒暑矣本會刊印叢書蒙先生投贈舟仙痔述以廣流傳而揚醫學感領之餘特刊近影并弁崖略藉誌景仰而伸謝忱

上海市國醫學會編輯部誌

《国医丛书》冯绍蘧简介(1936 年出版)

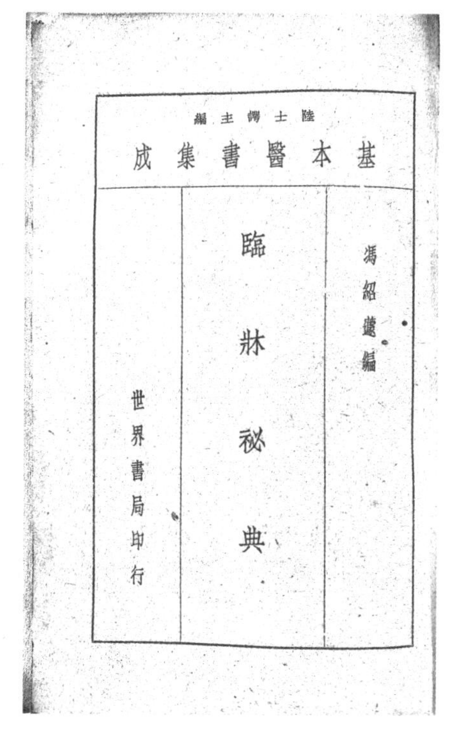

陸士傳主編

基本醫書集成

臨牀秘典

馮紹蘧編

世界書局印行

《基本医书集成》中冯绍蘧编
《临床秘典》扉页(1937 年出版)

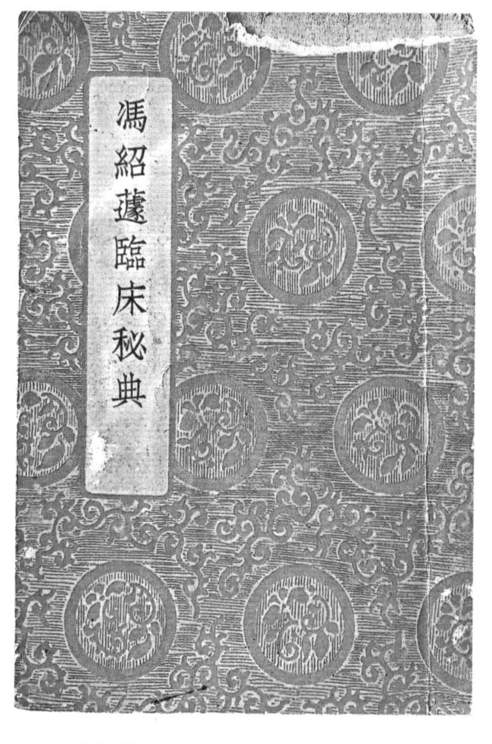

馮紹蘧臨床秘典

《冯绍蘧临床秘典》封面(1937 年出版)

國醫馮紹蘧方箋

年　月　日　第　方

授業證明書

门生袁倫次自一九六六年起從余学習中医，二十有年，從未间断。該生平時刻苦鉆研，博览兼蓄，勤于臨床，頗具心得。凡常见疾病与部份疑難病症均能独立從容處治。故已具有開業行医之能力。特此證明。

八五叟 馮绍蘧 一九八六年二月

覆帶原方
重味去之

上午門診
下午出診

電話七七二九九

診所法租界金神父路辣斐德路口天一堂國藥號

袁伦次师从冯绍蘧老先生授业证明书

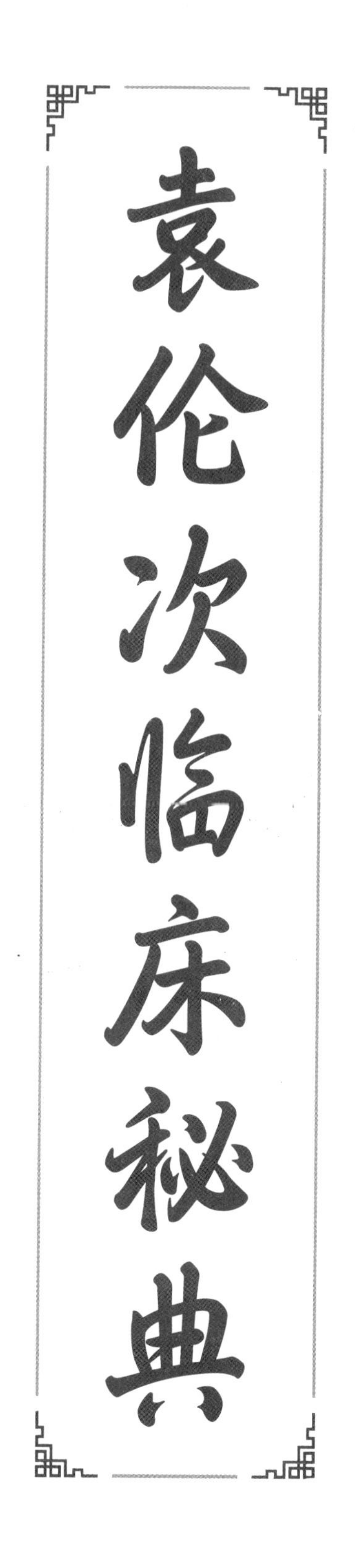

袁伦次临床秘典

宁波慈城 袁伦次◎著
苏州同里 严 炜◎评注

上海科学技术文献出版社
Shanghai Scientific and Technological Literature Press

图书在版编目（CIP）数据

袁伦次临床秘典 / 袁伦次著． —上海：上海科学技术文献出版社，2023

ISBN 978-7-5439-8794-4

Ⅰ．①袁… Ⅱ．①袁… Ⅲ．①中医临床—经验—中国—现代 Ⅳ．①R249.7

中国国家版本馆 CIP 数据核字（2023）第 039396 号

责任编辑：付婷婷

封面设计：张德仁

袁伦次临床秘典

YUANLUNCI LINCHUANG MIDIAN

袁伦次 著 严 炜 评注

出版发行：上海科学技术文献出版社

地　　址：上海市长乐路 746 号

邮政编码：200040

经　　销：全国新华书店

印　　刷：上海商务联西印刷有限公司

开　　本：787mm×1092mm 1/16

印　　张：37.25

插　　页：2

版　　次：2023 年 5 月第 1 版 2023 年 5 月第 1 次印刷

书　　号：ISBN 978-7-5439-8794-4

定　　价：198.00 元

http://www.sstlp.com

目录

序言

袁伦次医生，1966年师从家父冯绍蘧老先生学习中医。他好学不倦，勤于临床，追随家父27年，直至家父逝世。

他多年来得到家父呕心沥血的教诲，终得其旨；中医功底扎实，诊治疑难杂症往往见效。今知其欲出版平生医案，甚为高兴。观其案多常见难治之症；效验多经核实；方法多易学、易复制；思路多独特见解。为传承中医，利于提高临床医生的能力，益于国民健康，故乐为之序。

中国医学科学院中国协和医科大学药物研究所

博士生导师　冯亦璞

2021年初冬

凡例

一、本书病案多为每个自然人长期求诊者的病史记录，故无从以病分类。古今宫廷医案、干部保健局立病案，一律如此。这样便于了解一个自然人病史的全过程。读者可自己分幼(16岁以下)，老(60岁以上)，妇、男(16～59岁)及其他(中医认为不属于内科的案例)五类。为了便于写作、查阅，每案均编有代码。代码后标志的病症，未必是同时期发生的。

二、本案叙述症候群以中医为主，偶也辅以现代医学的检测与诊断。有助于读者养成单凭中医的技能即可对症发药，摆脱那些少了现代医学的诊断就无从处方用药的思维。但绝非拒不参考现代医学。

三、本案辨证论治，理法方药，因人而异，各有技能；多是前医久治不愈的案例，案中方法转换，药量轻重读者当因病自行变化，不可生搬硬套。

四、本书对象主要是中医临床医生。

五、大学教科书《方剂学》及《汤头歌诀》有记载的常用方剂组成，如逍遥散、归脾汤等，或不详述。有关行业里约定俗成的规矩，不另加说明，例如处方药味的常用单位是克；原方指上一次服用的方子，方子里所用的药味须包煎、先煎、后下、冲服等，一律照规矩办；又如木防己、童木通等当年均属许可。

一 案 例(1-01～1-26)

【1-01】术后暴盲

李某,男,56岁。

初诊 (1992年10月1日)

主诉:1992年9月20日,脑胶质瘤破裂伴剧烈呕吐,致失明。当天在医院接受急诊手术摘除脑瘤。24小时后神志清醒,意识正常,唯双目无光感。10月1日,右眼略有光感。疑似视神经水肿,口服泼尼松、维生素类药物。术后前几天有发热,静脉滴注头孢等药物,但视力恢复不明显。

神经外科及眼科初步检查后未明确诊断,速请余诊。四诊合参:目眵多,眼眶下陷。大便秘结。口苦,舌苔黄燥裂;脉迟软。术后失血故也。

处方

生麻黄5克　淡附片9克　细　辛5克　川　芎9克
生　军6克　金银花12克　桃　仁6克　冬瓜仁10克
苦杏仁10克　木贼草9克　八月扎9克　五帖

二诊 (10月6日)

服药后略有光感,偶有所见。西医建议高压氧舱治疗,患者暂未决定。大便通。口干,余无所苦。舌苔黄;脉依旧。

处方

生麻黄5克　淡附片12克　细　辛5克　八月扎9克
川　芎12克　大　黄6克　茯　苓12克　桃　仁9克
桂　枝9克　当　归9克　三帖

【评】此二诊先生处方用附子、桂枝、细辛、川芎,暂不考虑便秘、苔黄燥裂、口苦等所谓热象;依照中医暴盲处治,仅用经方大黄附子细辛汤、麻黄附子细辛汤及芎黄散等方,与范文虎前辈一脉相承。

三诊 （10月8日）

气虚乏力，懒言。晨起泪液少，仅能分清三根手指，左眼视力恢复慢。服完上方三帖后三诊，计划于10月12日回石家庄。大便不通，需使用开塞露通便。口干，舌质绛有裂纹，苔少。

处方

楮实子25克　菟丝子25克　茺蔚子18克　枸杞子12克
车前子10克　生米仁30克　茯　苓10克　木　瓜10克
三七粉3克　丹　参15克　麦　冬12克　川石斛9克
赤　芍10克　十帖

【注】此方是驻景丸加减，眼科名医陈达夫常用。

期间诉：

10月9日，能见灯光亮处，服第一帖。

10月10日，服第二帖。

10月11日，服第三帖，今天自行大便。

10月12日，服第四帖，当晚离沪返石家庄市。

四诊 （11月28日）

信：服上方至今，已三十多帖，视力明显好转。在医院接受高压氧舱治疗不适，故停做。当地眼科检查结果显示：视神经已不水肿，萎缩也不明显。其中右眼视力0.2，左眼自10月21日后略有光感，现左眼视力0.01。自觉外界环境亮度稍暗。11月17日，停止服用泼尼松、维生素类药物照服。请求转方。目前眠安、纳可、大便调、体力可。

处方

楮实子25克　菟丝子25克　茺蔚子18克　枸杞子12克
五味子6克　生白芍12克　木　瓜10克　紫河车10克
三七粉3克　丹　参15克　当　归10克　川郁金6克
柴　胡6克　七帖

【注】处方仍是驻景丸的思路，去麦冬、石斛、赤芍。视神经已无水肿表现，故去车前子、米仁、茯苓；加紫河车、五味子、生白芍、郁金、当归、柴胡。补肾柔肝，活血祛瘀，宁可温而不宜寒凉，否则何以化瘀？

12月20日，信：口干，无味觉。右眼视力0.4，左眼仅见黑影。

1993年1月16日，信：视力在逐渐恢复中，能写字了，能看清楚报纸大标题。

2月20日，信：当地中医处方，人参、白术、茯苓、赤芍、当归、首乌、青葙子、丹参、陈皮、枳壳、防风、槟榔。服二十帖，于2月15日服完。

3月1日,信:右眼视力0.4,已能看4号字,左眼视野也略扩大,与1992年12月20日来信时情况相比略有进步,当地中医处方为补中益气汤加茯苓、白芍、枸杞、麦冬、五味、枳壳、槟榔,共三十帖(或去槟榔,加赤芍、桃仁、红花、川芎),于3月中旬服完。

五诊 (3月中旬)

处方

杜　仲20克	川　断15克	虫　草(另煎冲)4克	肉苁蓉12克
制首乌15克	野菊花7克	密蒙花9克	青葙子9克
谷精草9克	煅牡蛎15克	木贼草4克	菟丝子15克

二十至三十帖

【评】先生把其当弱视来医治,补肾而忌寒凉。

六诊 (4月中旬)

处方:六味地黄汤加枸杞子、菊花、青葙子、谷精草、菟丝子。服用多帖。

另配外用方:细辛、白芷、川芎、生大黄、没药、天竺黄、甘遂,上药共研粉。用纱布包好,缝在帽子里,对准手术刀疤的部位盖住,让药的气味渗透进去。

【1-02】高血糖、习惯性便秘

李某,男,80岁。

初诊 (20世纪90年代)

主诉:大便干燥,经常便秘,靠多吃水果帮助通便,否则很困难,大便基本成形,此乃与糖尿病有关(高血糖)。腰不痛,髋部疼,双下肢痛而软无力,踝关节部微肿。眠食正常。每晨起活动量较先前减少,稍有活动即气急。

既往史:高血压、高血糖、冠心病、前列腺肥大、气管炎,曾患过肝炎。1981年,经头颅CT确诊脑枕叶微血管血栓,曾暴盲(与脑胶质瘤不同)。视野上下角狭窄,左右正常。

处方甲

生地黄20克	淮山药30克	山茱萸6克	车前子10克
熟地黄20克	川牛膝10克	怀牛膝10克	麦　冬30克
茯　苓10克	丹　皮9克	菟丝子30克	玄　参30克
泽　泻6克			

十帖

处方乙

柴　胡6克	枳　壳6克	生白芍6克	炙甘草6克

生地黄 30 克　　玄　参 30 克　　麦　冬 30 克　　川石斛 10 克
生首乌 30 克　　生槐米 30 克　　五帖

【评】此等案例，用方需保证安全性、有效性，要经得起同行评议。

【注】甲方系济生肾气汤意，治高血糖。乙方系四逆散合增液汤意，治便秘。两方交替服用。

【1-03】葡萄胎刮宫后闭经

贾某，女，28 岁。

初诊　（1985 年 10 月 27 日）

主诉：闭经，下腹胀痛。

既往史：葡萄胎刮宫后不净，复刮引发大出血，此后即经闭，至今已半年有余。曾服己烯雌酚，注射孕酮，无效。1985 年 8 月，服用逍遥散加味一月，不效。

患者身材矮小，偏瘦。口腔溃疡，便秘，舌质红。

处方

淡附片 3 克　　细　辛 2 克　　生　军 6 克　　苍　术 9 克
焦白术 9 克　　桃　仁 9 克　　茯　苓 15 克　　泽　泻 9 克
车前子 9 克　　桂　枝 6 克　　五帖

二诊

服上方后未见好转。

处方：少腹逐瘀汤加味。

小茴香 3 克　　炮　姜 3 克　　延胡索 10 克　　金铃子 10 克
没　药 6 克　　川　芎 10 克　　当　归 10 克　　蒲　黄 6 克
肉　桂 3 克　　赤　芍 12 克　　香　附 9 克　　五灵脂 6 克
五帖

三诊　（11 月 10 日）

仍不见经行，大便已两天不解。

处方

淡附片 4 克　　细　辛 2 克　　生　军 6 克　　泽　兰 9 克
桃　仁 9 克　　桂　枝 6 克　　全瓜蒌 15 克　　茯　苓 10 克
火麻仁 10 克　　焦白术 9 克　　猪　苓 10 克　　五帖

【注】闭经当利水,故方用五苓散合大黄附子细辛汤。

四诊 (11月17日)

服上方,11月16日经行。

处方

桂　枝5克　生白芍9克　川　芎9克　当　归9克
丹　参12克　天花粉10克　清炙草6克　川牛膝9克
益母草15克　生　姜2片　大　枣5枚　二帖

五诊 (11月20日)

服上方,经量不多,11月17日当天净。

处方: 四逆散合增液汤。

柴　胡6克　生甘草6克　枳　壳6克　生白芍6克
玄　参30克　麦　冬15克　生地黄15克　加全瓜蒌15克
火麻仁12克　天花粉12克　老苏梗10克　姜半夏6克
桔　梗4克　五帖

六诊 (11月30日)

服上方,左少腹、小腹仍时隐痛,腰酸痛。口渴、白带多。

处方

生地黄15克　川　芎6克　当　归9克　生白芍10克
太子参9克　焦白术9克　茯　苓12克　清炙草6克
益母草20克　枳　实6克　川　断12克　淮山药30克
天花粉15克　七帖

七诊 (12月8日)

小腹胀,便秘,口渴。

处方: 11月20日方去桔梗,加当归9克,大腹皮9克,茺蔚子9克。　七帖

八诊 (12月15日)

经应将行。

处方甲

桂　枝3克　桃　仁6克　生　军9克　元明粉7克
生甘草6克　留行子6克　细　辛2克　瞿　麦9克
八月扎9克　淡附片3克　三帖

处方乙: 桂枝汤加川芎、当归、泽兰、丁香等。　五帖

【注】甲方系桃仁承气汤合大黄附子细辛汤,意在催经行,一旦行经,暂停服甲方转

服乙方。乙方系桂枝汤加味。服方的时机是关键,窗口期不可错过!

九诊 (12月22日)

服甲方一帖后月经行(18至21日,共3天)。接服乙方五帖,剩余甲方二帖。

十诊 (1986年1月7日)

近期面目浮肿,便秘,口腔溃疡。

处方

四逆散加全瓜蒌15克	火麻仁12克	天花粉12克	茯　苓10克
泽　泻9克	川　断12克	元明粉5冲(大便通则去之)	七帖

十一诊 (1月14日)

月经将行,大便较正常。嘱先服余下的两帖甲方催经,无论是否行经,接服乙方加桃仁、红花、失笑散。　五帖

十二诊 (1月底)

月经如期行。

处方: 逍遥散加理气活血药,五帖。嘱其在2月底经行前几天服。

3月8日,患者反馈:2月月经也如期行。

【评】 此案顺利解决了葡萄胎清宫术大失血后闭经及习惯性便秘的问题。为今后受孕创造了条件。师门传承,善用经方为主。先生常说:"临床应诊,该变化则变;不该变化则守方,不可犯'多动症'。"

【1-04】小儿久咳

钱某,女,4岁。

初诊 (1986年8月24日)

主诉:1985年8月感冒后开始咳嗽、无痰。就诊前于医院儿科拍过X线片,未确诊气管炎与哮喘,用黄芩、黄连"二黄合剂"较长时间。随后,在某地段医院专科门诊注射胎盘针,又在该院中医门诊就诊2～3个月,服用蛇胆川贝糖浆等。

既往史:1986年2月患肺炎,大汗淋漓。

患儿体重10.5千克。睡眠偶咳,咳不甚则眠安。大便正常。胃口差。舌质绛苔薄白润。症与百日咳不同。

处方

麦　冬15克	姜半夏7克	党　参9克	清炙草5克

淮小麦20克	制首乌15克	枸杞子9克	大　枣4枚
粳　米半匙			五帖

二诊　(8月31日)

阵咳,头汗出,无痰。刚睡时汗多,入睡后不咳睡眠安稳。大便成形。胃口差,蔬菜吃得少。

处方

青　蒿6克	炙鳖甲12克	秦　艽7克	白　薇7克
冬桑叶9克	柴　胡5克	桑白皮9克	功劳叶9克
前　胡6克	制首乌15克	枸杞子10克	炙远志6克
川贝粉3克	浮小麦20克	淮山药30克(煎汤代水煮药)	五帖

【注】目前患儿4岁,体重仅10.5千克,消瘦。其母说:"一年来体重未增加,白吃了一年饭!"营养不良也。

期间患者信件反馈:服完五帖,未见效果。嘱原方再配五帖。

三诊　(9月13日)

诉上方服第六帖之后,病情帖帖好转!服至第九帖,夜不咳。白天咳嗽频率有所减轻,咳声也有所减轻。胃口略开,主动要求吃些荤菜了。初服此方时无发热,服用几日后出现低热,近期低热情况消失。

处方:原方去桑白皮,加百合15克、浮小麦20克、淮山药30克(煎汤代水)。嘱服2～3帖,停2天,再服、再停。　十帖

9月22日,信:服五帖后明显见效。现仅每天下午4时左右咳嗽一阵,断续2小时左右,其他时间不咳了。

【注】此案用柴胡、青蒿、前胡,透心肺郁热,所以中途"无故"出现低热,后自然退净。何以知其有郁热在里?因观其面色黧黑也。

四诊　(10月12日)

前几日感冒,下午4:00—5:00时咳嗽较甚,早上起来咳一阵。大便正常,胃口略有增加。虚汗明显减少。自9月13日共服上方15帖,患儿体重自就诊前10.5千克增至11.5千克。

处方

甜杏仁9克	淮山药20克	党　参9克	青　蒿5克
炙鳖甲12克	冬桑叶9克	柴　胡3克	功劳叶9克
前　胡6克	制首乌12克	枸杞子9克	炙远志6克
百　合10克			六帖

五诊 （10月19日）

夜间入睡时咳嗽加重，日间时咳。大便成形、正常。

处方

柴　胡4克　　枳　壳4克　　生白芍4克　　清炙草4克
象贝母9克　　苦杏仁9克　　枸杞子7克　　制首乌9克
马兜铃9克　　紫　菀7克　　枇杷叶15克　　功劳叶10克
百　合10克　　前　胡7克　　十五帖

11月10日，信：服上方至今，病情明显好转。

12月1日，信：咳嗽基本治愈。孩子面色已由黧黑转白而红润，活泼可爱。胃口好，目前体重已增至12.50千克。

【评】先生治小孩之咳，很有办法。此案小儿科常见，但不易治。先生药方用意深刻，其中可见范文虎前辈的用药风格，如枸杞子、远志、象贝母三味就是一方，故见效。

【1-05】慢性荨麻疹

蒋某，男，25岁。

初诊 （1986年1月14日）

主诉：患荨麻疹三年久矣，风疹块大如碗口、小如绿豆，痒甚。发时咽喉、胃里均感不适。近乎每天都发，夜晚明显白天消退。面部、躯干、四肢均发疹，药不停。

诊治经过：前医所用小柴胡汤合茵陈蒿汤；桂枝四物汤加荆芥、防风、苏梗、白蒺藜、黄芪、车前草、龙牡；补中益气汤加茯苓、赤芍、地肤子、红花等。以上均不效。

处方

僵　蚕10克　　地肤子15克　　白蒺藜10克　　桑白皮30克
防　风6克　　生黄芪60克　　净蝉衣9克　　桂　枝9克
生白芍15克　　生甘草15克　　夜交藤30克　　忍冬藤30克
谷麦芽各10克　　七帖

二诊 （1月28日）

疹发得少，痒减轻，胃部仍有不适。

处方

当　归12克　　生地黄15克　　熟地黄15克　　生黄芪60克
黄　芩9克　　广木香4克　　黄　连4克　　炒黄柏9克

焦山栀 9 克　　忍冬藤 30 克　　大力子 9 克　　十帖

【注】症状中无盗汗症故用当归六黄汤加味。此案症候，常有咽、胃不适感，西医认为除了皮肤等部位，内脏器官也会因荨麻疹出现黏膜肿胀等情况。

【评】先生用药，不按常规出牌。中医临床只看效果，不论出什么牌，如何出！

三诊　(2月18日)

主诉：春节(2月9日)前服七帖，后服三帖，效果明显。服药后有几日发量少、痒瘥，躯干、腿部不多，仅面部、手臂前零星几点，竟有几天不发疹。然而，疲劳(熬夜通宵)或受冷挡风即发。春节期间，饮食未加控制，喝了啤酒，食用海鲜后又发，虽疹点不多，如黄豆大小但奇痒无比。大便溏。今舌质绛苔薄白，中有裂纹。

处方

桂　枝 9 克　　生麻黄 3 克　　生葛根 15 克　　当　归 30 克
大力子 10 克　　生白芍 10 克　　生甘草 5 克　　生黄芪 60 克
生地黄 15 克　　象贝母 10 克　　桔　梗 5 克　　生　姜 2 片
大　枣 5 枚　　五帖

四诊　(3月4日)

头几天先浑身发疹，痒甚。近日未大发，仅零星一两点，痒的情况也有所好转。舌质绛苔薄白；脉细数。

处方

二诊方加桑白皮 30 克，象贝母 10 克，生熟米仁各 20 克。　　七帖

五诊　(3月18日)

下半身发出较多，呈小片状，痒甚。舌质绛苔少。

处方

荆　芥 6 克　　防　风 6 克　　羌　活 6 克　　独　活 6 克
柴　胡 9 克　　前　胡 9 克　　赤　苓 12 克　　生甘草 6 克
赤　芍 10 克　　枳　壳 6 克　　桔　梗 6 克　　桃　仁 6 克
红　花 5 克　　穿山甲 6 克　　金银花 15 克　　当归尾 9 克
川　芎 9 克　　川牛膝 9 克　　七帖

六诊　(3月25日)

疹发减少，痒的程度也减轻很多，有几日未发。

处方

上方去桃仁、红花、山甲、川牛膝；加连翘 9 克，桑叶 9 克，菊花 9 克，生地黄 20 克，丹皮 10 克，玄参 30 克，焦山栀 9 克。　　七帖

七诊 （4月1日）

疹发得少了，有3～4天未发，痒较轻。晨起牙龈出血。

处方

荆　芥6克　　防　风6克　　连　翘9克　　薄　荷2克
通　草5克　　玄　参15克　　桔　梗4克　　知　母6克
苦杏仁9克　　象贝母9克　　黄　芩6克　　蒲公英15克
生甘草4克　　干芦根30克　　七帖

4月8日，信：近一周疹发得较少，痒程度也减轻。

八诊 （4月26日）

病情明显好转，拟巩固。

处方

制首乌20克　　连　翘9克　　金银花9克　　黄　芩6克
黄　连2克　　黄　柏6克　　焦山栀9克　　大青叶9克
淡竹叶9克　　知　母9克　　桔　梗3克　　生米仁15克
桑白皮15克　　蒲公英15克　　枳　壳5克　　生甘草5克
冬桑叶9克　　杭菊花9克　　十帖

九诊 （5月6日）

近几天来疹发得极少，有几天不发。上方见效确凿。

处方

蝉　衣5克　　大力子9克　　浮　萍6克　　紫　草6克
防　风6克　　晚蚕沙10克　　黄　芩6克　　黄　连3克
黄　柏6克　　焦山栀9克　　竹　叶6克　　玄　参20克
半枝莲9克　　当　归9克　　连　翘9克　　苍　术9克　　七帖

十诊 （5月10日）。

情况大有好转，几天来在脚背上面仅发一次，如铜钱大小。

处方：六味地黄汤，加银花、连翘、当归、白芍、青蒿、秦艽、知母、黄柏、制首乌、当归。

七帖

【评】此处用养阴清热法巩固疗效是稳妥的，这是中医抗过敏的基本手段。

十一诊 （5月27日）

近期，因患者不忌口，疹块发得很多，头面部均有，每日发。大便正常。唇干、失眠。脉细弱。

处方

蝉　衣 6 克　　晚蚕沙 12 克　　生地黄 15 克　　川木通 9 克
竹　叶 9 克　　丹　皮 9 克　　赤　芍 9 克　　黄　柏 9 克
生米仁 15 克　　豨莶草 12 克　　紫　草 9 克　　玄　参 30 克
淮小麦 30 克　　酸枣仁 15 克　　生山栀 9 克　　五帖

十二诊　(6 月 3 日)

上方见效。睡眠安稳,大便正常,胃口好。

处方: 原方加生甘草 6 克,蜂房 6 克,鲜茅根 30 克,生槐米 30 克。　七帖

【评】 此方药味较多,拟约束。

十三诊　(6 月 21 日)

就诊前日头痛、呕吐;就诊当日好转,仅头昏目眩。胃口差,舌质淡红苔白;脉细弦。

处方

党　参 9 克　　黄　芩 6 克　　柴　胡 6 克　　姜半夏 9 克
生　姜 3 片　　大　枣 4 枚　　清炙草 5 克　　藿　香 6 克
佩　兰 6 克　　五帖

十四诊　(6 月 28 日)

基本不发疹块。

处方: 原方去藿香、佩兰;加生槐米 15 克,白茅根 15 克,连翘 9 克,忍冬藤 15 克。
七至二十八帖

【注】 此小柴胡汤加味,灵活变化,很见效。

【注】 此患者不遵医嘱,所以病情经常反复,难以攻克。

十五诊　(8 月 16 日)

手臂、腹部疹发较多。舌苔白不腻。

处方

生麻黄 3 克　　苦杏泥 9 克　　生甘草 5 克　　桂　枝 3 克
生白术 10 克　　五帖

患者反馈:此方见效。

【评】 此经方麻黄加术汤,当然效佳。

十六诊　(8 月 26 日)

症状如前,拟荆芥连翘汤加减调理体质,巩固疗效。

转方

当　归 9 克　　生地黄 12 克　　生白芍 9 克　　川　芎 6 克

黄　芩 6 克	黄　连 2 克	黄　柏 3 克	生山栀 6 克
连　翘 9 克	荆　芥 6 克	柴　胡 9 克	生甘草 6 克
威灵仙 9 克	生米仁 15 克	熟米仁 15 克	十五帖

10 月 4 日，患者反馈：服完十五帖，至今几乎不发疹块，也未服用西药。嘱原方可以继续服用一个阶段，巩固疗效。如不忌口，则另请高明！

【评】区区一个慢性荨麻疹，反复发作。先生治了十个月，为什么仍选入医案？因为患者说："到处求医，取得如此疗效，这是三年来所从来没有过的……"。故值得同行借鉴。参见 5-11 案。

【1-06】胃病、盗汗

刘某，女，60 岁。

初诊　(1986 年 4 月 8 日)

主诉：胃嘈杂，口中发酸。

既往史：2 月 3 日曾胃出血。腿脚无力。

眠安，睡后心口出汗。大便干燥，1～2 天一次。舌质红苔白腻；双脉浮弦而滑。

处方

炒党参 9 克	焦白术 9 克	白茯苓 10 克	清炙草 5 克
陈　皮 2 克	姜半夏 4 克	广木香 3 克	砂　仁 1.5 克　三帖

二诊　(4 月 29 日)

服上方病情好转。

处方：原方去广木香、砂仁；加柴胡 6 克，生白芍 9 克，生黄芪 12 克，冬桑叶 15 克，北秫米 10 克。　五帖

三诊　(5 月 13 日)

仍盗汗，下肢无力，眠安。大便后有脱肛感，曾有痔疮出血史，每天用开塞露辅助排便。

处方

升　麻 3 克	柴　胡 5 克	穞(黑)豆衣 12 克	生牡蛎 15 克
煅牡蛎 15 克	生黄芪 15 克	冬桑叶 30 克	生槐米 30 克
陈　皮 3 克	党　参 10 克	焦白术 10 克	茯　苓 12 克
清炙草 6 克	生　姜 2 片	大　枣 5 枚	五帖

四诊 (5月20日)

胃口不好,胃略嘈杂,口发酸。医院诊断胃神经(官能)症。眠安,腿无力。舌苔灰腻;脉浮滑。

处方: 香砂六君子汤加柴胡、生白芍、生黄芪、淮小麦、大枣、生姜。 七帖

五诊 (5月27日)

代诊:胃口不好,腹部、胃肠不适。

处方

苏梗叶 12克	厚　朴 6克	茯　苓 10克	姜半夏 6克
焦白术 9克	生　姜 2片	生白芍 10克	谷　芽 9克
麦　芽 9克	枳　壳 5克	黄　芩 6克	广木香 6克
清炙草 10克			五帖

6月3日,信:其女儿说,"母亲能吃能睡,没啥不适,我认为不需服药了,以后食疗即可"。

【评】 可见半夏厚朴汤加味,对肝胃不和的调理很见效。

【1-07】心脏病(直背综合征)

王某,男,30岁。

初诊 (1986年8月24日)

主诉:口苦口干。心口隐痛,气急心慌。有时腰酸。膝以下麻木,肘部到腕部很酸,手指如震过状麻木。

既往史:1985年12月18日B超显示二尖瓣前中赘生物,提示感染性心内膜炎;左室容量负荷过重,主动脉瓣关闭线偏心、分离。入院诊断:二尖瓣关闭不全,亚急性细菌心内膜炎(SBE)可能。出院小结:直背综合征(亚急性细菌性心内膜炎,偶发室早)。脾大肋下可触及。可见杵状指。

心率86次/分。大便1～2天一次。舌质绛苔少。

处方

木防己 9克	桂　枝 3克	党　参 10克	生石膏 15克
茯　苓 10克	元明粉 2克	丹　参 10克	威灵仙 10克
全瓜蒌 15克	薤白头 12克		五帖

二诊 （8月29日）

以前有些气急。劳累后脚不觉沉重，比以前减轻，能承担一定劳动。脚背麻木减轻，手指已不麻木，涌泉处麻木、发热依旧。多梦。近10天咽痛。大便正常。心率80次/分。舌质淡苔白。

处方

天花粉9克　木防己9克　茯　苓10克　桂　枝3克
党　参10克　丹　参12克　桔　梗4克　生甘草4克
焦白术9克　五帖

三诊 （9月7日）

咽痛除，口已不干。汗已不出。大椎处酸，脚底麻痛、发热，掌外侧麻。多梦。胸闷，走路略气急。心率76次/分。大便正常。舌质绛，苔灰腻。

B超提示：风心、二闭，左房、左室均增大，右室不大。

处方

桂　枝3克　生白芍9克　知　母5克　炙甘草9克
生　姜2片　焦白术9克　防　风3克　木防己7克
水炙麻黄2克　淡附片3克　丹　参10克　制首乌12克
威灵仙9克　川郁金6克　五帖

四诊 （9月28日）

胸闷，虚汗多。四肢麻木、足跟痛。睡眠不安，多梦。纳可。大便正常。舌质淡苔薄白，边有齿痕。

处方

丹　参9克　党　参15克　生地黄18克　枸杞子10克
瓜蒌皮9克　薤白头9克　煅龙骨15克　煅牡蛎24克
桂　枝2克　柴　胡3克　黄　芩5克　姜半夏9克
清炙草6克　七帖

五诊 （10月4日）

好转。

处方：原方。　七帖

六诊 （10月17日）

虚汗少了。手足麻木症状减轻。足底足背感觉很热（但时有减轻），足跟痛愈。走路仍气急，下午打盹醒来仍觉胸口闷。心率68次/分。舌质淡苔薄，边有齿痕。

处方

柴　胡 4 克	枳　实 4 克	生白芍 6 克	清炙草 6 克
全瓜蒌 9 克	薤白头 9 克	丹　参 9 克	香　附 9 克
生黄芪 12 克	木防己 7 克	茯　苓 10 克	生地黄 12 克
枸杞子 10 克	姜半夏 9 克	当　归 9 克	酸枣仁 9 克

十四帖

10 月 31 日，信：手足麻木明显好转！可见上方明显有效。

七诊　(11 月 2 日)

虚汗不出了。中脘不胀气。胸闷好转。脚热依旧，膝、脚跟昨天也有点酸痛。手脚麻木减轻，走路气急好转。夜寐梦少。大便正常。舌质淡苔薄白。

处方：上方去黄芪、枣仁、枸杞子；加黄芩 3 克，川牛膝 9 克，黄柏 3 克。　十四帖

八诊　(11 月 30 日)

诉上十四帖药效果很好，症状如前。

处方

炙甘草 9 克	淮小麦 30 克	大　枣 9 枚	威灵仙 9 克
丹　参 9 克	细　辛 1 克	制首乌 10 克	菟丝子 9 克
陈　皮 2 克	生葛根 9 克	石菖蒲 4 克	白　芷 1 克

十四帖

另配：板蓝根冲剂二盒，咽痛时使用

嘱若便秘，则加生地黄 12 克，再配十四帖。

【注】方中细辛、白芷是代麝香的意思。

九诊　(1987 年 1 月 11 日)

脚麻。睡眠不安。大便正常。舌质绛。

处方

北沙参 12 克	当　归 9 克	生白芍 9 克	生地黄 20 克
焦白术 9 克	朱茯神 10 克	炙甘草 9 克	五味子 3 克
陈　皮 3 克	炙远志 9 克	柏子仁 9 克	酸枣仁 9 克
丹　参 10 克	八月扎 6 克	车前子 9 克	煅龙骨 12 克
煅牡蛎 12 克	生　姜 1 片	大　枣 5 枚	十四帖

2 月 3 日，信：脚麻大减，手还有些麻。胸闷减轻。

十诊　(2 月 8 日)

眠略安。大便正常。苔白微灰，不厚腻，边有齿痕。上方大效，效不更方，续配十四帖。

【注】此案用了木防己汤、胸痹汤、桂枝芍药知母汤、四逆散加味、甘麦大枣汤加味，以及这次的人参养荣汤出入，可以说是费尽心思，终于明显减轻了症状。

【评】此案属于疑难杂症不求根治，只求缓解患者痛苦，更不可随意为之。这样的病例临床上不少见，但要获得显著的治疗效果却不多见。

【注】该患者本来体格健壮，但依仗年轻，即便感冒也不休息，继续冒雨从事强体力劳动，且长此以往引发心脏疾患(见初诊记录)，造成不可逆的后果，实属可惜。

【1-08】突眼性甲亢

王某，男，33 岁。

初诊　(1987 年 10 月 10 日)

主诉：突眼性甲亢 8 年，上楼梯气喘、胸闷。略有心悸，凡重体力劳动则心慌。食欲旺盛。脱发、白发。颈粗，音发不出，声嘶哑。易出汗，渴而不欲饮。有高血压症状，服降压药后血压 120/80 mmHg。

既往史：曾因甲亢引发低钾性周期性麻痹，四肢瘫，低血钾。

大便正常 1 次/天，疲劳时则 2～3 次/天。舌质绛苔薄白；尺脉弦硬。

处方

柴　胡 5 克	青　皮 9 克	象贝母 10 克	胆南星 6 克
仙半夏 9 克	京三棱 4 克	煅牡蛎 15 克	玄　参 10 克
生黄芩 7 克	雷　丸 7 克	鹤　虱 7 克	昆　布 9 克
夏枯草 12 克			七帖

二诊　(10 月 15 日)

信：服药后自感良好，嗜睡。食量已由原来每顿 3 大碗饭减少至每顿一碗半，且觉饱。颈咽部觉松，服药后多出汗，口已不渴。大便 1 次/天。已不服降压药，血压 120/80 mmHg。

处方：原方去黄芩、象贝母；加龙胆草 4 克，枳壳 6 克，莪术 3 克。　七帖

三诊　(10 月 31 日)

服药后夜寐心悸减轻。食量减半，人已胖些。颈部觉松动些。经常呃气不畅，胸口有些闷。疲劳则大便 1～2 次/天。舌质淡有裂纹，苔薄根略灰腻；尺部脉很旺，有力。

处方：原方十四帖。

患者反馈：上楼梯心悸症状减轻得多，汗也出得少多了。

【注】加雷丸、鹤虱之调节气机。用了柴胡疏肝，则连翘可省。此病脉虽旺，但仍需

要促进血循环,活血、破血,故三棱、莪术并用。

【评】治甲亢肿瘤(一般指良性肿瘤)三棱、莪术应重用,有必要可加蝎尾。

【注】此患者本来身体健康,因想请病假,经常服用一种促进心率加快的西药,造成甲亢症状,真正是无知之极!

【1-09】运动神经元病

吴某,女,53岁。

初诊 (1987年9月19日)

主诉:今吃东西漏涎,漏米粒,说话不清楚。表情淡漠,四肢麻木,右侧偏重。一年前自觉头部声响,晃荡感,今已无此感觉。

既往史:1982年某天仰天跌倒,头部着地。半年后手脚抖,行动不便。颅脑CT报告显示,未见明显病变,脑沟较宽(脑萎缩)。诊断:老年痴呆、帕金森病、运动神经元病、脊髓侧索硬化。身体深反射亢进,浅反射消失。病理征双侧阳性。

大便2天一次;小便6～7次/上午,憋不住。饮食每顿一两半,口不干。四肢发热。苔略白灰腻,舌质略紫;脉细滑略数。

处方

柴　胡5克	生白芍9克	枳　壳6克	炙甘草12克
生葛根9克	蔓荆子9克	苦丁茶9克	白滁菊9克
炒桃仁5克	红　花3克	大生地9克	麦　冬9克
玄　参9克			

七帖

9月26日,信:服三帖半药,已大便正常,能摄涎摄米粒。小便频,急则失控。嘱其尽剂。

二诊 (10月17日)

服完药,手不痛,行动轻便,能摄涎及米粒。大便正常。坐着可自己起立,效不更方。

处方

柴　胡5克	天花粉10克	当　归6克	穿山甲6克
桃　仁7克	红　花4克	熟　军5克	炙甘草9克
车前子10克	生葛根9克	苦丁茶9克	蔓荆子9克
威灵仙9克	滁菊花9克		

七帖(加黄酒二匙同煎,药汁每碗再冲入半匙黄酒)

患者反馈：9月26日，停服西药“脑复新(盐酸吡硫醇片)”，彼时躯体形态如同罹患佝偻病。这次服了七帖药，背脊已直起来一些。米粒基本不漏亦不漏涎，偶尔一次。

【评】可见这两次处方是见效的。

三诊 (10月29日)

自诉：10月25日服完上方第七帖药，病情好转，行动也方便些，能在室内做些事情。后四天未服药，又退步到原来的状况。脉较前流畅。口干。以前经常自觉某处刺一下，抖一抖，现在偶有。手足麻好转，脚不肿了，迈不开步。大便2天一次，早上小便多。

处方：二诊方去蔓荆子；加钩藤15克，功劳叶9克。 七帖

四诊 (11月7日)

服完上方。症状如旧，好转不多。舌质淡苔少。

处方：二诊方去车前子；加八月扎5克，全蝎4克。 七帖

五诊 (11月14日)

头痛、头胀，早上口干。失眠，大便2天一次，溏薄。晨起小便多。舌质淡苔白。

处方

党　参10克	桂　枝3克	炙甘草9克	火麻仁9克
淮山药30克	熟地黄9克	淮小麦30克	制首乌12克
麦　冬9克	煅龙牡各15克	生　姜2片	大　枣7枚　七帖

【注】此方是炙甘草汤合甘麦大枣汤意。前两方均为复元活血汤加味。读者先得识方，才能明白医者的用意。

11月27日，短信反馈：服上方有效一两天，可站着洗半小时毛蚶，又不适逐渐退回原状。接着服用初诊方剂，亦有效了一天，又退回原状。但目前大便1次/天。

【评】此案十分难治，不仅关乎医生的医术，也关乎患者是否遵医嘱及其执行力，故无法准确判断疾病转归。选入本医案，旨在向读者揭示先生的诊疗思路，其结局未必彻底治愈或起死回生，请见谅。

【1-10】头昏、便秘

樊某，女，31岁。

初诊 (1987年1月18日)

主诉：大便3～7天一次，痔血，面色灰青。经量少，行经小腹痛，下坠感。乳溢，左

乳小叶增生。性情抑郁，心口时闷。

既往史：二年前从楼梯跌落伤及头部，当时神志清，此后经常头昏，呕吐胃液。眠可，但不解疲劳。舌质淡苔灰腻；脉迟。

处方

柴　胡 6 克　　天花粉 9 克　　当　归 9 克　　穿山甲 7 克
桃　仁 5 克　　红　花 3 克　　熟　军 4 克　　清炙草 5 克
川　芎 3 克　　钩　钩 10 克　　香　附 3 克　　广地龙 3 克
车前子 9 克　　炒槐米 9 克(加水、酒煎)　　五帖

【1-11】高血压、肥胖

乔某，男，50 岁。

初诊　(1986 年 12 月 7 日)

主诉：曾有肝炎病史。患者身高 1.68 米。1963 年体重 70 千克，1966 年 90 千克，目前体重 104 千克。现已节制饮食。记忆力、视力减退。血压 150/110 mmHg，血压、心脏均有疾患。平时大便干燥，量很少，每夜尿量一痰盂罐，排便多时自觉舒适。舌质淡苔黄薄腻，边有齿痕。

处方

柴　胡 6 克　　枳　实 7 克　　姜半夏 9 克　　生白芍 9 克
黄　芩 7 克　　川桂枝 3 克　　全瓜蒌 12 克　　元明粉 2 克
生　军 5 克　　生　姜 2 片　　大　枣 4 枚　　十四帖

注：此方用了桂枝，服后感觉腹胀。元明粉建议使用一周后，隔一周再用。医者当灵活掌握。

二诊　(1987 年 1 月 4 日)

服药后，日泻下三次，十帖药后保持大便 1 次/天，但较前为溏薄如水泻状。下腹部自觉轻松。白天饮茶六杯，夜里尿量仍旧。眼睛视物自觉舒适。舌质略红苔薄白，无裂纹。

处方

柴　胡 6 克　　枳　实 5 克　　黄　芩 5 克　　姜半夏 9 克
生白芍 10 克　　火麻仁 9 克　　熟　军 3 克　　全瓜蒌 9 克
升　麻 3 克　　生　姜 3 片　　大　枣 5 枚　　十四帖

【1-12】腰肌劳损、头昏、头痛

宋某,女,37岁。

初诊 (1986年8月23日)

主诉:腰曾扭伤二次,今已成为宿伤。腰肌劳损,不能久立久坐。头昏、偏头痛左额尤甚,颠顶痛,项强。时有恶心。

既往史:1985年在某医院接受脑血流图检查,结果显示微血管痉挛。1986年诊断宫颈炎。腰痛曾在我处就诊,为其开具千金三黄汤加白芥子、桃仁、小茴香等。

失眠多梦。大便正常。纳可。今舌质淡苔少,舌边有齿痕;脉沉滑。

处方

当　归9克　　生地黄12克　　桃　仁9克　　红　花5克
生甘草6克　　枳　壳6克　　赤　芍9克　　柴　胡9克
川　芎9克　　桔　梗5克　　川牛膝9克

五帖

患者反馈:上方见效。

【评】此案用血府逐瘀汤原方,治疗失眠、头痛、脑血管痉挛、腰肌劳损等均"合拍"。一举多得,继承范文虎前辈的处方特点。

【1-13】外阴痒

舒某,女,38岁。

初诊 (1986年8月2日)

外阴萎缩性苔藓、痒甚。

处方(内服方)

清炙草9克　　黄　芩5克　　姜半夏5克　　川　连3克
干　姜3克　　大　枣3枚　　党　参10克　　僵　蚕10克
蛇床子6克

五帖

另配:乌梅丸一瓶,每次吞9克,早晚各一次。

处方(外洗方)

瓦　花30克　　蛇床子9克　　苦　参9克　　生明矾2克

五帖(煎汤外洗)

二诊　(8月9日)

外阴已不痒。内服、外洗各四帖药。嘱忌口，否则阴痒会复发。舌质淡苔略腻，有裂纹；脉细数。

【评】外洗，事半功倍。

【1-14】脑外伤癫痫

某某，男，13月龄。

初诊　(1985年4月14日)

患儿四个月时，其母抱着乘车，因急刹车，头部受到严重撞击。外伤后遗症表现为经常抽搐；头时往后仰，角弓反张；纳后恶心或呕吐。诊断为癫痫。曾经在某医院推拿至今，并已服用僵蚕粉两周。

处方

生葛根 9克	钩　藤 9克	广地龙 12克	生甘草 9克
生白芍 9克	煅龙骨 12克	煅牡蛎 12克	鲜竹沥 500毫升(分冲)
羚羊角粉 0.6克(分吞)			五帖

二诊　(4月21日)

服上方后，头后仰及抽搐的情况有好转，但角弓反张依旧。抽搐、口张、神呆、反应迟。眼睛无法与人对视。纳差，便秘，大便2天一次。汗多，消瘦，肌肉松弛，无法站立。

处方

钩　藤 9克	灵磁石 20克	生地黄 15克	珍珠母 15克
柴　胡 6克	香　附 5克	川　芎 5克	六帖

注意：此方是十岁儿童的剂量，按照婴儿的体重减量喂服。

三诊　(4月28日)

诸症减轻，反应灵敏些。

处方：原方。　四帖

四诊　(5月4日)

手足心已知痛痒，耳目已有些反应，较前灵敏。喉间有痰。夜寐吵闹、抽搐，时轻时重。大便不是每天解。

处方

龙胆草 3克	礞石滚痰丸 3包	煎柴胡 4克	香　附 4克

川　芎 4 克	车前子 6 克	钩　藤 9 克	灵磁石 9 克
金银花 7 克	连　翘 7 克	桃　仁 3 克	天竺黄 6 克
石菖蒲 4 克			六帖(服法同前)

【注】教训啊！婴儿乘车需使用儿童专用安全座椅，千万当心急刹车！

【1-15】不孕症

刘某，女，30 岁。

初诊　(1986 年 5 月 2 日)

主诉：婚后三年未孕，输卵管畅通，基础体温高温期小于 12 天。稍有劳累则淋巴结肿，咽痛。腰酸。每排卵期就出现黄带，不腥臭，如涕。行经稍有腹痛、胃脘胀、乳房胀痛等症，血块多且色黑。脾气急躁，性欲极低，行房后数日精神萎靡。

前医用桂枝茯苓丸加黄芪、丹参、留行子、三棱、莪术、穿山甲、香附，用药合理但仍未孕，四处求医。

大便正常。纳可，口苦。舌质淡苔白，舌边有齿痕；脉浮缓而细滑。

处方：少腹逐瘀汤加味(见附录一)，去香附；加柴胡 6 克，茺蔚子 9 克。　　三帖

二诊　(5 月 13 日)

行经时间(5 月 2 至 5 日)。服上方经行前后，胃脘胀已瘥。有些黄带。尾骨酸痛，子宫及肛门有下坠感。多梦。脉细弱。

处方

柴　胡 6 克	茯　苓 9 克	焦白术 9 克	炙甘草 6 克
当　归 9 克	生白芍 9 克	益智仁 4 克	乌　药 3 克
茺蔚子 9 克	生　姜 2 片	薄　荷 3 克	炙远志 6 克
酸枣仁 9 克	白石英 15 克		七帖

另配：威喜丸 250 克，早晚空腹各一次，6 克/次。

三诊　(5 月 20 日)

排卵期乳头有些痛。腰酸，带下依旧。多梦。

处方

淮山药 30 克	焦白术 10 克	乌贼骨 9 克	茜　草 6 克
菟丝子 12 克	炙龟板 15 克	覆盆子 10 克	补骨脂 9 克
巴戟肉 10 克	川　断 12 克	丹　参 10 克	茯　神 10 克

煅龙牡各15克　　鹿角片6克　　七帖

另配：威喜丸250克，用法同二诊。

医嘱：共二诊，和逍遥散加味余下的二帖共九帖，全服完或到行经日(6月3日)，因此另配备处方(甲方)：初诊方加荔枝核、橘核各12克，香附9克，橘叶9克，三帖。如月经来即连服三帖。

四诊　(6月7日)

(6月2至7日)行经，经前带已净。头有些痛。今因走路较多，略感乏力，右侧腰酸痛。苔少质红边有齿痕；脉沉细。

处方

雷　丸6克　　鹤　虱6克　　仙　茅6克　　淫羊藿10克
青　蒿9克　　夏枯草10克　　茯　苓12克　　桑螵蛸9克
淮山药30克　　焦白术15克　　乌贼骨9克　　茜　草6克
菟丝子12克　　炙龟板15克　　覆盆子10克　　川　断12克　　七帖

另配：威喜丸500克，用法同二诊。

五诊　(6月16日)

头痛。腰酸。前几日(约6月9日)因洗被子劳累，白带如崩，色或黄。紧急服用上方加威喜丸而止崩。今夜寐多梦，纳差。大便正常，以前大便用力，即有白带同出，今已治愈。舌质稍淡，苔白薄而腻。

处方

茯　苓10克　　川　断12克　　补骨脂10克　　杜　仲10克
桑寄生10克　　独　活6克　　鸡血藤12克　　柴　胡6克
生白芍10克　　当　归6克　　川　芎9克　　香　附6克
九孔子9克　　五帖

【评】先生平时用固摄奇经，行经期用通经逐瘀；两法交替调理。亦属攻补兼施的手段。

六诊　(6月25日)

头痛、头昏。带多，黄白相间。红细胞值：386万/ml；血红蛋白：108 g/L；血小板17.6万/ml。眠可。大便正常。口发苦，苔薄微黄舌质淡。

处方(甲方)：归脾汤加生地黄。　　五帖

处方(乙方)：三诊甲方去荔枝核、橘核、柴胡、橘叶；加益母草15克。　　三帖

【注】乙方必须看见月经来再开始服用。如提前服用，可能会致流产。医嘱必须交代清楚！

七诊 (7月12日)

7月8日来经,腹痛,四天净。心率72次/分。眠可。大便正常。舌质淡苔薄。

处方

川　芎6克	当　归6克	生白芍10克	茯　苓9克	
焦白术9克	泽　泻9克	枸杞子12克	乌贼骨9克	
茜　草6克	桑螵蛸9克	菟丝子12克	蛇床子12克	
肉苁蓉12克	仙　茅9克	淫羊藿9克	茺蔚子12克	七帖

7月20日,患者来信反馈:服上方后,带净;人觉尚可。

嘱患者暂停服药,待下次行经前再配药。

八诊 (8月4日)

腰酸。配药待经行时服用。口苦,舌质淡,苔白灰薄腻;脉沉细而弱。

处方:初诊方加留行子9克,制香附9克。　五帖

九诊 (8月12日)

8月5日来经,9日净。腰痛,腹不痛,带下黄稠,性欲极低。口苦,苔薄白舌质淡;脉细弱。

处方

生麦芽30克　炒麦芽30克　炒枳壳10克　十帖

另配:威喜丸500克,继续服此丸,用法同二诊。

【注】患者反馈:服三次带立止。这次排卵期乳房胀痛,同先前症状,曾治愈。此方本是范文虎前辈的回乳方,用此方可以降低催乳素水平,不仅可治疗乳房胀痛,亦可提升女性性欲。嘱患者坚持测基础体温。

十诊 (8月26日)

排卵期乳房已无胀痛,以往胀痛持续余一周。白带仍多,带下成块状。基础体温曲线上升较以前明显改善。

处方

生麦芽30克　炒麦芽30克　枳　实9克　苍　术15克　十帖

9月2日,患者来信反馈:这次带多,服威喜丸仍控制不住;行房时阴道几乎无分泌物。

十一诊 (9月4日)

腰觉紧,膝关节疼;今经将行。

处方:配齐8月4日八诊原方。　五帖

十二诊 (9月22日)

9月5日来经,9月10日净。净后即出现血丝、白带。

处方：配齐 8 月 26 日十诊方。 十帖

10 月 3 日，患者来信反馈：今已服完。性欲较前好转，此次排卵期，乳房无胀痛感。基础体温 6 天后即上升，因生活规律改变(出差)有关，致排卵提前。今腰不疼，无不适，仍不更方。

处方

炒麦芽 60 克　生麦芽 60 克　枳　壳 9 克　制苍术 15 克
菟丝子 15 克 十帖

【评】先生大智大勇，有识有胆，没有高人指点，36 岁实难成就此功夫！病情好转到此等地步，已经胜券在握。

十三诊 (10 月 4 日)

最近性欲正常，体温曲线好得多。高温期已达 14 天以上，且体温 36.8℃以上。经 10 月 1 日来至 10 月 4 日净。因感冒余二帖药未服。咽痒，痰多且黏，难咳出。脉沉细数。

处方

苏　梗 6 克　荆　芥 6 克　桔　梗 3 克　生甘草 3 克
冬桑叶 9 克　生紫菀 9 克　苦杏泥 9 克　姜半夏 5 克
大力子 6 克　象贝母 9 克　玉蝴蝶 1.5 克 三帖

感冒痊愈后接服下方：

炒麦芽 60 克　生麦芽 60 克　枳　壳 9 克　制苍术 15 克
焦白术 15 克　淮山药 30 克　菟丝子 15 克　柴　胡 6 克
别直参 3.5 克(另煎冲) 十帖

【注】前六帖以别直参 20 克(10 克/三帖)，另炖冲入药汤，每二匙兑头汁，每二匙再兑二汁。

十四诊 (10 月 28 日)

服汤药及威喜丸，带基本净。但近日大便用力，仍见带同出。停药已四天，口觉苦，腰时隐痛，经将行的反应。舌尖绛质淡，舌边有齿痕，脉沉滑数。

处方

炒麦芽 30 克　生麦芽 30 克　枳　壳 6 克　制苍术 15 克
菟丝子 15 克　杜　仲 12 克　川　断 12 克　桑寄生 10 克
淮山药 30 克 七帖

如果月初来经，则可备服八诊(8 月 4 日)方，其中用蒲黄 3 克、五灵脂 3 克，五帖。

【评】先生真是先见之明，尚未怀孕，先用保胎、固胎的药铺垫，以免今后有孕，难以大补。临床医者不可不知预为患者积累“资金”的道理。

十五诊 (11月12日)

11月1日来经,11月5日净,经净后即有大量黄浓白带。觉口苦,腹略胀。单服人参及威喜丸均无效,与汤药同服有效。大小便稍用力,即有白带同时溢出。腰不酸,仅头痛,眠不安,胃口差。

处方

荆　芥6克　淮山药30克　芡　实15克　茯　苓12克
泽　泻10克　炒黄柏5克　焦白术15克　鸡冠花10克
紫丹参10克　白石英12克　柴　胡6克　生白芍15克
甘草梢5克　五帖

十六诊 (12月2日)

基础体温,高温期(11月12日上升,至11月24日开始下降)不超过12天。经行(11月27至30日)净,这次经行腹不痛。今无白带。腹略胀。

处方

炒麦芽60克　生麦芽60克　枳　壳9克　制苍术15克
焦白术15克　干　姜3克　淮山药30克　菟丝子15克
生黄芪30克　党　参15克　黄　芩3克　十帖

十七诊 (12月25日)

白带较上月少,夜寐多梦,无腰酸等情况。每日服少量红参。

处方: 上方鹿角片9克,肉苁蓉30克,鹿角胶9克,十帖。经行干净后服。

1月6日,信:行经时,腹略胀;嘱服初诊方加香附9克,三帖。

【注】 12月底行经之后,1987年1月份基础体温高温期超过16天,成功受孕。

【评】 先生一直对患者说,受孕成功是由多方面因素促成的,把握受孕时间,创造良好的身心条件,好事方能成。

【1-16】寒湿骨痛

张某,男,59岁。

初诊 (1988年8月8日)

主诉:右侧腿、足底麻木,足趾有针刺状疼痛,右侧腰、臀部有轻微疼痛,行走不便。服中药三个月不见效。就诊多家医院,诊断为坐骨神经痛等,牵引康复无效。

既往史:腰椎有宿伤,椎体压缩变形。因感冒未及时治疗,支气管炎较严重,咳嗽薄白痰多、浓痰少，咽喉处痰多。重度失眠史。前列腺增生史，小便淋漓不净。

舌苔白腻质淡，有裂纹；右脉沉涩。

处方

桂　枝5克	生白芍12克	制附片9克	炙甘草12克
生麻黄3克	茯　苓12克	生黄芪30克	当　归12克
丹　参12克	川　芎6克	川　断12克	独　活6克
细　辛2克	黄　芩5克	生　姜3片	大　枣7枚

七帖

二诊　(8月25日)

腿痛、麻之感稍有减轻；气管炎减轻，痰少了。眠改善。大便仍2～3天一次。胃口差。舌质淡，苔灰白腻。

处方

桂　枝9克	生白芍18克	制附片30克先煎	炙甘草12克
干　姜9克	茯　苓12克	生麻黄3克	生　姜15克
大　枣10枚	生黄芪30克	当　归12克	丹　参12克
川　芎9克	川　断12克	独　活6克	细　辛3克
黄　芩5克			

七帖

【评】此案初诊一炮打响，复诊乘胜追击，药味虽多，但仍继承经方传统，故速见效。

三诊　(9月14日)

舌质淡苔少；脉沉细而迟。

处方：上方去生白芍、黄芩、川芎；加制川乌9克，五加皮9克。　十四帖

四诊　(9月29日)

脚底发麻且痛，臀部、外膝略痛。睡眠差。大便2～3天一次。舌质红，苔根部腻；脉缓涩。

处方

川怀牛膝各10克	广地龙10克	羌　活3克	秦　艽9克
香　附9克	炙甘草9克	川　芎6克	当　归9克
生黄芪18克	苍　术6克	黄　柏3克	桃　仁6克
红　花4克	没　药4克	五灵脂4克	丹　参15克

十帖

【评】此方是《医林改错》身痛逐瘀汤加味。范文虎前辈的再传弟子，没有不读此书的。可见经方大家并不是不用时方；能者为师，当用则用。一切从实际出发。

五诊　(10月19日)

近期腰部扭伤。眠改善。大便2～3天一次。胃口好。舌质红苔薄；脉沉涩无力。

处方：上方加独活 6 克，制川乌 9 克。　　十帖

六诊　(11 月 4 日)

随天气转凉，右股骨、腿、足部时有麻木。失眠。舌质红，苔根黄腻。

处方

独　活 6 克　　桑寄生 12 克　　秦　艽 9 克　　防　风 5 克
细　辛 2 克　　川　芎 9 克　　当　归 12 克　　生地黄 18 克
生白芍 12 克　　桂　枝 6 克　　茯　苓 12 克　　杜　仲 9 克
川怀牛膝各 10 克　　党　参 12 克　　炙甘草 9 克　　黄　芪 18 克
续　断 12 克　　木防己 6 克　　十帖

【评】先生处处体现范氏学派的传统，不仅善用经方，而且活用时方，体现功底所在。此独活寄生汤原方加怀牛膝、木防己，三痹汤而不去寄生。今人疑木防己有毒，恐其对肾功能有损，可改用汉防己。

七诊　(11 月 21 日)

上方见效，腿部疼痛、麻木减轻；右手臂麻，仍失眠。

处方

生黄芪 60 克　　赤　芍 6 克　　川　芎 5 克　　归　尾 6 克
广地龙 9 克　　桃　仁 6 克　　红　花 3 克　　十帖

【评】此补阳还五汤原方而黄芪分量减半。可见医者每一步是小心翼翼，确实应该如此。患者深信先生医术，认真坚持服药！

八诊　(12 月 14 日)

腿部、脚底麻木减轻；今右肩背麻木明显。眠差。大便 2 天一次。舌质红苔黄腻。

处方：上方黄芪 120 克，加酒桑枝 30 片、姜黄 10 克。　　十帖

九诊　(12 月 27 日)

症状同前。仅脚底、小腿麻木，微痛；右手指麻木。

处方

桂　枝 6 克　　细　辛 3 克　　秦　艽 9 克　　生白芍 12 克
当　归 9 克　　羌　活 6 克　　生黄芪 60 克　　丹　参 15 克
川　芎 9 克　　炙甘草 6 克　　制川乌 9 克　　生　姜 5 片
大　枣 7 枚　　十帖

十诊　(1989 年 1 月 16 日)

麻木减轻、痛不明显。

处方：原方去秦艽、羌活；加葛根 12 克，独活 6 克；用生黄芪 30 克。　　十帖

十一诊 (3月2日)

症状较先前明显减轻,但因停药近两月,稍有不适。

处方: 上方加制首乌18克。 十帖

2020年12月,信息反馈:患者已90岁出头,身体状态不错,不曾复发旧病陈疾。

【评】 此案先生转换用方,手法老到;经方、时方灵活运用,医者需谨记!

【1-17】气 喘

施某,男,3周岁。

初诊 (1986年10月17日)

气喘咳嗽,年幼痰多不会吐。大便正常。舌苔白腻。

处方

桂　枝2克	生白芍6克	清炙草3克	苦杏仁6克
厚　朴3克	炙苏子3克	陈　皮2克	象贝母5克
姜半夏3克	生　姜1片	大　枣3枚	五帖

二诊 (11月4日)

气喘未发,缓解期当抓紧时机提高免疫力。幼儿当健脾化痰为上策。

处方

党　参6克	生黄芪6克	焦白术6克	茯　苓6克
清炙草3克	姜半夏5克	陈　皮2克	生　姜1片
大　枣3枚			七帖

11月12日,答复:服五帖药后,不喘不咳,每天仅咳几声,遂停中药。

2020年12月,信:多年喘症,从此治愈。

【评】 此案容易复制,可作后学范例。唯喘症发作时不可进补,读过《柳选四家医案》者,自然明此理。

【1-18】新产后便秘、乳少

支某,女,30岁。

初诊 (1988年11月3日)

产后二周，大便秘结，乳汁很少，恶露不多。

处方

肉苁蓉 30 克	当　归 15 克	川　芎 6 克	炮　姜 3 克
桃　仁 6 克	红　花 2 克	益母草 15 克	炙甘草 6 克
丹　参 12 克	生地黄 15 克	生黄芪 18 克	王不留行 9 克

五帖

患者反馈：服上方一帖后，次晨乳汁即多，几日后大便通畅。

11 月 10 日送来红蛋，以示感谢！

【评】此方是四明宋氏产科的方法，不仅有生化汤去恶露的功效，兼有催乳润肠通便用意。

【1-19】十二指肠溃疡、便血

任某，男，35 岁。

初诊　（1988 年 11 月 16 日）

就诊十天前胃出血，便下色黑，柏油便。某医院诊断为十二指肠溃疡。

面色灰白，口干。舌质红今苔薄；脉虚浮数。

处方

川桂枝 1.5 克	炮　姜 2 克	陈　皮 2 克	青　皮 2 克
党　参 12 克	茯　苓 9 克	焦白术 9 克	炙甘草 6 克

七帖

注：此仲景桂枝人参汤加味也。必效之方，可法可师。

【1-20】泌尿系感染

某某，男，40 岁。

初诊　（1988 年 5 月 13 日）

主诉：小便混浊，小腹作痛。

不洁性交史。服抗炎灵、呋喃妥因等药物后小腹痛略有好转，但尿液仍有沉淀。

舌苔黄腻；脉弦涩。

处方

大生地 15 克	甘草梢 9 克	淡竹叶 6 克	童木通 6 克	
清宁丸 9 克(包煎)	川楝子 9 克	茯　苓 12 克	猪　苓 10 克	
荷　叶 6 克	泽　泻 6 克	菟丝子 15 克	粉萆薢 10 克	三帖

二诊　(5 月 25 日)

时头昏。大便正常,眠可,纳佳。舌质红苔黄。

处方:上方去川楝子、猪苓、荷叶、泽泻、菟丝子;加生、熟米仁各 18 克,玉米须 10 克,八月扎 6 克,川牛膝 9 克,苍术 9 克,黄柏 6 克。　七帖

三诊　(6 月 7 日)

上方见效。大便 2 次/天,很舒服。舌苔略黄;脉缓。

处方

生　地 15 克	甘草梢 9 克	淡竹叶 6 克	童木通 6 克	
黄　柏 6 克	苍　术 9 克	川牛膝 9 克	茯　苓 15 克	
生熟米仁各 18 克	猪　苓 10 克	淮山药 20 克		七帖

再次初诊　(1990 年 3 月 17 日)

主诉:最近感冒加之工作疲劳,复发旧疾,尿液有沉淀。头昏,口干,腰酸。

眠可,大便正常,纳佳。今舌苔薄白,边有齿痕。

处方

生熟地各 15 克	丹　皮 9 克	山茱萸 6 克	淮山药 15 克
泽　泻 9 克	茯　苓 12 克	车前子 10 克	菟丝子 18 克

七帖

二诊　(3 月 26 日)

上方见效。

处方:上方去青蒿、麦冬;加沙苑子 9 克,干荷叶 6 克,通草 4 克,益智仁 3 克。

七帖

三诊　(3 月 31 日)

上方见效,自觉首方更佳。眠可。

处方:开具二诊(3 月 17 日)原方。　五帖

【注】该名患尿路感染的中年男性用 1988 年的诊疗手段稳妥,因 1990 年情况有所不同,故用济生肾气汤加减。

【评】先生对症候群的变化极为敏锐。

【1-21】便秘、风寒骨楚

滕某,女,34岁,未婚。

初诊 (1988年8月17日)

主诉:左颈、背、肩、臂、手掌均有麻木感;右腿膝畏风。

既往史:1985年面瘫,至今未全恢复。

夜眠多梦。大便一周一次,秘结成块,时而出血;常腹胀。今舌质绛苔少;脉浮滑。

处方

生地黄15克　玄　参15克　麦　冬15克　柴　胡9克
枳　实9克　生白芍15克　清炙草12克　川石斛9克
丹　参12克　生槐米30克　七帖

二诊 (8月25日)

8月20日来经。夜寐多梦。大便1次/天。舌质绛苔少;脉细滑。

处方

焦白术9克　党　参12克　生黄芪20克　当　归9克
炙甘草9克　茯　神12克　远　志5克　酸枣仁9克
广木香3克　桑椹子15克　生　姜2片　大　枣5枚　十帖

三诊 (9月14日)

左肩臂部酸,腰酸。夜梦减少。大便2～3天一次,不干燥。舌质红苔少;脉细数。

处方

桂　枝6克　生白芍12克　生地黄15克　当　归10克
炙甘草9克　生葛根12克　白头翁9克　威灵仙12克
生黄芪20克　防　风6克　冬桑叶12克　桑　枝15克
丹　参12克　生　姜2片　大　枣5枚　七帖

四诊 (9月24日)

项强。眠可。大便2～3天一次,较干燥。舌质红苔少;脉软而涩。

处方:初诊方加当归12克。　十帖

五诊 (10月14日)

左肩颈畏寒。大便秘结。舌质红苔少;脉细滑数。

处方:原方。　十帖

六诊 (10月27日)

眠可,大便正常。胃口好。舌质红苔薄;脉细数。

处方

羌　活4克　生麻黄4克　生葛根15克　威灵仙12克
生　地15克　麦　冬15克　白菊花9克　桑　枝12克
当　归10克　丹　参12克　秦　艽9克　十帖

【评】按语虽未叙述浑身酸痛、风寒入络之症状,但从先生药方看,此病患必有风寒骨楚、大便不润之症。当前案症状解除或减轻时,先生往往从略,重点放在此刻的症候群。此乃师门一贯风格,范文虎前辈因诊疗繁忙,按语亦言简意赅。

七诊 (1989年2月24日)

左半身夜痛,腰酸。大便干燥。舌质红苔少。

处方

生麻黄4克　生黄芪15克　黄　芩5克　独　活6克
细　辛3克　十帖

【注】此千金三黄汤原方。

八诊 (3月13日)

大便不是每天解。舌质红苔少;脉滑数。

【注】从舌脉看,病情好转不少。

处方

当　归9克　制首乌15克　白头翁6克　威灵仙10克
葛　根12克　桂　枝3克　延胡索6克　枳　壳3克
竹　茹10克　竹　叶6克　生地黄15克　赤白芍各10克
十帖

【1-22】习惯性流产

朱某妻,女,30岁。

初诊 (1988年6月6日)

两次流产史。现孕40天左右,今腰酸,担心再次流产卧床,不愿注射孕酮保胎。

处方

菟丝子15克　杜　仲9克　川　断12克　淮山药18克

桑寄生 12 克	酒炒黄芩 2 克	焦白术 6 克	春砂仁 1.5 克

七帖

患者反馈：成功生产。

【1-23】膀胱颈硬化

胡某，女，49 岁。

初诊 （1987 年 4 月 4 日）

主诉：尿频。小便白天 1 次/小时，夜间 1 次/2 小时。

既往史：因平时工作繁忙，习惯熬小便。1986 年 9 月起，尿频，约 6 次/小时，服中药 1 月；11 月于医院就诊，诊断为膀胱颈硬化症。曾用维生素 B_1、维生素 B_6、谷维素、生脉饮、六味地黄丸、刺五加片等，仍不能缩小便。又服用缩泉丸，同时自服白参、人参、蜂王浆、花粉等补品。

现病史：小便颜色正常，无尿痛；尿常规正常，肾功能正常。口渴，多汗，畏寒。病前体重 56 千克，目前 63 千克，平时荤菜摄入量较多。

心率 120 次/分。眠不安。大便 1 次/天。舌苔灰加黑；脉沉。

处方

茯　苓 9 克	猪　苓 6 克	焦白术 9 克	川桂枝 3 克
泽　泻 6 克	淮山药 30 克	桑螵蛸 9 克	焦山栀 9 克
丹　皮 9 克	佩　兰 6 克		

五帖

二诊 （4 月 7 日）

服用上方四帖后患者自感良好，效不更方。

处方： 原方。　　十帖

【评】 半年多的尿频，经先生用五苓散加味治愈。此尿频不因肾亏而起，炎症自下焦湿热，故补法无效。医者遣方用药，丝丝入扣，不更方而疾愈。

【1-24】荨麻疹

贾某，男，34 岁。

初诊 （1987 年 8 月 10 日）

反复发荨麻疹已三个月。四肢及面部为甚,形状呈疹块及点状均有,四肢痒。唇口略胀痛。大便正常。舌质绛苔少;脉缓沉涩。

处方

柴　胡 9 克	党　参 9 克	黄　芩 9 克	姜半夏 9 克
生甘草 6 克	生　姜 2 片	大　枣 5 枚	茵陈蒿 15 克
生山栀 9 克			五帖

二诊　(8 月 17 日)

服药后发疹减少,且有几日不发。发疹时仅限四肢部位,消退也快,无块状仅为点状疹。舌脉如前。

处方: 原方加赤芍 9 克,青蒿 9 克。　五帖

9 月 3 日,患者反馈:服后效果明显!

【评】 先生此案用小柴胡汤合茵陈蒿汤,因大便畅通,故暂不用大黄。既然见效,就守方治之。经方治慢性荨麻疹,可法可师。

【1-25】桥本甲状腺炎、便秘

曹某,女,59 岁。

初诊　(1988 年 5 月 27 日)

主诉:口干,背部发热感。咽部有甲状腺腺体肿块,质较硬(桥本甲状腺炎)。大便 6～7 天一次,小腹时胀而鞕(发硬)。易怒,双乳房牵引胀痛。

既往史:两月前因脾脏血管瘤而切除脾脏。

不能安眠(需依靠服用安定片),纳差。舌质绛苔白;脉沉涩。

处方

柴　胡 6 克	枳　壳 6 克	生白芍 6 克	清炙草 6 克
玄　参 18 克	麦　冬 18 克	生地黄 18 克	川楝子 9 克
黄　芩 5 克	青　皮 5 克	香　附 5 克	青橘叶 15 克
荔枝核 12 克	橘　核 12 克		七帖

【评】 症候群较复杂,先生用四逆散合增液汤加味应对此病。药味虽已十四味,仍不觉处方零乱,手法老到。

6 月 4 日,电:大便通,胀气消,很见效。

二诊 （6月13日）

人乏，气急。夜寐不安。舌质紫绛，苔黄；脉数且涩。

处方

姜竹茹12克　枳　壳5克　姜半夏6克　象贝母9克
荔枝核12克　夏枯草12克　玄　参15克　新会陈4克
青　皮4克　茯　苓12克　橘　核12克　清炙草5克
柏子仁9克　香　附6克　黄　芩6克　连　翘9克
青橘叶15克　七帖

三诊 （6月23日）

口已不干，胸已不闷。大便2～3天一次，不干燥。目前心悸、心嘈，心电图结果显示，期前收缩。长时间步行后自觉恶心。眠不安。舌尖剥，舌质绛，苔白青腻；脉细数无力。

处方：归脾汤原方（见附录一）。　七帖

【评】先生精准地运用原方是其医术的证明，也是范文虎、冯绍蘧等前辈医风的传承。

【1-26】慢性荨麻疹

王某，女，44岁。

初诊 （1985年10月8日）

主诉：每天发风疹块，大如碗口，小如黄豆，躯干、四肢、头面部均发，痒甚。晨起时而眼睑浮肿。

既往史：患慢性荨麻疹已超过4年，四处求医。曾在某三甲医院住院治疗，服用过多副旨在凉血、发散、祛风等中药方剂，包括乌梢蛇、蕲蛇、犀角、黄芩、黄连、麻黄、丹皮、赤芍等诸多药材，均无效。后因肾病、高血脂、心律不齐等疾病继续服用有针对性的各类药物。

患者身高1.6米，体形偏胖。

处方

柴　胡6克　党　参10克　黄　芩6克　姜半夏9克
生甘草6克　生山栀9克　茵　陈60克　生　军6克
生　姜2片　大　枣7枚　三帖，再加服五帖

二诊 (10月20日)

服上方第一帖后一日未发,后几帖疹块仍每日发。腹泻,停药即不泻。

处方

当　归10克　川　芎5克　生地黄15克　生白芍12克
生黄芪60克　防　风3克　桂　枝6克　生甘草15克
地肤子10克　桑白皮30克　僵　蚕10克　大　枣5枚
生　姜2片　五帖

三诊 (11月3日)

服上方后,发疹块的情况明显减少。

处方:原方加丹参12克,白蒺藜10克,焦白术10克,糯稻根30克。　七帖

四诊 (11月24日)

服上方发疹块减少,但由于不忌口食用大闸蟹的缘故,又时有发疹。病情反复,可见忌口非常必要。

处方

川　芎9克　当　归10克　生白芍12克　桂　枝9克
生甘草15克　生黄芪60克　白蒺藜10克　地肤子10克
糯稻根30克　桑白皮30克　焦白术9克　蝉　衣5克
生　姜2片　僵　蚕10克　炒谷芽9克　炒麦芽9克
党　参15克　大　枣5枚　十帖

【注】此两诊皆用四物桂枝汤合玉屏风散。

五诊 (12月15日)

服上方后大效,至今基本未发疹块。月经期间,偶发几点,但痒的程度大为减轻。晨起眼睑偶有浮肿。

处方

茯　苓12克　桂　枝5克　焦白术9克　炙甘草5克
党　参15克　生黄芪60克　生白芍10克　肉苁蓉15克
当　归9克　川　芎3克　制首乌15克　丹　参12克
生　姜2片　大　枣5枚　淡附片3克　七帖

【注】此方是苓桂术甘合真武汤,亦可认为是十全大补汤、十四味建中汤加减。治风先治血,血行风自灭。切记此症不可用凉血清热解毒。

六诊 (12月22日)

服上方后,没有发疹块的情况。期间某天,吃榨菜发疹块,疹块较多。次日忌口榨

菜，疹块自行消退。怪哉！方中使用生姜、桂枝、附子、川芎均不会引起疹发，然而少量榨菜就引发。

处方：十四味建中汤加味。　七帖

七诊　（12月31日）

服上方后，不发一点疹块，病家欢颜，拟巩固疗效！

处方

川　芎9克	当　归9克	生白芍9克	熟地黄10克
党　参10克	茯　苓9克	清炙草3克	淮山药15克
生黄芪15克	陈　皮3克	麦　冬12克	炒谷芽6克
炒麦芽6克	肉苁蓉10克	淡附片3克	五帖

医嘱：病已痊愈不必复诊，但近期必须忌口，切记！

又初诊　（1986年9月9日）

主诉：6月24日，因食用海参，疹块复发，一周未退。时值初夏，有几分热度。

恰逢余远行，遂请他人诊治。照用余1985年10月20日方剂加白术，五帖，服后不见效。7月1日，又擅自用十四味建中汤五帖，服后仍不见效，疹块发得厉害。7月5日，用荆防败毒散加半枝莲、银花、连翘、苍耳子、豨莶草等，服后胃痛、腹泻，疹块仍厉害。随后前往某医院注射阿托品、地塞米松，口服酮替酚，疹块发得略有好转，不服又发。7月22日，又照用余1985年11月24日方十帖，仍不见效。

余审视所用之方，均为去年深秋所用，然今季节不同（夏秋之交），湿阻脉数，症候群已然不同。此次就诊，舌质淡苔白；脉沉弱而数。

处方

黄　芩6克	黄　连2克	黄　柏3克	生山栀6克
柴　胡9克	生甘草9克	当　归9克	生地黄12克
生白芍9克	川　芎6克	连　翘9克	荆　芥6克
威灵仙9克	生米仁15克	熟米仁15克	十五帖

【注】1988年1月与患者相遇，表示上方大效，服后病情稳定，至今未发过疹块。

【评】医者难为也，同是一方，机杼不同，效验各异，妙哉！

二 案 例(2-01～2-56)

【2-01】高龄高血糖、湿疹

李某,男,88岁。

初诊 (2018年9月15日)

高血糖。湿疹全身发痒已多年,头顶部,背部多,脱白屑。大便畅。排斥服药治疗,然笃信吾业师,故亦信吾。

处方

连 翘10克	菊 花10克	银 花10克	桑 叶10克
白蒺藜12克	北沙参12克	生白芍12克	天花粉10克
生米仁15克	生山药12克	生槐米20克	赤 芍10克

十帖(五帖/周)

10月11日,信:服上方二十帖,皮肤症状明显好转。

处方:原方去北沙参、生白芍;加紫草15克,猪苓15克。 十帖

10月25日,信:服完上方十帖,皮肤痒明显好转,头皮及躯干脱皮屑很多。效不更方,原方续服十帖。

11月7日,信:服完上方,白天皮肤不痒了,仅晚上睡觉时全身皮肤仍发痒,但程度明显减轻。

处方

桑 叶10克	菊 花10克	银 花10克	连 翘10克
白蒺藜12克	北沙参15克	生白芍12克	赤 芍10克
丹 皮10克	生山栀15克	地肤子12克	白鲜皮12克
生米仁15克			

十帖

【注】初诊至今,前后共服中药八十帖,多年湿疹瘙痒治愈,方方中的,帖帖见效。

【2-02】婴儿高烧

沈某，男，10月龄。

初诊 （2020年6月29日）

10月龄婴儿流感，经由父母传染，发热37.5℃。当天下午，大便一次。电嘱：

处方

葱　白5个　　葱　管7～8根（切1寸长）　　生甘草2克

银　花5克

一帖（煎汤，分次喂服）

6月30日，凌晨03:00，来电：腋下39.5℃，略咳嗽，喉中有点痰声。脉疾，哭闹不息。因不愿送医院，家人带着孩子来我处求诊。

处方（小儿退热方，见附录一）

金银花5克　　连　翘5克　　桑　叶5克　　杭菊花5克

生甘草4克　　苦杏仁5克　　独脚莲5克　　柴　胡5克

麦　冬7克　　西瓜翠6克

一帖

上方水煎服，浓煎，三匙（10～15毫升）/次。多喂则吐，每3小时喂一次。入睡静养，上午9:30头有微汗。12:30热度已退至38℃左右，再喂药，进食。下午16:30热度退净37.0℃。我预判，晚间热度可能略有反复。晚上20:30体温37.3℃，估计明早可以热退净，后再喂药。

7月1日，上午7:00体温正常，已退至37℃以下，此后没有发热，仅有痰。

7月4日，痰多但小婴儿不会吐，家长图省力，喂服川贝粉3克/天。前几天服药后入睡前，吐出过两次，服汤药效果更明显。

处方（五拗汤加川象贝）

生麻黄3克　　杏　仁5克　　生甘草5克　　桔　梗3克

厚　朴5克　　象贝母6克　　川贝粉3克

一帖（煎浓汤多次喂，2～3匙/次）

7月7日，上方见效，肺中痰声少，大便1～2次/天。

处方

桑　叶　　菊　花　　银　花　　连　翘

甘　草　　桔　梗　　杏　仁　　瓜蒌仁

象贝母　　紫　菀　　款冬花　　姜半夏

前　胡　　大力子

一帖

7月8日,此方大效!昨未大便,今大便畅。痰声少,但未除净,仅用川贝粉3克,拌在香蕉里吞下。

7月9日,单服川贝粉3克效果不好,呼吸道感染平不下去。昨日大便畅。

处方: 上方去紫菀;加黄芩。

7月13日,上午痰声仍有,时轻时重,气不喘,不会吐痰!

处方:

竹　茹	枳　壳	陈　皮	姜半夏
象　贝	钩　藤	甘　草	桔　梗
茯　苓	款冬花	瓜蒌子	杏　仁
桑　叶			一帖

【注】 见效好方,读者须记!婴儿服药量少,一帖药可以吃2～3天。喂婴儿的分量:三匙(10～15毫升)/次,三次/天。此方比7月9日方更见效,化痰明显。

7月15日,已不服药。

7月16日,喉中无痰声,大便1～2天/次,正常。

【注】 孩子这次感冒,由父母传染,期间其母也发热,咳嗽,吐痰。

9月17日(60天后),诊:受凉发热,早上37℃,午后38℃,不出汗,流涕。

处方: 小儿退热方加苏叶5克,知母5克,一帖。

【评】 效如桴鼓!婴儿退烧相对容易,烧退后呼吸道炎症、痰多难消。先后服中药二周方痊愈。其实鱼腥草、竹沥、天竺黄、石菖蒲、冬瓜子、干芦根等均可择用,不唯川贝粉也。

另,2-03案患者是2-02的母亲,服下[附]中所示7月4、5日两方。2-02案患者也同时服用过,不见显效。最后收功靠的是温胆汤加味(上7月13日方),而非五拗汤加味。

【附】

7月4日

处方

生麻黄3克	杏　仁10克	生甘草6克	桔　梗6克
厚　朴6克	白　前10克	象　贝15克	北沙参15克
麦　冬15克			一帖

7月5日

处方: 上方加前胡6克,柴胡5克,陈皮6克。　　一帖

患者热退后,肺部啰音,痰声咳嗽,不会吐痰,顺便也服过此两方,每次3～4匙,化痰止咳,并无喘症。

【评】由此可悟，五喘症五拗汤止咳化痰效果不及温胆汤加味。

【注】小儿退热方：冬季受冷不出汗，加苏叶5克；热重，加知母5克，芦根30克；咽痛，加桔梗3克，玉蝴蝶2克。可加服西瓜汁助40～50毫升退烧，吃白糖粥助发汗。处方是6岁小儿的剂量，喂服婴儿酌减，10～15毫升/次，2～3次/天。

【2-02+】小儿发热、咳嗽

王某，男，23个月

初诊　（2020年9月19日）

感冒咳嗽，体温38℃。

处方：小儿退热方(见附录一)加芦根50克。　二帖

见效！

【注】可见此方反复见效。

【2-03】咳嗽、流感骨节疼痛

某某，女，6岁。

初诊　（1987年4月2日）

脸上发出红色小疹点，较密；两胁下也发有散在疹点，已三天。服银翘片、板蓝根冲剂、感冒退热冲剂等不见显效，不发热。疹点不痒、不痛。舌苔较厚。当辛凉解表，清热解毒。

处方

连　翘6克　银　花9克　蝉　衣3克　荆　芥3克
青　蒿6克　生甘草6克　桔　梗3克　苦杏仁6克
冬瓜仁6克　大力子6克　象贝母6克　板蓝根6克
蒲公英10克　生米仁18克　三帖

刚服了一帖就明显见效！疹点明显隐退。

二诊　（8月27日）

感冒后咳嗽，痰黏且多，诸成药不效，已十天未愈。

处方

大力子9克　象贝母9克　白　前9克　苦杏仁9克

马兜铃9克	前　胡9克	天竺黄9克	半　夏9克
紫　菀9克	茯　苓12克	石菖蒲4克	蒲公英12克
生甘草3克	桔　梗3克		三帖

三诊　(9月2日)

服上方至今,症有减轻,但余邪未净。晨服上方一小茶杯,刚服下即吐出大量黄浓痰及黏涎。可见5～6岁的小孩不似成人,有痰是不大会吐的。痰均停留在呼吸道。

处方:原方去天竺黄、石菖蒲、蒲公英、苦杏仁;加川贝6克,陈皮3克,甜杏仁9克,款冬花9克,柴胡6克。　　三帖

【注】当吐出大量痰涎,病已去一大半。转方是为了善后与巩固。嘱严格忌海鲜、发物。

【评】可见治小孩的咳嗽,无论是否有痰,均应大量用化痰药。不化痰则效果不会好,此乃先生治小儿咳嗽的诀窍。

二十九年后,又初诊　(2016年5月24日)

某某,女,35岁。

电:5月22日从马来西亚回上海,发热。5月23日,畏寒骨楚,咳嗽咽痛,痰少。大便畅。自服日夜百服宁,后又自行转用中药。舌质淡胖苔薄白。

处方

柴　胡	前　胡	生甘草	桔　梗
茯　苓	枳　实	羌　活	苏梗叶
荆　芥	薄　荷	生　姜	川　芎
苦杏仁	陈　皮	知　母	黄　芩
紫　菀	百　部		一帖

二诊　(5月25日)

下午热退;骨楚,胸背尤甚。咳痰,大便畅。在床上转侧,呼痛不已!风寒感冒必也。不愿去医院急诊,适值我在杭州休养,因而电询。我嘱:快用大剂量五虎败毒汤。

处方

荆　芥10克	防　风5克	羌　活6克	独　活10克
苏梗叶12克	柴　胡10克	前　胡10克	茯　苓12克
生甘草9克	桔　梗5克	枳　实10克	川　芎10克
知　母10克	独脚莲15克	生　姜三片	
薄　荷3克			二帖(辅助吃西瓜)

三诊 （5月26日至27日）

热稍退；背脊骨痛甚，大便畅。5月27日骨楚减轻，热退。

处方

苏梗叶12克	羌独活各10克	荆防风各10克	桔　梗5克
生甘草9克	薄　荷5克	生　姜三片	柴前胡各10克
枳　实10克	独脚莲15克	茯　苓12克	川　芎10克
知　母10克			

二帖（药分量加重，可望速愈）

四诊 （5月28日至29日）

咳嗽，吐痰，热不重；大便通。仅背脊骨痛甚！原方再服二帖，仍用知母、独脚莲退热。

【注】患者反馈5月30日已痊愈，可上班。6月1日，遇见同机返沪的乘客——一位50多岁的女士，也患此风寒骨楚感冒，症状相同。患者自诉可能在马来西亚时已感染，在飞机上受凉，由此而发！中医不知感染病毒的种类，但知如何用药。成年人风寒感冒而骨节痛楚如此严重者，在国内实属少见。

【2-04】产后受风、高龄湿疹

冯某，女，35岁。

初诊 （1968年，夏）

主诉：生育后一周，因天气闷热而用高锰酸钾浴液清洗会阴部，不慎感染。腹痛鞭满，在阑尾附近，势将发展成腹膜炎。发热38℃左右。

此乃急性炎症，患者自行急救服土霉素以抗菌，后经家人劝阻而求治中医。

处方

当　归9克	川　芎9克	炒桃仁6克	红　花2克
炮　姜3克	清炙草2克	独　活4.5克	荆　芥6克
防　风6克	细　辛1克	吴茱萸1克	川　椒1克
肉　桂2克			

二帖

患者反馈：一剂知，二剂已。

【注】感染涉及上焦者，当加羌活为引。产后亡血忌用麻黄、薄荷，因薄荷性凉。

复诊

病情好转，仅觉腹胀。

处方

木　香 3 克	延胡索 10 克	当　归 9 克	川　芎 6 克
桃　仁 6 克	红　花 2 克	炮　姜 3 克	益母草 10 克
清炙草 3 克			二帖

患者反馈：一帖病愈。

业师指导：产后气胀不畅，用广木香比青陈皮之类有效。用生化汤是去恶露；加荆芥、防风、独活、细辛、川椒、吴茱萸、肉桂是抗菌消炎。须知辛温发散药亦能消炎症；产后宜温是中医原则。若以为是急性炎症而用大黄牡丹汤一路寒性消炎药，则非但不易去恶露，反成大患。急性炎症寒消是常法，而此产后温消是变法。医者不可胶柱鼓瑟。

此症若服抗生素，则感染虽除，菌虽杀灭而留住恶露瘀血，必有后患。临床中医若只知去恶露而不考虑抗菌消炎，病情也要恶化为产褥热之类。曾有一位中医用失笑散30克治产后发热，恶露不净，而不考虑用消炎之荆芥、防风、独活、细辛、川椒、吴茱萸、肉桂等风药，亦不能挽救产妇性命。

【评】由此案可悟消炎有寒消和温消两法，医者当活用之。此法是师门的产后基本调治方法，识者宝之。

五十二年后，又初诊　(2020年6月16日)

某某，女，87岁。

主诉：过敏体质，皮肤发湿疹。手指、足踝、身上长小疱疹，痒甚，溃破分泌黏液，再结痂，四肢皆有，躯干为多。不易退去，已有三个月。服抗过敏药依巴斯丁，外涂激素软膏，均无效！当地也看过中医。

微信求诊：身觉发热，多汗，大便正常。舌质嫩红，舌少苔，明显阴虚。

处方

连　翘 10 克	银　花 10 克	桑　叶 15 克	杭菊花 10 克
白蒺藜 10 克	穞豆衣 15 克	赤　芍 10 克	丹　皮 10 克
荆　芥 3 克	防　风 3 克	蝉　衣 3 克	生甘草 10 克
生地黄 12 克	大青叶 15 克		五帖

忌海鲜、麻辣，药渣煎汤外洗

二诊　(6月23日)

皮肤破损处结痂，有隐退趋势。大便畅，眠不甚安。痒虽减轻，因仍有新发出疹点而影响睡眠。稍有舌苔，微白，舌质不红。

处方：原方去生地、大青叶、荆芥、防风、丹皮；加猪苓15克，地肤子10克，生米仁

10克,僵蚕10克,白鲜皮10克。　五帖

三诊　(6月30日)

皮肤结痂,黏液少了,起疱疹而不出水,仍痒,少量新发,原发疹未退净。舌质淡舌苔白。

处方

威灵仙12克	石菖蒲6克	生甘草6克	银　花6克
桃　仁6克	制首乌15克	生黄芪12克	赤　芍10克
防　风3克	红　花3克	焦白术10克	白蒺藜12克　五帖

7月10日,患者反馈:上方大效,嘱续服五帖,可停药。

【注】服药后基本不发不痒了,暑天里辅助米仁百合汤、米仁绿豆汤善后。患者反馈,初诊及末诊两方更觉效佳!

【2-05】麻疹误治

金某,男,5岁。

初诊　(1971年夏)

麻疹初发时,被误当病毒性感冒治,用青、链霉素,痧子被抑进,但仍有强发出者,为数不多,后诊断为麻疹。但邪已入里,加之前医用滋阴为主的药,透发不够,造成低热,月余不退。尿常规:尿蛋白(++),且该儿童宿患异食癖。请余诊治。

处方

胡黄连	蝉　衣	柴　胡	前　胡
大力子	象贝母	桔　梗	鸡内金
生白术			三至五帖

二诊:上方无效。

蝉　衣	薄　荷	荆　芥	连　翘
防　风	金银花	黄　芩	大力子
象贝母	知　母	芦　根	蒲公英
桔　梗	苦杏仁	前　胡	青　蒿　十帖

三诊

略见效,低热未退净,尿常规仍有蛋白。期间我用清震汤加味数帖,意欲控制尿中蛋白。服后低热不退,尿蛋白仍旧。恩师嘱:内毒不清,透法宜专。

处方

葛　根 6 克　　鲜荷叶 10 克　　蝉　衣 3 克　　玄　参 10 克
连　翘 10 克　　天花粉 10 克　　十帖

患者反馈：服完药，低烧退净，治愈。

【注】1971 年夏出诊浦东张桥公社，当年先生才 21 岁。此案系瘖后低热不退，多方求治无效。此方乃冯绍蘧太先生常用之方，认定其内脏瘖毒未净，当继续轻透，热毒透出，何低热之有？果然见效！

又初诊　(1971 年 12 月 6 日)

感冒一周，连用桑菊饮加味，服药后热度 37℃一周，连用桑菊之间，咳嗽减，痰未化净，鼻仍塞，略畏寒，咽觉干燥，不甚渴饮。胸闷觉烦躁，微觉头重，大小便畅，纳佳。表邪不能全透，内热不能外达，拟从少阳透之。

处方

柴　胡　　前　胡　　连　翘　　葛　根
竹　叶　　象贝母　　生紫菀　　青蒿尖
苦杏泥　　黄　芩　　天花粉　　通　草　　五帖

【2-06】疟疾、心肺呼吸系统疾病及高龄肺炎等杂症

袁某，男，48 岁。

初诊　(1972 年 4 月)

疟疾，初发体温 38.2℃。血检有间日疟原虫。西药不见效，已转变为恶性疟疾。口渴，用达原饮。阴虚形瘦。舌苔厚腻，青白色。

处方

厚　朴　　常　山　　草　果　　槟　榔
黄　芩　　知　母　　石菖蒲　　青　皮
生甘草　　三帖

二诊

当夜微汗至晨，三天后复诊。

处方

柴　胡 6 克　　黄　芩 6 克　　茯　苓 12 克　　厚　朴 6 克
藿　香 6 克　　半　夏 9 克　　清炙草 3 克　　生　姜 2 片

大　枣 2 枚			二帖

三诊

黄厚之苔已化大半，胃口开，便溏下利，腹胀等痊愈。唯乏力气虚，疟发已久之故。

处方

柴　胡	生白芍	党　参	茯　苓	
陈　皮	半　夏	清炙草	焦白术	
生　姜	大　枣			五帖

四诊

元气微复，便溏未愈。

处方：五苓散。　五帖

五诊

便溏愈，仅寐不安。

处方

酸枣仁	夜交藤	白茯神	红　枣	十帖

患者反馈：寐安。

【评】当今疟疾已少见，临床上请中医治疟更少；留存此案以备紧急时一用。

六诊　（7 月 7 日）

心律不齐，心脏左束支传导阻滞。用炙甘草汤加减。

处方

桂　枝 1.2 克	炒党参 9 克	麦　冬 9 克	桑　枝 12 克
炙必甲 18 克	火麻仁 9 克	生　姜 2 片	炙甘草 9 克
红　枣 3 枚	大生地 12 克	八帖（水煎汤成，加黄酒半匙冲服）	

一年后，又初诊　（1973 年 1 月 23 日）

风热感冒，咳嗽痰多。

处方

连　翘 9 克	枇杷叶 18 克	马兜铃 9 克	款冬花 9 克	
象贝母 9 克	丹　参 9 克	苦杏泥 9 克	清竹茹 9 克	
炒枳壳 3 克	桔　梗 4.5 克	炙紫菀 9 克	前　胡 9 克	五帖

【评】此等处方，稳妥有效；清理肺道，化痰止咳。马兜铃可以白前代之。

二诊　（1 月 30 日）

湿热下痢。

处方

白头翁9克　黄　柏9克　秦　皮9克　川　连1.5克
黄　芩6克　青宁丸9包　三帖

【评】似可加葛根。

三诊　(1月31日)

痢减。

处方

猪　苓9克　茯　苓9克　焦白术9克　泽　泻9克
藿　香6克　厚　朴6克　一帖

四诊　(2月1日)

痢将愈,但未净,胃口差。

处方

柴　胡6克　生白芍6克　枳　壳6克　清炙草6克
藿　香6克　厚　朴6克　省头草9克　苏　叶9克　一帖

又初诊　(1973年6月2日)

在农村得疟疾未痊愈,眠不安。有骨蒸,虚热出汗。

处方

青　蒿9克　姜半夏9克　北秫米9克　天花粉9克
苍　术6克　炙鳖甲12克　象贝母9克　淮山药12克
茯　神9克　前　胡6克　乌梅肉半只

四帖(以浮小麦30克、糯稻根21克,先煎汤代水,再入诸药煎之)

【注】此方是半贝丸、半夏秫米汤、青蒿鳖甲汤之意。

二诊　(6月7日)

疟疾方愈,心率不足60次/分。

处方

炒党参9克　制首乌12克　淡附片3克　丹　参9克
青　蒿4.5克　炙鳖甲9克　生　姜3片　淮山药15克　三帖

【注】此何人饮、参附汤之用意。

三诊　(6月23日)

病情好转,善后。

处方

柴　胡 6克	生白芍 6克	枳　壳 6克	清炙草 6克
苦杏仁 12克	冬瓜仁 12克	茯　苓 9克	厚　朴 6克
青　蒿 9克	竹　茹 12克	谷、麦芽各 6克	鲜荷叶 2角　二帖

十四年后，又初诊　（1987年2月27日）

主诉：易出汗，畏寒，常感冒。夜眠彷徨，形瘦。心率不足60次/分。体温时不达37℃，晨起常在36.5℃以下。用过补中益气汤、六君子汤加玉屏风、右归丸、红参、龟鹿胶等效果不明显，不足以转变体质。

舌苔薄质淡；脉迟。心阳不振，卫阳不固，肺气不足，命门火衰。

处方

桂　枝 4.5克	生白芍 9克	炙甘草 6克	煨　姜 2片
大　枣 5枚	生黄芪 20克	党　参 12克	煅龙骨 15克
煅牡蛎 15克	当　归 9克	冬桑叶 15克	淡附片 3克　七帖

【嘱】如果服药后，唇干、咽痛、眼白充血则去附片。阴虚体瘦之人，肾阳不足之际，附子不得不用，但应密切观察其药后反应。

【注】此方系当归黄芪建中汤的底子，加龙牡。

二诊　（3月底）

症状同上，请业师现场指导。

处方甲：止咳化痰滋阴为主。

象贝母 15克	甜杏仁 9克	炙远志 9克	枸杞子 10克
沙苑子 9克	菟丝子 12克	功劳叶 12克	五帖

如微有表证、怕风，加青蒿7克；如多汗，加浮小麦30克煎汤代水；健脾可加淮山药30克；化痰、安神可试服马宝0.6克/次，一天一次。

处方乙：化痰兼治本，从心脏入手。

葛　根 7克	制首乌 12克	丹　参 9克	川　芎 6克
生白芍 9克	威灵仙 7克	淮山药 30克	五帖

【嘱】甲、乙方隔天换服，以后以乙方为主，可长服。如仍咳不止，再重新拟方。热天辅助可服：米仁、鲜百合、蜂乳、西瓜。

【注】甲方中有范文虎前辈治肾咳、肾痰之象贝、远志、杞子的底子，乙方是师门冯氏四物汤为底。心脏功能改善了，咳嗽往往改善。

又初诊 （1998年5月21日）

某某，男，74岁。

胸闷，咳嗽，痰多，咽痛。

处方

生甘草5克	桔　梗5克	玉蝴蝶1.5克	玄　参12克
紫　菀9克	马兜铃9克	枇杷叶15克	象贝母10克
枳　壳6克	苦杏仁9克	川　朴6克	桑　叶12克
白　前9克	前　胡6克		三帖

患者反馈：十分见效。

【注】高龄老人止咳平喘，此方较稳。如咽痛不减，可酌加板蓝根15克。

二诊 （12月7日）

养亲基本方(见附录一)加减。

处方：

制首乌12克	生白芍9克	川　芎6克	丹　参9克
菟丝子20克	枸杞子12克	茯　苓10克	车前子9克
天　冬9克	沙苑子15克	山茱萸10克	桑椹子15克
菊　花10克			十四帖

【注】此方前四味是师门冯氏四物汤(见附录一)，抗衰老防治冠心病等。

八年后，又初诊 （2006年9月30日）

某某，男，82岁。

头昏，右侧肢麻，略有感冒，连日操劳。血压190/70 mmHg。自行服方：天麻、钩藤、杜仲、夜交藤、丹参、山楂、牛膝等，好转不多，来电要求诊治。

处方

茯　神12克	陈　皮3克	清炙草5克	制首乌15克
枳　壳6克	竹　茹12克	生白芍12克	牡丹皮6克
姜半夏6克	羚羊角粉0.6克	杭菊花10克	冬桑叶15克
连　翘6克	苦丁茶10克	白蒺藜10克	五帖

两年后，又初诊 （2008年7月29日）

某某，男，84岁。

冠心病。气管炎、咳嗽痰多，每天在家吸氧一次，无气急。

处方

生米仁	枳　实	生白芍	桃　仁	
冬瓜子	生甘草	北沙参	苦杏仁	
败酱草	桔　梗			六帖

【评】排脓化痰清肺,简洁之方。

三个月后,又初诊　(2008年10月6日)

血压不稳定。

处方

煅石决明15克	桑白皮15克	苦丁茶10克	桑　叶10克	
穞豆衣10克	枳　壳5克	钩　藤10克	菊　花10克	
竹　茹10克	白蒺藜10克	生白芍10克		十帖

又初诊

胸痹,气闷,有冠心病史。

处方

全瓜蒌15克	薤白头10克	枳　壳4克	厚　朴5克	
丹　参15克	苏梗叶5克	陈　皮5克	茯　苓12克	
姜半夏5克	生　姜3片			五帖

【注】患者由于是阴虚体质,尤其是肺阴虚且血压高,所以处方中往往避开桂枝,而用苏梗叶代,照样有效。

又初诊　(2009年2月5日)

咳嗽痰多,吐出痰头(似发透的大西米,即白色浓稠泡状颗粒,称为"痰头"),量多。时又受寒,但非感冒,西医认为高龄老人心肺功能所致。

处方

炙苏子3克	白芥子3克	炒莱菔子3克	苦杏仁10克	
干　姜2克	细　辛2克	吴茱萸2克	五味子2克	
姜半夏5克	厚　朴5克	前　胡5克	银杏肉10克	
款冬花5克	化橘红5克	生甘草5克	黄　芩3克	五帖

二诊　(2月17日)

上方见效,续配五帖。

3月16日,开具处方:原方去干姜、细辛、吴茱萸;加海浮石15克。　五帖

三诊 (6月12日)

腹股沟疝气常发,暂不考虑手术。

处方

延胡索10克	金铃子10克	广木香3克	干　姜2克	
川牛膝10克	小茴香1.5克	乌　药3克	木　瓜5克	
吴茱萸2克	姜半夏5克	青　皮3克	胡芦巴5克	
橘　核10克	橘　络5克			五帖

另配:小茴香50克炒热纱布包裹,乘热熨患处。每日多熨几次。

患者反馈:此法有效果。

四诊 (7月10日)

上症。

处方甲:原方。　　十帖

另配:小茴香200克外敷。

处方乙

生黄芪10克	焦白术10克	制苍术10克	陈　皮5克	
淮山药10克	党　参10克	炙甘草5克	当　归5克	
升　麻3克	红　枣5枚	柴　胡5克		七帖

【评】治疝气,尤其是老人,必须考虑升提中气,同时再疏肝理气。

11月25日,电:感冒后剧咳,痰多,已有几天;自服温胆汤加苏叶、桔梗、菖蒲、远志、白前、前胡、防风、荆芥、象贝母、梨皮。

11月27日,电:服上方,几乎不见好转。剧咳不止,吐痰不爽。

处方

生麻黄3克	杏　仁10克	生甘草5克	桔　梗5克	
玉蝴蝶3克	荆　芥9克	黄　芩5克	石菖蒲5克	
人工天竺黄5克	淮山药10克			五帖

患者反馈:很见效,服药后眠安,咳减,痰易吐出。

【评】经方三拗汤加味,非常有效!

五诊 (12月9日)

咳嗽,痰多,时气急。

处方

生麻黄3克	桔　梗5克	黄　芩5克	陈　皮5克
生甘草5克	石菖蒲5克	玉蝴蝶3克	姜半夏6克

苦杏仁 10 克	人工竺黄 10 克	茯　苓 12 克	五帖

【评】三拗汤加桔梗为四拗汤(加厚朴为五拗汤,见附录一),合二陈汤。化痰平喘,解未净之表证,稳妥。病情减轻,即转此方,手法老到,章程不乱。

六诊　(2009 年 12 月底)

肺里有痰,咳嗽,但无外感表证。

处方

竹　茹 12 克	陈　皮 5 克	干芦根 12 克	桃　仁 5 克
枳　实 5 克	姜半夏 5 克	冬瓜子 10 克	桔　梗 5 克
炙甘草 5 克	茯　苓 12 克	生米仁 10 克	鱼腥草 10 克　五帖

【注】此案当时有些症状记录不详,但所开具药方值得借鉴。此方系温胆汤合千金苇茎汤、甘草桔梗汤、加鱼腥草,很有巧思。

【评】老年人用此方化浓痰、治肺痈等均平稳见效而不伤肺。阴虚者尤宜。痰浓似可加金荞麦。

七诊　(2010 年 1 月底)

咳嗽痰多,眠不安,一直服用安定助眠。已服温胆汤加菖蒲、远志、桔梗(九味),又加了白前、百部、款冬花等,多帖。近日不能平卧,白天在家需吸氧。

处方:温胆汤加全瓜蒌 15 克、薤白头 10 克、枇杷叶 30 克、甜杏仁 10 克、菖蒲 5 克、远志 10 克、桔梗 5 克。　十帖

患者反馈:服药后见效,但口干,大便不畅。

八诊　(2010 年 3 月 2 日)

86 岁,症候群如下:

1. 冠心病史,心律不齐,失眠多梦。
2. 前列腺增生,尿频尿急。
3. 肾阴虚损,大便时秘。
4. 脾肺气虚,容易感冒,经常咳痰。

处方:养亲基本方

丹参 15 克	北五味子 10 克	酸枣仁 10 克	柏子仁 12 克
茯　苓 15 克	淮山药 15 克	益智仁 5 克	台乌药 5 克
山茱萸 15 克	沙苑子 15 克	菟丝子 15 克	覆盆子 20 克
姜半夏 10 克	陈　皮 10 克	广木香 5 克	制香附 5 克

十四帖

此方的思路是:1. 补心安神;2. 缩泉益智;3. 补肾固精;4. 化痰理气。

【注】此方是老年患者每年冬令进补的通用方。但此方不是不变化，而是随症候群的改变而有所变化。该患者服此方多年。

九诊　(7月)

顽痰不化，有淋巴结节。

处方：温胆汤加煅牡蛎、玄参、象贝母。　五帖

十诊　(9月26日)

每晚睡时腿不安，小腿胀，但不抽筋，要拍打、甩腿较长时间方感舒适。

金铃子10克	生白芍10克	生甘草10克	连　翘10克
桑　枝15克	红　花3克	木　瓜5克	乌　药3克
桑　叶10克	香　附3克	鸡血藤10克	薄　荷2克
杭菊花10克	丹　参10克		三帖

患者反馈：三帖后有效，继服五帖

【评】老年人常有腿不安病症。肝主筋，先生从疏肝通络治之，思路新颖，且含有芍药甘草汤解痉挛之意。

患者反馈：服此方见效，腿不安明显减轻。嘱可多服几帖。

十一诊　(10月26日)

外感后，久咳不愈，杂药乱投，余诊断表证已解。

处方

干芦根20克	生米仁10克	冬瓜仁15克	桃　仁6克
葶苈子5克			三帖

【注】千金苇茎汤加葶苈子治久咳不愈，见《吴鞠通医案》。临床医生要多读前人医案。

十二诊

上方见效，用麦门冬汤出入收功。

处方

麦门冬20克	姜半夏5克	党　参6克	炙甘草6克
南北沙参各10克	炙远志5克	生　姜2片	大　枣3枚　五帖

十三诊　(12月29日)

小腿不安、胀或抽住状，尤其在晚上睡眠时。

处方：养亲基本方去姜半夏、广木香、香附；加木瓜10克、生白芍15克、枳实5克。

十四帖

一年后，又初诊　(2011年10月9日)

小便不畅，目前使用的药品哈乐(盐酸坦索罗辛缓释胶囊)缺货。建议养亲基本方

去淮山药、乌药、益智仁;加车前草20克、泽泻10克、猪苓15克。

【注】如心口闷,胸痹,气短,则加用冯氏四物汤(制首乌、川芎、生白芍、丹参)。即养亲基本方加制首乌20克、川芎5克、生白芍15克。减去三味药,尽量将药方控制在15～16味。加减在于变通。

一年后,又初诊 (2013年1月7日)

今89岁,易感冒,拟预防之。

处方

桂　枝6克	生黄芪30克	生白芍30克	当　归10克
防　风6克	焦白术15克	党　参20克	生　姜5片
陈　皮5克	炙甘草10克	大　枣10枚	十帖,三帖/五天

【注】此方分量对高龄老人较重,所以嘱两天服一帖,每服三帖,停1～2天。

二诊 (8月11日)

咳嗽,久不愈,吐薄白痰,时气喘。余不在,自行杂药乱投,不见效。

处方

生麻黄2克	苦杏仁10克	生甘草5克	前　胡5克	
桑白皮15克	炙苏子5克	银杏肉10克	厚　朴5克	五帖

患者反馈:服头帖,夜里汗出很多。嘱第二帖方中加连皮生梨,汗出即少。服至第四帖咳喘大减。嘱夜卧开空调千万当心受凉!

三诊 (8月18日)

咳愈喘平,处方善后。

善后方

北沙参15克	麦　冬15克	白扁豆12克	冬桑叶15克	
玉　竹15克	炙甘草5克	天花粉12克	苦杏仁10克	
枇杷叶15克	山　药15克			十帖

9月14日,患者反馈:此十帖药大效。

次年冬,又初诊 (2014年2月11日)

气急有痰,夜寐不能平卧,自己晚上加服半粒长效硝酸甘油片(戊四硝酯)。

处方

山茱萸15克	沙苑子15克	菟丝子15克	覆盆子20克
丹　参15克	五味子10克	酸枣仁10克	柏子仁10克

陈　皮10克　　姜半夏10克　　茯　苓15克　　带壳胡桃肉1枚

十四帖

患者反馈：见效。

【注】不因外感而痰喘，故用药如此。

二诊　(8月27日)

畏寒，气虚。

处方

茯　苓10克　　桂　枝3克　　焦白术10克　　炙甘草5克

当　归10克　　生黄芪15克　　党　参12克　　陈　皮3克

淫羊藿10克　　生　姜2片　　大　枣5枚　　十帖

四年后，又初诊　(2018年4月28日)

今94岁，3月初曾患肺炎，咳黄脓痰，发热，体温37.9℃。大便时秘，尿不畅，年老肾亏，在三甲医院干部病房接受治疗。3月22日，治愈出院。出院后我用中药清肺化痰善后。后感冒风寒，连服二帖五虎败毒汤加味(见附录一)。发热，再次肺炎，在附近医院静滴头孢数日，热退。黄浓痰多且粘，夜寐咳甚。

5月2日，诊：近日体温36.8℃～37.8℃，今喉中痰声，吐黄脓痰。自服头孢，体温36.7℃。夜里气急，咳痰，眠不安。舌质殷红，苔略腻；脉滑数。

处方

生麻黄5克　　苦杏仁10克　　生甘草6克　　厚　朴6克

桔　梗5克　　陈　皮5克　　姜半夏10克　　紫　菀10克

象贝母15克　　鱼腥草15克　　前　胡6克　　白　前6克

川　贝6克　　苏　子6克　　一帖

5月4日，诊：上方见效，原方用生麻黄3克。　一帖

5月8日，诊：原方去川贝；加北沙参15克。　一帖

5月9日，诊：原方去鱼腥草；加麦冬12克、全瓜蒌15克。　一帖

服下一帖，体温37℃，每天上午吃一盅雪蛤油。今时神志不清，时谵妄。再次入住某三甲医院干部病房接受治疗。

【注】高龄老人患肺炎，体温往往不高(38℃左右)，会出现神志不清、谵妄等症状。症候群大多相似，低热反复不退。用中药治疗肺炎退热，要在疾病初期，越早越好！如拖延，须中西药同时使用。此案老先生住院期间用头孢他啶、倍能(注射用美罗培南)、丹参等静脉滴注。

5月10日，诊：体温37.5℃，神志时不清、谵妄，每天早上服雪蛤油。我处方由护理人员煎、送、喂服。

处方

竹　茹10克	枳　壳6克	陈　皮5克	茯　神12克
炙甘草6克	姜半夏6克	象　贝15克	远　志6克
菖　蒲6克	白　前9克	紫　菀10克	苏　子6克
杏　仁10克	桔　梗4克	枇杷叶20克	二帖

5月12日：服一粒安宫牛黄丸，分上午、下午两次开水化服。

5月13日中午：体温37.5℃。神志清，无谵妄。安宫牛黄丸确实有效！但需正确使用！

5月14日上午：体温37.4℃。

处方：上方去杏仁、枇杷叶；加黄芩10克、柴胡10克、生白芍10克、天花粉15克。

一帖

【评】先生处方思路是小柴胡汤合温胆汤化裁。

5月14日，记录：上午体温37.4℃，服下1/3汤剂。中午12:00测得体温37℃。下午16:00服完药(2/3)，测得体温37℃。昨天服杜密克(乳果糖口服溶液)，今大便畅通，整日神志清醒，无谵妄。

5月15日，记录：送去二汁汤药，待服。烦躁不安，体温37.5℃。大便畅，小便利。神志清，食可，眠差。晚上苔光舌润。

处方

竹　茹10克	枳　壳6克	茯　苓10克	陈　皮6克
姜半夏5克	生甘草6克	柴　胡5克	生白芍10克
钩　藤15克	麦　冬10克	北沙参15克	桑　叶10克
天花粉15克	丹　参15克		四帖

5月18日，诊：服两帖后，体温在37℃左右，纳可，大便通。夜寐不安。晨起收缩压190～200 mmHg，要求停用利尿剂，静滴停用头孢他啶，静滴倍能、丹参沿用。医院表示观察几日后可出院。

5月19日，诊：上症。

处方：去柴胡；用麦冬30克。　一帖

5月21日，诊：体温37.2℃。医院决定延期观察至5月31日。大便畅，尿畅，眠可，纳可。

处方：上方加柴胡5克；用麦冬20克。　二帖

5月25日：服药一帖。体温正常。

5月27日：服药一帖。体温正常。

5月30日：上午体温37.2℃；下午因情绪激动体温升至37.7℃，医院表示明日不可出院。

5月31日，体温正常。

6月4日，体温正常，出院。期间，西药用药无变动，中药处方无变动，只因体温正常去柴胡。

截至2021年冬，老先生未再犯肺炎。高龄老人肺炎的救治，中西医结合此乃一成功范例。

【评】未来随着高龄老人的逐渐增多，此等案例具有重要临床价值。

【2-07】外阴瘙痒、子宫内膜异位症

王某，女，36岁。

初诊 （2016年12月4日）

主诉：2015年8月，阴部湿疹，渗出发痒，8～9天即治愈。2016年8月至今又发湿疹，至今未愈。皮肤干，发红，片状，痒不可忍。2010年诊断子宫内膜异位，行经痛甚，量多有血块，6～7天干净，经期准时。

既往史：2010年接受甲状腺结节手术。2014年接受痔疮手术。

2016年11月14日至19日行经，患者育有一子十岁，无生育要求，可暂不考虑不孕不育的问题，首要解决子宫内膜异位症带来的痛经问题。大便正常。今苔薄舌质红；两脉沉细而缓，尺部无力。

处方

熟　地15克	山茱萸12克	陈　皮5克	生甘草5克
黄　柏5克	当　归6克	茯　苓12克	猪　苓10克
苍　术3克	厚　朴5克	丹　皮10克	泽　泻6克
淮山药10克	连　翘10克	银　花10克	七帖

二诊 （12月11日）

服方见效。昨来经，右少腹痛，外阴部痒减轻。脉沉滑，尺部弱。

处方：少腹逐瘀汤加味(见附录一)十帖，每月经行之日起，连服三帖，一帖/天。

12月28日，信：12月4日方又服了十帖，痒的频率低多了，有时两天可以不痒，但

痒起来程度没有减轻。皮肤粗糙情况改善。这次经行，服了五帖少腹逐瘀汤，腹痛不减，且看下几个周期。

三诊　(12月29日)

狐惑之为病，甘草泻心汤主之。大便正常，偶不成形。口不渴，眠不安。舌质淡红苔薄；两脉沉细而缓。

处方

川　连5克　　黄　芩5克　　党　参10克　　姜半夏6克
干　姜3克　　大　枣2枚　　炙甘草10克　　银　花10克
连　翘10克　　蛇床子10克　　桑　叶10克　　菊　花10克　　七帖

四诊　(2017年1月6日)

2016年12月29日至2017年1月4日不痒，1月4、5日晚痒甚。

处方

土槿皮30克　　白鲜皮30克　　明　矾15克　　苦　参15克
忍冬藤30克　　蛇床子10克　　百　部15克

七帖(水煎外洗患处，每晚一次)

五诊　(1月10日)

电：外洗方能止痒。患者说2016年12月4日方效果比12月29日方疗效明显得多。诉：直到1月9日晚来经，才服少腹逐瘀汤，腹未痛，次日腹又痛。

处方：同12月29日方。　　七帖

【注】可见经方用不对症，不如时方效果好！

1月19日，信：皮肤痒止已多日，一直在服甘草泻心汤方，共计二十一帖，外洗方共计十至十五帖。

医嘱：服完二十一帖，外用药内服药均暂停，观察一段时间至春节后。痛经问题，服用两个疗程少腹逐瘀汤，无好转，需观察下一个月经周期的反应。医者如肯定所用之方对症，可采取“不见效不更方”的诊疗方式！

2月13日，信：本月痛经已明显减轻，不用服止痛药物。少腹逐瘀汤已服了第三个疗程。外阴湿疹不痒，仅皮肤略红，嘱涂神仙水(见附录一)护肤。一直坚持服甘草泻心汤加味(2016年12月29日方)。春节后停了汤药、外洗药。治愈！参见1-13、2-33、3-24、3-26、4-14、4-63等案。

【2-08】小儿久咳

鲍某,男,4岁。

初诊 (2008年5月10日)

时常咳嗽,夜寐多汗,到处求医,久治不愈。舌质淡苔少,舌上有津。阴虚肺热,痰热咳嗽,毫无表邪。

处方

桑　叶10克	穞豆衣10克	生甘草5克	姜半夏5克	
陈　皮5克	白　前5克	生紫菀5克	五味子3克	
山茱萸5克	熟地黄10克	茯　苓10克	象贝母5克	十帖

【注】此方须记,一炮打响。乃师门的看家本领,便于复制。

二诊 (5月21日)

咳嗽减轻,汗出减少。大便畅。苔少舌质红有津。

处方

桑　叶10克	穞豆衣10克	熟地黄12克	茯　苓12克	
丹　皮5克	淮山药10克	山茱萸5克	泽　泻5克	
五味子3克	麦　冬10克	北沙参10克	姜半夏5克	
象贝母5克	陈　皮5克			十帖

初步治愈。

三诊 (6月20日)

受冷咳嗽。

医嘱:服5月10日方五帖,见效。

四诊 (6月30日)

又开始咳嗽,症状如前。

处方

竹　茹12克	枳　壳5克	姜半夏5克	陈　皮5克	
炙甘草5克	茯　神15克	穞豆衣15克	桑　叶15克	
五味子3克	枇杷叶20克	川　贝3克	紫　菀10克	
白　前10克	蝉　衣3克			十帖

五诊 (8月8日)

诸症不发,拟巩固疗效,补水以润肺。

处方

生熟地各 10 克	山茱萸 5 克	山　药 10 克	麦　冬 10 克	
丹　皮 5 克	茯　苓 10 克	泽　泻 5 克	五味子 3 克	十帖

三个月后,又初诊　(11 月 21 日)

咳嗽又犯,表证不明显,当化痰润肺止咳。

处方

炙苏子 3 克	象　贝 5 克	炙前胡 5 克	淮山药 10 克	
桔　梗 3 克	炙白前 5 克	玉蝴蝶 3 克	化橘红 3 克	
茯　苓 10 克	生甘草 5 克	枇杷叶 20 克	仙半夏 5 克	
陈　皮 3 克	北沙参 12 克			五帖

12 月 10 日,电：服五帖好转,但未净,续服三帖。咳除!

12 月 11 日,电：眠安,大便正常,纳可,易热汗多。舌质淡红苔少。

处方：原法原方加减。

竹　茹 10 克	枳　壳 5 克	化橘红 3 克	炙枇杷叶 20 克	
桑　叶 10 克	炒谷芽 10 克	仙半夏 3 克	炙甘草 3 克	
茯　苓 10 克	北沙参 10 克	淮山药 10 克		五帖

患者反馈治愈。

三个月后,又初诊　(2009 年 3 月 17 日)

流感,咳嗽出汗。

处方

桑　叶 10 克	菊　花 10 克	穞豆衣 15 克	生甘草 5 克	
玉蝴蝶 1.5 克	姜半夏 5 克	陈　皮 5 克	前　胡 5 克	
紫　菀 5 克	象　贝 5 克	茯　苓 10 克		五帖

七个月后,再次就诊　(11 月 9 日)

前一周去海南旅游,感冒咳嗽,今喉中有痰声,吐薄白痰。大便正常,胃口差。

处方

竹　茹 12 克	枳　壳 5 克	姜半夏 5 克	陈　皮 5 克	
茯　神 12 克	炙甘草 5 克	炙远志 5 克	谷麦芽各 10 克	
穞豆衣 15 克	桑　叶 15 克	枇杷叶 20 克	紫　菀 10 克	
白　前 10 克	神　曲 5 克	淮山药 10 克	川贝粉 3 克	5 帖

二诊 (12月25日)

盗汗虚汗，咳嗽。

处方

桑　叶12克	穞豆衣12克	菊　花10克	紫　菀10克
北沙参12克	生甘草5克	淮山药12克	红　枣5枚
淮小麦15克	炒谷麦芽各10克	茯　苓12克	五帖

【注】此患者每次服药，如病不愈，家长必马上来复诊！

九个月后，又初诊 (2010年10月13日)

发热，咳嗽无痰。

处方

前　胡6克	白　前10克	大力子6克	荆　芥6克
薄　荷1.5克	姜半夏5克	川贝母5克	象贝母10克
桔　梗3克	生甘草3克	玉蝴蝶2克	生紫菀10克
桑　叶15克	枇杷叶30克	蝉　衣3克	五帖

当晚20时前后咳止，体温38.8℃。后未复诊。

七个月后，又初诊 (2011年6月10日)

盗汗，鼻下发痘一颗。腹部皮肤粗糙，痒。大便2天一次。舌质红，舌苔净；脉细数。

处方

穞豆衣15克	桑　叶15克	菊　花10克	生白芍10克
银　花10克	生甘草5克	五味子2克	连　翘5克
浮小麦10克	生米仁15克		五帖

二诊 (12月18日)

感冒五天，热退后咳不止，纳差，不盗汗，流涕。当夜先服京都念慈菴川贝枇杷膏。

处方

桑　菊各10克	象贝母10克	紫　菀10克	桔　梗5克
生甘草5克	玉蝴蝶3克	穞豆衣15克	枇杷叶20克
茯　神10克	谷麦芽各10克	白　前10克	神　曲5克
山　药10克	连　翘5克	杏　仁10克	陈　皮5克
姜半夏5克			五帖

【评】此方十九味药，太多，拟约束。

又初诊 （2012年7月25日）

不发热，咳嗽无痰，咽干、不痒。舌质红苔少。

处方

桑　叶10克	菊　花10克	紫　菀10克	象贝母10克	
苦杏仁10克	生甘草5克	桔　梗5克	平地木10克	
茯　苓10克	北沙参12克	通　草5克		五帖

7月27日，电：服药后咳嗽减少，感觉不错；后因开空调受冷，突发热39.7℃，神昏，急诊入院。现体温37℃，即将出院，仍咳。嘱续服原方五帖。

二诊 （9月26日）

多汗，咳嗽无痰，大便畅。舌质淡苔薄；脉滑。

处方

桑　叶12克	桔　梗3克	玉蝴蝶2克	生甘草3克	
陈　皮3克	紫　菀10克	苦杏仁10克	荆　芥5克	
白　前10克	前　胡5克	百　部10克	川贝粉1.5克	五帖

三诊 （12月5日）

感冒轻症，喷嚏多，干咳。舌质红苔白。

处方

桑　叶10克	菊　花10克	罗汉果1只	生甘草3克	
玉蝴蝶2克	白　前10克	杏　仁10克	桔　梗3克	
紫　菀10克	荆　芥3克	桔　红5克	平地木10克	五帖

四诊 （12月7日）

略咳，不盗汗。大便2天一次。舌质红苔薄。

处方

苏　梗5克	前　胡5克	白　前10克	川贝粉6克	
杏　仁10克	甘　草5克	桔　梗5克	紫　菀10克	
桑　叶10克	桑白皮10克	穞豆衣10克		二帖

五诊 （2013年1月27日）

发热、咳嗽，今热已退(39.8℃嗽退至正常)，便秘。

处方

桑　叶15克	穞豆衣20克	荆　芥5克	杏　仁10克

白　前 10 克　　紫　菀 10 克　　桔　梗 3 克　　生甘草 5 克
北沙参 15 克　　象贝母 10 克　　川贝粉 3 克　　茯　苓 12 克　七帖

六诊　(6 月 16 日)

夜寐出汗,大便 2 天一次。凌晨 3～4 点喷嚏。舌质红苔白。

处方

桑　叶 15 克　　穞豆衣 30 克　　火麻仁 12 克　　生甘草 5 克
陈　皮 5 克　　生黄芪 20 克　　焦白术 10 克　　防　风 3 克
山茱萸 10 克　　五帖

七诊　(7 月 14 日)

晚上时咳,无痰。大便 1 次/天。

处方

桑　叶 10 克　　穞豆衣 15 克　　北沙参 15 克　　生甘草 5 克
甜杏仁 10 克　　川贝粉 6 克　　菊　花 10 克　　麦　冬 15 克
神　曲 10 克　　五帖

又初诊　(2015 年 2 月 8 日)

略咳嗽,痰少。大便 2 天一次。舌质红苔少。

处方

穞豆衣 15 克　　桑　叶 10 克　　荆　芥 5 克　　生甘草 3 克
桔　梗 3 克　　川贝粉 6 克　　象贝母 10 克　　杏　仁 10 克
枇杷叶 20 克　　白　前 10 克　　紫　菀 10 克　　菊　花 10 克
五帖(见效方)

6 月 10 日,电:咳,自误服余下的三拗汤一帖半。仍服 2 月 8 日方,加川贝粉,炖生梨。又自配该方三帖,不对症,不效!夜咳甚,汗多,服强力枇杷露。

6 月 14 日,诊:无痰,咽不痛,仅咳(西医认为是过敏性)。苔少舌质红;脉滑数。

处方

山茱萸 6 克　　枇杷叶 20 克　　苏　子 5 克　　苏　叶 5 克
生甘草 3 克　　玉蝴蝶 2 克　　桑　叶 10 克　　五味子 2 克
荆　芥 5 克　　北沙参 15 克　　炙百部 10 克　　炙白前 10 克
干　姜 1.5 克　　五帖

11 月 10 日,其母说:疾病痊愈后,目前健康状况良好。

【2-09】寒湿头痛

朱某,男,38岁。

初诊 (2012年2月19日)

身高1.70米,体重82.5千克,体胖。咳嗽10天,医院静滴8天,至今未愈。咽痒,吐黄浓痰,量少。盗汗,今头胀。平时不用烟酒。血糖、血脂均高,谷转酶高。眠可,大便畅。舌质红苔根腻;脉滑数。

处方

茯　苓12克	桑　叶15克	穞豆衣20克	平地木15克
连　翘10克	川贝母3克	象贝母10克	生甘草5克
桔　梗5克	枇杷叶20克	紫　菀10克	款冬花10克
黄　芩5克	白　前10克	前　胡10克	

五帖

二诊 (3月19日)

上方服三天,咳愈,可见上方大效!近来每下午4～5点前额痛,春节前后始发,剧痛欲撞墙。腰痛。大便1次/天。今舌质红苔少;脉沉实滑,明显阴虚。

处方

开心果80克	虎　杖80克	青　皮80克	生白芍60克
枳　实60克	丹　参60克	山茱萸60克	川　芎50克
香　附50克	柴　胡50克	藁　本50克	白　芷30克
生山栀50克	神　曲50克	薄　荷50克	

共研细末,五克/次,每日两次,温开水送服。

4月18日,告:此方大效,头痛治愈!

10月28日,诉:眠可,大便畅通。头前额及左右边痛好多了。至今没有再发生头痛欲裂的情况。立冬要求配一副膏方。血糖高,血黏度高,谷转酶高。面诊:舌质红苔少;脉沉滑。明显阴虚。

【2-10】嗜睡症

陆某,女,14岁。

初诊 (1995年7月1日)

主诉:近期每晚21时入睡至次日上午11时方醒。午餐后又入睡至下午3时醒。

此钟点前不易被唤醒。

既往史：因嗜睡症，曾就诊沪上多家医院，治之不效！用西药甲氯芬酯无效，中医予服补肾阴、养血安神药，亦无效。颅脑CT、脑电图均正常。

出汗较困难，胸闷，下眼睑发黑，多梦，口不渴，两便可。舌苔薄；脉虚滑。

处方

桃　仁6克　　甜杏仁9克　　全瓜蒌15克　　薤白头15克

川桂枝6克　　生麻黄6克　　细　辛5克　　淡附片9克　　三帖

【评】此少阴病，但欲寐，用麻黄附子细辛汤意。

二诊　(7月3日)

服上方二帖半，出过汗了。嗜睡症仍旧，晚21时睡至次日上午11时30分。心烦，身觉热，手足心热，欲贴在墙上方觉凉爽舒适。脉细滑。

处方

生炒酸枣仁各15克　　知　母6克　　川　芎9克　　茯　苓12克

炙甘草6克　　煅龙齿30克　　煅牡蛎30克　　麦　冬12克

干　姜3克　　三帖

【评】先生认真研读过傅青主著作及日本经方大家吉益东洞、汤本求真等医家的著作。所以深知经方酸枣仁汤不仅治失眠，而且治嗜睡。读者须体会其中奥妙。

7月4日，电：(第三帖第二汁未服)上午8:30自己醒来。嘱原方再配服。病情明显松动！

三诊　(7月6日)

每晚21时入睡至次日上午11时方醒，下午未睡，好转之兆。夜眠多梦，口不渴，汗不多。二便可，纳差。舌质红苔白；脉细滑数。

处方：原方去龙牡、麦冬、干姜。用酸枣仁汤原方加茯神12克，白豆蔻3克，益智仁3克，广木香3克，石菖蒲3克。　　五帖

四诊　(7月11日)

晚21时睡至次日清晨7时至9时间醒，此乃嗜睡症状好转之兆，效不更方。脉象见缓，较前稳定。

处方

生炒酸枣仁各15克　　知　母9克　　川　芎9克　　茯　苓12克

茯　神12克　　清炙草6克　　姜半夏6克　　益智仁3克

炙远志6克　　薤白头9克　　全瓜蒌15克　　五帖

五诊 （7月16日）

晚21时睡至次日清晨8时自然醒，8时前不易被唤醒。口不干。脉细缓。

处方

小柴胡汤原方加茯苓12克　木防己9克　桃　仁6克
石菖蒲4克　甜杏仁9克　党　参10克　黄　芩10克
柴　胡6克　姜半夏6克　清炙草5克　生　姜3片
大　枣3枚　五帖

【注】木防己今可用汉防己代，免得麻烦。

六诊 （7月25日）

晚21时睡至次日清晨7时前醒，易被唤醒，醒后略头昏。眠多梦。舌苔厚；脉细滑缓。

处方

竹　茹12克　姜半夏6克　茯　神12克　清炙草6克
陈　皮3克　柏枣仁各9克　石菖蒲3克　桃　仁6克
丹　参9克　七帖

病已康复，不必再复诊。

三年后，又初诊 （1998年2月3日）

近来眠后，次晨要靠呼唤或推搡才醒来，不易自然醒。

处方：小柴胡汤合酸枣仁汤　五至十帖

2月15日，患者反馈：上方大见功效，服五帖后；次晨其母轻轻一推就醒！

【评】先生见多识广，病情变化均在掌握之中。少阴证转变成少阳证，从容应对。

二诊 （5月8日）

痛经求治。

处方：少腹逐瘀汤原方加益母草15克，川楝子9克，香附9克。

十帖（每月经行之日，连服三帖）

半年后，又初诊 （1998年8月5日）

昨上午发热，至晚上39.5℃，经注射安乃近等未退。今早仍38.9℃。大便未解。汗不多，头痛。咽痛，咳嗽，痰白，恶心欲吐。舌苔黄腻；脉滑数。

处方

连　翘9克　薄　荷2克　荆　芥6克　防　风6克
通　草6克　大力子9克　象贝母9克　蒲公英20克

生甘草 5 克　　桔　梗 5 克　　苦杏泥 10 克　　冬瓜仁 10 克
生紫菀 10 克　　知　母 9 克　　芦　根 30 克　　银　花 20 克
西瓜翠衣 15 克(自加)　　三帖

二诊　(8 月 7 日)

口渴,恶心欲吐,大便曾泻。舌苔灰黑。

处方

生山栀 9 克　　银　花 15 克　　大力子 9 克　　象贝母 9 克
马兜铃 10 克　　苦杏泥 12 克　　桃　仁 12 克　　前　胡 9 克
藿　香 9 克　　佩　兰 9 克　　玄　参 30 克　　生甘草 5 克
桔　梗 5 克　　连　翘 10 克　　黄　芩 6 克　　三帖

服了二帖即愈!

三诊　(8 月 18 日)

咳嗽,咽痒,痰黄。39℃畏寒,无汗。大便今始解,昨无大便。舌苔灰黑;脉浮数。拟两解表里,大青龙汤。

处方

生麻黄 5 克　　苦杏仁 12 克　　生石膏 30 克　　清炙草 6 克
桂　枝 3 克　　桔　梗 6 克　　芦　根 30 克　　生　姜 2 片
大　枣 5 枚　　二帖

四诊　(9 月 5 日)

口干,头昏。失眠四五天。读书劳心过度,晨不易醒,防旧病复发。舌质红苔薄;脉细滑。

处方

酸枣仁 12 克　　知　母 6 克　　川　芎 6 克　　茯　神 12 克
炙甘草 9 克　　丹　参 12 克　　合欢皮 12 克　　夜交藤 15 克
生地黄 15 克　　玄　参 15 克　　生白芍 12 克　　七帖

十个月后,又初诊　(1999 年 7 月 1 日)

咽不甚痛,略咳。晨有 37.3℃,昨畏寒,今不畏寒。纳差。舌质红苔少;脉细弦。用六和汤意。

处方

藿　香 6 克　　佩　兰 6 克　　苦杏仁 10 克　　川　朴 6 克
银　花 10 克　　薄　荷 2 克　　姜半夏 6 克　　赤　苓 12 克

桔　梗 5 克　　生甘草 5 克　　连　翘 9 克　　象贝母 10 克
玉蝴蝶 1.5 克　　七帖

【2-11】围绝经期血崩

周某，女，51 岁。

初诊　(1998 年 1 月 2 日)

主诉：血崩，子宫肌瘤，已经登记手术要切除子宫。经人介绍求治，意欲保住子宫，免手术之苦。失血多可知也。经量多冲，下腹胀。眠不安。

舌质淡苔白，边有齿痕；右脉沉实，左脉芤革。

处方：归脾汤统血。

焦白术 15 克　　红参(别直参)10 克　　生黄芪 20 克(另煎)　　当归身 10 克
炙甘草 9 克　　茯　神 12 克　　炙远志 9 克　　酸枣仁 10 克
广木香 5 克　　龙眼肉 12 克　　大　枣 30 克　　川楝子 9 克
延胡索 9 克　　丹　参 15 克　　生　姜 2 片

【注】药店不敢配红参，但患者坚决要求。　　十帖

二诊　(1 月 12 日)

气可摄血！服药后经血不冲了。口干，下腹胀已瘥。今觉肝气上升，两乳略胀。眠安，大便正常。舌质淡苔白；脉浮数。

处方

当　归 10 克　　生白芍 15 克　　焦白术 10 克　　茯　苓 12 克
柴　胡 6 克　　炙甘草 9 克　　青陈皮各 6 克　　香　附 6 克
桔　叶 9 克　　桔　核 9 克　　生麦芽 30 克　　枳　壳 6 克
川郁金 6 克　　薄　荷 1.5 克　　生　姜 3 片　　七帖

三诊　(1 月 19 日)

胃胀气不畅，眠多梦，大便正常。舌质淡苔白，边有齿痕；脉右浮(革)劲，左沉弱。

处方：初诊方去姜、枣；加香附 9 克，台乌药 6 克，红参 6 克。　　十帖

【注】本案关键：患者已 51 岁，激素水平已退，子宫开始萎缩，完全有希望免除一刀。只要能控制，不要发生“血崩”症状。

四诊　(2 月 5 日)

下腹有些胀痛，眠安，大便正常。苔白舌质略红；脉沉不数。

处方：上方加茜草 10 克，阿胶 10 克，乌贼骨 10 克。　十帖

五诊　(2 月 17 日)

下腹部略有隐痛，似经将行的症状，口不干，乏力，腿脚软。眠多梦，纳差，大便正常。舌质淡苔白，边有齿痕；脉沉带滑，有力。

处方：1 月 19 日方去丹参，加大枣 10 只，陈皮 6 克，枳实 6 克，生白芍 10 克，桂枝 5 克。　七帖

六诊　(3 月 1 日)

腿软。左肩周炎痛，影响活动。2 月 23 日见红，至今未净，但量较少，先色淡，后色红些，已无血崩的迹象。拟固经汤，谨防再崩。夜眠多梦。大便成形，1～2 次/天。舌质淡苔白；脉沉涩无力。

同位素化验：T3、T4、FT3、FT4 等指标均偏高。

处方

炙龟板 20 克	炒黄柏 6 克	炒樗皮 9 克	香　附 9 克
黄　芩 6 克	生白芍 15 克	青陈皮各 6 克	枳　实 9 克
川　朴 9 克	丹　皮 9 克	煅龙牡各 15 克	青橘叶 9 克
川楝子 9 克	龟板胶 10 克		

五帖

【注】用龟板、龟板胶，欲其断经！

七诊　(3 月 8 日)

诉：当天月经即净，五帖药服完。时有怔忡，眠多梦。大便正常，一天二次。胃时发胀，口不干，乏力。今舌质淡苔薄；脉沉缓。

处方

生黄芪 15 克	党　参 15 克	白　术 10 克	熟　地 12 克
茯　苓 12 克	炙甘草 9 克	丹　参 10 克	酸枣仁 9 克
姜半夏 9 克	青陈皮各 9 克	枳　实 6 克	厚　朴 6 克
青橘叶 9 克	乌　药 6 克	香　附 6 克	煅龙牡各 15 克
广木香 3 克	砂　仁 1.5 克		

十帖

八诊　(3 月 19 日)

诉自 3 月 10 日服药至今共五帖，腹已不痛(注：上方用通气药之功可见，气虚之人，谅有内脏下垂)。昨略见红，今腰略酸。经色深褐，量极少，欲绝经之兆！用 3 月 1 日方加减。舌质淡苔白；脉沉滑缓。

处方

龟　板 24 克	龟板胶 15 克	黄　柏 6 克	黄　芩 6 克

炒椿皮9克	乌　药5克	香　附9克	生白芍15克
川　断12克	香　橼6克	佛　手6克	煅龙牡各15克
炒淮山药15克			七帖

九诊　(4月4日)

下腹已不痛了,口干渴,咽痛,眠不甚安。舌质淡苔薄。

(治疗也要考虑甲亢的问题,只要不血崩,子宫可免一刀是肯定的!)

处方

夏枯草12克	青橘叶9克	香　附6克	青陈皮各6克
生白芍12克	乌　药3克	金铃子9克	延胡索9克
象贝母12克	煅牡蛎18克	桔　梗3克	枳　壳6克
黄　芩6克	雷　丸6克	鹤　虱5克	海　藻6克
昆　布6克	姜半夏9克		十帖

十诊　(4月18日)

经已一个多月未行,自觉乏力已减轻,能胜任家务。为防月经再崩。眠多梦,大便正常,纳可。舌质淡苔白,边有齿痕,脉缓涩。

预为处方:3月19日方去山药、香橼、佛手;加当归炭10克,荆芥炭5克,白术炭10克,枳实5克。　七帖

【评】先生处方一般不超过十五味药!

十一诊　(5月29日)

该患者因其已至绝经年龄,我准备护持到其绝经为止,估计一年左右时间。

实际是5月21日来月经,服上方。行经至七日净,量一般。小腹隐隐酸,胀痛。眠多梦。可见4月18日处方坚持用固经法是稳妥之举。今舌质淡苔白,边有齿痕;脉迟缓。

处方

柴　胡6克	生白芍6克	清炙草6克	茯　苓12克
焦白术10克	当　归10克	煨　姜2片	薄　荷1.5克
大　枣5枚	姜半夏6克	党　参9克	没　药5克
夏枯草12克	延胡索9克	川楝子9克	小茴香3克　十帖

十二诊　(7月23日)

7月15日来月经,前三天量少,18日至今量多,色鲜红,有血块。口不干,人乏力,懒得动。大便1～2次/天,成形。舌质淡苔白,边有齿痕;脉微弱。拟用归脾法加减。

处方:首方,即1998年1月2日方,去金铃子、延胡索、丹参、生姜;加淡附片3克,

炮姜 3 克;用红参 6 克。 五帖

十三诊 (9 月 19 日)

小腹时胀,眠不安,大便正常,经停已二月(7 月 15 日至 8 月 2 日月经正式干净)。舌质淡红,苔薄白;脉沉涩,较硬(有芤、革之象)。

治则:1. 疏经通络,令其经当行则行;2. 温脾补气,令其血该摄应摄。

【评】通因通用。

处方

茯　苓 12 克　　桂　枝 6 克　　赤　芍 12 克　　丹　皮 9 克
桃　仁 9 克　　延胡索 10 克　　川楝子 10 克　　川牛膝 10 克
枳　实 9 克　　生白芍 12 克　　五帖

【评】桂枝茯苓丸合金铃子散,用得合拍。

十四诊 (11 月 11 日)

月经前天见一点,昨今两天色鲜红,但量不多。小腹略酸胀,隐隐地酸,不剧烈。眠可,纳可,大便正常。舌质淡苔白;脉沉缓。

处方

川　芎 9 克　　当　归 9 克　　生白芍 12 克　　熟　地 12 克
荆　芥 6 克　　生黄芪 30 克　　焦白术 12 克　　延胡索 9 克
川楝子 9 克　　香　附 9 克　　广木香 3 克　　青　蒿 9 克
葫芦巴 6 克　　枳　实 9 克　　益母草 15 克　　五帖

四个月后,又初诊 (1999 年 3 月 21 日)

主诉:1998 年 12 月 15 日来经,22 日净,量不多,紫暗色。至 1999 年 3 月 17 日再次来经,头两天不多,这几天量多,色鲜红,有血块,即绝经前表现。未行经时腹时胀,月经来时腹胀痿。口不渴。今舌质暗红苔少;脉沉涩。

处方:首方(1998 年 1 月 2 日)去红参;加党参 15 克。 七帖

二诊 (4 月 24 日)

心悸手抖,乏力。甲状腺功能指标一切正常,子宫肌瘤未增大,由此可知此刻月经量过多,当补气固经!经已行七天,仍未净。舌质淡苔少;脉缓觉硬,而无力。

处方甲

炙龟板 15 克　　焦白术 12 克　　党　参 12 克　　生黄芪 20 克
当　归 10 克　　升　麻 5 克　　柴　胡 6 克　　炙甘草 9 克
茯　神 10 克　　炙远志 9 克　　广木香 3 克　　龙眼肉 10 克

大　枣5枚　生　姜2片　五帖(每经行时服)

【注】归脾汤合补中益气汤意!

处方乙

逍遥散加橘叶9克　青陈皮各9克　香　附6克　川郁金6克
夏枯草12克　路路通10克　丹　皮10克
七帖(为平时腹胀,乳房胀而立)

【注】所谓脉硬:指下有弦紧,或芤、革的感觉。

【注】此案到此治疗16个月,大功告成,患者未手术。经绝,肌瘤自然萎缩。年龄已经到绝经期,激素分泌必退,子宫必萎缩,肌瘤哪有不萎缩的道理?

【评】这种病例要耐心调治,胸有成竹,时到功成。

【2-12】婴儿湿疹

王某,女,1岁。

初诊　(2010年6月22日)

主诉:出生后3~4个月即发出满身奶癣,皮肤红、痒。今皮肤部分结痂,痒甚烦躁故夜寐不安,胃口尚可。就诊医院皮肤科搽剂用之不效,患者父母到我处求诊。大便每天两次。

处方

银　花10克　桑　叶10克　菊　花10克　生甘草5克
鲜薄荷叶2~3支连梗(自加)　连　翘5克　黄　芩3克
蝉　衣3克　野菊花5克　五帖(水煎,频灌服)

外用神仙水(见附录一)。

6月25日,电:吃中药后仍发,但孩子日间、夜寐均安静,无明显烦躁感,胃口好一些。涂神仙水也见效。

二诊　(6月29日)

明显见效!神仙水只剩半瓶了,再配三瓶。

处方

银　花10克　连　翘5克　生甘草5克　黄　芩3克
蝉　衣5克　桑　叶10克　干芦根10克　象　贝10克
知　母3克　西瓜翠衣10克　五帖

7月2日,电:总体好转,要求再服中药,配两瓶神仙水。

处方

黄　芩3克　　黄　柏3克　　黄　连1.5克　　生甘草3克
块滑石5克　　土茯苓10克　　萆　薢10克　　干芦根10克
冬瓜皮10克　　十帖

建议用汤药的渣加水,煎煮后洗患处皮肤。

三诊　(8月30日)

诉服用中药用后效果明显,皮肤情况好转。药渣煎汤洗见效,只是手还是乱抓,估计仍有瘙痒感。几天前因感冒咳嗽,吃中药后有呕吐表现;今日服用后不再呕吐,续配原方加减。

处方:原方加象贝母10克,蝉衣2克,桔梗3克。　　十帖

皮肤普遍红肿已退,仅留有许多结痂,还未光滑。

【注】推荐炉甘石制剂外涂止痒,患者反馈说孩子涂后明显不适,故不再使用。该患儿为试管婴儿,其母怀孕期间先兆流产,注射孕酮造成胎热,故孩子出生后发胎热、血热之毒。

【评】顽癣治愈,病家佩服中医药神奇,能治愈名牌医院无能为力的病。

八年后,又初诊　(2018年9月23日)

9岁。四肢、腹部皮肤发出红色疹点,粗糙发痒,头面部不发。大便畅,略干燥。舌质淡苔白;脉细滑。

处方

桑　叶10克　　菊　花10克　　银　花15克　　连　翘10克
忍冬藤20克　　刺蒺藜10克　　枇杷叶30克　　紫　草10克
蝉　衣5克　　生甘草10克　　玄　参20克　　赤　芍10克
象贝母15克　　七帖

另配:神仙水2瓶外涂,辅助服百合汤。

【评】方中似可用荆芥、防风;去玄参、象贝母。

10月12日,微信:服了四帖中药,发出很多疹子,痒甚。夜寐不安。神仙水不止痒,建议平时用金银花10克、生甘草3克泡茶吃。煮百合汤服,或者荸荠胡萝卜汤。

【注】患者服药当天,吃了半只河蟹,可能会引起过敏,所以发得更厉害。中药控制不了,随天气转凉而愈,可见皮肤病忌嘴应该严格执行!期间患者没服其他药,说明9月23日的中药对病愈是起作用的。中药主透主清,不可压服!

【2-13】肝火旺、高血压、受风寒骨节痛

冯某,女,43岁。

初诊 (1976年10月初)

肝火肝气盛体质,曾患甲亢。腰痛,酸胀。小便不利,自己怀疑可能是肾下垂旧病复发或尿路感染。

处方

桂 枝	茯 苓	猪 苓	泽 泻	
白 术	知 母	黄 柏	荷 叶	
粉萆薢				五帖见效

二诊 (1976年12月)

胸闷咳嗽有痰,夜寐更甚。小米粥吃多了,胃部饱闷感,寐不安。

处方

竹 茹	枳 壳	清炙草	款冬花	
半 夏	陈 皮	旋覆花	茯 神	
代赭石	枇杷叶			五帖见效

十九年后,又初诊 (1995年2月8日,62岁)

虚火上升,畏热口干,鼻涕时带红,时牙痛。胸闷,时常头晕。感觉有气自督脉经上升。热性体质。眠可,大便畅。舌质淡,苔薄白;脉沉涩。

处方甲

滁菊花9克	生地黄12克	茯 神10克	穞豆衣9克	
柏子仁6克	玄 参12克	丹 皮9克	煅石决15克	
夏枯草9克	制首乌15克	生白芍12克	桑 叶15克	
桑白皮15克	南北沙参各12克	生槐米15克	淫羊藿6克	七帖

处方乙

桑 枝15克	薤白头9克	全瓜蒌15克	姜半夏6克	
枳 壳3克	川 朴3克	生葛根9克	川楝子9克	
茯 苓12克	焦白术9克	生 姜1片		五帖

【评】甲方主平肝熄风。乙方主胸痹,但不宜用桂枝。

八年后,又初诊 (2003年6月)

两年前在纽约,冬天夜里开窗,受风寒。今全身骨节痛,虚汗,盗汗;畏寒,时觉发

热。本来就是热体,肝火旺、过敏体质。

处方(初拟方)

木　瓜	威灵仙	桑　枝	穞豆衣
秦　艽	丹　参	赤　芍	白　芍
青　皮	忍冬藤	煅牡蛎	香　附
怀牛膝	路路通	制首乌	杜　仲
赤茯苓	独　活	川　断	黄　柏
苍　术			

【注】患者是位通中医的长辈,知道师门的要求,一旦药味超过十二三味,则医术会受到质疑。所以不可随便开方,如上述初拟方已超过二十味,不可直接发给患者。

处方

威灵仙 10 克	木　瓜 5 克	秦　艽 6 克	独　活 3 克
穞豆衣 15 克	丹　参 10 克	黄　柏 3 克	苍　术 6 克
怀牛膝 9 克	制首乌 15 克		五帖

【注】此方名之威灵仙汤,见附录一。

二诊

电诉:一帖服后身发热减轻,出汗少得多,颧红褪去,关节痛减轻,胃口有点影响。第二帖服后,关节痛明显减轻。

处方:上方加路路通 10 克、川断 12 克、杜仲 12 克、赤苓 12 克。　五帖

【评】先生约方之功可见一斑。后期处方很少超过十五味,极力反对把可用可不用的药味都一起用上去。这个观点是经方派的根本要求。

2003 年 6 月 29 日,电:每晨起虚汗及夜里盗汗早已愈。其他关节已不酸痛。在走路或上下楼梯时,双膝已没有"膝非己有"的感觉了。服此方很适应,但一周只服三帖。我嘱:效不更方,可继续服威灵仙汤。

2003 年 7 月 21 日,电:前后共服九帖药,已基本康复,甚是开心。

2004 年 1 月 18 日,电:血压已正常 120/70 mmHg。今关节又痛,要求处方。开具去年二诊方原方,每周二帖。　八帖/月

2009 年 11 月 26 日,五年后电:三天前头顶发出许多水泡,略痛,左眼睑肿胀无法张开眼睛,咽不痛,不发热。胃纳少、大便正常。患者肝气旺,素来肝火盛,性急。

处方:龙胆泻肝汤原方加蒲公英、紫花地丁、野菊花、连翘、银花。　三帖

患者反馈:服两帖后,病稍退,但右眼睑相继肿胀无法睁开,头顶水泡破溃流出水(即黏液)。嘱三帖服完;病情如退,则继续服原方。

续服原方三帖，明显见效。原本出门引他人质疑，以为生了什么怪病，如今明显好转。

转方

玄　参	桑白皮	丹　皮	苦丁茶	
白滁菊	女贞子	旱莲草	茯　苓	五帖

【2-14】高血压、腓肠肌胀、腔梗后遗症

赵某，男，67岁。

初诊　（2004年3月17日）

高血压，腓肠肌胀，多梦，尿频、易失禁。

处方： 拟威灵仙汤。

木　瓜5克	独　活6克	秦　艽6克	丹　参10克	
黄　柏3克	苍　术6克	怀牛膝9克	穞豆衣15克	
制首乌15克	威灵仙10克			十帖

患者反馈：服上方十七帖，血压从180/120 mmHg降至150/95 mmHg(停服西药)。

【评】 妙不可言！小腿腓肠肌已不胀。原服倍他乐克等药物的反应已除。白天尿多，暂不必服金匮肾气丸。夜寐不多梦，仅起夜一次。

医嘱：再服十帖。此期间在练腹式深呼吸。每天吸烟量控制在10支以内。

4月1日，电：上周血压反弹160/108 mmHg，至今已服三十一帖，本周血压又降至150/95 mmHg，服此方总体感觉有效。例如：① 眼睛以前睁不大开，淌泪已除。② 口不干了，饮茶少得多。③ 小腿肌肉肿胀感明显减轻。④ 夜里梦较先前少得多。

医嘱：再服一段时间。

六年后，又初诊　（2010年12月）

高血压，嗜睡。腰痛，小腿发胀，走路多了更胀。西医称间歇性跛行。

处方

宣木瓜10克	独　活5克	川　断10克	杜　仲10克	
伸筋草10克	生白芍12克	炙甘草6克	鸡血藤15克	
丹　参12克	川牛膝10克			十四帖

12月24日，电诊：上方见效。小腿胀减，腰仍痛。

处方： 原方加桑寄生15克、桑枝15克。　　十四帖

2011年1月7日，电：服上方小腿胀明显好转，头目清爽，不昏了；白天嗜睡也少了。

一年后，又初诊 (2012年2月11日)

腔梗后。

处方： 箕星汤(见附录一，系师门自创，常用实用之经验方。)去制首乌；加赤芍12克。

酒桑枝15克	桑寄生12克	桑　叶15克	桑白皮15克
桑椹子12克	桑螵蛸9克	蚕　沙15克	僵　蚕9克
丹　参10克	赤　芍9克	滁菊花9克	苦丁茶9克
煅石决15克	生白芍15克	赤　芍12克	五帖/周

【注】 箕星汤，系师门自创，常用实用之经验方。

5月20日，电：自腔梗后医院里接受治疗。出院后服我方箕星汤四十多帖。小腿腓肠肌不胀了，同时西药控制血压，基本稳定在140/80 mmHg。白天活动量少，嗜睡。

7月9日，电：白天嗜睡也改善多了。腓肠肌不胀。嘱效不更方，照服。

2016年2月4日，电：脑梗、腔梗后遗症。语謇，手麻，走路即小腿胀。走路无力。头昏、嗜睡。血压控制在136/84 mmHg，服用西药。

处方： 原方七帖。

【评】 此方如能坚持长服，中风后遗症患者可以带病延年。

【2-15】奶疖发热

袁某，女，26岁。

初诊 (2013年12月6日)

哺乳期，因奶疖发热。

处方

蒲公英50克	路路通10克		三帖

二诊 (12月9日)

热度退，奶疖仍在，并发出风疹块。

处方

连　翘10克	银　花10克	漏　卢10克	蒲公英30克
象贝母10克	生甘草5克		三帖

12月12日，电：仍在服初诊方第二帖，自作主张。到今天才服了上方一帖半。晚20时体温38.8℃，奶量减少。

医嘱：马上再服上方半帖，明天上午再服上方一帖。

【注】如果乙方在10日上午紧接着服,发热的情况就可有效地控制!

处方

大力子10克　生山栀10克　银　花10克　连　翘10克
全瓜蒌15克　蒲公英30克　桔　叶10克　柴　胡5克
黄　芩5克　漏　卢10克　留行子10克　路路通10克
知　母6克　三帖(急煎服)

12月12日,电:服二诊方,呕吐,胃不耐受。

12月13日凌晨,电:体温39.8℃,去医院注射青霉素过敏,回家后请母乳指导师按摩,乳汁略排出。

医嘱:尽快服上方。

12月14日,电:热已退不复发,嘱服完余下二帖。

12月17日,电:热度退净。硬块红色逐渐退去,仍有结块。乳汁排出不畅,但乳房不胀痛。

处方

桔　叶6克　桔　核6克　陈　皮3克　路路通10克
通　草3克　天花粉10克　漏　卢10克　当　归6克
羊乳根15克　生甘草5克　三帖,每天一帖

12月31日,电:治愈,继续正常哺乳,停药。

三个月后,又初诊　(2014年4月6日)

打算去上班,要求回乳。

处方

生熟麦芽各60克　枳　实6克　青　皮15克　生山楂15克
川牛膝12克　二帖

回信:解决问题。

【评】这种处方,是临床医生的看家本领。医者须牢记!

【2-16】左胁胀、腹胀

沈某,男,45岁。

初诊　(2007年5月18日)

现居美国。身高1.8米，身体壮实。左胁胀，脾脏中度肿大，眠安，食可，便正常。

处方

延胡索10克　金铃子10克　枳　实5克　生白芍12克
当　归10克　陈　皮5克　炙甘草5克　山茱萸10克
焦白术10克　茯　苓12克　柴　胡5克　广郁金5克
生　姜3片　大　枣5枚　十帖

6月16日，上海面诊：舌质红苔少；脉左弦，右细。中腹偏左，有隐痛而胀。大便、睡眠、胃口均正常。

处方

金铃子10克　延胡索10克　枳　实5克　生白芍10克
青　皮5克　陈　皮5克　茯　苓12克　炙甘草5克
焦白术10克　党　参10克　广木香3克　广郁金2克
象贝母10克　泽　泻5克　丹　皮10克　生山栀10克　十帖

另配：人参鳖甲煎丸(即金匮鳖甲煎丸)，每日早晚吞服，6克/次。

2008年1月25日，电：腹胀。医院检查无实质性病变，消化功能紊乱。

医嘱：少吃豆制品，采取“七分饱”策略，保证不饿即可，避免饱胀感。

处方

苏梗叶12克　厚　朴9克　茯　苓12克　生　姜3片
白豆蔻1.5克　丁　香1克　延胡索10克　川楝子10克
焦决明子10克　姜半夏9克　枳　实9克　生白芍12克
广木香3克　槟　榔15克　青　皮3克　陈　皮3克
生槐米15克　十帖

【注】问诊得知患者喜食冷饮解渴，且水果摄入量较多，影响脾胃功能，产生腹胀隐痛症状，久不愈。故方中用豆蔻、丁香、广木香等。

2月22日，电：服上方二十帖，腹胀减轻，体重略增加，但由于疲劳、忙碌，胀未全消。嘱继续服药！

处方

党　参6克　青　皮6克　陈　皮6克　丁　香6克
焦白术6克　淡附片3克　草果仁3克　炮　姜3克
厚　朴3克　炙甘草3克　生　姜3片　大　枣2枚

十帖(水二碗煎成一碗，不拘时服)

2月28日，电：忌食生冷、瓜果，忌饱食！

2013 年 9 月 14 日，反馈：上方见效，腹胀一症，从此治愈。

【评】此案须牢记。仅一门心思促消化，节食，而没有认识到生冷果蔬的问题，不用丁香、豆蔻等，不可能治愈！

2020 年 9 月 26 日，线上诊：咽喉发炎，咳嗽，不发热。美国当地核酸检测阳性。

处方：前十四味为五虎败毒汤，加味。

荆芥 10 克　防　风 10 克　羌　活 10 克　独　活 10 克
苏梗叶 20 克　柴　胡 10 克　前　胡 10 克　茯　苓 15 克
生甘草 6 克　桔　梗 6 克　枳　实 10 克　川　芎 10 克
生　姜 5 片　薄　荷 5 克　紫　菀 10 克　大力子 10 克
象贝母 10 克　独脚莲 10 克　十帖

夫妻两人均新冠阳性，各服此方十帖，均转阴。

【评】先生认为此等传染病初期不必辨证论治，认病即可处方，越早越好！

【2-17】血压高、痛风、脚踝肿

沈某，男，70 岁。

初诊　(2003 年 10 月 15 日)

伤湿腰痛。患者年轻时身高 1.8 米，身材魁梧。

既往史：高血压、高尿酸，年轻时患过肝胆之病。现居美国。

处方

干　姜 3 克　茯　苓 12 克　炙甘草 9 克　焦白术 10 克
三至五帖

二诊　(2004 年 1 月 18 日)

血压高，腰痛。

处方

制首乌 15 克　菟丝子 15 克　杜　仲 10 克　茯　苓 12 克
枸杞子 12 克　生白芍 10 克　枳　壳 3 克　桑寄子 10 克
怀牛膝 10 克　独　活 3 克　七帖

11 月 2 日，电：服此方有效。

医嘱：尿频，去独活、寄生；加补骨脂 6 克、当归 6 克。腰疼，加川断 12 克。

三年后,又初诊 (2007年6月16日)

高血压服药,血压140/82 mmHg。背脊弯曲。脉弦,右关盛,肾(尺部)脉虚。

处方

炙龟板15克	炙鳖甲15克	桂　枝3克	生白芍12克
生黄芪15克	炙甘草5克	补骨脂10克	杜　仲10克
肉苁蓉15克	巴戟天12克	茯　苓12克	制黄精30克
菟丝子15克	怀牛膝10克	生　姜3片	大　枣5枚　十帖

两年后,又初诊 (2009年5月11日)

痛风。

处方

威灵仙12克	木　瓜6克	茯　苓10克	制首乌12克
当　归9克	独　活5克	苍　术6克	川牛膝10克
厚　朴5克	陈　皮3克		七帖

【注】威灵仙汤出入(参见2-13案)。

信:服上方明显见效。今膝关节软、无力,原方加菟丝子10克,山茱萸10克。再服七帖。此前服西洋参一段时间,痔疮已愈。

三年后,又初诊 (2012年7月17日)

诉小腿、脚踝肿半年,血压仍高。

处方

苏　叶10克	吴茱萸5克	桔　梗5克	川　朴15克
木　瓜10克	陈　皮5克	槟　榔15克	大腹皮15克
川　断12克	茯　苓15克	川牛膝12克	生　姜5片(水煎、冷服)

五帖

7月29日,电:服了两帖药,纳差,每感腹痛、便溏腹泻或不便溏腹泻、常矢气。

医嘱:服完五帖。

8月17日,电:血压160/80 mmHg,尿酸仍高。诉眠少,大便不畅。小腿肿明显好转;一个月只服了五帖药,每次服头汁药后水泻,但泻后很爽快。舌苔白厚,中间黄色。

医嘱:每月至少服十帖。

8月23日,电:每帖药头汁服后泻下,接下来两天便秘,希望更方。血压仍高。

处方:9月22日,转方五苓散加味。　五帖

泽　泻6克	焦白术10克	茯　苓15克	猪　苓15克

威灵仙12克　　川牛膝10克　　山茱萸20克　　独　活5克
木　瓜10克　　五至十帖

四个月后，又初诊　（2013年2月1日）

痛风发作、两脚疼。尿频尿急、熬不住，小便量少且不畅。两踝略肿。高血压的西药很久没服了。

处方

丹　参12克　　木　瓜10克　　独　活5克　　川牛膝12克
川　断12克　　杜　仲12克　　茯　苓12克　　泽　泻10克
桑寄生12克　　覆盆子15克　　汉防己10克　　当　归10克　　五帖

【注】 虽然患者在美国不能面诊，但是处方用药仍丝丝入扣，稳中求效。

四年后，又初诊　（2017年1月29日）

目前患者已84足岁高龄，经常尿失禁。

处方

山茱萸15克　　沙苑子15克　　覆盆子20克　　淮山药12克
益智仁2克　　小茴香2克　　乌　药3克　　茯　苓12克
巴戟天12克　　五帖

患者反馈：三帖明显见效。

医嘱：原方加补骨脂12克，继续服。

二诊　（4月10日）

腿、脚踝肿。

处方

苏　叶12克　　吴茱萸6克　　桔　梗5克　　木　瓜10克
陈　皮5克　　槟　榔15克　　猪　苓10克　　大腹皮15克
茯　苓12克　　苍　术6克　　厚　朴15克　　生　姜5片　　五帖

【评】 此案因症候群不全，看似零乱，然先生每次处方用药，应变处治实在用心，切勿轻视之。

【2-18】唇　风

袁某,女,40岁。

初诊　(2004年8月28日)

主诉:口腔内及上下唇发厚、毛糙感。天气热,但口干不明显。医院检查并无口腔溃疡、红肿等。

既往史:有室性期前收缩及胃部疾病史。

目前眠安、大便正常。纳可。腮内外似略肿,但色白。脉象不数。

处方

生　地15克	川牛膝10克	知　母6克	生石膏15克	
麦　冬12克	玄　参30克	黄　芩6克	板蓝根12克	三帖

【注】此玉女煎出入也。中医治则:急则治其表,缓则治其本。

8月30日,电:上方见效。去石膏,续配三帖。

9月3日,电:服完三帖,病情又好转,但仍未好透。原方加金银花10克,再配三帖。

【2-19】产 后 风

李某,女,29岁。

初诊　(1977年10月10日)

主诉:产后半年多,颈项强硬、肩背针刺样痛,筋抽住状。下眼睑发黑。腰酸,腿脚酸软,手足无力,胃口不好。经常昏厥。无乳汁,小孩已采用人工喂养方式。就诊史:前医使用归脾、黄芪建中一路,症状有好转,转吾诊治。

舌质淡苔薄白;脉缓而弱。

处方

生黄芪	当　归	丹　参	生白芍	
桂　枝	炙甘草	秦　艽	桑寄生	
桑　枝	独　活	川　断	生　姜	
大　枣	葛　根	天花粉		五帖

二诊　(11月1日)

稍有好转。

处方：上方去寄生、桑枝、独活；加桃仁、红花、鸡血藤。 七帖

三诊 （11月16日）

仍有好转，斜方肌已不酸痛。风池穴到颈椎，仍感觉胀，僵住状。腰酸减轻，仍用上方七帖。

【2-20】少年痰饮

某某，男，16岁。

初诊 （1977年3月14日）

夜寐不甚安，频吐涎痰，痰薄白，比口水稠一些。因该症思想难集中，影响听课。

【注】12～16岁青少年往往有此痰饮症。脾为生痰之源，故此症由脾胃消化不良引起。

处方

全当归9克	生白芍9克	焦白术9克	焦米仁9克
南沙参9克	甘菊花9克	双钩藤9克	苦丁茶30克
象贝母9克	朱茯苓9克		

二帖

患者反馈：见效。

【注】中医认为肾阴虚，肝火旺及脾胃消化不良都会引起此等症候，称营卫浊痰。

【评】此方与温胆汤平肝化痰，有所不同。青少年此等症候，痰化之后，善后可以用六味地黄丸或知柏地黄丸。有胃寒症候者，喜服冷饮、冰镇食物者，可以服一阶段理中丸。参见7－08、8－25案。

【2-21】风湿性心脏病

某某，女，40岁。

初诊 （1983年4月21日）

风湿性心脏病，抗链球菌溶血素"O"指标高达833 IU/ml（参考范围为成人0～200 IU/ml，儿童＜250 IU/ml）。

处方

桂　枝2克	汉防己9克	生黄芪12克	党　参9克
茯　苓9克	炙甘草9克	焦白术9克	麦　冬9克

生地黄9克	制首乌9克	制黄精9克	火麻仁4克
秦　艽7克	生　姜2片	大　枣4枚	七帖

服药后,抗链球菌溶血素“O”指标降至625 IU/ml,继续原方七帖。

【注】此患者的症状当时记录不详,先生用炙甘草汤合防己黄芪汤,效果非常好。

【评】风湿性关节炎、风湿性心脏病的一般症状都可以用此等方法。

【2-22】感冒愈后咳嗽、肝区不适

某某,男,40岁。

初诊　(1989年7月27日)

感冒后,咳嗽,白痰黏稠不易吐出。咽痒、咽痛、鼻不塞、不流涕。

处方

生甘草6克	荆　芥6克	白　前10克	百　部9克
桂　枝6克	紫　菀10克	前　胡10克	桔　红6克
马兜铃10克	大力子10克	象贝母10克	北沙参15克
玉蝴蝶3克	苦杏仁12克	黄　芩6克	枳　壳6克
板蓝根15克	竹　茹12克	姜半夏9克	茯　苓12克　三帖

患者反馈:很见效!

【注】此止嗽散合温胆汤也。不以表证为主,重在止咳化痰、清热消咽之肿痛。

【评】处方并无新意,且药味较多,但不离主题。似可约束几味,如马兜铃、玉蝴蝶、黄芩、北沙参等。

十六年后,又初诊　(2005年12月15日)

肝区不适感,但无痛感。肝功能检验指标凝血酶原时间(PT)68秒(参考范围为成人11～15秒),乙肝表面抗原(HBsAg)阴性。大便不成形,时泻,臭秽。疑似脂肪肝、甲肝。

处方

柴　胡6克	党　参10克	黄　芩5克	姜半夏5克
生甘草5克	茵陈蒿30克	生山栀10克	生大黄10克
半枝莲6克	板蓝根15克	生　姜3片	大　枣5枚　五帖

【注】患者其配偶近期肝功能指标高,肝炎发作,可能具有传染性。医者用小柴胡

汤合茵陈蒿汤中规中矩。

12月21日，患者反馈：服上方觉病情好转。

转方

柴　胡6克　生白芍10克　党　参12克　焦白术10克
茯　苓12克　生甘草6克　姜半夏5克　陈　皮5克
生　姜1片　大　枣5枚　七帖

2006年1月10日，患者反馈：好转。另行对症善后。

【评】柴芍六君子汤本是肝炎善后的官方。所谓官方即已被业内广泛认同。

十年后，又初诊　（2015年10月20日）

多日眠不安，右胁肝区隐痛多日，略有痉挛感，如被人手握住状。气不舒畅，吐白黏痰。

处方

枳　实10克　厚　朴10克　杏　仁10克　车前草15克
柴　胡10克　紫　菀10克　北沙参15克　生　姜2片　五帖

患者反馈：一帖见效，服完症状除。

【评】中药确实效好。好方，勿轻视。

【2-23】误饮鹿茸酒致眼白充血

张某，男，55岁。

初诊　（2012年9月17日）

眼白充血，红如鸡冠。估计饮白酒或鹿茸酒之类引起，曾就诊未明确病因，点眼药水无效。嘱其停酒。舌质红无苔。

处方

柴　胡6克　生白芍6克　枳　实6克　生甘草6克
焦决明子15克　玄　参30克　川　连3克　黄　芩6克
黄　柏6克　生山栀10克　密蒙花10克　北沙参15克
独脚莲10克　七帖

2013年4月28日，电：服上方二十多帖，眼白充血逐步退净。至今不饮酒，稳定。

【2-24】肝胃不和、肾亏落发

梁某,女,36岁。

初诊 (2010年2月)

口苦发酸,胃痛。肾亏耳鸣。落发多。眠可,纳可。舌苔黄腻;脉细弦。

处方

木　瓜5克　　制首乌10克　　女贞子10克　　旱莲草10克
枸杞子10克　　茯　苓10克　　生白芍10克　　金铃子10克
丹　参10克　　桑椹子10克　　桑　叶10克　　十四帖

二诊 (2月19日)

腰酸。落头发明显好转。月经延期一周。多梦。大便畅通。舌质淡苔薄白;脉细滑弦。

处方

杜　仲10克　　续　断10克　　当　归10克　　女贞子15克
旱莲草15克　　枸杞子15克　　香　附5克　　木　瓜10克
丹　参12克　　茯　苓12克　　桑椹子15克　　山茱萸15克
金铃子10克　　延胡索10克　　十帖

【评】此等案例,看似普通,实为治中年妇女阴虚肾亏、落发之范例。

【2-25】脚　肿

金某,男,72岁。

初诊 (2008年2月15日)

血糖高,血压正常,前几个月因跌在某医院脑神经科治疗。今电:两脚肿至小腿。尿常规结果显示:蛋白(＋＋)、红细胞少量。血生化检查结果显示:肌酐、尿素氮略高。此前我嘱其用生黄芪、丹参、茯苓,煎汤代茶。鲜山药蒸吃,每顿饭量减至一两,可适当多摄入山药。今嘱其停服上述三味代茶,另开具处方。

处方

猪　苓15克　　茯　苓15克　　焦白术12克　　泽　泻6克
桂　枝3克　　五加皮3克　　桑白皮12克　　冬瓜皮12克
生米仁15克　　五帖

二诊 （2月20日）

脚肿未退。

转方

茯　苓15克	焦白术12克	生白芍12克	淡附片6克
生　姜5片	怀牛膝10克	怀牛膝10克	三帖

2月22日，电：服上方一帖，腿肿不减。今觉头昏，走路时脚轻飘飘的，暂停服药。去医院调整长期在服的西药。

三诊 （4月18日）

两踝关节，胫骨部肿。口不渴，尿不频。尿常规有蛋白、隐血。舌质暗红苔少；脉略涩。

处方

川怀牛膝各12克	猪　苓12克	茯　苓12克	琥珀粉5克
苏梗叶12克	厚　朴15克	木　瓜5克	陈　皮5克
桔　梗5克	吴茱萸5克	槟　榔15克	大腹皮15克
生　姜5片	苦杏仁10克		十帖（煎汤凉服）

5月20日，电：此方见效！

6月29日，电：此方服了四十帖，脚肿退，明显见效。

【评】此案首用五皮五苓散，转方用真武汤，均不见效；可能是因为远程诊病；三诊于北京面诊，用鸡鸣散加味，用药对症，见效实在。可见远程问诊不能代替面诊！

【2-26】习惯性便秘、青光眼术后眼压高

于某，女，30岁。

初诊 （1986年11月1日）

习惯性便秘。

处方

四逆散各6克	增液汤各30克	加生首乌30克	川石斛10克
枸杞子12克			七帖

复诊转方

四逆散各9克	生　地30克	麦　冬30克	生首乌30克
川石斛15克	肉苁蓉30克	生炒槐米各30克	生黄芪15克

当　归 15 克　　七帖

患者反馈：周六开始服药，周一上午即自然排便。七帖服完便秘问题解决，每天自行排便。

一年后，又初诊　(1987 年 11 月 30 日)

习惯性便秘。

处方

四逆散各 9 克　生地黄 15 克　麦　冬 15 克　元　参 30 克
炒槐米 20 克　川石斛 12 克　生槐米 20 克　　七帖

三年后，又初诊　(1990 年 12 月 22 日)

下腹胀、酸痛，时便秘。服四逆散合增液汤加火麻仁等十二帖，便秘好转。但右下腹胀痛未见减退，仍时轻时发，扪之无块。乳房中结块且痛。

处方

四逆散各 6 克　香　附 6 克　延胡索 6 克　桃　仁 6 克
忍冬藤 15 克　焦决明子 9 克　生麦芽 10 克　　五帖

【注】中医对女子右下腹痛，很难辨别是痛经、卵巢或是慢性阑尾炎的问题，但是用药思路不会因此混乱，这就是中医的优势。

一年后，又初诊　(1991 年 10 月 31 日)

眼痛，视物昏花。头昏，便秘。

处方

夏枯花 10 克　菊　花 10 克　桑　叶 10 克　生地黄 18 克
川石斛 10 克　杞　子 12 克　丹　皮 9 克　泽　泻 9 克
山茱萸 6 克　生白芍 12 克　密蒙花 10 克　连　翘 9 克
茯　苓 12 克　桃　仁 6 克　煅石决明 20 克　　七帖

复诊：上方见效。

转方

党　参 12 克　白　术 12 克　茯　神 10 克　清炙草 4 克
当归身 10 克　熟地黄 12 克　生白芍 12 克　山茱萸 12 克
川　芎 6 克　谷精草 9 克　青葙子 9 克　白滁菊 9 克
密蒙花 9 克　生牡蛎 20 克　　十帖

另配：西洋参 6 克、桂圆肉 12 克、枸杞子 12 克另煎冲入每帖药汤中一起服用。

【注】此八珍汤加味，考虑明目养血。

【评】2017 年该患者查出重症青光眼，眼压很高，属闭角型青光眼，左眼行小梁切除手术。2019 年右眼又行房角分离手术。就诊当年患者未坚持服药，症状稍有缓解就停药了，先生亦未重视眼压相关检查。所以作为临床中医医生，不仅应熟练掌握内科疾病的诊治技术，也应努力提高诸如眼科等各专科的诊疗技能。中西医都是人类与疾病斗争的有力武器。

十八年后，又初诊　(2019 年 10 月 9 日)

闪腰，兼发尿路感染，尿频尿急。

处方

蒲公英 30 克　猪　苓 15 克　茯　苓 15 克　炙甘草 3 克
桃　仁 5 克　独　活 5 克　川　芎 5 克　益母草 10 克
青　皮 6 克　麦　冬 10 克　一帖

二诊　(10 月 10 日)

上症。

处方

延胡索 10 克　川楝子 6 克　当　归 10 克　川　芎 5 克
独　活 5 克　桃　仁 5 克　炙甘草 3 克　柴　胡 5 克
香　附 10 克　红　花 3 克　路路通 10 克　丹　参 15 克
青　皮 5 克　猪　苓 15 克　三七粉 2 克　一帖

三诊　(10 月 11 日)

上症。

处方：通乳方(见附录一，亦可活血治腰痛。)去大枣；加桃仁 10 克、红花 5 克、益母草 10 克、三七粉 2 克。即：

生地黄 12 克　归　身 10 克　丹　参 12 克　黄　芪 15 克
川　芎 6 克　白　芷 5 克　香　附 5 克　延胡索 10 克
陈　皮 5 克　茯　苓 12 克　路路通 10 克　王不留行 6 克
大枣 5 枚　四帖

【注】通乳方，亦可活血治腰痛。

2019 年 10 月 12 日，信：10 月 15 日至 20 日因故停药。症状：股骨头、膝、踝痛，急性腰扭伤。

10月25日,信：上方又服了三帖,效果明显。

又初诊 (2020年1月19日)

青光眼术后。

建议长期服师门明目方(见附录一)加减,旨在保护视力,亦适合术后调养。舌质淡,舌苔白略腻。

处方

枸杞子15克　杭菊花10克　桑　叶10克　当　归10克
生白芍12克　枳　实10克　白蒺藜15克　菟丝子15克
夏枯草15克　决明子15克　木贼草10克　密蒙花10克
谷精草10克　青葙子10克　苍　术10克　陈　皮5克
厚　朴10克　炙甘草6克　十四帖

二诊 (5月26日)

今右眼压高至47,紧急注射甘露醇,后测得眼压37。眼球胀痛,有血丝(充血)。

处方： 2020年1月19日方加川牛膝10克、连翘10克、银花10克。　一帖

三诊 (5月27日)

上症。

处方

夏枯草15克　龙胆草3克　黄　芩10克　猪　苓15克
茯　苓15克　生甘草6克　生栀子10克　板蓝根15克
生地黄15克　枳　实10克　银　花10克　连　翘10克
桑　叶10克　菊　花10克　三帖

四诊 (5月30日)

注射甘露醇后,5月27日右眼压由47降到37;28日,右眼眼压为24;29日,右眼眼压为34。汗多。目珠痛,眼白充血减退,大便1次/天,成形,放屁多。

处方： 上方去桑叶、菊花、猪苓、茯苓;加青皮6克、独脚莲15克、泽泻6克、柴胡5克;用生地黄30克。　一帖(十四味)

2020年5月31日,电：今测得眼压30,注射甘露醇后20。目珠痛胀已除,眼白血丝已减退。昨天的药方头汁,今中午后服了一小碗。

五诊 (6月2日)

只服了四诊方一帖。眼白充血已退净,目不胀痛,测得眼压28。西医认为眼压应该不超过20,否则日久会盲目！可见此前方药,降眼压基本无效。当变化用药思路。

眠可，大便正常。虚汗盗汗减轻，今腰痛，似闪腰状。舌质红苔薄白；两脉沉软，尺关部无力。

处方

柴　胡 5 克	当　归 10 克	枳　壳 10 克	生白芍 30 克
生甘草 9 克	羌　活 10 克	防　风 10 克	独　活 10 克
薄　荷 6 克	川　芎 10 克	茯　苓 15 克	决明子 15 克
木贼草 10 克			二帖

【注】当天(6 月 2 日)下午服，次日(6 月 3 日)测得眼压 19，从 28 降到 19，效果显著！

【评】先生认为虚汗盗汗或许是自身为了促进眼球排水减压的一种生理自救表现。此方似从柴葛解肌汤的思路出，降眼压当发散疏通。

【附】柴葛解肌汤出自《伤寒六书》。

柴　胡 6 克	葛　根 9 克	甘　草 3 克	黄　芩 6 克
羌　活 3 克	白　芷 3 克	芍　药 6 克	桔　梗 3 克
石　膏 12 克	生　姜 3 片	大　枣 2 枚	

6 月 4 日，诉：第二帖药上午服头汁 1/2，晚上临睡前服头汁 1/2。

六诊　(6 月 5 日)

当天服上方二汁。

处方

夏枯草 15 克	桑　叶 10 克	杭菊花 10 克	木贼草 10 克
密蒙花 10 克	枳　实 10 克	柴　胡 5 克	当　归 10 克
谷精草 10 克	青葙子 10 克	白蒺藜 15 克	怀牛膝 15 克
决明子 15 克	陈　皮 5 克		一帖(十四味)

【注】此方也是师门明目方出入。

6 月 7 日，诉：测得眼压 18。眼睛充血愈。大便粘，不成形。

处方：上方去桑叶、杭菊花、怀牛膝；加苍术 10 克、厚朴 10 克。　二帖

6 月 15 日，诉：上午测得眼压 19。

【评】先生目的就是要证实五诊(6 月 2 日)方降眼压有效。如果早期发现眼压高，尚未做手术前使用此方，应该同样有效果。配合进一步对症治疗，也许可以免除手术。此方中羌活、防风、独活、川芎、柴胡、当归是眼球排水减压的主药，比用大黄、芒硝、五苓散等更直接而见效。并嘱咐此方对于肝风内动，肝阳上升及高血压患者慎用。西医的手术对青光眼有效，但中医药也有用武之地。读者须体会呵。

七诊 (7月28日)

主诉：测得右眼压33。头不疼，眼白不充血，见眼球水肿是必然的。注射甘露醇后，眼压未见明显下降，同时服中药。大便解而不畅，时粘马桶壁。面诊：舌质淡暗红，苔薄白，舌体胖；左脉寸关无力，尺部略旺，右三部软而沉缓。

处方：同6月2日五诊方。 二帖

7月30日，诉：测得右眼压23。

【注】证明上方反复见效。

八诊 (8月4日)

测眼压正常。

处方：同6月2日五诊方。 二帖(巩固疗效)

【注】2020年9月10日，测得眼压16.1。此后一年多眼压正常。

九诊 (8月18日)

尿频、尿急、量不多，尿路感染的症状。

处方

柴　胡5克　生山栀10克　连　翘10克　银　花10克
生甘草6克　青　皮6克　板蓝根15克　生地黄30克
黄　芩10克　独脚莲15克　泽　泻6克　龙胆草3克
枳　实6克　三帖

患者反馈：第一帖头汁见效，三帖愈。

【注】该患者行眼科手术后，长期服用保护视神经师门明目方(见附录一)，每周服用三至五帖。处方核心不变，其他随症变化加减也。

【附】师门明目方(经验方)。

夏枯草15克　木贼草10克　密蒙花10克　谷精草10克
白蒺藜15克　青葙子10克　菊　花10克　枸杞子15克
桑　叶10克　生白芍12克　枳　实10克

【评】先生这等秘方，不服用几百帖，不会体会到确实有效果。多种视力疾病可以用此方治疗。如黄斑变质、视神经萎缩、黄斑水肿以及高血压病引起的视力问题——高血压本身也可用此方化裁调理。

十诊 (8月30日)

因吹空调受寒，咽痛，鼻塞，喉中有痰。

处方

苏梗叶12克　荆　芥6克　连　翘10克　银　花10克

桑　叶10克	杭菊花10克	苦杏仁10克	柴　胡6克	
板蓝根12克	大力子6克	浙贝母10克	竹　茹12克	
陈　皮6克	姜半夏6克	炙甘草6克	枳　壳6克	一帖

十一诊 （8月31日）

上方明显见效，咳痰未净。

处方

柴　胡6克	前　胡6克	桔　梗5克	生甘草6克	
枇杷叶20克	杏　仁10克	白　前10克	款冬花10克	
紫　菀10克	浙贝母15克	荆　芥6克	苏梗叶12克	
桑　叶10克	杭菊花10克	桑白皮10克		一帖

十二诊 （10月19日）

风寒感冒，咳嗽有痰，服了一帖五虎败毒散（见附录一），表解而咳嗽不减。

处方

生麻黄5克	厚　朴6克	苦杏仁10克	生甘草6克	
桔　梗4克	姜半夏10克	紫　菀10克	苏　梗10克	
象贝母15克	陈　皮6克	茯　苓15克	枳　壳10克	
柴　胡5克	前　胡5克	独脚莲7克	川贝粉6克	一帖

【注】此五拗汤合二陈汤，宣肺化痰。辅助吃柿子，忌嘴海鲜、发物。

十三诊 （10月24日）

咳不减，痰多，已吐黄痰；表证已净，化痰止咳即可。舌质红苔白腻。

处方

生白芍50克	炙甘草10克	象贝母10克	紫　菀10克	
苦杏仁10克	姜半夏10克	陈　皮6克	桔　梗4克	一帖

患者反馈：当夜咳嗽明显减轻，痰还是不少。可见表邪解已净，用芍药甘草汤解气管痉挛以止咳是有效的。

【评】先生此治法比传统用五味子、乌梅、五倍子、罂粟壳等止咳要高明，且稳妥。

十四诊 （10月27日）

上症好转。

处方：温胆汤加杏仁10克、紫菀10克、钩藤15克、广地龙20克、北沙参15克。一帖用此方善后。

【注】方中广地龙、钩藤也是解痉挛平喘之药。

【2-27】每年发疹痒甚

赵某,男,7岁。

初诊 (2003年7月16日)

有虚汗盗汗,四肢每年要发疹、痒甚。大便正常,纳可,人偏胖。舌质红苔薄,尖剥;脉滑数。

处方

连　翘6克	银　花10克	穞豆衣15克	蝉　衣3克
僵　蚕10克	丹　皮9克	赤　芍9克	生槐米20克
生甘草5克	黄　芩5克	枇杷叶30克	菊　花10克
桑　叶10克	茯　苓10克	芎黄散5克(包煎)	七帖(需严格忌口)

另配:神仙水外涂。

二诊 (7月23日)

诉服药后于19日发疹,痒,于三天后退净。大便正常。舌质红苔少;脉滑。

处方

玄　参20克	生　地15克	麦　冬15克	穞豆衣10克
蝉　衣3克	生槐米20克	生甘草6克	枇杷叶30克
野菊花10克	猪茯苓各12克	女贞子10克	旱莲草10克
青陈散4包	煎鲜薄荷1枝(后下)		七帖

【注】芎黄散日本汉方医学常用。川芎、生大黄等分研粉,包煎、吞服均可,作药引。青陈散:青皮陈皮等分研末,包煎作药引。

【评】先生方中养阴就是巩固疗效,预防复发。

三诊 (7月30日)

服药后不曾再发,嘱不必忌口,海鲜适量食用。效不更方。大便正常。舌质红,苔薄白;脉滑不数。

处方

玄　参20克	生　地15克	麦　冬15克	地骨皮15克
桑白皮15克	玉　竹12克	穞豆衣10克	女贞子10克
旱莲草10克	北沙参15克	五味子3克	生槐米20克
猪茯苓各12克	鲜苏梗2支	青陈散5克(包煎)	七帖

四诊 (8月9日)

未再发疹,不忌口已10天了。大便1～3次/天。舌质红苔少;脉滑数。

转方

鲜薄荷1支　鲜菊叶3片　生地黄12克　丹　皮6克
茯　苓9克　淮山药12克　山茱萸3克　泽　泻5克
五味子3克　麦　冬12克　玄　参15克　穞豆衣10克　十帖

医嘱：病已治愈，不必复诊。

【注】方中所用鲜品，当地有人种植现售，如无鲜货可用干品代之。

【评】此案先生处治非常成功，抓住患者阴虚体质，就是治病求本，手段高明。

【2-28】似慢性阑尾炎

张某，女，47岁。

初诊　(2003年8月1日)

口苦目糊。血压高，常服珍菊降压片。不服药则血压150/98 mmHg。右下腹不适，似慢性阑尾炎隐痛。曾患乙肝，易发脾气，脂肪肝。肾积水。已停经多年。眠可，大便正常。舌质红，苔左边黄腻；脉弦细涩，左关旺。

处方

柴　胡5克　生甘草5克　枳　实5克　生白芍5克
金铃子10克　延胡索10克　香　附3克　没　药5克
生山栀10克　桑　叶10克　杭菊花10克　黄　芩5克　七帖

8月4日，电：服药后右下腹痛减，转矢气多，效果佳。

医嘱：服完七帖。

【注】此方系师门治慢性阑尾炎专方加减，医者当记。因口苦用黄芩山栀，目糊加桑菊。

【2-29】甲　亢

于某，男，59岁。

初诊　(2010年9月30日)

既往史：因甲亢服用碘131(^{131}I)后觉气闷不适，夜间胸闷。人消瘦，原体重75千克，今65千克。颈侧、腋下有硬块。心电图显示：心肌缺血。服麝香保心丸无效。

以上症状均是甲亢所致。牙龈萎缩，上唇竖纹。今舌质暗红，苔根部薄黄；两关脉旺。中医当从阴虚论治。

处方

川楝子10克	丹　参12克	玄　参15克	煅牡蛎15克
象贝母12克	陈　皮5克	茯　神12克	丹　皮10克
山茱萸10克	青　皮5克	生白芍12克	楮实子12克
菟丝子12克	连　翘10克	枳　实5克	五帖

患者反馈：服上方二十帖后，颈侧、腋下硬块已经软化。前后共服上方六十帖。

二诊　(12月23日)

胸口闷。眠可，大便畅，每天两次。胃口好。舌质红苔白；脉滑数。

处方

北沙参15克	麦　冬12克	生地黄15克	枸杞子12克
当　归10克	川楝子10克	生白芍12克	柴　胡5克
茯　苓12克	丹　参12克	枳　实5克	青　皮5克　七帖

三诊　(2011年2月24日)

诉：服上方效果不好，还是初诊服的六十帖见效！

【评】行话说："患者是医生的老师！"，服药后的效果是对医者的医术真实评价。初诊之方见效，因有消瘰丸(玄参、象贝母、牡蛎)为核心，助以青陈皮、枳实、川楝子通气；连翘、丹皮、生白芍平肝。二诊方以养阴为主，化痰理气考虑不够，不足以改善胸口闷之主症。似可拟温胆汤加夏枯草、消瘰丸、青皮、漏芦、海浮石、川郁金等为佳。

【2-30】感冒后上腹胀、欲吐

刘某，男，53岁。

初诊　(2006年2月12日)

前几天感冒，从新加坡返沪工作。昨日自觉右上腹剧痛，时觉欲吐，今日仍觉胀气。血常规检验结果显示：白细胞高。无发热。阑尾部无压痛，肝功能正常。静脉注射后，血常规指标恢复正常。具体病因不详。

眠安，两便可。舌质红苔少；双脉细弦。

处方

柴　胡9克	生白芍9克	枳　实9克	炙甘草9克

厚　朴 6 克	延胡索 9 克	金铃子 9 克	紫苏叶 10 克	
茯　苓 12 克	广郁金 5 克	姜半夏 6 克	生　姜 3 片	
广木香 3 克	板蓝根 15 克	黄　芩 6 克		五帖

2006 年 2 月 14 日，电：服药后觉得很有效！

【评】用四逆散，半夏厚朴汤、金铃子散意。虽无腹泻，也属感冒后消化道症状。见到这种症候群，能够一、二诊就解决，是临床医生的基本功。

【2-31】心脏病脚肿

葛某，女，77 岁。

初诊　(2006 年 3 月)

心脏病，脚肿。

处方：鸡鸣散加味合五苓散。

姜川朴 15 克	苏梗叶 10 克	吴茱萸 3 克	桔　梗 3 克	
宣木瓜 10 克	槟　榔 15 克	大腹皮 15 克	猪　苓 15 克	
茯　苓 15 克	生　姜 5 片	陈　皮 5 克	焦白术 15 克	
泽　泻 6 克	桂　枝 5 克			五帖

二诊　(3 月 7 日)

上症。

处方

姜川朴 15 克	苏梗叶 10 克	吴茱萸 3 克	桔　梗 3 克	
宣木瓜 10 克	槟　榔 15 克	大腹皮 15 克	猪　苓 15 克	
茯　苓 15 克	生　姜 5 片	淡附片 5 克		五帖

【注】鸡鸣散要冷服，至少是温服。

三诊

脚肿减轻。

处方

木　瓜 10 克	茯　苓 15 克	猪　苓 15 克	生甘草 10 克	
焦白术 15 克	桂　枝 5 克	桃　仁 6 克	生白芍 15 克	
槟　榔 15 克	生　姜 3 片	干　姜 10 克	淡附片 10 克	
泽　泻 6 克				五帖

又初诊 (2010年,81岁)

房颤,血压偏低。腰酸痛,右小腿抽筋常发。眠不安。舌质淡苔少;脉沉细无力。

处方

生黄芪15克	丹　参10克	茯　苓10克	炙甘草5克
姜半夏5克	川　芎3克	陈　皮5克	竹　茹15克
枳　实5克	生白芍10克	制首乌15克	十帖

【评】此方似可重用生白芍、炙甘草。

【2-32】咳嗽日久

葛某,男,37岁。

初诊 (1988年3月12日)

主诉:3月2日,发热39℃以上,用一代头孢菌素、庆大霉素。3月11日,夜间热度仍旧反复,未退净。次日请余诊治。平时体质强壮,今患病毒性感冒,由于疲劳、洗澡受冷而起病。无咳嗽、咽痛、头痛等症状。

处方

柴　胡6克	黄　芩6克	半　夏6克	清炙草6克
党　参10克	青　蒿9克	葛　根12克	银　花15克
蒲公英15克	象贝母9克	大力子9克	生　姜2片
大　枣2枚			三帖

二诊 (3月13日)

热已退至37.1℃。

转方:原方去党参;加紫菀9克、苦杏泥12克。　　三帖

3月15日,信:服上方二帖,热已退至36.2℃。患者已经正常饮食,余一帖药未服。

六年后,又初诊 (1994年6月20日)

咳嗽日久,痰腻成丝状。咽痒。舌质红苔少,有裂纹;脉濡软。

处方

桑　叶12克	甜杏仁9克	北沙参12克	象贝母10克
淡豆豉9克	全瓜蒌10克	生甘草3克	玉蝴蝶1.5克
青　蒿9克	淮山药10克		七帖

二诊 （6月28日）

咳减有痰，咽痒。

处方

生熟地各12克	丹　皮9克	淮山药15克	山茱萸9克
泽　泻9克	茯　苓12克	麦　冬12克	五味子3克
南北沙参各12克			七帖

【评】 用六味地黄汤加味治肾虚而咳，关键在于无表证，否则不可轻试。

患者反馈：服药后见效，但未全除。吹风扇仍觉咽痒，自服冬凌草片也未痊愈。

【注】 此症实际上已去大半，可不药而愈。

又初诊 （1994年10月9日）

咳已日久，咽痒，痰不多，吐白沫状痰。大便正常。舌质红苔少；脉缓而长。

处方

淮山药12克	大力子9克	北沙参12克	马兜铃9克
枳　壳3克	桔　梗3克	甜杏仁9克	川贝母6克
白　薇12克	生甘草3克	炒瓜蒌仁9克	桔　红6克

五帖（续配五帖，共服十帖）

【注】 此方前六味是岳美中治咳方。

二诊 （10月23日）

上方见效。咳痰味咸，病及肾也。因吃带鱼，咽又痒，咳又发。舌脉依旧。

处方

党　参10克	炒白术10克	茯　苓10克	清炙草5克
陈　皮5克	姜半夏6克	五味子5克	熟　地20克
麦　冬10克	北沙参12克	炙白前5克	生　姜2片
大　枣5枚			七帖

三诊 （10月30日）

服上方七帖，吐出不少痰，咳已减，咽微痒。

处方： 原方去五味子、姜、枣；加生槐米15克、黄芩3克。　七帖

【注】 此方系六君子汤加味，治咳嗽善后佳。

四诊 （11月6日）

咳痰基本痊愈，咽略觉痒感。大便正常。舌质淡红苔薄；脉滑缓。

处方： 原方去槐米；加桑白皮15克。　七帖

又初诊 (2009年8月4日)

口干。6月中至7月初舌尖部痛,舌尖前边赤红如鸡冠。口腔溃疡久不愈。现痛已减轻。此前服用熊胆片、维生素B2、一代头孢菌素等。

处方

川　连3克	黄　芩5克	生甘草5克	姜半夏5克
党　参10克	大　枣5枚	干　姜3克	三帖

【注】此甘草泻心汤的原方。共服六帖,服后见效。

又初诊 (2010年10月28日)

混合痔,常出血。

处方:上方加生槐米30克、地榆炭10克、侧柏炭10克。　五帖

【2-33】阴道口瘙痒

张某,女,55岁。

初诊 (2010年1月10日)

腰酸,目糊。阴道口瘙痒、干燥,已三年。眠可、纳可。大便正常。舌质淡苔薄白;脉沉涩而缓。

处方

川　断12克	黄　柏5克	黄　芩5克	生甘草5克
当　归10克	川　连3克	独　活5克	川牛膝10克
熟地黄15克	干　姜2克	生　姜3片	大　枣5枚
桃　仁6克			五帖

【注】大多妇科疾病,病情始发时患者允许详细询问,病愈后讳莫如深。

【评】先生处方用意周到。有四物汤养血,川断、独活、川牛膝强肾;甘草泻心意欲控制狐惑症。患者此后再也没有谈起此症。口腔有疾,舌下长一粒白色黄豆大小赘生物,曾就诊疑似舌部肿瘤,患者不愿手术治疗。来我处求治,先生用冰硼散外涂,内服抗炎灵、四季青片等中成药消炎,遂治愈。

【2-34】颈部淋巴结肿

杨某,女,30岁。

初诊 (2006年6月5日)

颈部两侧触及淋巴结，咽痛，大便经常不畅。拟清热解毒法。舌苔白；脉沉弦而缓。

处方

金银花 12 克　　半枝莲 6 克　　野菊花 10 克　　夏枯花 12 克
天花粉 10 克　　生甘草 5 克　　桔　梗 5 克　　板蓝根 12 克
焦决明子 10 克　　象贝母 10 克　　连　翘 10 克　　玄　参 20 克
生煅牡蛎各 20 克　　十帖

二诊　(6 月 24 日)

故患者自觉好转。眠不安，常被家中婴儿夜间吵闹。舌质深红，苔白厚；脉沉细而缓，弦脉之象已除。

处方

金银花 10 克　　夏枯花 10 克　　生甘草 5 克　　杭白菊 10 克
焦决明子 10 克　　生槐米 15 克　　连　翘 10 克　　象贝母 10 克
玄　参 20 克　　生地黄 12 克　　麦　冬 12 克　　十帖

【评】此等方案，甚为稳当。

【2-35】甲亢手术后、肝病康复期

汪某，女，46 岁。

初诊　(2003 年 7 月 3 日)

主诉：甲状腺结节，2000 年甲亢术后，仅保留右侧腺体。甲减，服用甲状腺素片补充。曾患乙肝，表面抗原阳性。

慢性咽炎，气管分泌白泡沫痰。有呼吸肌痉挛症状，呼吸不畅，但很少有气急症状。面部色素沉着，耳时鸣。乳房小叶增生。腰酸痛，经期准，量少。

眠可，大便正常。舌质暗红苔白，边有齿痕；脉沉细滑。

处方

桔　叶 10 克　　青　皮 3 克　　陈　皮 3 克　　丹　皮 10 克
当　归 10 克　　茯　苓 12 克　　焦白术 6 克　　柴　胡 6 克
生白芍 12 克　　玄　参 15 克　　象贝母 12 克　　煅牡蛎 15 克
清炙草 6 克　　薄　荷 1.5 克　　香　附 3 克　　益母草 15 克　　七帖

患者补充：甲状腺体曾手术，目前仅保留右侧腺体。腿部抽筋，有呼吸肌痉挛症状。甲减，因此服用甲状腺片补充。

医嘱：可服雪羹汤辅助治疗。

二诊　(7月18日)

痰减少，咽部舒适。耳鸣愈，胃有些胀。腰酸痛愈，7月13日行经，量极少，三天净，行经后乳房不胀痛。易有尿感。口不干，夜寐不安。舌脉同前。

处方

夏枯花 12克	桔　叶 10克	生山栀 10克	丹　皮 10克	
金铃子 5克	延胡索 5克	玄　参 15克	象贝母 12克	
煅牡蛎 15克	生山楂 6克	柴　胡 3克	当　归 10克	
生白芍 10克	朱茯神 12克	生甘草 5克	琥珀粉 3克	十帖

【注】原所服的保健品含雌激素，不可骤停。雪羹汤未服。

三诊　(8月1日)

痰少，咽无不适，偶有痰但可以轻易咳出。气畅。尿感痊愈。头昏腰酸已愈。眠可，大便正常。舌质暗红苔少；脉细数。

处方

香　附 3克	北沙参 12克	麦　冬 12克	玉　竹 12克	
生山楂 6克	柴　胡 5克	夏枯草 12克	桔　叶 10克	
当　归 10克	生白芍 10克	朱茯神 12克	生甘草 5克	
玄　参 15克	煅牡蛎 15克	象贝母 12克	金铃子 5克	
延胡索 5克				十帖

8月8日，电：服药后，每日下午15时严重嗜睡。晚饭后入睡深，凌晨3点醒。无其他不适。

【评】上方也可安神！此案守方逍遥散一路，不可动摇。

四诊　(8月16日)

肝区不适。腰略酸。眠安，大便每天解，比较稀。舌质淡红苔薄白，边有齿痕，舌底板有红丝；左脉沉细而滑，右脉沉滑。

处方

枳　实 3克	桔　叶 10克	象贝母 12克	煅牡蛎 15克	
玄　参 15克	天花粉 10克	杜　仲 10克	菟丝子 15克	
当　归 10克	生白芍 10克	柴　胡 5克	生白术 10克	
朱茯神 10克	清炙草 5克	薄　荷 1.5克	生　姜 3片	
丹　参 10克	金铃子 5克	延胡索 5克		七帖

8月22日，电：服药后感觉良好，肝区无不适。余四帖。

五诊 （9月14日）

肝区仍不适，隐隐作痛。舌质淡红苔薄白，边有齿痕；脉细涩无力。

处方

苏梗叶12克	厚　朴6克	姜半夏6克	茯　苓12克
生　姜3片	全瓜蒌15克	桔　叶10克	乌　药3克
香　附3克	延胡索9克	川楝子9克	生白芍12克
夏枯花10克	天花粉12克	猪　苓12克	七帖

【评】慢性乙肝患者，劳累后肝区即不适，大便稀不成形较常见，很难调治。先生于此类病常用逍遥散、越鞠丸、柴芍六君等调治，效果较好。但患者必须适当将息，配合治疗。男性患者更应忌酒，节制房事。

【2-36】肝病康复期

汪某，女，42岁。

初诊 （2003年7月26日）

主诉：乙肝小三阳，肝区隐痛、胀。催乳素高，经量很少，一天净。头昏，髋关节痛，腰酸。眠可，纳可。大便秘，靠吃芦荟胶囊通便（嘱其停服）。

体重55千克。舌质红苔薄；脉沉细而缓，两关脉旺。

处方

柴　胡6克	当　归10克	生麦芽30克	清炙草6克
丹　皮10克	生山栀10克	全瓜蒌15克	桔　叶10克
茯　苓12克	菟丝子20克	杜　仲12克	丹　参12克
女贞子10克	旱莲草10克	茺蔚子10克	枳　实5克
生白芍5克	金铃子5克	延胡索5克	七帖（十天内服完）

7月31日，电：上次月经6月26日来，今经期延迟。

二诊 （8月2日）

睡醒后腰酸及肝区隐痛略减。大便1次/天，初头硬，后则较软。舌质红苔薄白；两尺沉弱，两关旺。

处方

北沙参15克	麦　冬15克	生地黄15克	杞　子12克
当　归6克	金铃子5克	延胡索5克	茺蔚子10克

益母草 15 克　　生白芍 6 克　　枳　实 6 克　　生山楂 6 克
丹　参 12 克　　柏子仁 10 克　　柴　胡 6 克　　生甘草 6 克
川牛膝 10 克　　十帖

【注】此方为一贯煎合四逆散加通月经的药。

8 月 7 日，电：腰酸减轻，肝区隐痛减轻。此前大便量少，昨日、今日逐步畅通，便软，2～3 次/天，舒适。眠可。

【评】8 月 2 日处方是对症的，有效的。

三诊　(8 月 13 日)

肝区仍有些不适，服中药后转矢气多。月经 8 月 2 日来，行经期 3～4 天，量很少。大便基本畅通。舌质淡红苔薄白；脉沉细无力，有些涩。

处方

焦决明子 15 克　　生槐米 30 克　　枳　实 5 克　　生白芍 5 克
柴　胡 5 克　　清炙草 5 克　　生山楂 5 克　　北沙参 15 克
麦　冬 15 克　　生地黄 15 克　　枸杞子 12 克　　当　归 6 克
金铃子 6 克　　延胡索 6 克　　开心果 9 克　　益智仁 3 克　　十帖

8 月 19 日，电：服药后大便畅通了。然而药味道欠佳，易恶心。肝区不适，时好时有。

【注】中药材中开心果味道欠佳，医者须知。

四诊　(8 月 22 日)

肝区偶不适，胃无饥饿感。眠时不安。大便基本正常。舌质淡苔薄，脉沉溺缓。

处方甲

逍遥散加金铃子 9 克　　延胡索 9 克　　桔　叶 10 克　　鲜菊叶 2 片
枳　实 6 克　　乌　药 3 克　　香　附 3 克　　泽　兰 6 克
川牛膝 12 克　　益母草 15 克　　茺蔚子 10 克　　生麦芽 60 克(煎汤代水)
五帖

处方乙

枳　实 6 克　　生白芍 6 克　　柴　胡 6 克　　清炙草 6 克
焦白术 10 克　　当　归 10 克　　茯　苓 10 克　　泽　泻 10 克
猪　苓 10 克　　火麻仁 10 克　　生槐米 30 克　　全瓜蒌 15 克
姜半夏 6 克　　柏子仁 10 克　　焦决明子 15 克　　桔　叶 10 克
鲜菊叶 3 片　　生麦芽 60 克(煎汤代水)

【注】甲方重在通经疏肝；乙方重在疏肝润肠。

【评】用生麦芽，意在降低催乳素，此乃先生高明之处也。汪氏姐妹均是疑难杂症，医者须有耐心,有见解,有手段。

五诊 (9月14日)

肝区已无不适。8月31日来经,量不多。舌质淡苔薄;脉沉涩无力。

处方

枳　实6克	生白芍6克	柴　胡6克	清炙草6克
焦白术10克	当　归10克	茯　苓12克	益智仁3克
香　附3克	益母草15克	泽　兰6克	菟丝子15克
桔　叶10克	泽　泻6克	茺蔚子10克	鲜菊叶3片

生麦芽60克(煎汤代水)　十帖

【2-37】郁　冒

刘某,女,32岁。

初诊 (2003年5月19日)

主诉:有时眼痛、头痛。口不干,畏寒。偶尔黑蒙,冒汗,唇发白,神清。上述症状于小便后10～20分钟自愈,自幼如此。眠多梦,脾胃消化差,大便正常。

形瘦,舌质胖苔白,边有齿痕;脉细数。古人所谓血厥、郁冒之症。

处方

党　参9克	焦白术9克	茯　苓9克	炙甘草5克
桔　红3克	姜半夏6克	广木香2克	春砂仁1.5克
鸡内金3克	焦六曲6克	益智仁3克	生黄芪12克　七帖

【注】此等症状,郁冒汤(党参、当归、炙甘草、白薇)、黄芪建中汤均可择用;目得血则能视。气血足则无此病症。

【2-38】头重头木

某某,女,56岁。

初诊 (2003年4月24日)

主诉:头重、头木呆,不适。

既往史:二十多年前洗完头,外出吹风受寒,即觉头重、头木,不适,至今如此。冠心病史。

眠不安，时便秘。脉迟缓、尺部无力。

处方：复元活血汤加味(见附录一)；羚羊角粉 0.6 克、琥珀粉 3 克。　五帖

二诊　(5 月 29 日)

头重发沉已减轻，胸口闷，血压 145/90 mmHg，在服西药络氨氯地平片。口涎多，眠多梦，便秘。脉细弦。

处方

山茱萸 6 克	淮山药 12 克	茯　神 12 克	川　芎 5 克
菊　花 10 克	丹　参 10 克	焦白术 10 克	茜　草 3 克
麦　冬 12 克	生白芍 12 克	生地黄 15 克	玄　参 15 克
生槐米 30 克	煅石决明 30 克	北沙参 12 克	五至十五帖

6 月 27 日，信：服药后头重感减轻。

【2-39】头　晕

某某，女，51 岁。

初诊　(2003 年 12 月 16 日)

主诉：口干。胸闷略痛，呃气不畅，胃口差。虚汗，烦躁，心悸(但心率不快)，头晕。血压正常，膝盖痛。

既往史：1990 年曾患甲亢。失眠已十余年靠安眠药片。

体重 63 千克，身高 1.70 米。大便时溏，2～3 次/天。苔白厚而干。

处方

姜竹茹 12 克	枳　壳 5 克	茯　神 12 克	陈　皮 3 克
姜半夏 5 克	炙甘草 9 克	酸枣仁 12 克	丹　参 12 克
厚　朴 5 克	苏　叶 9 克	生白芍 20 克	琥珀粉 3 克
生　姜 3 片			五帖

二诊　(12 月 23 日)

服药后呃气好。失眠、头晕虚汗。多思虑，心前区痛，惊则心悸汗出。月经量少。大便成形，一紧张就想大便，纳差。脉无力。

处方

炙甘草 9 克	淮小麦 30 克	大　枣 10 枚	生白芍 20 克
穞豆衣 15 克	当　归 9 克	煅龙牡各 20 克	桂　枝 3 克

冬桑叶10克　　川郁金5克　　石菖蒲3克　　生　姜3片　　五帖

【评】虽无疾病转归，然先生拟方一丝不苟，值得一阅。

【2-40】低热、咳嗽

乐某，女，70岁。

初诊　(2003年6月11日)

主诉：天热即低热，38℃左右，已4～5年。咽中不适，胸闷，腰酸，腿不安。失眠夜尿多，小便泡沫，尿常规检查尿蛋白结果显示(++)到(++++)。

既往史：高血脂、高血压(服氯沙坦钾)。诉以前易感冒咳嗽，服补品治愈，久未犯，上月又咳。

下眼睑发黑，大便畅通。舌质暗红苔少；脉沉实而涩。

处方

苏梗叶6克　　茯　苓10克　　川　朴6克　　姜半夏6克
白　薇12克　　生白芍12克　　野百合12克　　知　母12克
生地黄12克　　杏　仁10克　　象贝母10克　　旋覆花12克
枇杷叶30克　　竹　茹12克　　丹　参10克　　茜　草3克　十四帖

【评】此等杂症，最难下手。

二诊　(6月25日)

刚服几帖药，咳嗽发作，患者要求更方，吾认为不必。患者继续服几帖药后咳停。今眠不安，气压低则胸闷明显。舌质暗苔少；脉沉实。

处方

煅石决明18克　　钩　藤15克　　菊　花10克　　苦丁茶9克
羚羊角粉0.6克　　玄　参30克　　茯　神12克　　白蒺藜10克
生白芍12克　　白　薇12克　　生地黄15克　　煅龙牡各20克
炙龟板18克　　十帖

7月19日，电：体温37.3℃，前几天曾38.5℃，服感冒药及红霉素，停了两天中药。

三诊　(7月11日)

吃了二十几帖中药，不再低热，今体温正常。口不干了，眼睛不糊了。服完上方夜眠心悸怔忡已减轻得多，眠也改善，大便正常。

舌质暗红苔少；脉弦细，两关旺。拟巩固疗效。

【评】先生用平肝熄风、潜阳安神、养阴，见效明显。

处方

生熟地各 15 克　　天麦冬各 12 克　　茯　苓 12 克　　山茱萸 6 克
五味子 6 克　　生白芍 12 克　　煅龙牡各 15 克　　炙龟板 20 克
白　薇 12 克　　竹　茹 12 克　　香　附 3 克　　川楝子 9 克
猪　苓 15 克　　车前草 12 克　　七帖

四诊　(8 月 8 日)

主诉：体温 37.5℃，再次就医注射红霉素。胃不适，稍饿则痛，略饱则胀。前几天口苦，尿常规结果显示尿蛋白(++)。眠不安。大便不畅时，服盐水瓶生态口服液。大便软，但无力排出。

舌质暗红苔薄白；脉弦涩。

处方

白菊花 10 克　　钩　藤 12 克　　煅石决 20 克　　炙龟板 20 克
琥　珀 3 克　　枸杞子 12 克　　茯　神 12 克　　羚羊角粉 0.6 克
麦　冬 15 克　　北沙参 15 克　　川楝子 9 克　　生槐米 30 克
生地黄 20 克　　五味子 3 克　　丹　参 10 克　　猪　苓 12 克　　七帖

五诊　(8 月 21 日)

头昏胸闷，腿不安。每天服西药，血压 140/80 mmHg。眠不安，心烦躁。大便正常。舌质深红苔薄；两脉弦劲。

处方

炙甘草 9 克　　淮小麦 30 克　　大　枣 12 枚　　生白芍 15 克
茯　神 12 克　　猪　苓 12 克　　生白术 9 克　　泽　泻 6 克
丹　参 10 克　　制首乌 15 克　　酒桑枝 20 克　　十五帖

【评】此案从初诊到结束两个多月，效果控制在整个热天基本未发低热，未发咳嗽。其他诸症无进展，如眠不安、腿不安、头昏胸闷(由高血压、心脏病导致)、尿蛋白等。每一个症状均为难治且易复发的病症。病者不知，医者须知。

【2-41】关节酸痛、红肿，白细胞低

陆某，女，55 岁。

初诊　(2003 年 6 月 30 日)

大便畅，嗜睡。今胸闷头昏，全身乏力。耳塞感。颈椎增生。右膝关节酸痛，红肿。右肩酸痛，左肩背麻而扳住状。1992 年左边乳腺癌手术后，肋骨隐痛至今。舌质淡暗苔薄白；两脉涩略带弦。

处方

苏梗叶 10 克	厚　朴 6 克	川怀牛膝各 10 克	茯　苓 12 克
姜半夏 6 克	枳　壳 6 克	全瓜蒌 15 克	天花粉 10 克
木　瓜 6 克	金铃子 5 克	延胡索 5 克	川　芎 3 克
柴　胡 5 克	香　附 3 克	当　归 10 克	生黄芪 60 克
生白芍 12 克	生　姜 3 片		五帖

二诊　(7 月 7 日)

第一帖服下，自觉印堂穴里有跳动感。右膝关节痛减，上下楼梯已方便，红肿程度减轻。左肩背略轻松，稍有牵引感。药后胃稍有不适，但气畅，大便通舒适。就诊前小便后阴道分泌白带，现已好了，仍腰酸，脸稍肿。白细胞数低 $3.9\times10^9/L$。

处方：上方去全瓜蒌、天花粉；加独活 6 克、川断 12 克、猪苓 15 克。　七帖

三诊　(7 月 14 日)

白淫已愈。今晨起脸肿，耳塞减轻，颈椎仍酸，偏左头痛，右膝仍痛。大便 2 天一次。舌质淡紫苔薄；脉象弦涩沉的程度较缓。

处方

苏　梗 9 克	川　朴 9 克	川怀牛膝各 9 克	苍　术 3 克
黄　柏 3 克	生白芍 12 克	独　活 6 克	猪茯苓各 12 克
姜半夏 5 克	木　瓜 6 克	大腹皮 12 克	当　归 10 克
杜　仲 10 克	川　断 12 克	秦　艽 9 克	生　姜 3 片
金铃子 5 克	延胡索 5 克		十帖

四诊　(7 月 23 日)

诸症减轻。反胃恶心等已愈，腰痛减轻。大便正常。脉细缓。

处方

苏梗叶 9 克	川　朴 6 克	川怀牛膝各 10 克	生白芍 12 克
独　活 6 克	猪茯苓各 12 克	丹　参 12 克	姜半夏 5 克
木　瓜 6 克	当　归 10 克	焦白术 10 克	秦　艽 9 克
大腹皮 15 克	桃　仁 6 克	生　姜 3 片	十帖

五诊　(10 月 10 日)

右侧腰酸痛，曾做检查 X 线片显示骨质增生。两膝关节酸痛，小腹胀。晨起一身

汗,因左乳腺癌术今仍刀疤痛。舌质暗红有瘀苔薄;脉细弦而涩。

处方

威灵仙 12 克	独　活 6 克	鸡血藤 10 克	桑寄生 10 克
茯　苓 12 克	制首乌 15 克	秦　艽 9 克	当　归 10 克
清炙草 9 克	川牛膝 10 克	木　瓜 6 克	仙鹤草 20 克
青　皮 5 克	生　姜 3 片		十帖

【注】此威灵仙汤加减,见效、易学、易用,参见附录一及 2－13 案。

六诊　(10 月 21 日)

诉上方效果好,使用腰托后,颈椎、腰部、膝部均有热感。白细胞数低 3.0×10^9/L。舌质淡红苔薄;两关脉旺。

处方

生黄芪 30 克	当　归 9 克	党　参 12 克	焦白术 10 克
茯　苓 12 克	炙甘草 9 克	肉苁蓉 15 克	桂　枝 3 克
川　芎 6 克	生白芍 9 克	熟地黄 15 克	丹　参 12 克
巴戟天 15 克	青　皮 3 克	陈　皮 3 克	十帖

【评】此案系疑难杂症,明知难治愈;但临床上仍需用心辨证与处方,决不随症敷衍,争取缓解患者的痛苦。

【2-42】高血糖、高血脂

俞某,男,37 岁。

初诊　(2006 年 5 月 1 日)

主诉:血糖高,血脂高,肝胃不和,肾亏早泄。

处方

覆盆子 100 克	青　皮 100 克	苍　术 100 克	炙甘草 100 克
厚　朴 50 克	沙苑子 100 克	茯　苓 100 克	陈　皮 100 克
山茱萸 50 克	丹　参 100 克	金樱子 50 克	

共研细末,2 次/天,6 克/次,温开水送服。

【住】此方有效,原方前后配过三次。平胃散合补肾固精,疏肝理气,组方简单,口味适宜。

【2-43】早　泄

龚某,男,30岁。

初诊　(2008年8月9日)

早泄。

处方

荷　叶100克　　芡　实100克　　童蒺藜100克　　莲　须100克
金樱子100克　　山茱萸100克　　旱莲草100克

共研细末,2次/天,6～10克/次,温开水送服。

二诊　(2009年)

阳痿早泄。

处方

山茱萸50克　　五味子50克　　沙苑子50克　　仙　茅50克
菟丝子50克　　金樱子50克　　茯　苓50克　　覆盆子50克
制黄精100克　　芡　实50克　　当　归50克

研末吞服,服法同前。

【2-44】风寒感冒发热

杨某,男,39岁。

初诊　(2009年11月26日)

感冒风寒,体温38.5℃。

处方

桂　枝5克　　生麻黄5克　　杏　仁10克　　生甘草6克
生石膏30克　　生　姜2片　　大　枣3枚　　知　母10克
荆　芥10克　　连　翘10克　　三帖

【注】此大青龙汤加味。

二诊　(11月30日)

一帖烧退,二帖愈。仅咳嗽、少量痰,宿患慢性咽喉炎。

处方

竹　茹15克　　枳　壳6克　　姜半夏6克　　生甘草6克

茯　苓 12 克	陈　皮 6 克	桔　梗 5 克	玉蝴蝶 2 克
炙白前 10 克	前　胡 10 克	紫　菀 10 克	象贝母 12 克
淮山药 12 克			三帖

12 月 4 日,电:已痊愈。

【评】此等感冒风寒之案,非常常见。能用经方处诊治,转方用时方温胆汤加味之手法,值得效仿。

【2-45】肝郁不舒、脾胃湿阻

俞某,女,36 岁。

初诊 (2010 年 1 月 18 日)

主诉:月经提前,心情不舒畅,此前服半夏厚朴汤加味,有效果。腰酸。眠可,大便黏腻。

脉沉涩无力。

处方

川　芎 30 克	苍　术 50 克	香　附 30 克	生山栀 50 克
神　曲 50 克	厚　朴 50 克	生白芍 50 克	独　活 30 克
川　断 60 克	枳　实 50 克	茯　苓 60 克	苏　叶 50 克
姜半夏 50 克	金铃子 50 克	延胡索 50 克	青　皮 100 克

共研细末,2 次/天,5 克/次,温开水送服。

二诊 (5 月 14 日)

内热重,再配药粉。

处方:原方加当归 50 克、知母 100 克、山茱萸 60 克,服法同上。

三诊 (8 月 18 日)

纳可,眠可。大便 2 天一次。脉浮实。

处方

乌　药 3 克	党　参 10 克	槟　榔 15 克	沉香粉 2 克(吞)
厚　朴 10 克	枳　实 10 克	苏梗叶 10 克	青　皮 10 克
香　附 5 克	火麻仁 10 克	生大黄 10 克	二帖

【注】此四磨饮子加味。

【2-46】月经先期

赵某,女,44岁。

初诊 (2010年1月8日)

每次月经均提前7天,腹略痛,腰酸。乳腺小叶增生,时头痛。失眠,便秘。

处方

酸枣仁50克	炙甘草50克	川芎30克	知母50克
青皮100克	金铃子50克	延胡索50克	木瓜50克
茯苓60克	枳实50克	生白芍50克	山茱萸80克
决明子50克	丹参50克	川断50克	独活30克
香附30克			

共研细末,2次/天,6克/次,温开水送服。

5月18日,患者反馈:服药后感觉有效,月经期已调整。

【2-47】痤疮

鲍某,女,32岁。

初诊 (2010年4月7日)

主诉:面部、颈、胸背部均发痤疮。眠不安,大便不畅。

苔根部花剥,边有齿痕;脉尺部沉涩无力。拟从肺热血热论治。

处方

野菊花30克	苍耳子20克	半枝莲30克	生麻黄20克
丹皮30克	蚤休30克	紫花地丁30克	豨莶草30克
火麻仁50克	黄柏30克	知母50克	紫草50克
丹参50克	青皮50克	赤芍30克	

共研细末,2次/天,5克/次,温开水送服。

5月26日,信:明显好转,未发新痘,老痘逐渐褪去。

二诊 (7月7日)

每天洗澡少发痘。腰酸,有混合痔。眠改善,大便已畅通。要求配药粉。

舌苔花剥;脉沉涩,尺部无力。效不更方,原方再配一料。

【注】此等方药，看似普通，但都需要注意以下两个问题：

1. 注意口味，患者不接受则“竹篮打水”。

2. 效不更方，不要随便加减剂量、药味，以免患者服后不适，如拉肚子、恶心等，甚至可能引起过敏反应。此乃经验之谈。

【2-48】阴囊肿大

冯某，男，71岁。

初诊 (2010年5月19日)，线上

主诉：身肿，阴囊肿如西红柿大小，直径约7 cm，阴茎如花生米大小，一直插着导尿管。当地中医用真武汤加味，身肿退，但阴囊肿未退。线上问诊前由医生抽取阴囊内液体，阴囊肿退，但不多时又肿。

既往史：糖尿病多年，餐前血糖9 mmol/L。因踝关节跌坏，卧床四个月，糖尿病足溃疡见骨，又因长期卧床褥疮。

处方

陈　皮 5克	苏梗叶 12克	川　朴 15克	茯　苓 12克
丹　参 12克	独　活 5克	生白芍 10克	川牛膝 10克
生　姜 5片	吴茱萸 5克	桔　梗 5克	木　瓜 10克
槟　榔 15克	细　辛 3克	昆　布 10克	金铃子 10克
大腹皮 15克			

三帖

5月22日，电：服三帖，阴囊肿退而不复肿。因体温38℃来电，嘱原方加知母10克。又服三帖，阴囊肿退，身肿退，烧退。每天尿量仅100 ml，用呋塞米。大便2～3次/天，不再服用其他中药。

【注】此病治疗时已错失最佳时机，立案仅示阴囊肿到如此严重地步，对症用药照样见效。当地医院用真武汤加味，只能退身肿而不能退阴囊肿。怪哉！病家称赞先生：家学渊源，棋高一着。由于不在同一城市，线上问诊还是有诸多不便。

【2-49】多年便秘

高某，女，28岁。

初诊 (2009年5月30日)

来电主诉：目糊，头顶时痛，头晕时伴有耳鸣。便秘 2～3 天一次。育有一子（五岁）。眠多梦。

既往史：便秘、痤疮 8 年病史。2007 年上楼时头部受过撞击，从此头痛，无恶心、呕吐等情况。

处方

柴　胡 50 克	天花粉 50 克	当　归 50 克	桃　仁 30 克
红　花 30 克	熟　军 50 克	生甘草 50 克	藁　本 30 克
天　麻 50 克	川　芎 50 克	钩　藤 30 克	香　附 50 克
广地龙 30 克	山茱萸 50 克	连　翘 50 克	丹　参 50 克

共研细末，2 次/天，5 克/次，温开水送服。

九个月后，又初诊　（2010 年 4 月 23 日）

来电诉：上方见效。今精神乏力，自觉头顶空痛。头晕，恶心。月经正常，眠不安，大便正常。

处方

香　附 30 克	川　芎 30 克	柴　胡 30 克	红　花 30 克
桃　仁 30 克	知　母 50 克	天花粉 50 克	柏子仁 30 克
当　归 50 克	合欢皮 50 克	青　皮 60 克	茯　苓 50 克

研粉，服法同上。

【2-50】肝失疏泄、阴虚内热

曾某，女，53 岁。

初诊　（2009 年 5 月 30 日）

来电主诉：虚汗、盗汗，脚心发热。心慌气短，脾气急。面色黄，易上火。胃胀，腰胀痛，左少腹稍痛，月经 2 个月一次。失眠，小便烫热，大便时有便秘。自行服用红参。

既往史：慢性胃窦炎病史，血管硬化病史，血压不高。

医嘱其停服红参，并开具处方如下。

处方

桑　叶 100 克	穞豆衣 100 克	知　母 50 克	酸枣仁 50 克

川　芎 30 克　　茯　苓 50 克　　甘　草 50 克　　川牛膝 50 克
延胡索 50 克　　川　断 50 克　　丹　参 50 克　　枳　实 50 克
青　皮 50 克　　金铃子 50 克　　生白芍 50 克

共研细末，2 次/天，5 克/次，温开水送服。

【评】杂症难于落笔处方，医者如功力不深，便无从下手。

二诊　(2010 年 2 月 1 日)

来电诉：服上方见效，但停药后复发，要求配药。虚汗、盗汗，脚心发热，伸出被外又觉凉。心慌气短，性急，内热体质。胃痛发作，严重腰痛，左下腹胀，右腿麻木。经断后，阴道干燥刺痛，用消炎药不见效。尿频，起夜 2～3 次，常有尿感但量少。长期便秘。

处方：原方再配一料。

三诊　(4 月 18 日)

脸有时浮肿，嘴唇发紫，背心出汗，心悸。腰痛。药粉吃完后七天，上述症状重复出现。经停三个月，吃药粉后行经，但量少色黑暗。眠不安，便秘。

处方

知　母 70 克　　生白芍 35 克　　枳　实 35 克　　黄　柏 35 克
穞豆衣 56 克　　川牛膝 35 克　　酸枣仁 35 克　　冬桑叶 56 克
川　断 35 克　　川　芎 21 克　　茯　苓 42 克　　丹　参 42 克
青　皮 70 克　　金铃子 35 克　　独　活 21 克　　生甘草 35 克
木　瓜 35 克　　山茱萸 56 克

共研粉，服法同前。

11 月 11 日，患者反馈：腰不疼了。按上方又配一料。

【2-51】腰痛、闪腰

刘某，女，63 岁。

初诊　(2010 年 4 月 20 日)

二个月前闪腰，右胁痛，气不畅。背脊痛，酸胀。服中药二个疗程，至今不愈。时转矢气，小便可，大便畅，眠可。舌质红苔薄；脉沉实，肝脉有力。

处方

独　活 10 克　　金铃子 10 克　　青　皮 15 克　　小茴香 5 克

白芥子 10 克　　桃　仁 10 克　　茯　苓 15 克　　延胡索 10 克
生麻黄 6 克　　生黄芪 20 克　　黄　芩 5 克　　细　辛 5 克
川乌头 10 克　　生甘草 5 克　　生白芍 15 克　　三帖

4 月 23 日，信：只服了三帖药，腰痛已治愈。

二诊　(4 月 25 日)

右胁酸胀，腰部某一部位针刺样，筋象抽住状。

处方

威灵仙 15 克　　金铃子 10 克　　延胡索 10 克　　白芥子 5 克
麻　黄 5 克　　桃　仁 10 克　　小茴香 5 克　　独　活 10 克
茯　苓 15 克　　生黄芪 30 克　　黄　芩 5 克　　细　辛 5 克
川　断 15 克　　生白芍 15 克　　炙甘草 5 克　　制川乌 10 克　　三帖

【注】经方乌头汤合千金三黄汤是师门治腰痛，闪腰的常用方法，桃仁、小茴香、白芥子是治闪腰的固定搭配。医者须谨记！

【2-52】经前头痛、肝郁不舒

唐某，女，37 岁。

初诊　(2010 年 3 月 27 日)

经行前头痛、恶寒、恶心，乳腺小叶增生。脉沉细。

处方

金铃子 50 克　　延胡索 50 克　　川　芎 50 克　　丹　参 50 克
当　归 50 克　　红　花 30 克　　青　皮 60 克　　陈　皮 50 克
肉　桂 30 克　　香　附 30 克　　枳　实 50 克　　生白芍 50 克
生甘草 50 克　　茯　苓 50 克　　姜半夏 50 克

共研细末，2 次/天，6 克/次，温开水送服。

4 月 18 日，信：服药后欲睡。

医嘱：好事情，晚上需早点入睡。

【评】此等药配伍，看似并无改善睡眠之作用。患者说服此药感觉欲睡，属整体君臣佐使，协同发挥作用。患者气血流畅了，睡眠被促进。故评论一张处方的效果，不宜仅看一二味药而论断也。

【2-53】产后缺乳

于某,女,29岁。

初诊 (2015年5月8日)

5月6日上午剖宫产,出血多,气血虚,汗多,缺乳,便秘。身高1.78米,体胖。

处方

当　归6克	川　芎3克	益母草12克	桃　仁3克
红　花2克	炮　姜2克	丹　参10克	留行子6克
路路通10克	制香附5克	白　芷3克	陈　皮5克
生黄芪12克	生地黄15克	大　枣5枚	三帖

【注】此生化汤,合通乳方之意。产后五天内服此方催乳多有效,七天始服此方催乳无效。

【评】先生精通四明宋氏产科。产妇产后历来应该用生化汤促排恶露,恢复子宫的收缩功能。此案虽剖宫产第两天,先生用生化汤并顾及汗多、便秘、乳汁少等症,思路巧妙。

【2-54】肾结石激光粉碎后

曾某,男,53岁。

初诊 (某年9月18日)

左肾结石,激光碎石后尿血止,仍有血块,无疼痛感。大便正常。舌质淡红苔薄白;脉滑实。

处方

干荷叶10克	猪　苓10克	茯　苓10克	泽　泻10克
块滑石10克	阿　胶10克	车前草10克	金钱草30克
石　韦10克	生地炭15克	泽　兰6克	五帖

【注】猪苓汤加味。

【评】肾结石碎石后,局部有损伤,尿道有残余物排出。先生如此处治善后,符合中医的规范,值得学用。

【2-55】慢性咽喉炎

徐某,女,31岁。

初诊 (2009年5月19日)

咽喉红肿2～3周余,时觉胸闷。舌质红苔中剥;脉细缓。

处方

干芦根15克　冬瓜子10克　生米仁10克　竹　叶6克
竹　茹12克　麦　冬10克　玄　参10克　北沙参10克
茯　苓10克　丹　参10克　　五帖

二诊 (5月26日)

咽喉中如鱼刺卡住感。苔化净。

处方: 原方去丹参;加生甘草3克、桔梗3克、金银花10克。　五帖

三年后,又初诊 (2012年4月18日)

胃胀气,咽喉仍有炎症。2011年9月唇周及颈部发出痤疮样痘疹。眠可。大便不成形,1次/天。舌质红苔白;脉左关有力而滑。

处方

丹　皮10克　赤　芍10克　金银花10克　生甘草10克
野菊花10克　青　皮5克　连　翘10克　桑　叶15克
干芦根15克　紫　草15克　茯　苓12克　枳　实5克　五帖

另配:神仙水外涂。

二诊 (4月28日)

晨起牙龈肿胀感,口气重,舌有点麻痛。胸闷,胃胀,呕酸,口无味。大便成形(可见不必用健脾法)。舌质胖苔薄白;脉缓涩。

处方

青　皮5克　陈　皮5克　党　参10克　焦白术10克
枳　实5克　炮　姜2克　炙甘草5克　茯　苓10克
煅瓦楞15克　黄　芩5克　　五帖

九个月后,又初诊 (2013年1月28日)

下颌发痘疹。小腹微痛,酸胀。尿不畅。月经淋漓,二周才净,经期不准。

诊断：慢性盆腔炎、膀胱炎、神经性尿频。B超、血检正常，尿常规正常。大便可，眠可，纳可。

舌质深红苔薄白；脉缓沉滑。

处方

茯　苓10克　　泽　泻10克　　炙没药5克　　川牛膝10克
枳　实10克　　赤　芍10克　　生白芍10克　　延胡索10克
川楝子10克　　小茴香3克　　川　芎5克　　当　归5克
生地黄12克　　艾　叶3克　　香　附5克　　炙甘草10克　　七帖

2月6日，信：续配七贴。

二诊　(4月18日)

已服上方五十二贴。月经周期40天，行经10天，淋漓不净，小腹略觉隐痛。

处方

炙没药5克　　川牛膝10克　　枳　实10克　　赤　芍10克
生白芍10克　　延胡索10克　　川楝子10克　　小茴香3克
川　芎5克　　当　归10克　　香　附5克　　益母草15克
茺蔚子15克　　覆盆子15克　　山茱萸15克　　七帖

三诊　(6月6日)

月经净后，阴道仍有暗红色分泌物，月经周期40天，行经10天。小腹酸胀已愈。大便畅，眠可。舌质淡红苔薄白，边有齿痕；脉滑缓。

处方

党　参12克　　焦白术10克　　茯　苓12克　　炙甘草6克
益母草15克　　吴茱萸3克　　川　芎5克　　当　归10克
生白芍12克　　熟地黄12克　　茺蔚子15克　　七帖

【评】此案如必要，可以考虑用少腹逐瘀汤加味，清理下焦淤血。

【2-56】先兆流产

某某，女，26岁。

初诊　(2014年2月28日)

来信诉：怀孕三个月，见褐色分泌物，中医认为妊娠见红。腰不酸，两小腿胀。

处方

焦白术5克	当　归3克	枳　壳2克	淮山药9克
菟丝子6克	川　断6克	杜　仲6克	黄　芩2克
桑寄生6克	陈　皮6克		

三帖

医嘱：目前适当卧床休息。

【评】此是日常及妊娠见红的固胎方，看似平淡实则稳妥。先生敢于线上开具处方，如非成竹在胸是不可能这样操作的。

三 案 例(3-01～3-53)

【3-01】面部发疱疹、过敏性气喘

吉某,男,15月龄。

初诊(1997年5月11日)

大便正常。患过敏性气喘,今面部经常发疱疹。拟先清热化痰。舌质红苔少。

处方: 清热化痰方(经验方,见附录一)。

金银花15克	甘菊花10克	生槐花30克	绿萼梅6克
合欢花10克	玫瑰花9克	厚朴花6克	佛手花6克
野菊花9克	夏枯花12克	玉荷花6克	蚕豆花6克
代代花9克			七帖

二诊 (5月18日)

服上方后,吐较多黄脓痰。从前面部发疹如奶癣状,现仍依旧。孩子有不洁饮食的习惯,可能感染寄生虫。

处方

炙枇杷叶30克	甜杏仁10克	马兜铃10克	白　前10克
前　胡10克	炙紫菀10克	生甘草5克	桔　梗5克
桔　红5克	枳　壳5克	茯　苓12克	冬桑叶15克
象贝母10克	炙百部10克	款冬花10克	冬瓜仁10克
苦杏仁9克	厚　朴10克	天竺黄10克	石菖蒲6克　七帖

【注】所谓不洁饮食习惯,是指孩子东西拿到手就往嘴里吃的习惯,家长必须十分注意孩子饮食卫生与安全。

本案处方采用成人剂量,喂服时应考虑小儿体重比例,计算相应剂量即可。每次15～20毫升,3～5次/天。

【评】先生此案用方,体现了轻可去实的妙用。

【3-02】局部皮肤溃疡、生疖化脓

钱某,男,53岁。

初诊 (1997年4月20日)

胃不和,饮水多。大便可,患肛漏。尾骨及头部、颈部均有皮肤溃疡,易生疖化脓。舌质红苔少;脉涩带弦。

处方:清热化痰方(经验方,见附录一)加玄参15克、麦冬15、生地黄15克,因荷花缺货改用连翘9克。 七帖

二诊 (4月27日)

服药后大便仍1次/天,成形。舌质红苔薄白;两脉弦细,但不数。

处方:上方加丹皮10克、赤芍10克、谷精草6克、密蒙花9克。 七帖

三诊 (5月4日)

左侧又发疖,内热仍盛,眼睛分泌物多。小便色黄,大便干燥。舌质红苔少,脉细且数。

处方:清热化痰方(经验方,见附录一)去荷花、蚕豆花;加蒲公英15克、知母10克、川黄柏6克、连翘10克、玄参30克。 六帖

四诊 (5月11日)

便溏,转矢气多。舌质红苔少;脉弦细数。

处方:清热消疖方(经验方,见附录一)加广木香6克、砂仁2克、车前子10克、泽泻10克、桑叶10克、杭菊花10克、焦决明子10克。 七帖

【附】清热消疖方(经验方)

生熟地各15克	天麦冬各15克	制首乌15克	地骨皮15克
茯　神12克	南北沙参各15克	玉　竹12克	

【注】参见3-52案。

【3-03】似慢性荨麻疹

陆某,男,34岁。

初诊 (1997年5月8日)

身上发红疹,似慢性荨麻疹,已有5~6年。以前常感冒,曾服中药不见效。前医用过小柴胡汤合茵陈蒿汤、合四物汤不效,用桂枝汤合玉屏风散亦不效。余细察其疹,如

蚊虫叮咬状。大便正常。舌质红苔薄白。

处方：清热化痰方(经验方，见附录一)加桃仁 6 克、红花 3 克、丹皮 10 克、赤芍 12 克、连翘 9 克、蝉衣 3 克、僵蚕 10 克、茯苓 12 克、泽泻 10 克。　四帖

二诊　(5 月 11 日)

上方见效，风疹点隐退，痒减轻。

处方：上方去僵蚕。　七帖

【评】前医所用之方亦属经方，但由于病情不在少阳经、太阳经，故用凉血活血、清热解毒之法反见效。可见经方、时方是互补的。医者切莫偏废。此案用方也是清热化痰方(经验方)。

【3-04】肾亏头昏

汪某，男，53 岁。

初诊　(1997 年 5 月 11 日)

口干易汗。头昏眼花，腰酸。小便发黄。舌质红苔少，有裂纹；两脉浮劲。

处方

熟地黄 12 克	茯　苓 9 克	泽　泻 9 克	山茱萸 6 克
淮山药 15 克	丹　皮 9 克	冬桑叶 9 克	杭菊花 9 克
枸杞子 12 克	五味子 3 克	菟丝子 15 克	沙苑子 10 克
制首乌 15 克	麦　冬 12 克	北沙参 12 克	七帖

二诊　(5 月 18 日)

头已不昏。下午觉膝酸，晚上踝部略肿。左肾俞穴部畏寒，受冷易泄泻。

眠不安。大便可，小便已不黄。舌脉如前。

处方：上方去麦冬、北沙参；加柏子仁 10 克、酸枣仁 10 克、车前子 9 克、怀牛膝 9 克。　七帖

三诊　(5 月 25 日～6 月 8 日)

自诉服上方见效。

处方：初诊方加生黄芪 30 克、党参 15 克。　二十八帖

四诊　(10 月 12 日)

左眼充血，口渴，腰酸，血压 125/98 mmHg。眠不安。大便正常，夜尿三次。舌质红苔白，边有齿痕；脉浮滑而虚。

处方： 初诊方去菟丝子、沙苑子、制首乌、五味子；加连翘 9 克、金银花 9 克、旱莲草 15 克、女贞子 9 克、密蒙花 9 克、谷精草 9 克。 十四帖

10 月 19 日，信：服上方夜尿减少一次，腰酸减轻，眼睛充血减轻。眠改善，唯头仍昏昏沉沉。

【评】 可见中年男子要解决肾亏头昏，少不了菟丝子、制首乌、沙苑子、麦冬、五味子等药材。

五诊 （10 月 27 日）

服上方略见效。今脉浮滑。腰酸、尿频、盗汗、口渴。

处方： 六味地黄汤加菟丝子 15 克、沙苑子 10 克、制首乌 15 克、麦冬 12 克、五味子 3 克、肉桂 3 克、车前子 9 克、怀牛膝 9 克、煅龙骨 30 克、煅牡蛎 30 克。 二十八帖

【评】 本案初诊处方即命中靶心，是取得患者信任的关键。守方到底，思路基本不改，稳操胜券。

【3-05】面部发疹

汪某，男，28 岁。

初诊 （1997 年 10 月 12 日）

外感愈后虚汗，面部发疹。胃口不佳。大便正常。舌质红苔灰；脉滑。

处方

陈　皮 3 克	姜半夏 9 克	茯　苓 9 克	清炙草 5 克
竹　茹 12 克	炒枳壳 6 克	生　姜 1 片	大　枣 3 枚
川厚朴 6 克	苍　术 9 克	藿　香 6 克	生山栀 9 克
浮小麦 12 克	冬桑叶 12 克	穞豆衣 12 克	

七帖

【注】 此方含有温胆汤、二陈汤、平胃散，不换金正气散加清心火止盗汗药。

【评】 外感初愈，肠胃湿阻，胃口不开。肺胃之热未净，难免虚汗盗汗。先生原案语："外邪解而未尽，内湿蕴而不化"。用药地道，医者宜细细斟酌。

【3-06】经行延期

宋某，女，34 岁。

初诊 （1997 年 6 月 22 日）

经期延迟，就诊注射孕酮。眠多梦，大便正常，胃口一般。舌质淡苔白；脉沉细涩。

处方

桂　枝 4 克	生白芍 9 克	清炙草 5 克	当　归 9 克
川　芎 6 克	桃　仁 6 克	红　花 4 克	丁　香 3 克
香　附 9 克	益母草 15 克	茺蔚子 10 克	吴茱萸 3 克
生　姜 2 片	大　枣 5 枚		

七帖

二诊　(6 月 29 日)

症状同前。

处方：上方去丁香、香附、益母草、茺蔚子、吴茱萸；加丹参 12 克、桑白皮 15 克、泽泻 10 克、生麦芽 15 克、枳壳 6 克。　七帖

三诊　(8 月 3 日)

大便正常。7 月 24 日行经，第两天量多，第五天净。苔薄白，边有齿痕；脉滑。

处方：桂枝汤加丁香 3 克、香附 9 克、生地黄 12 克、茺蔚子 10 克、当归 9 克、川芎 6 克、益智仁 6 克、陈皮 9 克。　十四帖

四诊　(8 月 17 日)

估计下周来月经。舌质淡苔白，边有齿痕；脉沉滑数。

处方：桂枝汤加桃仁 6 克、红花 4 克、丹参 12 克、丁香 3 克、香附 9 克、益母草 15 克、茺蔚子 10 克、生麦芽 15 克、枳壳 6 克、吴茱萸 3 克、当归 9 克、川芎 9 克。　十四帖

五诊　(8 月 31 日)

月经 8 月 28 日行，行前腹胀感，至 30 日量始多。眠多梦，大便正常，纳可。舌质淡苔白厚；脉沉缓。

处方

姜竹茹 12 克	枳　壳 6 克	姜半夏 9 克	陈　皮 6 克
朱茯神 12 克	清炙草 6 克	丹　参 12 克	炙远志 9 克
柏子仁 12 克	酸枣仁 12 克	夜交藤 15 克	合欢皮 12 克
合欢花 12 克	丁　香 3 克	制香附 9 克	茺蔚子 10 克

十四帖

六诊　(9 月 21 日)

胸闷恶心，湿阻。舌质淡苔白；脉沉细滑。

处方：桂枝汤加川芎 6 克、当归 9 克、桃仁 6 克、红花 4 克、枳壳 5 克、竹茹 12 克、川郁金 9 克、陈皮 3 克、茯苓 12 克、淡附片 3 克、吴茱萸 6 克、制香附 9 克。　七帖

七诊 （10月5日）

恶心已除，经仍未行。舌质红苔薄白，舌上有溃疡点；脉沉细数。

处方： 桂枝汤加茯苓12克、丹皮9克、桃仁6克、红花5克、益母草15克、忍冬藤15克、留行子9克、刘寄奴9克、丹参12克。 十四帖

【注】 桂枝汤合桂枝茯苓丸加味。

【评】 本案坚持以桂枝汤为基础，加活血调经药；先生深信用桂枝汤是转枢大法，可治多种妇女病。

【3-07】多年甲亢

陈某，女，53岁。

初诊 （1997年3月30日）

多年甲亢，畏热汗多。眠可，纳差，大便每日数次。舌质裂苔少，口气重；脉洪数。

处方

象贝母15克	煅牡蛎15克	玄　参15克	北沙参15克
昆　布9克	雷　丸6克	当　归9克	生白芍9克
柴　胡6克	茯　苓10克	焦白术9克	清炙草5克
薄　荷1.5克	煨　姜2片		

十四帖

6月8日，信：服药后内热减退，但颈粗依旧，计划复诊。

【注】 此方系消瘰丸合逍遥散。此等病症需要守方，不可速成。

【3-08】心神不宁

陈某，女，17岁。

初诊 （1997年7月13日）

主诉：失眠多梦，烦躁。心神不宁，性格内向，时自语自笑，多动，癫之初也。

既往史：1996年夏患发胆囊炎。

大便正常。舌苔白腻。

处方

竹　茹12克	枳　壳6克	陈　皮3克	姜半夏9克

茯　苓9克　清炙草6克　炙远志9克　益智仁6克
川　连3克　酸枣仁9克　知　母6克　川　芎6克
煅龙骨15克　煅牡蛎15克　生山栀9克　生　姜1片
大　枣3枚　十四帖

另配：朱砂安神丸二瓶。

8月3日，其母诉：服上方三帖即见效，各方面正常。

【注】此案用方系温胆汤合酸枣仁汤意，温胆汤不平凡，蒲辅周前辈的看家本领就是活用此方。

【评】此案先生首诊辨证精准，选方确切，见效满意，可法可师。

【3-09】不孕症、痛经

陈某，女，30岁。

初诊　(1997年7月13日)

1997年4月，曾行输卵管疏通术。大便正常。眠可。胃常痛。舌质红苔少；两脉细弦。

处方

陈　皮3克　姜半夏9克　茯　苓9克　清炙草5克
竹　茹12克　枳　壳6克　焦白术9克　党　参12克
延胡索10克　北秫米12克　柴　胡6克　生白芍9克
金铃子10克　十四帖

二诊　(9月7日)

经期正常，9月3日来经，每次经痛。腰酸，头顶后胀痛。眠可，胃已不痛。舌质红苔薄白，脉细弦缓。

处方

党　参12克　生黄芪15克　炙甘草6克　焦白术9克
当　归9克　陈　皮3克　升　麻3克　柴　胡6克
生　姜2片　大　枣15克　熟地黄15克　枸杞子12克
茯　苓12克　菟丝子15克　川　断12克　枳　壳3克　十四帖

三诊　(9月28日)

腰酸减轻。近日胃痛，所以脉弦。舌质红苔少，津润；脉细弦数。

处方甲：少腹逐瘀汤加味，见附录一。　七帖(逢来经时服，连服三帖)

处方乙：同初诊方。 七帖(平时服用)

【3-10】面发红

姚某，男，51岁。

初诊 (4月13日)

主诉：口渴。面发红，似皮炎状，饮酒多就会引起。

既往史：多年前曾患肺结核。

眠不安。大便正常。舌质红苔白，两脉缓。阴虚内热体质可知。

处方：清热化痰方(经验方，见附录一)加砂仁3克、白豆蔻3克、柏子仁10克、酸枣仁10克、朱茯神12克、丹参12克、麦冬20克。 七帖

【3-11】习惯性便秘

王某，女，51岁。

初诊 (1997年4月20日)

习惯性便秘，下眼睑发黑。患者要求减重。舌质红苔白；脉涩。

处方

柴　胡9克　枳　实9克　生白芍9克　清炙草9克
麦　冬15克　玄　参15克　生地黄15克　生首乌15克
川石斛15克　桑椹子15克　生槐米30克　炒决明子15克
桑白皮15克　泽　泻10克　茯　苓10克　陈　皮9克
厚　朴9克 七帖

【注】此方是四逆散合增液汤加味。

二诊 (5月4日)

大便正常了。口渴。胃口正常。舌质红苔少；右脉滑数，左沉涩。

处方

知　母10克　川石斛10克　地骨皮15克　玉　竹15克
嫩白薇12克　玄　参12克　桑白皮15克　天　冬12克
车前草10克　泽　泻10克　枳　实9克　厚　朴9克

青　皮 9 克　陈　皮 9 克　茯　苓 12 克　麦　冬 30 克
生地黄 15 克　七帖

三诊　(5 月 11 日)

大便 2 天一次,干燥。

处方: 初诊方去厚朴;加青皮 9 克;改用麦冬 30 克、玄参 30 克、生地黄 30 克、生首乌 30 克。　七帖

四诊　(5 月 18 日)

大便 1 次/天,矢气多。脉沉涩。

处方: 上方去生槐米、炒决明子、石斛、桑椹子;加肉苁蓉 30 克、菟丝子 15 克、川楝子 9 克。　七帖

五诊　(6 月 1 日)

大便已正常,不干燥。口渴。血压由 140/90 mmHg 恢复到 130/80 mmHg。

处方: 初诊方去泽泻、茯苓、厚朴、陈皮;加川楝子 9 克、天花粉 12 克。　十四帖

【评】 坚持解决便秘问题,血压也会下降。妙哉!

六诊　(6 月 22 日)

诸症好转,要求巩固。

处方甲

酸枣仁 12 克　柏子仁 12 克　苦杏仁 9 克　桃　仁 9 克
松子仁 12 克　生白芍 12 克　火麻仁 12 克　郁李仁 9 克
瓜蒌仁 15 克　枳　实 9 克　厚　朴 9 克　炒决明子 15 克
生槐米 30 克　车前子 12 克　泽　泻 10 克　七帖

处方乙: 初诊方去泽泻、茯苓、川朴;加青皮 6 克。　七帖

医嘱:甲乙两方可以互服,以大便畅通为重要。

【注】 甲方是五仁丸的意思。处方灵活,随症变化。善于抓主要矛盾是临床医生的基本功。

【评】 减重的首要是节食、通大便。处方用药并不霸道,故适合常服。

七诊　(7 月 6 日)

大便 1 次/天。口不渴了。眠安,胃口佳。脉沉细缓。

处方

冬桑叶 12 克　杭菊花 12 克　金银花 12 克　忍冬藤 12 克
生槐米 30 克　炒决明 15 克　桑椹子 15 克　无花果 12 克
赤　芍 10 克　冬瓜仁 12 克　桑白皮 15 克　泽　泻 9 克

茯　苓 12 克　　北沙参 15 克　　二十一帖

【评】先生以“王道无近功”的治慢性病原则，在临床上处处体现出来。

【3-12】夜寐多汗、咳嗽

陈某，男，4月龄。

初诊　（1997 年 9 月 21 日）

夜寐多汗，偶惊状。咳嗽，白天不多睡。大便 1 次/天，干燥。

处方

稽豆衣 10 克　　冬桑叶 10 克　　淮小麦 10 克　　甜杏仁 10 克

枇杷叶 10 克　　大　枣 3 枚　　七帖

二诊　（9 月 28 日）

出汗减少，咳中仍有痰声。大便 1 次/天。

处方

冬桑叶 10 克　　甜杏仁 10 克　　川贝母 5 克　　北沙参 12 克

金银花 10 克　　浮小麦 10 克　　生梨皮半只　　七帖

【注】4 月龄的婴儿，大便通常是 3 次/天且不干燥。上午、下午应保持一定的睡眠。婴儿不会吐痰，故化痰不可怠慢！

【评】先生于小儿科很有功底，师门特别推崇叶天士幼科。此案看似平淡无奇，实在值得医者深究，此外小儿用药，一定要尽量避开苦寒败胃之药。

【3-13】产后无乳

杨某，女，24岁。

初诊　（1997 年 5 月 18 日）

产后两天，无乳。

处方

生地黄 12 克　　当归身 10 克　　丹　参 10 克　　生黄芪 15 克

茯　苓 10 克　　路路通 9 克　　王不留行 6 克　　制香附 6 克

延胡索 10 克　　陈　皮 3 克　　川　芎 6 克　　白　芷 3 克

益母草 15 克　　穿山甲 9 克　　大　枣 7 枚　　七帖

【注】此师门通乳方(见附录一),加穿山甲、益母草。

二诊　(5 月 25 日)

服药后乳汁很多,出汗不多。恶露将净。仅皮肤发痒。大便畅通。

处方

当　归 6 克　　川　芎 5 克　　益母草 10 克　　桃　仁 6 克
红　花 3 克　　炮　姜 3 克　　炒荆芥 3 克　　穞豆衣 15 克
蝉　衣 3 克　　金银花 10 克　　桂　枝 3 克　　生白芍 10 克　　七帖

【注】此方有生化汤意,荆芥一定要用炒过的,用炒黑荆芥亦可。

三诊　(6 月 1 日)

皮肤仍痒。

处方: 初诊方去益母草。　　七帖

【注】产后皮肤痒,多因血虚。治风先治血,血行风自灭。首诊补血活血以治疗皮肤痒。勿要采用凉血、清热解毒等手段,导致犯"产后宜温"的戒律。

【3-14】眼睛外伤

薛某,男,29 岁。

初诊　(1997 年 4 月 6 日)

右眼内眦外伤,三天。有内出血症状,能视物,但模糊。

处方

野菊花 10 克　　冬桑叶 10 克　　生甘草 6 克　　生大黄 6 克

七帖(水煎服)

当归龙荟丸二瓶,内服。

【注】清热利尿,促使出血吸收。

【3-15】面部痤疮

魏某,女,27 岁。

初诊　(1997 年 5 月 11 日)

月经 2～3 个月一次。内热口渴,气急感。面部因化妆品过敏而发痤疮。眠可。大

便正常。舌质红苔薄,边有齿痕;脉细长。

处方

冬桑叶 12 克	杭菊花 12 克	金银花 12 克	忍冬藤 12 克	
生槐米 30 克	炒决明子 15 克	桑椹子 15 克	无花果 12 克	
赤　芍 10 克	冬瓜仁 12 克	紫花地丁 10 克	丹　皮 10 克	
桑白皮 15 克	地骨皮 15 克	蝉　衣 3 克	大力子 9 克	七帖

二诊　(5 月 25 日)

口干。舌苔薄边有齿痕;脉细略弦。

处方

生地黄 15 克	丹　皮 10 克	赤　芍 10 克	金银花 15 克	
紫　草 9 克	草河车 12 克	枝　莲 6 克	大力子 10 克	
生山栀 10 克	知　母 9 克	玄　参 30 克	地骨皮 30 克	
连　翘 9 克	蒲公英 15 克	紫花地丁 15 克	板蓝根 15 克	
大青叶 15 克				七帖

【3-16】鼻咽癌善后

强某,男,51 岁。

初诊　(1997 年 5 月 11 日)

主诉:口干渴,胃痛,右胸痛。

既往史:曾患鼻咽癌。

舌质绛苔少;脉浮数。

处方

麦　冬 12 克	姜半夏 6 克	党　参 12 克	炙甘草 9 克	
熟地黄 15 克	山茱萸 12 克	泽　泻 9 克	丹　皮 9 克	
淮山药 15 克	茯　神 12 克	大　枣 3 枚		七帖

辅助以原皮参泡茶饮。

二诊　(5 月 18 日)

上症。

处方: 原方加枸杞子 12 克。　七帖

【评】 癌症术后,胃不和,以麦门冬汤和之。用六味地黄汤,想必症状有肾亏阴虚的

表现。治疗以和为贵,从而提高患者免疫力。先生往往据舌症脉象而遣方发药,医者须体会。

【3-17】肾积水

赵某,男,30岁。

初诊 (1997年8月17日)

主诉:左肾结石,左输尿管上、中段结石。肾积水,上周左肾绞痛严重。

既往史:1997年8月11日行激光碎石术。

舌质红苔薄,有裂纹;两脉弦劲。

处方

八月扎10克	川楝子10克	留行子10克	泽　泻10克
川郁金10克	制香附9克	车前草15克	琥珀粉3克
枳　壳9克	青　皮6克	陈　皮6克	丁　香3克
官　桂5克	延胡索10克	麦　冬15克	七帖

【注】 此案虽无复诊,但辨证与处方相当规范。可留存,供借鉴。

【3-18】胃胀、恶心

郑某,男,30岁。

初诊 (1997年10月26日)

胃时发胀,时恶心,饥则不适。忌烟酒。大便正常,眠可,纳可。舌质红苔白;脉细滑。

处方

陈　皮3克	姜半夏9克	茯　苓9克	清炙草5克
焦白术9克	党　参12克	炮　姜3克	肉　桂3克
川　连3克	黄　芩3克	川楝子9克	厚　朴5克
枳　实5克	香　橼6克	佛　手6克	三帖

【3-19】心肌炎后遗症

钱某,女,48岁。

初诊 (1997年6月29日)

心肌炎后遗症。乏力,口不渴。大便可,纳可。眠不安。舌质淡红苔白;脉沉细弱。

处方

陈　皮 3克	姜半夏 9克	茯　苓 9克	清炙草 5克
竹　茹 12克	炒枳壳 6克	北秫米 12克	全瓜蒌 15克
薤白头 15克	桂枝尖 6克	木防己 9克	
丹　参 12克	生　姜 2片		十四帖

【注】近年来,木防己按照规定禁用,建议用汉防己代之。植物分类虽异,药理作用相近。

【3-20】湿　疹

周某,男,44岁。

初诊 (1997年10月5日)

浑身湿疹,脱皮屑,尤其以上半身、头面部痒甚,以上症状四个月有余。口干。大便正常,尿色黄。舌质红润苔少;脉滑数。

处方

川　连 6克	黄　芩 6克	黄　柏 9克	生山栀 9克
苦　参 9克	土茯苓 12克	白鲜皮 12克	地肤子 12克
紫　草 12克	连　翘 9克	金银花 15克	生首乌 20克
天花粉 10克	生甘草 6克	泽　泻 10克	木　通 9克
蝉　衣 3克	僵　蚕 10克		十四帖

【评】此案用方药苦寒,直折心火。所谓"疼痛痒疮,皆属于心",未知能见效否?

【3-21】中风后遗症

旺某,男,76岁。

初诊 (1997年10月19日)

语言功能障碍。右手麻,两手指可动,两足踝可动,右足踝活动程度差些。大便不爽,小便淋漓。舌质绛苔黄腻;脉右沉滑实,左沉细。

处方: 箕星汤乙方(见附录一),加赤芍 9 克、威灵仙 9 克、宣木瓜 6 克、夜交藤 15 克、合欢皮 9 克、合欢花 9 克。 十四帖

【附】 箕星汤乙方

桑　叶 15 克	酒桑枝 15 克	桑寄生 12 克	桑椹子 15 克
桑白皮 15 克	桑螵蛸 10 克	僵　蚕 10 克	晚蚕沙 15 克
丹　参 12 克			

【注】 箕星汤乙方加味是中风后遗症常用之方。

【3-22】便秘、痛经

朱某,女,35 岁。

初诊　(1997 年 7 月 6 日)

口渴发苦。胃病,形瘦。大便秘结,2～3 次/天。月经延期几日,仅一点点见红,少腹痛。舌质红,苔薄白微黄;脉细数。

既往史:曾患心肌炎。

处方: 少腹逐瘀汤加味。

小茴香 2 克	炮　姜 3 克	延胡索 10 克	川楝子 10 克
没　药 6 克	当　归 10 克	川　芎 10 克	炒蒲黄 6 克
五灵脂 6 克	肉　桂 3 克	赤　芍 12 克	香　附 9 克
益母草 15 克			

七帖

【3-23】阴虚便秘

周某,女,51 岁。

初诊　(1997 年 10 月 26 日)

大便两天一次,干燥。胃口一般。下眼睑发黑。右手腕内侧一块白斑,似白癜风。月经断五个月。舌质红苔少;脉沉细。

处方: 清热消疖方(经验方,见附录一),加川断 12 克、金狗脊 10 克、杜仲 12 克、怀牛膝 12 克 七帖

【注】参见3-02案。

【评】此案舌红、脉细，便秘干燥，皆为阴液亏损之象，故处方用大批养阴之药。

【3-24】便秘、外阴瘙痒

蒋某，女，29岁。

初诊 （1997年4月13日）

便秘。两腰眼酸，右边腰、股皮肤有汗斑。外阴痒甚。口气味重，口苦口干。舌质绛苔黄；脉滑数。

处方

金银花15克	甘菊花10克	生槐花30克	绿萼梅6克
合欢花10克	玫瑰花9克	厚朴花6克	佛手花6克
野菊花9克	夏枯花12克	代代花9克	生地黄20克
玄　参20克	麦　冬20克	炒决明子30克	萆　薢15克
土茯苓30克			七帖

【注】此方是清热化痰方（经验方）加减。

【另】外洗方：蛇床子30克、苦参30克、百部30克、黄柏30克，七帖。煎汤熏洗患处。参见2-07、2-33、3-26案。

【3-25】肾亏便溏

贾某，男，63岁。

初诊 （1997年4月10日）

大便时溏，2～3次/天。耳鸣、早泄。舌质淡苔白；脉沉弱。

处方

熟地黄12克	茯　苓9克	泽　泻9克	丹　皮9克
山茱萸6克	淮山药15克	肉　桂3克	淡附片4克
菟丝子15克	沙苑子10克	补骨脂10克	金樱子10克
芡　实10克	覆盆子10克	枸杞子12克	仙　茅12克
淫羊藿12克			七帖

【注】所用之方是金匮肾气丸合五子衍宗丸意。花甲之后可补肾,但不宜轻易壮阳,医者不可不慎。

【3-26】痛经、外阴瘙痒

周某,女,25岁。

初诊 (1997年4月13日)

月经不调,行经前腹痛。外阴感染,痒甚。头痛、发晕、乏力。口渴,胃脘不适。大便2～3天一次。舌质红苔少。

处方

枳　实3克	制香附9克	金铃子9克	延胡索9克
五灵脂3克	生蒲黄3克	当　归9克	生白芍9克
柴　胡6克	茯　苓10克	焦白术9克	清炙草5克
薄　荷1.5克	丹　皮9克	山生栀9克	煨　姜2片　七帖

另配:蛇床子100克、百部100克。每次各用25克煎浓汤,洗患处。

【3-27】扁平疣

周某,女,41岁。

初诊 (1997年3月30日)

面部扁平疣散开状。大便畅,眠不安。舌质淡苔白,边有齿痕。拟内服化湿药,外涂神仙水。

处方

柴　胡6克	生白芍6克	枳　壳6克	生甘草6克
浮　萍9克	生米仁15克	熟米仁15克	茯　苓12克
冬桑叶10克	杭菊花10克	桑白皮15克	麦　冬12克　七帖

另配:神仙水二瓶外涂。

【自己】此案没有六十天难见效。扁平疣切忌抓痒,以免蔓延。

【3-28】习惯性便秘

邓某，女，34岁。

初诊 （1997年4月6日）

大便7天一次。口苦。下眼睑发黑，头昏腰酸。舌质裂苔少；脉沉涩。

处方

柴　胡9克　枳　实9克　生白芍9克　清炙草9克
生地黄30克　玄　参30克　麦　冬30克　生首乌30克
生槐米30克　炒决明子15克　七帖

【注】此方是四逆散合增液汤加味，治习惯性便秘常用此方。本案大便七天一次，故增液汤分量较重，增液行舟之意也。

【3-29】扁平疣

张某，男，37岁。

初诊 （1997年4月27日）

面部发扁平疣，曾在美容院换肤，已将脱皮。大便畅。舌质绛苔薄；脉细滑。

处方

金银花15克　甘菊花10克　生槐花30克　绿萼梅6克
合欢花10克　玫瑰花9克　厚朴花6克　佛手花6克
野菊花9克　夏枯花12克　代代花9克　浮　萍9克
生米仁20克　熟米仁20克　知　母9克　生地黄15克
玄　参30克　麦　冬20克　土茯苓30克　七帖

【评】此等皮肤病，不宜在美容院等接受不规范治疗。服中药也要坚持守方，配合外用药则更妥。清热化疣方（经验方），见附录一。

【3-30】口角溃疡

陆某，女，36岁。

初诊 （1997年5月22日）

口角溃疡。晨小便频数。大便正常，眠可，纳佳。舌质红苔薄；脉沉滑。

处方

知　母 10 克	川石斛 10 克	地骨皮 15 克	桑白皮 15 克
白　薇 12 克	玄　参 12 克	玉　竹 15 克	天　冬 12 克
车前草 10 克	泽　泻 10 克	苦　参 10 克	黄　芩 6 克
生地黄 15 克	生槐米 30 克	丹　皮 10 克	赤　芍 10 克　七帖

【注】此口角溃疡除内服汤药,还可以外涂神仙水。

【3-31】胃痛、失眠

肖某,男,17 岁。

初诊　(1997 年 3 月 30 日)

胃痛,心口闷,失眠。大便时带血,疑似内痔。舌质红苔白;脉弦。

处方

柴　胡 6 克	生白芍 9 克	当　归 9 克	茯　苓 10 克
焦白术 9 克	清炙草 5 克	金铃子 9 克	延胡索 9 克
薄　荷 1.5 克	煨益智 4 克	台乌药 4 克	连　翘 9 克
大　枣七枚	柏子仁 9 克	酸枣仁 9 克	煨　姜 2 片　五帖

【注】此方是逍遥散化裁而来,胃痛合金铃子散及乌药。失眠加酸枣仁、柏子仁、益智,且利于润肠。心口闷加连翘、益智仁帮助疏肝。慢性肝炎等康复期常用此方调治。

【3-32】右下腹痛、尿结石

任某,男,26 岁。

初诊　(1997 年 4 月 13 日)

右下腹痛一月余,B 超结果显示:尿路结石。大便溏,小便黄。舌质有裂纹;脉弦。

处方

柴　胡 9 克	枳　实 9 克	生白芍 9 克	清炙草 9 克
延胡索 10 克	金铃子 10 克	制香附 10 克	车前草 30 克
没　药 5 克			三帖

【评】不管西医怎么诊断;中医研究的是症候群与药方的关系!见脉弦、右下腹痛,就当疏肝理气,先生常用此方治疗慢性阑尾炎等。

【3-33】皮肤发疹发痒

刘某,男,31岁。

初诊 (1997年5月18日)

两上肢及腹、背部发疹似汗斑状,热则色红发痒。口干。大便正常。舌质绛苔少。

处方

冬桑叶12克 杭菊花12克 金银花12克 忍冬藤12克
生槐米30克 炒决明15克 桑椹子15克 无花果12克
赤芍10克 冬瓜仁12克 连翘9克 防风3克
苦参10克 白鲜皮10克 地肤子10克 蝉衣3克
大力子9克 七帖

【3-34】尿短、虚汗

贡某,女,6岁。

初诊 (1997年3月15日)

尿短,虚汗。

处方

生地黄12克 山茱萸6克 淮山药12克 乌药3克
益智仁3克 茯苓10克 丹皮6克 泽泻5克
覆盆子10克 核桃肉1枚 穞豆衣15克 煅龙骨15克
煅牡蛎15克 十帖

【评】案语简洁,用药王道。纯中医的风骨。

【3-35】便秘、面部色斑

李某,女,36岁。

初诊 (1997年4月27日)

眠不安。大便数日一次。面部有色素沉着。舌质淡苔白,边有齿痕;脉细软。

处方

生地黄15克	天　冬15克	制首乌18克	南沙参15克
熟地黄15克	麦　冬15克	茯　神12克	北沙参15克
地骨皮15克	玉　竹12克	玄　参30克	知　母9克　七帖

【注】此案系内分泌失调,中医称肾阴亏之症,引起色素沉着。当守方二个月,应有效果。

【评】是清热消疖方(经验方)加减。方中已经用大批滋阴药,为何还用知母折灭相火?先生认为没有邪火,哪来色素沉着?色素沉着毕竟不是老年斑。

【3-36】面部痤疮

张某,女,29岁。

初诊　(1997年5月4日)

面部发痤疮(青春痘)。眠可,胃口好。舌质红苔白,边有齿痕;脉细弦数。

处方: 清热化痰方(经验方,见附录一),加知母15克、生地黄15克、天冬15克、麦冬15克、玄参15克。

七帖

【评】此案重用知母,并用增液汤,即使大便溏薄或2～3次/天也不可便秘,坚持用凉血清火。

【3-37】似痢非痢

张某,男,39岁。

初诊　(1997年5月22日)

大便3～4次/天,一月有余,腹不痛,肠胃功能失调。眠一般,纳可。舌质红苔少;脉弦数。

处方

柴　胡6克	枳　壳6克	生白芍6克	清炙草6克
厚　朴6克	藿　香6克	薤白头9克	焦山楂10克
炒谷芽15克	炒麦芽15克	神　曲10克	大　枣10枚
茯　苓12克	炒米仁12克		七帖

另配:纯阳正气丸七瓶,每天一次,3克/次。

【注】此方是范文虎前辈的四逆散加藿、朴、薤白头，本有一剂知、两剂已之功效，治似痢非痢症稳妥。

【3-38】头晕恶心

黄某，女，65岁。

初诊　(1996年3月16日)

常头晕恶心，最近一次头晕于一周前发病，再前一次发作是在一年前。

既往史：颈椎增生、支气管炎、胆石症。稍活动则气急。

口渴甚。大便2天一次。舌尖红苔薄，有裂纹；脉滑数。

处方

柴　胡6克	天花粉10克	当　归10克	穿山甲9克
桃　仁6克	红　花3克	熟　军6克	炙甘草6克
川　芎6克	钩　藤12克	香　附3克	广地龙9克
生槐米15克	天　冬12克		

五帖(加水酒煎)

【注】此复元活血汤加味，见附录一。

二诊　(1996年3月23日)

睡下或卧起时略有头晕，但无恶心感。血压正常，口渴减，大便1次/天。舌质绛苔少，边有齿痕，有裂纹；脉沉涩。

处方

天　麻	钩　藤	丹　参	姜竹茹
枳　壳	陈　皮	姜半夏	茯　神
清炙草	枸杞子	山茱萸	熟　地
菊　花	桃　仁	红　花	香　附

七帖

三诊　(3月30日)

几日睡前，头尚未着枕即头晕发作一次，历时几秒钟。口渴减，大便正常了。舌质红苔少；脉沉实。用初诊方加其制。

处方：初诊方去槐米、天冬；用柴胡9克、红花6克、熟军9克、川芎9克、香附9克。

七帖

四诊　(4月6日)

本周一头晕一次，此后至今未发作。4月9日将回美国，要求带些中药回去。口不渴了,大便正常。舌质红苔少;脉沉滑数。

处方甲: 初诊方,十四帖。

处方乙

制首乌 12 克	天　麻 9 克	钩　藤 15 克	茺蔚子 9 克
广地龙 9 克	黄　芩 6 克	川牛膝 9 克	桑　叶 9 克
滁菊花 9 克	苦丁茶 9 克	枳　壳 6 克	姜竹茹 12 克
代赭石 15 克	桃　仁 6 克	红　花 5 克	生槐米 15 克
天　冬 12 克	生　姜 1 片		

十帖

【注】 此方是师门眩晕汤加味,见附录一。

【3-39】脾虚、每月行经两次

王某,女,41 岁。

初诊 (1997 年 5 月 5 日)

膝关节以下不适,有酸痛感。以致失眠。经行提早,每月两次。幼时患过乙型肝炎。近期大便成形。舌质淡苔薄白,边有齿痕;脉沉迟涩。

处方

桂　枝 6 克	生黄芪 30 克	当　归 10 克	川　芎 9 克
焦白术 12 克	炙甘草 6 克	杜　仲 12 克	枳　壳 6 克
川续断 12 克	独　活 6 克	威灵仙 12 克	淡附片 9 克
生白芍 12 克	秦　艽 10 克	川牛膝 10 克	怀牛膝 10 克
青　皮 5 克	陈　皮 5 克	大　枣 5 枚	生　姜 3 片

十帖

【3-40】低热不退

刘某,男,40 岁。

初诊 (1996 年 6 月 18 日)

每天上午面红发热 37.4℃,一月有余。头胀,汗多,口干,口臭。血压正常。20:00 时后热度退,体温正常。曾口服青霉素无效;就医口服中药,热度亦退不净。嗜睡。舌质红苔白,边有齿痕;脉弦数。

处方

柴　胡 9 克	青　蒿 9 克	功劳叶 30 克	党　参 9 克
黄　芩 5 克	姜半夏 9 克	清炙草 6 克	生　姜 2 片
大　枣 5 只			七帖

【评】此方是小柴胡汤加味,先生治低热的撒手锏。

二诊　(6 月 26 日)

热度仅 37.2℃。咽发热。舌质红苔白腻;脉弦滑而细,数象减。

处方:上方加玄参 15 克、竹茹 12 克、白薇 12 克。　七帖

三诊　(7 月 5 日)

发热心口闷,头重乏力。患者自诉前两次服药,一帖比一帖见效。眠时不安。大便正常,小便黄。纳可。舌质红苔白厚;脉弦细。

处方:上方去玄参;加枳壳 6 克、生白芍 6 克、知母 6 克、柴胡 6 克。　七帖

8 月 13 日,自诉:三诊药后,诸症消失,康复!

【评】先生用药、转方,层次清楚简洁。

四诊　(9 月 6 日)

腰酸,体温 37.2℃,因疲劳复发低热;嘱其必须节制房事,此复发之因也!小便黄臭。舌质红苔白。

处方

柴　胡 6 克	枳　壳 6 克	清炙草 6 克	生白芍 6 克
功劳叶 15 克	炙鳖甲 15 克	青　蒿 9 克	秦　艽 9 克
知　母 5 克	丹　皮 9 克		五帖

五诊　(9 月 16 日)

腰酸。舌苔白腻;脉虚数。

处方:三诊方,七帖,收功。

【注】2020 年再次遇见患者时,他说此后没有再出现低热症。

【3-41】卵巢囊肿

王某,女,51 岁。

初诊　(1997 年 7 月)

本月开始,月经淋漓不尽,左卵巢囊肿约 4 cm,液性。脂肪肝,血压正常。

处方

桂　枝5克　　茯　苓12克　　生白芍10克　　丹　皮10克
桃　仁6克　　留行子6克　　刘寄奴6克　　赤　芍10克
金铃子10克　　延胡索10克　　丹　参12克　　十帖

二诊：原方加川怀牛膝各10克。　　十帖

【评】其实首方即可用川怀牛膝。

三诊　(9月14日)

口不干。眼睛发胀，血压150/100 mmHg，舌质淡苔白，脉沉实。月经已经正常，上月8月6日来经，本月9月4日来经。大便正常。眠安。

处方

桂　枝3克　　茯　苓12克　　丹　皮10克　　赤白芍各12克
桃　仁6克　　茺蔚子10克　　焦白术10克　　陈　皮3克
夏枯草12克　　徐长卿12克　　丹　参12克　　车前草10克
泽　泻10克　　决明子10克　　刘寄奴6克　　留行子6克　十四帖

四诊　(9月28日)

经将行，经期已准。眠可。大便次数增多。舌质淡苔白；脉沉缓。

处方：二诊方加枳实5克。　　十四帖

五诊　(10月19日)

服上方后，每月月经正常来，但自觉药味太苦。血压155/95 mmHg。10月5日经行。四诊药方中，桃仁缺货。

处方：上方加乌贼骨12克、茜草6克。　　十四帖

六诊　(10月26日)

估计月经5日来，先配药。舌质淡苔白；脉沉缓。

处方：桂枝茯苓丸加益母草15克、茺蔚子12克、红花3克、当归10克、香附6克、川芎6克、枳实5克、川牛膝10克。　　十四帖

七诊　(11月8日)

11月3日来经，服上方七帖，量正常。一天血块较多。腰不甚痛，爽气，无淋漓不净之状。B超复查卵巢囊肿，几日后才可获得检查结果。血压正常。

处方：温胆汤加桑叶10克、菊花10克、夏枯草12克、茜草6克、刘寄奴6克、乌贼骨10克、生白芍12克、丹参12克、泽兰6克。　　十帖

11月18日，信：B超结果显示双侧卵巢囊肿已消失。

【评】此案坚守桂枝茯苓丸一方，患者服用七十六帖，取得良效。

【3-42】经期提前

徐某,女,41岁。

初诊 (1997年9月26日)

经期提前,面色皖白。眠多梦。尿少。胃痛。舌质淡苔薄;脉滑数。

处方

熟地黄12克	生白芍10克	川　芎5克	当　归10克
桂　枝5克	党　参12克	焦白术10克	茯　神12克
炙甘草15克	生黄芪15克	陈　皮3克	川楝子12克

十四帖

二诊 (10月19日)

胃口转好。

处方: 原方去川楝子;加炙远志6克。　十四帖

三诊 (10月26日)

上方见效。

处方

党　参12克	焦白术10克	茯　苓12克	炙甘草10克
当　归10克	生白芍10克	熟地黄15克	肉　桂1.5克
生黄芪15克	五味子3克	陈　皮5克	远　志6克
川　断12克	肉苁蓉15克	生　姜2片	大　枣5枚

十四帖

【注】 此方即人参养荣汤加川断12克、肉苁蓉15克。

【3-43】经期提前

金某,女,42岁。

初诊 (1997年10月27日)

行经期四天,经量多,经期提前。头昏、乏力、眠多梦。舌质淡苔少;脉细滑。

处方

生熟地各20克	焦白术10克	党　参12克	生黄芪15克

当　归 10 克　炙甘草 9 克　茯　神 12 克　炙远志 6 克
酸枣仁 10 克　广木香 3 克　龙眼肉 12 克　生　姜 3 片
大　枣 5 枚　十四帖(每月经行前后服五帖)

【3-44】便秘、痛经

王某,女,38岁。

初诊　(1997年10月27日)

便秘。经行前及经期乳房胀,少腹痛。经量正常,患有子宫肌瘤。10月16日来经。眠不安。舌质红苔白,边有齿痕;脉细滑。

处方甲

丹　皮 10 克　生山栀 10 克　柴　胡 6 克　当　归 10 克
生白芍 12 克　茯　苓 12 克　焦白术 10 克　清炙草 6 克
桔　叶 9 克　全瓜蒌 15 克　象贝母 10 克　谷麦芽各 10 克
陈　皮 6 克　天花粉 10 克　十四帖(平时服用,每周五帖)

处方乙:少腹逐瘀汤加味(见附录一)加柴胡6克,十四帖。每月来经第一天服,连服三天,每天一帖。

【3-45】中风后遗症

刘某,男,73岁。

初诊　(1997年4月20日)

1984年曾中风。1997年4月6日,右脚底痛,不能行步。

处方

桂　枝 5 克　生白芍 12 克　炙甘草 9 克　生　姜 2 片
大　枣 5 枚　川　芎 5 克　当　归 6 克　黄　芪 12 克
片姜黄 9 克　海桐皮 9 克　路路通 10 克　威灵仙 10 克
茯　苓 12 克　鸡血藤 15 克　川牛膝 10 克　十帖

患者反馈:服了四帖药即可走路,于是将此方服用二十帖。

二诊 （5月2日）

血糖、血脂都高，心口略闷。眠不安。大便畅，纳可。苔白腻带黄；脉实有力。

处方

姜竹茹12克　枳　壳6克　姜半夏9克　陈　皮6克
朱茯神12克　清炙草6克　丹　参12克　炙远志9克
柏子仁12克　酸枣仁12克　夜交藤15克　合欢皮12克
合欢花12克　冬桑叶10克　桑白皮15克　桑椹子10克
全瓜蒌15克　薤白头10克　厚　朴6克　七帖（薤白头缺）

三诊 （6月22日）

服上方心口不闷了。右手麻，右脚底麻，抽筋。咽痛，眼睛发胀。血压210/85 mmHg。谨防再次中风。眠可。大便可，小便有红细胞。胃口佳。舌质深红苔黄腻。

处方

滁菊花9克　生地黄12克　茯　神10克　穞豆衣9克
柏子仁9克　玄　参12克　丹　皮9克　煅石决15克
夏枯草9克　制首乌15克　生白芍12克　酸枣仁9克
紫贝齿15克　黄　芩6克　冬桑叶12克　桑白皮15克
桑　枝15克　十四帖

另配：羚羊角粉0.3克×7帖，即每日0.3克，分七日配合汤药吞服。

四诊 （7月6日）

昨天感到恶心，但未吐。麻木减轻，抽筋、眼睛胀依旧。血压136/80 mmHg。大便正常。舌质淡苔黄腻，边有齿痕。

处方

制首乌12克　天　麻9克　钩　藤15克　茺蔚子9克
广地龙9克　黄　芩6克　川牛膝9克　冬桑叶9克
滁菊花9克　苦丁茶9克　姜半夏9克　陈　皮3克
制南星6克　枳　壳6克　姜竹茹12克　代赭石15克
全瓜蒌15克　薤白头10克　生　姜1片　二十一帖

五诊 （10月19日）

尿道结石(8 mm×8 mm)，前列腺炎。血压134/80 mmHg。眠不安。大便成形。舌质红苔黄腻，边有齿痕；右脉浮滑，左脉带弦。

处方

熟地黄 12 克	茯　苓 9 克	泽　泻 9 克	丹　皮 9 克
山茱萸 6 克	淮山药 15 克	冬桑叶 9 克	杭菊花 9 克
枸杞子 12 克	菟丝子 15 克	沙苑子 10 克	旱莲草 15 克
女贞子 9 克			十四帖

六诊　(1998 年 2 月 22 日)

血压 147/74 mmHg,血糖 7.1 mmol/L,血脂略高。右膝痛。眠可,纳佳,大便正常。舌苔厚腻;两脉滑实有力。

处方

生黄芪 30 克	当　归 6 克	川　芎 5 克	桂　枝 5 克
生白芍 10 克	炙甘草 6 克	片姜黄 9 克	海桐皮 9 克
路路通 9 克	威灵仙 9 克	茯　苓 12 克	鸡血藤 112 克
川牛膝 10 克	怀牛膝 10 克	川　断 12 克	杜　仲 12 克
生　姜 2 片	大　枣 4 枚		十帖

【注】此方即初诊方加怀牛膝、川断、杜仲。

【评】此患者症候群显示,肝阳亢、肝风盛,宜坚持服药,谨防脑卒中为要!

【3-46】面部风瘀

陈某,女,42 岁。

初诊　(1997 年 4 月 24 日)

口干,面部发风瘀状疹,痒、干燥。大便正常,纳可。舌质红苔白;脉细弱。

处方

炙枇杷叶 30 克	甜杏仁 10 克	马兜铃 10 克	枳　壳 5 克
白　前 10 克	前　胡 10 克	炙紫菀 10 克	茯　苓 12 克
生甘草 5 克	桔　梗 5 克	桔　红 5 克	冬桑叶 15 克
象贝母 12 克	炙百部 10 克	款冬花 10 克	桑白皮 15 克
地骨皮 15 克	麦门冬 15 克	北沙参 15 克	七帖

【评】此方是肃肺降压汤(见附录一)的雏形!此案从肺风着手,清热凉血似欠考虑。

二诊　(5 月 4 日)

面部风瘀未愈。舌质红苔少;脉滑。

处方

金银花 15 克	甘菊花 10 克	生槐米 30 克	绿萼梅 6 克
合欢花 10 克	玫瑰花 9 克	代代花 9 克	厚朴花 6 克
佛手花 6 克	野菊花 9 克	夏枯花 12 克	玉荷花 6 克
蚕豆花 6 克	冬桑叶 15 克	知　母 15 克	天　冬 30 克
黄　芩 9 克	生地黄 20 克	半枝莲 10 克	七帖

【注】此方是清热化痰方(经验方,见附录一)加味,别出心裁的妙方!

三诊　(5 月 18 日)

上方见效,原方照服,七帖。

四诊　(5 月 25 日)

面部发疹隐退。

处方: 原方去桑叶、知母、天冬、黄芩、生地、半枝莲;加连翘 12 克、忍冬藤 30 克、紫草 12 克、丹皮 12 克。　七帖

另配:神仙水三瓶外涂。

【评】先生用花类清透肺热,加凉血败毒,师门秘方,效果不虚。

四个月后,五诊(9 月 21 日)

口干,面部皮肤发炎。大便正常。纳可。舌质红苔少;脉滑缓。

处方

生地黄 15 克	丹　皮 10 克	赤　芍 10 克	金银花 15 克
紫　草 9 克	草河车 12 克	半枝莲 6 克	大力子 10 克
生山栀 10 克	知　母 9 克	玄　参 30 克	地骨皮 30 克
生槐米 30 克	车前子 10 克	八月扎 10 克	泽　泻 10 克
桑白皮 15 克			十四帖

1998 年 2 月 13 日,电:四个半月来,服药后面部皮肤很正常,仅每天涂神仙水。

【注】可见上方非常见效。临床上反复发作的皮肤病有诸多影响因素。

六诊　(5 月 2 日)

口渴,面部皮肤又发红疹、痒,面觉烫热。大便正常。舌质红苔黄薄;脉滑数实。

处方

金银花 15 克	野菊花 12 克	生槐米 30 克	冬桑叶 15 克
蝉　衣 3 克	知　母 6 克	生地黄 15 克	丹　皮 10 克
赤　芍 10 克	紫　草 12 克	冬瓜子 12 克	草河车 10 克
连　翘 9 克	黄　芩 6 克	苦　参 10 克	龙胆草 6 克

生山栀10克　　七帖

9月1日,信:整个夏天面部皮肤不发。每天涂神仙水,吃米仁绿豆汤外,仅服此方十四帖。见效。治愈。

【评】本案治疗的不是青春症。先生从症候群分析,以清热凉血、解毒轻透,必要时用苦寒直折肺肝之火。药用得地道。

【3-47】经量多、白带多

徐某,女,48岁。

初诊　(1997年6月8日)

口渴,腰酸。经量多、白带多。子宫肌瘤。眠可。大便2天一次。纳佳。舌质淡苔白;两脉缓涩。

处方

党　参12克	生黄芪15克	炙甘草6克	焦白术9克
当　归9克	陈　皮3克	升　麻3克	柴　胡6克
大　枣15克	酸枣仁9克	熟地黄15克	枸杞子12克
肉苁蓉15克	茯　苓12克	炙远志6克	广木香3克
龙眼肉9克	生　姜2片		七帖

【注】高处着眼,大处下手。补中益气汤合黑归脾汤(见附录一)加味。

二诊　(6月15日)

效不更方。

处方:上方加桑白皮15克、泽泻10克、乌贼骨10克、菟丝子20克。　　十四帖

【评】药味达二十二味,似可略加约束。先生知天命后处方很少有超过十五味者。

6月29日,患者反馈:还有三帖药未服完,很见效。

三诊　(9月21日)

9月16日,B超结果显示:子宫肌瘤20 mm×20 mm,31 mm×34 mm,比6月份B超报告显示小些。经常分泌黄带、带血丝。

处方甲

生地黄15克	麦　冬12克	丹　参12克	苦杏仁10克
冬瓜仁10克	牛膝梢12克	鸡冠花10克	鸡血藤12克
鸡心槟15克	血余炭6克	藕节炭16克	炙乳香5克

炙没药5克　白石英15克　冬葵子10克　八月扎10克
琥珀粉3克　白蜂蜜30克　七帖(平时服用,两天服一帖)

【注】此方乃通因通用方(经验方,见附录一),由曹鸣伯老师传授。

处方乙:少腹逐瘀汤加味(见附录一)。　七帖

另:服甲方见经行换乙方,连服三帖,停服。如不见经行,待甲方服完,接服乙方,一帖/天,连服三帖,不管经行与否,停服。

四诊　(10月12日)

服上甲乙两方,月经未行。

口干。腰略酸。白带、兼赤,较以前略少,但仍未净。大便不成形。今舌质淡苔薄;脉沉细滑。

处方

生地黄15克　麦　冬12克　丹　参12克　川　断12克
鸡血藤12克　苦杏仁12克　冬瓜仁12克　益母草15克
西血珀3克　冬葵子10克　茯　苓12克　怀牛膝12克
乌贼骨12克　贯仲炭10克　八月扎10克　七帖

【评】妇女更年期,尤其是将绝经之前一个阶段,带下频频,处方不能一味补涩。先生首两诊用补中益气汤合归脾汤。归脾补气统血。月经不行、带下不净,三诊甲方以通因通用的思路,疏通下焦。乙方用少腹逐瘀汤亦是通。四诊仍用通经止带为法。天癸将竭,月经不来,强通无益,绝经也属正常。带下不可强行收涩,医者须知。

【3-48】胃溃疡

刘某,男,41岁。

初诊　(1997年7月13日)

胃痛,中脘部痛,偶尔觉胀。十多年前胃出血病史。眠不安,大便正常,纳差。苔白腻边有齿痕;脉弦。

处方

党　参10克　焦白术10克　炮　姜3克　炙甘草5克
姜半夏6克　北秫米12克　茯　神10克　陈　皮3克
广木香3克　延胡索9克　川楝子9克　益智仁6克　十帖

【评】此方平和,治肝胃不和消化系疾病非常稳当。

二诊 (8月3日)

前方见效。胃痛减，脚软。眠安。舌质红苔净，边有齿痕；弦脉有变软之象。

处方：上方加桂枝3克、枳壳6克，用益智仁3克。 十四帖

三诊 (8月31日)

口微渴，胃部灼热感，饥饿感；时有泛酸。眠可。大便时溏。舌质红苔白；脉弦细滑数。

处方：首方去北秫米、益智仁、川楝子、延胡索；加桂枝3克、生黄芪15克、砂仁1.5克。 十四帖

四诊 (9月14日)

人感乏力。胃已不痛，仅觉一点不适。6月初胃镜结论：溃疡点。大便不成形。舌质淡苔白；脉弦长。

【评】可见胃不痛不一定靠用延胡索、川楝子。

处方

党　参10克	焦白术10克	炙甘草5克	姜半夏6克
茯　神10克	陈　皮3克	广木香3克	砂　仁1.5克
桂　枝3克	淡附片3克	炮　姜3克	十四帖

【注】前八味药为香砂六君汤。

五诊 (9月28日)

胃偶不适，胃寒已减轻，平时已无饥饿感、饱胀感等症状。胃寒已减轻。眠可，大便略成形，纳佳。舌质红苔薄白；脉滑略数。

处方：上方加生黄芪15克、大枣5枚。 十四帖

【评】可见经方桂枝人参汤之功伟矣，附子理中汤温运之功亦伟矣。消化系统疾病，患者要节制饮食，自我保养。

六诊 (10月12日)

胃脘仍不适。大便略成形。舌质淡苔白边有齿痕；脉细弦滑。

处方：六君子汤加延胡索9克、川楝子9克、开心果12克、北秫米10克、广郁金6克、广木香3克、丹参12克。 十四帖

【3-49】头　昏

范某，男，44岁。

初诊 (1997年10月19日)

项后抽筋感,头昏乏力,失眠,口发苦,血压 130/90 mmHg。

处方

陈　皮 3 克　　姜半夏 9 克　　茯　苓 9 克　　清炙草 5 克
竹　茹 12 克　　炒枳壳 6 克　　丹　参 12 克　　桃　仁 6 克
红　花 5 克　　葛　根 12 克　　川　芎 9 克　　钩　藤 12 克
香　附 9 克　　广地龙 10 克　　七帖

10 月 26 日,患者反馈:服上方二帖,头即不昏,病愈。佩服药有神效。

【评】千方易得,一效难求。对症发药,效如桴鼓。

【3-50】咳久不愈

黄某,男,49 岁。

初诊　(1997 年 5 月)

感冒后咳嗽日久不愈,咽痒、痰少。嘱忌海鲜麻辣等刺激食物。舌质淡苔薄;脉迟。

处方

荆　芥 6 克　　防　风 6 克　　柴　胡 9 克　　前　胡 9 克
生甘草 3 克　　象贝母 9 克　　紫　菀 9 克　　苦杏仁 12 克
玉蝴蝶 1.5 克　　桔　梗 3 克　　茯　苓 12 克　　陈　皮 3 克
姜半夏 6 克　　石菖蒲 3 克　　大力子 9 克　　炙白前 9 克　　三帖

【注】咳久不愈,表未解者,当仍透解。此等症候如单用止嗽散原方也不错,若合二陈汤亦可。现症状痰少,其实往往仍需要化痰。痰不净则咳不止也。行话说:“治病容易识症难。”

【3-51】头晕恶心

姜某,女,68 岁。

初诊　(1997 年 4 月 6 日)

头晕恶心,乏力,偶耳鸣,下肢(走路)无力。眠可,纳可,大便正常。舌质淡苔白;脉迟缓。

处方

陈　皮3克	姜半夏9克	茯　苓12克	清炙草5克
桃　仁6克	红　花3克	赤　芍10克	丹　参12克
当归尾10克	柴　胡6克	广地龙10克	制香附6克
川　芎6克	钩　藤12克	杭菊花10克	五帖

【注】此方由师门常用的复元活血汤加味(见附录一)脱胎而来。适合症候群以头晕、恶心、耳鸣为主,如是脑外伤后遗症等更为对症。医者须谨记!

【3-52】献 血 后

顾某,女,28岁。

初诊　(1997年5月25日)

大便正常,胃口佳。4月30日曾献过血,口干,皮肤干燥,面部发疹。舌质红苔少;脉细缓。

处方:清热消疖方(经验方,见附录一)加减。

生地黄15克	熟地黄15克	天　冬15克	麦　冬15克
制首乌18克	茯　神12克	南沙参15克	北沙参15克
地骨片15克	玉　竹12克	枳　壳6克	陈　皮6克
旱莲草15克	女贞子10克	车前子10克	泽　泻10克　七帖

二诊　(6月1日)

前症。

处方:原方。　　二十一帖

【评】通常献血后十天内,理应考虑补气。本案虽献血已过二十五天,但从症候群分析,阴虚是主要矛盾,故用药以养阴补血为主,不必考虑补气。

【评】先生处方从不随意杜撰,此方是宫廷内府秘方人参固本丸化裁而来。

【3-53】经行淋漓,带下黄红色

杨某,女,51岁。

初诊　(1997年10月19日)

经行淋漓，带下黄红色同现。内热虚汗。牙龈肿，有出血。患有卵巢囊肿、子宫肌瘤。便时溏，胃口差。舌质绛苔少；脉细弱。

处方

炙龟板 15克	炒黄柏 6克	炒樗皮 6克	制香附 3克
炒黄芩 6克	生白芍 12克	益母草 15克	茺蔚子 12克
血余炭 9克	炒藕节 9克	苦杏仁 12克	冬瓜仁 12克
鸡冠花 9克	茯　神 12克	乌贼骨 10克	茜　草 6克
琥珀粉 3克			七帖

【注】此方是固经丸底子加清湿热止带之药。月经将绝，常有淋漓不净之状，未必都现血崩之症，方可考虑用固经法。

四 案 例(4-01～4-79)

【4-01】小便刺痛

黄某,男,43岁。

前医病案摘录:

初诊 (1977年5月30日)

体胖、"啤酒肚"。头昏少神。小溲频数,尿道灼热,小便时刺痛如割;尿短,尿后滴沥,关不住。西医诊断:前列腺炎。拟清热利湿。

处方

生 地	粉萆薢	石菖蒲	车前子
瞿 麦	扁 蓄	海金沙	滑石粉
威灵仙	忍冬藤	金钱草	五帖

二诊 (6月4日)

前症已有减轻。舌质淡苔,根黄白而腻;脉涩缓。

处方:知柏地黄汤加肉桂、金钱草。　　五帖

三诊 (6月9日)

因患者饮酒,症状未好转。

处方:原方加大石韦、小石韦。　　五帖

【评】前医处方用药亦属规范,初用八正散、萆薢分清饮意,次用知柏地黄丸合滋肾通关丸意。然尿道仍胀痛,小便不畅。

请余诊治病案记录:

又初诊 (1977年6月13日)

前症。

处方

鲜生地　玄　参　麦　冬　木　通
甘草梢　竹　叶　知　母　黄　柏
肉　桂　赤　苓　猪　苓　五帖

二诊　（6 月 21 日）

上方见效，小便稍黄但尿道仍旧胀痛。口干、口苦。纳可。

处方：通窍宣隧汤（见附录一）。　四帖

【附】通窍宣隧汤

川牛膝 10 克　桃　仁 6 克　穿山甲 6 克　金铃子 10 克
琥珀粉 3 克　黄　柏 6 克　银杏肉 10 克　鹿角片 3 克
炙远志 10 克

三诊　（6 月 26 日）

胀痛减轻，仅小便后滴沥止不住。

处方

台乌药　淮山药　益智仁　荷　叶
石菖蒲　粉萆薢　生熟米仁　六味地黄丸 12 克（吞）
五帖

【注】此缩泉丸加味。

【评】此方中似可加金樱子。尿后滴沥，用药当通中有涩，涩中有通，便于开关括约。

四诊　（7 月 16 日）

服药后小便能禁住一些。

处方：原方加党参 12 克、生黄芪 15 克。　五帖

五诊　（8 月 2 日）

小便不畅，但尿道不痛。

处方

金钱草　海金沙　扁　蓄　熟大黄
焦山栀　木　通　车前子　块滑石
甘草梢　灯　草　瞿　麦

【注】此八正散加味。

【评】此案淋浊而痛，得力于通窍宣隧汤。膏粱厚味，肥胖湿热之体每多此症。

【4-02】"敌敌畏"中毒

徐某,女,32岁。

初诊 (1977年9月7日)

服"敌敌畏",灌胃肠救治后,胃痛,汤水不能进,消化道黏膜损伤可知。

处方

防　风	生甘草	生黄芪	大黑豆	
土茯苓				三帖

二诊

头帖服下吐出,第二三帖服下不吐。见效不明显,中脘仍痛。

处方

防　风	生甘草	红　糖	绿　豆	三帖

医嘱:服绿豆粥、豆浆、牛奶等。

三诊

药服下后欲反胃,1小时后方平息。第二三帖则无此情况,好转较上次明显。

处方:原方三帖。嘱只可服流质、半流质食物。忌不易消化之物,不可刺激黏膜。

四诊 (10月12日)

服完上方,好转不大,吃饭则痛。

处方

白扁豆	刀豆子	淮山药	赤小豆	
生甘草	生熟米	仁　川	石　斛	
麦门冬				三帖

五诊 (10月15日)

服下好转不大。今胃中难受,饮下欲呃作噎,饿则胃痛。大便1～2次/天。

处方:上方加乌贼骨、旋复梗、代赭石。　三帖

六诊 (10月20日)

见效明显!先前饮食如吃饭、面、粥均要作呕、作呃;吐黄水、苦水或血丝;胃痛等上述症状均已消除。

处方:原方,三帖。

【评】治疗以谷物,中和养胃之法。保护胃肠食道黏膜,不必其他治胃痛通气消食之方法。待其自然康复。

【4-03】腹胀、胃寒

杨某,女,44岁。

初诊 (10月19日)

腹胀,胃寒。

处方

党　参 12克	焦白术 10克	炮　姜 3克	炙甘草 6克
青　皮 5克	陈　皮 5克	焦山楂 6克	焦神曲 10克
鸡内金 5克	焦麦芽 10克		三帖

二诊

胃胀除。纳差。大便溏,便显少,不畅。舌质淡苔少。

处方

党　参	茯　苓	焦白术	炙甘草
青　皮	陈皮生	槐　米	五帖

【4-04】风湿性关节炎

张某,女,47岁。

初诊 (10月10日)

浑身胀痛,头痛,有风湿性关节炎宿疾。

处方

桂　枝 5克	生白芍 12克	炙甘草 6克	当　归 9克
川　断 12克	川　芎 6克	制川乌 5克	丹　参 12克
生　姜 3片	大　枣 5枚	祛风活血丸 2粒(吞)	五帖

二诊 (10月15日)

服上方后,患者连称有效,能很快消除病痛。今唯背脊及脚后跟痛。

处方: 原方加秦艽 9克。　　五帖

【4-05】慢性支气管炎、气急

周某,男,50岁。

初诊 (1977年7月25日)

主诉:气急,顿咳,咳甚则遗尿。胸部X线片显示:两侧肺纹理扩散。因感冒发热已一周,低热不净。胃胀,胸闷。

既往史:老慢支。前医用旋覆代赭汤加金铃子、延胡索,三帖不效。又转原方加白芥子、苏子、莱菔子、葶苈子、鸬鹚涎丸、党参、竹茹、枇杷叶、甜杏仁,三帖亦不见效。

求余诊治。舌苔黄腻。拟清热止咳。

处方

荆　芥	防　风	连　翘	薄　荷
白　前	前　胡	生甘草	桔　梗
苦杏泥	鱼腥草	马兜铃	紫　菀
枇杷叶	金雀花		

三帖

二诊 (8月26日)

服后咳差,今又咳嗽气急,可见上方有效,能控制病情一月之久。

处方:原方,三帖。

三诊 (9月3日)

头昏腹胀,两足浮肿,拟健脾利湿。

处方

党　参9克	焦白术9克	炮　姜2克	炙甘草5克
桂　枝2克	荜　拨2克	甘　松3克	红木香9克
红豆蔻3克	荜澄茄2克	山　奈5克	

三帖

患者反馈:服药后诸症悉除,腹不胀,脚肿退,咳未发。10月8日因天冷咳嗽来就诊,称此方效验极佳。

【注】此案病情虽不严重,但见效难,医者须谨记。

【4-06】感冒善后

徐某,男,76岁。

初诊 (1977年8月3日)

感冒高热退后，胃口不开，口苦，乏力，疲软。舌苔黄腻。

处方

竹　茹　　枳　壳　　陈　皮　　茯　苓
清炙草　　姜半夏　　厚　朴　　花苍术
藿　香　　明党参　　三帖

二诊　（10 月 13 日）

患者反馈上方大效。今干咳，苔白腻，眠不安。

处方：温胆汤加象贝、枇杷叶。　　三帖

三诊　（10 月 20 日）

前症减轻，上方去象贝；加川贝粉、南星。　　三帖

另配：桔贝半夏曲一盒。

【4-07】牙龈出血

彭某，男，50 岁。

初诊　（1977 年 7 月 30 日）

平日体健。今前排牙龈出血。

处方

金银花　　蒲公英　　生甘草　　党　参
珠儿参　　枸杞子　　大小蓟　　生黄芪　　三帖

10 月 12 日，患者因他病来诊时，反馈上方三帖见效。

【4-08】耳咽管阻塞

某某，男，35 岁。

初诊　（1977 年 10 月 11 日）

西医诊断为耳咽管阻塞。受风寒则甚，鼓膜咯咯作响；鼻内塞住，但可嗅可听。诸治无效。

处方

柴　胡　　川　芎　　香　附　　竹　茹
枳　壳　　陈　皮　　姜半夏　　清炙草

茯　苓　　苍耳子　　三帖

针刺：腕踝针，刺左右(上4)。

二诊

处方

柴　胡　　川　芎　　香　附　　苍耳子　　五帖

针刺：腕踝针刺左右(上4)，听宫。

三诊

患者自行将两帖药并一帖煮服，症状减轻，稳定。

处方

柴　胡　　生白芍　　枳　壳　　清炙草

川　芎　　香　附　　苍耳子　　四帖

【4-09】风寒感冒及善后

某某，男，75岁。

初诊　(1977年9月12日)

先患风寒感冒，服荆防败毒散，加用党参。　　三帖

二诊

感冒遂愈，而人觉乏力；胃口不好，高年气虚。

处方

竹　茹　　白　薇　　麦　冬　　石　斛

党　参　　谷麦芽　　三帖

10月8日，患者因他病来诊所，反馈上方服后痊愈。

【评】高龄老人，感冒伤阴，体虚难复，如此善后，自然见效。其实就是张仲景竹皮大丸，竹叶石膏汤的意思。

【4-10】癫　痫

某某，男，25岁。

初诊　(1977年9月24日)

素有癫痫，今发作一次。

处方：黄连温胆汤加黄芩、钩钩、羚羊角粉、全蝎。　四帖

10月5日，患者反馈：癫痫至今未发作。

【评】可法可师。

【4-11】癫　痫

秦某，女，31岁。

既往史：自幼患癫痫。癫痫每天发作数次，发作时自觉左半边身体抽搐状，痛苦，但旁人看不出。发作频率，日轻夜频。育有一子，其子健康无此疾。

就诊史：前医曾用癫狂梦醒汤；及柏枣仁、川郁金、丹参、琥珀、姜半夏、苦参、远志、菖蒲、炙甘草；天王补心丹；镇痫片。以上均不效。

【评】先生认为此病与失眠症、精神病（文痴）治法应有所区别，故前医诊治不效。此外还使用过：甘麦大枣汤加白金丸、香附、银柴胡、麦冬、生白芍、玄参、钩钩、桑枝；自服灵芝片、珍珠粉以安神。以上均不效。

【评】癫痫不是癔症，亦非肝风内动，所以不效。前医曾用南星、姜半夏、广木香、川郁金、香附、清炙草、砂仁、柏子仁、礞石滚痰丸包煎（三帖），略见小效。

初诊　（1977年9月10日）

症状同上。

处方

川　连	石菖蒲	制南星	羚羊角粉	
鲜竹沥	竹　茹	枳　壳	陈　皮	
姜半夏	茯　神	清炙草	麦　冬	五帖

【注】此黄连温胆汤加味，医者须记。

二诊　（9月14日）

服上方后，自觉发作频率减少。

处方：原方加全蝎。　五帖

三诊　（9月21日）

服上方，自觉发作频程度减轻。

处方：温胆汤加黄连、麦冬、龙胆草、生白芍、天王补心丹，包煎。　三帖

四诊　（9月24日）

服上方，不见效。可见此症少不了羚羊角。

处方: 用9月10日方。 五帖

五诊 (10月11日)

上方见效。

处方: 用9月10日方。 五帖

【评】 患者有时图省力,单服鲜竹沥、羚羊角粉二味,至今未发病。

六诊 (10月17日)

患者虽未作,但头昏、梦多依旧。目前已恢复工作状态。

处方: 用9月10日方,加玄参、生地、丹参。 五帖

【4-12】胃脘隐痛

袁某,男,30岁。

初诊 (1977年8月14日)

主诉:胃脘隐痛。由于中饭前饥饿,先食冷饮几杯所致。前医以为胃寒,用理中汤加青陈皮,不效;转用四君子汤加苏叶、金铃子、延胡索、木瓜,亦不效;又用半夏厚朴汤加味,理气和中,仍不见效。

细阅前医所用之方,均为正规治肝胃不和的传统方子,不见效之故在于病轻药重,用药不必单刀直入。患者本无大病,仅脾胃消化功能因食冷饮失调,四逆散加味不必用,麦门冬汤也不对症。当用温胆汤合平胃散。请余诊治。

处方

竹　茹12克　枳　壳6克　陈　皮5克　清炙草6克
茯　苓12克　姜半夏6克　制苍术5克　厚　朴6克　三帖

患者反馈:病愈。

【评】 此方虽与半夏厚朴汤相差无几,但用药思路完全不同:温胆汤合平胃散和胃为主,半夏厚朴汤平肝理气为主。先生用药巧妙所在,医者宜细心玩味。

【4-13】腹痛腹泻

某某,男,24岁。

初诊 (1977年8月3日)

腹痛腹泻,油腻不能吃,吃则泻更甚,泻4～5次/天。胃口不好,已有2～3年。苔

黄腻而厚，湿热内阻。

处方

防　风　陈　皮　生白芍　焦白术
升　麻　焦山楂　炒麦芽
焦六曲　炙鸡金　三帖

【注】此痛泻要方加味。

二诊　（8月6日）

服药后大效。大便2次/天，早晚各一，有规律。晨起腹痛的程度大为减轻。苔已化。

处方：原方，三帖。

三诊　（8月9日）

服药后，大便1次/天。因吃冷面、冷馄饨而腹又痛。

处方：原方加淮山药，三帖。

四诊　（8月13日）

腹泻依旧2次/天，但腹不痛。腹微觉胀。舌苔白腻；脉弦滑。

处方

诃子肉　四神丸(包)　青　皮　当　归
广木香　肉　桂　焦白术　生白芍
党　参　清炙草　三帖

【注】此方是真人养脏汤，以四神丸代御米壳，青皮代肉豆蔻。

【4-14】外阴瘙痒

叶某，女，56岁。

初诊　（1977年9月23日）

外阴湿疹，时有带下，色白。外阴瘙痒。小便不利而混浊。

处方

槟　榔　醋赤苓　贯　仲　金钱草
百部根　白石英　车前子　麦　冬
鲜生地　丹　参　威喜丸(吞)　三帖

另配：瓦花120克，煎汤熏洗外阴部。

二诊 (9月28日)

服药后,极效。

处方: 原方。　五帖

三诊 (10月5日)

阴痒已除,小便已清,带已净。唯觉乏力,血糖高,小便频数。

处方: 9月23日方去贯仲、百部、威喜丸、槟榔;加玉竹,淮山药。　三帖

【4-15】慢性结肠炎

黄某,男,45岁。

初诊 (1977年7月)

主诉:大便2～3次/天,每次大便憋在肛门口,不进不出状,极为痛苦。腹胀腹痛,虚汗淋漓。西医诊断:结肠狭窄;慢性结肠炎史。

既往史:此前董绍壶老师常用真人养脏汤加味(方中有御米壳)亦很见效,但总复发。1969年在南京工作时,有同事恶作剧,暗中在其茶杯里放巴豆,后来就引起腹泻。

舌苔根黄厚而腻;脉濡大无力。

处方: 纯阳正气丸10瓶,3克/瓶。

二诊

好转。

处方: 藿香正气水10瓶。

三诊

柴　胡	生白芍	枳　壳	生甘草	
白头翁	生葛根	黄　芩	川　连	五帖

【注】 经方四逆散合葛根芩连汤加味。

患者反馈:好转,但效果不明显。

四诊

大便冻脓状,当慢性痢疾来治,未必有菌。

处方

白头翁	秦　皮	佩　兰	荷　叶
当　归	白扁豆	地枯萎	莱菔子

北秫米	车前子	荠菜花	玫瑰花
天花粉	大腹皮	藕　节	益元散(包煎)　三帖

患者反馈：三帖服下，腹胀减轻，泻利时腹痛差，每日仍大便两次，但排便不够爽。

【注】四诊所用之方是曹鸣伯老师所传。方中本有焦白术，亦可不用佩兰，改用省头草。此方可变化：夏日用鲜荷叶，口渴加天花粉，噤口痢加车前子、北秫米。

五诊

慢性痢疾，症状仍在。

处方

生黄芪 15 克　　块滑石 23 克　　五帖

六诊：苔仍黄腻，服上方泻利极爽，虚汗仍多。

处方

原方加其制，黄芪 30 克、块滑石 45 克。　　三帖

【注】此处用的是《医林改错》保元化滞汤，当休息痢来治。如是菌痢就不合适了，医者须知。

七诊　(8 月 9 日)

大便已成形，细条状，大便时已无憋住的感觉。

处方

生黄芪 24 克　　块滑石 36 克

患者反馈：服后大便更爽快，通畅，近几年来从未有过。

八诊　(10 月 20 日)

停药一个月，腹又胀。

处方

柴　胡 9 克	生白芍 9 克	枳　壳 9 克	清炙草 9 克
藿　香 6 克	厚　朴 6 克	甘露消毒丸 15 包	老鹳草 15 克
马齿苋 20 克	薤白头 20 克		七帖

患者反馈：上方服了十四帖，病已除。

【注】此方是范文虎太先生方：四逆散加藿、朴、薤白头、甘露消毒丹。

【评】此案先生用方极其灵活，值得借鉴。

【4-16】下腹部症块

某某,女,60岁。

初诊 (1977年6月6日)

下腹部有一症块,如鸡蛋大,能摸到。前医用蛇莓,白花蛇舌草等数十剂,有所好转。今转余诊治:绝经之人此症块与子宫肌瘤,卵巢囊肿关系不大。

处方甲

川牛膝10克　赤　芍15克　枳　壳5克　延胡索10克
怀牛膝10克　生白芍15克　焦白术12克　刘寄奴6克
王不留行6克　京三棱3克　莪　术3克　十五帖

处方乙

水红花子30克,浸高粱烧酒一斤,备用一斤。浸一周后开始服。每天服用一两,服后向原容器内新加入一两酒。服完一斤药酒后,剩有一斤浓度较淡的药酒。每天仍服一两,不必向原容器内加酒,十天内服完。汤药甲方不动,两天一帖。

二诊

十五帖服完,明显见效,症块缩小。汤药两天一帖,药酒服完即可。

【注】此患者后来转方(汤药方)3～4次,原方照服;又配了一料水红花子浸酒;服完,病已痊愈。症块已摸不到了。

【注】当时B超等医疗设备,但中医仍可凭丰富的临床经验医治。今据药理考证,水红花子治肿瘤症瘕有效。

【4-17】脚　肿

某某,女,17岁。

初诊 (1977年6月8日)

脚肿,前医用五皮五苓散不见效。

处方:鸡鸣散加味,见附录一。

姜川朴15克　苏梗叶10克　吴茱萸3克　桔　梗3克
宣木瓜10克　槟　榔15克　大腹皮15克　生　姜5片
陈　皮5克　赤　豆15克　车前子10克　五帖(冷服)

患者反馈：脚肿消了。

【评】青年妇女脚肿，专门利水利尿，鸡鸣散最为合拍。

【4-18】脚　肿

张某，女，34岁。

体胖，脚肿。

处方：同4-17案。　　六帖（冷服）

患者反馈：已痊愈。

【4-19】脚　肿

俞某，男，75岁。

初诊　（1977年9月19日）

左脚肿，苔黄腻。

处方

苏　叶　　吴茱萸　　桔　梗　　生　姜
车前子　　厚　朴　　木　瓜　　陈　皮
槟　榔　　大腹皮　　赤小豆　　三帖（冷服）

二诊　（9月22日）

前症，口仍干，头昏。

处方：原方，三帖。

患者反馈：服后脚肿全退。

【注】此三案所用之方都是鸡鸣散加味。反复刊载数案，意欲示人复制不难。

三诊　（10月17日）

头昏，四肢麻木。午后足肿。血压150/90 mmHg，比以前低。舌质淡苔黄。

处方

党　参　　茯　苓　　焦白术　　炙甘草
生黄芪　　泽　泻　　桑寄生　　桑　枝
桑白皮　　三帖

【4-20】腹鼓、脚肿

黄某,男,40岁。

初诊 (1977年7月2日)

主诉:腹胀如鼓,腰如屋柱,裤子纽扣已无法扣上。脚肿不见踝骨,踝关节不能曲。

既往史:慢性肝炎病史。

仅两周时间,肿势发作如此之猛。服寻常利水健脾之药,无效。面青褐色。大小便均少。脉沉实。慕名求医,按其肚腹,硬如鼓,实证也。

处方

煨甘遂1.5克	红大戟2.1克	芫　花2.1克	枳　实4.5克
焦白术9克	带皮苓15克	冬瓜皮12克	带皮槟24克
金铃子9克	延胡索9克	炙鳖甲24克	柴　胡6克
冬葵子9克	八月扎9克	炙鸡内金6克	陈蚕豆120克(煎汤代水)

二帖

二诊 (7月5日)

二帖服完,脚肿稍退,踝关节能曲了,腰围也缩小一些。当服下第一帖汤药时,未泻,且更觉腹胀!因空腹服药第一帖头汁呕吐,二汁未吐。第二帖头汁、二汁全部服下,未吐。泻了四次,二次量多,二次量少。精神较前一天好多了。

处方:原方。用甘遂2.1克、大戟3克、芫花3克;加炒牵牛子各3克、小茴香3克。

二帖

7月14日,患者反馈:服一帖后,泻二次,似水沫状。小便五次,量比以前增加几倍。人觉爽快,胃口大开,嘱其忌盐。

三诊 (7月16日)

第二帖服下,大便三次,成形。脚仍肿,腹胀减轻。纳食过多则气胀。咽部发热。用实脾饮。脉滑而不涩了。

处方

茯　苓	焦白术	木　瓜	生甘草
广木香	大腹皮	草豆蔻	淡附片
干　姜	厚　朴		

二帖

另配:舟车丸3克(吞),每天一次。

四诊 （7月18日）

药丸服下，夜半泻一次。症状顽固，仍腹鼓脚肿，不宜再猛药逐水。

处方

厚　朴4.5克	陈　皮6克	川牛膝9克	汉防己9克
车前子30克	车前草30克	槟　榔30克	大腹皮30克
泽　泻9克	枳　壳4.5克	虫　笋15克	陈葫芦30克
冬瓜皮30克	赤　豆30克	禹功散9吞	鲜茅根30克　四帖

五诊 （7月23日）

脚肿退，腹胀减轻，肚脐仍突出。舌质绛苔少。

处方

石　斛9克	北沙参9克	麦　冬9克	太子参9克
枸杞子9克	明党参12克	焦白术9克	茯　苓9克
泽　泻9克	车前草30克	陈葫芦30克	仙鹤草30克
大　枣12克			七帖

【注】上方见效。病者后来服此方出入两个多月，痊愈。因血小板减少，可加花生衣30克；纳差去葫芦，加鸡内金；异功散加味健脾。此间病者仍服西药脱氧核糖核苷酸钠，数瓶。

【注】此案病情发作时，不用峻药逐水难以控制。病势减退，不可久用猛药破元气，当用养阴利水药缓图。

【评】此等病案，进退有序。先生师承高人，年未而立，用此等方药应诊，有识有胆，同时有节有度及时转方。所谓大毒治病不可久持，防损元气，病退即用药亦退。应变自如。

【二评】此案腹按之硬实，不似血吸虫病之腹软。平时似可从瘀血考虑用药，泽兰、三棱、莪术、抵挡丸等均为合拍。肝病是腹水之因，方中似可用柴胡、秦艽、枳壳、山楂、赤白芍、当归、桃仁等。

【4-21】腹鼓、脚肿

仇某，男，69岁。

初诊 （1977年10月20日）

腹鼓，脚肿，面色灰黑，形瘦。大便1次/天，小便量少，口渴而不敢多饮，多饮则腹胀。转辗求治，不见好转。

处方

白商陆 9 克　大腹皮 30 克　槟　榔 30 克　车前子 30 克
车前草 30 克　麦门冬 24 克　冬瓜皮 15 克　赤小豆 30 克
苏梗叶 12 克　川　朴 9 克　生山栀 9 克　柴　胡 6 克
枳　壳 6 克　赤白芍 9 克　二帖

二诊　(10 月 22 日)

服下一帖泻一次,腹部觉松,嘱其服完二帖。

处方

枳　壳 9 克　厚　朴 15 克　车前子 30 克　赤小豆 30 克
苏梗叶 12 克　吴茱萸 5 克　桔　梗 5 克　木　瓜 9 克
陈　皮 5 克　槟　榔 30 克　大腹皮 30 克　生　姜 3 片　五帖

【评】此病因在肝,过去中医前辈均用黄病绛矾丸,可惜如今已不再生产。

【4-22】咯　血

史某,女,32 岁。

初诊　(1977 年 9 月 22 日)

头昏,咯血,痰湿,肺结核未吸收也未扩散,宿患气管炎。

处方

鲜生地 24 克　丹　皮 9 克　赤　芍 9 克　茜　草 6 克
大小蓟各 9 克　鱼腥草 15 克　桃　仁 2 克　前　胡 10 克
仙鹤草 30 克　十灰丸 9 克(包煎)　三帖

二诊　(9 月 26 日)

上症。

处方:原方加鲜茅根 30 克。　三帖

三诊　(10 月 4 日)

咯血已止,眠不安,人觉乏力。

处方

仙鹤草　青　蒿　鳖　甲　百　合
柏子仁　丹　参　生地黄　玄　参
麦　冬　四帖

四诊 （10 月 8 日）

上方去鳖甲；加功劳叶、前胡。 四帖

五诊 （10 月 13 日）

少量咯血，吐痰爽。

处方： 同 9 月 26 日方。 五帖

六诊 （10 月 18 日）

血已止，咽痒，咳嗽，有痰。左前胸闷。

处方

仙鹤草	川郁金	生地黄	熟地黄
枸杞子	淮山药	桔　红	前　胡
红　枣			五帖

【4-23】关节发冷酸痛

戴某，女，55 岁。

初诊 （1977 年 7 月 15 日）

关节发冷酸痛。舌苔白腻满布；脉涩。

处方

生麻黄 5 克	生黄芪 15 克	黄　芩 5 克	独　活 6 克
细　辛 3 克	生白芍 12 克	炙甘草 6 克	制川乌 6 克
大黑豆 12 克			五帖

【注】 此经方千金三黄汤合乌头汤加大黑豆，是师门常用的配伍方法。

二诊 （10 月 18 日）

患者反馈上方极有效。大便干燥。眼干，头昏。今舌苔白腻；脉沉迟。

处方： 原方加天花粉 10 克。 三帖

另配：槐角丸 120 克，每天二次，6 克/次。

【评】 效果明显，足见经方之效确实可信。

【4-24】肾亏带下

赵某,女,50岁。

初诊 (1977年7月15日)

腰酸腰痛,带下,腿脚疲软无力。

处方

干　姜	焦白术	茯　苓	炙甘草
制首乌	川　断		

八帖

【注】此肾着汤加味。

二诊:服上方,腰酸痛减轻。

处方

大生地	泽　泻	猪　苓	淮山药
煅牡蛎	乌贼骨	生黄芪	青蛾丸(包)
川　断	桑寄生		

六帖

患者反馈:服上方大效。

【4-25】产后风

某某,女,27岁。

初诊 (1977年秋季)

产后多汗,腰酸骨楚。头昏头痛。失眠。乳汁少。

处方

川桂枝3克	生白芍10克	生黄芪12克	炙甘草5克
冬桑叶10克	生　姜2片	大　枣5枚	丹　参10克
当　归10克	防　风3克	焦白术10克	川　断12克
煅龙骨15克	煅牡蛎15克		

患者反馈:前后共服二十多帖,愈。

【注】此方乃四明宋氏产科的看家本领之一。黄芪当归建中汤、桂枝汤加龙牡、玉屏风散化裁,产后用之极为稳当。

【4-26】严重痛经

薛某,女,24岁。

初诊 (1977年夏季)

痛经,严重时满地打滚状。经前乳房胀。初诊当月经已行。

处方: 逍遥散加橘叶。 七帖

二诊: 症状减轻。

处方: 逍遥丸120克,每天两次,5克/次,温水送服。嘱下个月经行前来诊脉配药。

三诊: 经将行。舌质深有瘀血;脉弦涩。面色黯。

处方: 少腹逐瘀汤加味(见附录一)。

小茴香3克	炮　姜3克	延胡索10克	金铃子10克
没　药6克	川　芎10克	当　归10克	蒲　黄6克
肉　桂3克	赤　芍12克	香　附9克	五灵脂6克　十帖

每逢行经前,腹痛时立即煎服,每天一帖,连服三帖。

患者反馈:如此连服三个月(经期服三帖)经痛程度大减,能够忍受,经行多血块。

【4-27】急性肾炎

张某,女,61岁。

初诊 (1997年10月4日)

9月24日、26日尿常规检查结果显示,尿蛋白结果显示(++)至(+++),红细胞100~150×10^6/L。医院诊断为急性肾炎。不欲食,恶心,吐清水。前几天发热,腰酸似折。苔黄腻。

处方

萆　薢	泽　兰	荷　叶	金钱草
车前草	生地黄	泽　泻	黄　柏
青宁丸	块滑石		三帖

二诊 (10月7日)

恶心除,不吐清水。腰仍酸无力,带多。小便发热。胃口好些。舌苔仍黄腻。

处方：前方加焦山栀。　　五帖

三诊　(10月12日)

白带减少。

处方：原方去黄柏、青宁丸、滑石、山栀；加川断、黄精。　　三帖

1月15日，尿常规检查结果正常。

四诊　(10月18日)

白带多，腰不酸。舌苔不黄腻。

处方：上方加淮山药、苍术、升麻。　　五帖

【评】用清震汤治急慢性肾炎，是范文虎医派绝招。

【4-28】流　火

徐某，男，26岁。

初诊　(1977年6月2日)

流火发作，右小腿发热，肿痛。全身发热，大便干燥。

处方

生大黄10克	牡丹皮10克	忍冬藤15克	桃　仁6克	
冬瓜仁12克	黄　柏6克	知　母6克	元明粉4克	三帖

患者反馈：服后大便通而未泻，热退肿消。

二诊　(6月16日)

流火又发作，有热度。大便干燥，小腿发热红肿。

处方：大黄牡丹汤加猪苓12克、知母6克、黄柏6克。　　二帖

三诊

症状减轻。

处方：七星剑加减。

野菊花10克	苍耳子10克	半枝莲10克	生麻黄3克	
豨莶草10克	草河车10克	紫花地丁10克	黄　柏5克	
苍　术6克	川牛膝10克			五帖

【注】前七味是七星剑配方。

医嘱：先煎服，后熏洗。

三诊

症状继续好转，但小腿仍有些肿。

处方： 上方加车前草10克、青宁丸10包。　五帖(先服后洗)

四诊

基本治愈。小腿不红不肿，不发热。大便不干燥。舌质淡红苔少；脉沉滑。效不更方。

处方： 原方五帖，先服后洗。

五诊　(7月下旬)

患者觉右血海穴附近有一硬块，嘱其照服上方，兼服季德胜蛇药片，每天三次，4片/次。

外敷蛇药片，醋或蛋清调敷。先用汤药的药渣煎汤熏洗，后调敷蛇药。十多天而愈。

【评】 先生用七星剑(《外科正宗》方)合三妙丸出入，治流火丹毒，腿踝红肿热痛，静脉曲张等炎症，效验确凿。同时使用季德胜蛇药，内服外敷，巧妙可法。

【4-29】膀胱结石

刘某，男，64岁。

初诊　(1977年7月7日)

小便时尿道胀痛，淋漓不爽，膀胱结石在尿道口。先服八正散加减数帖，不见显效。延余诊治。

处方： 通窍宣隧汤(见附录一)。

川牛膝10克	桃　仁6克	穿山甲6克	金铃子10克
琥珀粉3克	黄　柏6克	银杏肉10克	鹿角片3克
炙远志10克			七帖

患者反馈：极效。痛减尿畅，转用清热利湿方数帖收功。当年10月下旬相见，余问及病情，患者反馈：小便至今无痛苦。

【4-30】面部痤疮

蒋某，女，25岁。

初诊　(1977年9月15日)

面部痤疮，发痒。

处方

生　地	丹　皮	泽　泻	猪　苓	
玉　竹	黄　芩	赤　芍	连　翘	
防　风	通圣丸			五帖

二诊　(10月6日)

症状略有减轻。

处方

荆　芥	防　风	丹　皮	赤　芍	
紫花地丁	蒲公英	土茯苓	白鲜皮	
地肤子	蝉　衣	防　风	通圣丸	五帖

三诊　(10月13日)

面部痤疮,发痒,口渴。

处方

丹　皮	赤　芍	鲜生地	桑白皮	
紫花地丁	蒲公英	桃　仁	荆　芥	
紫　草	人中黄		二帖(紫草未配到)	

四诊　(10月17日)

痤疮退去一半,痒减。

处方: 用防风通圣丸善后。

【评】 此案加入桑白皮、桃仁、人中黄、紫草,明显中的。虽缺紫草,亦见大效。医者须记！血中热毒,须用神犀丹的思路。

【4-31】面部痤疮

马某,女,28岁。

初诊　(1977年6月9日)

面部脂溢性痤疮,发红,疹子成片,痒甚。搽花露水,涂软膏均无效。

处方

鲜生地	丹　皮	赤　芍	紫花地丁	
蒲公英	银　花	紫　草	人中黄	
连　翘	桑白皮	防　风	通圣丸	五帖

患者反馈:见效,已不痒。

【4-32】胃蛋白酶片过敏

某某,男,45岁。

初诊 (1977年6月)

浑身发疹斑,色红发痒。西医诊断:胃蛋白酶片过敏。

处方

丹 皮	赤 芍	连 翘	银 花	
紫 草	玄 参	神 曲	麦 芽	
焦山楂	鸡内金	枳 壳	蒲公英	
滑 石	荆 芥	青宁丸		一帖

【4-33】紫外线过敏

某某,女,20岁。

初诊 (1977年6月2日)

全身发点状疹子,色红,不痒不痛。发热。询问得知,其从事的工作与太阳能灯制造有关,工作中无防护导致太阳能灯直接照射皮肤,引发紫外线过敏。患者诉其同事也发生过类似情况。

处方

荆 芥	薄 荷	连 翘	赤 芍	
丹 皮	玄 参	紫 草	青宁丸	
蒲公英	紫花地丁			三帖

6月3日,信:服一帖疹子已退净,自己使用牛奶涂搽皮肤。

医嘱:尽剂可愈。

【评】此等症状,方中如加西瓜翠、荷叶、僵蚕、向日葵盘等均可起到防晒、抗晒功效。

【4-34】间歇性跛行

夏某,女,50岁。

初诊 (1977年7月)

腓肠肌发胀,不能长时间步行,体胖,“肥人以湿为邪”也。患小腿静脉曲张。

处方

当　归	羌　活	防　风	升　麻
猪　苓	泽　泻	黄　芩	生葛根
苍　术	焦白术	苦　参	生甘草
川牛膝	生白芍	赤　芍	茵　陈
知　母			三帖

患者反馈：明显见效。

10月底，患者来信：病情未发。

【评】西医称此症为间歇性跛行，其实与心脏、血压等都有关系。先生用的是李东垣的当归拈痛汤加味。

【4-35】失　眠

某某，男，24岁。

初诊　(1977年6月2日)

口干，纳可，肝区痛，失眠。苔薄白，胖嫩；脉虚数。

处方

丹　参	枸杞子	北沙参	制首乌
制黄精	杭菊花	当　归	金铃子
延胡索	柴　胡		三帖

患者反馈：三帖治愈。

【评】失眠由于肝不藏魂，治肝则眠安。先生药方看似简单，内行人应懂得其中精髓：丹参、黄精、延胡索，单独重用就是安神镇静的良药；枸杞子、杭菊花平肝；柴胡、当归、金铃子疏肝养肝；制首乌与夜交藤是一体之物。年轻人失眠，只要不是由于痰热、气阻所致，此等方应该见效。

【4-36】内分泌失调

强某，女，15岁。

初诊　(1977年6月中旬)

形瘦小，面色无华。经未通，带下日久，质稠。前医用知柏地黄丸、六味地黄丸，以及清热利湿等寻常止带固肾之方法，均不见效。舌质绛苔薄，脉滑而细。

处方

赤石脂	禹余粮	怀牛膝	益母草	
荷　叶	淮山药			三帖

另配：六味地黄丸，每天二次，6 克/次。

二诊

用药后当即带少神爽。又经他医用知柏地黄丸仍无效，再次求余诊治。

处方： 桂枝汤加当归、川芎、天花粉、赤石脂、禹余粮、龙骨、牡蛎。　三帖

三诊　（1977 年 10 月）

因天气炎热，一直未来复诊。今来复诊，其母说首次天癸已通，带下仍然很多。

处方： 仍用上方。

医嘱：经行期停服，平时可服。

【评】 此案先生所用桂枝汤加味，出自《范文虎专辑》，且有震灵丹固摄奇经的效果。此等病也当看作更年期内分泌失调。

【4-37】习惯性便秘

陈某，女，40 岁。

初诊　（1977 年 6 月 6 日）

形瘦。习惯性便秘已有六七年之久，经多方治疗无效。曾服番泻叶、蓖麻油，均觉腹痛仍不大便。服百合绿豆汤，初见效，后又失效。患者每天服麻油、蜂蜜等也无用。今大便必用两三只开塞露。便硬如栗，3～4 天一次。舌苔少；脉细缓。

处方

柴　胡	枳　壳	生白芍	清炙草	
肉苁蓉	火麻仁	瓜蒌仁	生地黄	
玄　参	麦　冬			五帖

二诊

服药仍不能自行大便，但自觉用开塞露时大便较先前润滑而软，不似栗状。

处方： 上方去火麻仁；加淮山药。　七帖

针刺：腕踝左右（下 1）。

患者反馈：二帖服下即自行大便一次，属六七年来首次。意料之外！

三诊

服完七帖，未再自行大便。但目前仅用一支开塞露，大便可以很快地排出。

处方： 上方去淮山药；加火麻仁、锁阳。 五帖

针刺：腕踝左右(下1)。

四诊

上症。

处方： 上方加桃仁、红花、当归、生首乌。 五帖

五诊

服完五帖，自行大便两次。服药前的六七年间无肠鸣音，今肠鸣，转矢气(放屁)。尿量增多。今患者诉：因便秘引起腹胀而失眠。效不更方。

处方： 上方，五帖。

针刺：腕踝左右(上1)、(下1)。

8、9、10月患者陆续复诊多次，用药与先前大致相同，嘱患者每日临睡前按摩腹部。如今患者或自行大便或偶用开塞露一支即可。病愈七八成，未根治。后未联系。

【评】 尿量增加是因为肾司两便也。肉苁蓉、锁阳等要药材有不仅仅通便，亦有补肾之功效。此案例，药未吃到位，善后应用师门健脾润肠法：淮山药60克、生地黄15克、生首乌30克(十帖)、生白芍、生甘草等亦可见机重用。枳壳、青皮等通气药当然可见机择用。医者宜细玩味。

【4-38】梦　呓

陈某，男，16岁。

初诊 (1977年6月)

梦呓。

处方： 枕中丹。

针刺：腕踝左右(上1)：针六七次即效。

【4-39】大便燥结

廖某，男，76岁。

初诊 (1977年10月上旬)

国庆节前因腹泻，用真人养脏汤，泻止。今大便燥结，如栗子状。舌苔黄腻；脉缓涩。

处方

柴　胡 6 克　　生白芍 6 克　　枳　壳 6 克　　清炙草 6 克
玄　参 20 克　　麦　冬 20 克　　生地黄 20 克　　生首乌 30 克
肉苁蓉 30 克　　三帖

二诊

患者诉：服上方，大便盈尺半而润，爽快之极。

处方：六味地黄汤加味。

【注】此患者系退休教师，懂医道，曾读过日本《皇汉医学》及汤本、丹波等医家的书。

【评】老年人的大便调节往往时泻、时秘，不可过度。

【4-40】闭　经

某某，女，20 岁。

初诊　(1977 年 10 月 3 日)

面青皖白，形瘦。经停十一个月，前医用桃红四物汤六帖。脉转滑，经仍未行，觉腹胀。转余诊治。脉涩。

处方：逍遥散加丹参、香附等。　　三帖

二诊　(10 月 7 日)

经行，血块很多，色黑，腹仍胀痛。脉滑。

处方：逍遥散加减，并嘱下次经行前趁早来转方。

【评】经闭不行，血虚者当补血。气血不虚者可用桂枝汤加四物调和营卫，逍遥散加味调肝理气和血。原因不在血瘀，不可用活血破瘀药硬通月经。

【4-41】腹部撞击伤

某某，女，35 岁。

初诊　(1977 年 9 月 12 日)

腹部因装卸时被木板撞击。今腹痛而胀，腰痛，带下多。

处方

桃　仁	红　花	刘寄奴	泽　兰	
苏　木	沉　香	香　附	丹　参	
延胡索	金铃子			三帖

患者反馈：三帖即效，至今未发。

【4-42】流　注

罗某，男，40岁。

初诊　(1977年夏季)

左手内关穴处生一脂肪瘤，如蚕豆大，曾就诊建议切除，病者畏惧，求中医治之。

处方

内服：小金片，共服十瓶。

外用：控涎丹6克，研细末，醋或蛋清调敷，纱布包。后改用七厘散三瓶(共重4.5克)、硇砂1.5克，合为细粉，外敷。

针刺：用金针顺手臂方向沿皮刺患处，以通气通络。如此一个月，脂肪瘤逐渐消除。

【4-43】惊吓后失眠

钱某，女，27岁。

初诊　(1977年6月)

1976年夏，因受惊吓而失眠，精神失常，两手抽搐。曾去精神病专科医院治疗。口苦而干。月经正常。喜食冷饮、冰砖等。夜间必过午夜方可略眠。两目呆滞，两肩关节、肋部自觉疼痛。今面色黝黑，苔黄腻，杨梅舌苔。

处方

柴　胡	当　归	生白芍	清炙草	
焦白术	茯　苓	丹　皮	焦山栀	
石菖蒲	炙远志	薄　荷	生　姜	七帖

二诊：效果不明显。

处方：天王补心丹加琥珀、蜂蜜、川郁金、制南星、知母，五帖。

三诊：神稍安。

处方

炙甘草 10 克　　淮小麦 30 克　　大　枣 12 枚　　十帖

针刺：腕踝左右(上 1)，促安神。

四诊：病情好转；眠安，诸痛觉消除。拟善后。

处方

竹　茹　　枳　壳　　姜半夏　　陈　皮
清炙草　　茯　苓　　黄　芩　　川　连
知　母　　柏子仁　　酸枣仁　　七帖

患者反馈：病已愈，即将恢复工作状态。

【评】 甘麦大枣汤对女性意识尚清的癔症，精神错乱等脏躁症见效。

【4-44】抑郁症

张某，女，50 岁。

初诊　(1977 年 9 月 9 日)

精神忧郁，说话有气无力，神呆纳滞。食欲不振。眠不安，心悸，胸闷。

处方

黄　精　　丹　参　　柏子仁　　酸枣仁
广木香　　朱茯苓　　炙甘草　　淮小麦
大　枣　　三帖

二诊　(9 月 12 日)

眠不安。

处方

竹　茹　　枳　壳　　姜半夏　　陈　皮
朱茯神　　清炙草　　车前子　　北秫米　　三帖

三诊　(9 月 14 日)

上症。

处方：初诊方加朱砂安神丸。　　三帖

四诊　(9 月 17 日)

精神郁而不畅，神志虽清而呆；夜不安眠，自言自语，若有所思；胃纳迟钝。

处方： 温胆汤加南星、琥珀、川郁金、柏子仁、酸枣仁、炙远志、知母、生山栀、竹沥、川连、石菖蒲。 五帖

五诊 （10月7日）

去其他医院治疗过，今眠稍安，胃口不佳，大便不畅。

处方

炙甘草10克 淮小麦30克 大 枣12枚 生白芍12克
火麻仁12克 逍遥丸10包 五帖

六诊 （10月12日）

家属反馈有所好转。胃口差，欲泛恶心。舌质淡苔薄白；脉郁不扬。

处方： 原方五帖。

【4-45】产后食道异物感

某某，女，30岁。

初诊 （1977年7月7日）

产后咽至食道、贲门处有异物感如梗住状。前医用四七汤不效，改用滋阴清热凉血药亦不效。

处方

生黄芪30克 桃 仁6克 红 花5克 皂角刺5克
穿山甲5克 赤 芍10克 防 风5克 三帖

【注】 前六味是助阳止痒汤，见《医林改错》。

【4-46】产后发疹、发痒

山某，女，30岁。

初诊 （1977年7月中旬）

产后一个月即上班。浑身发疹，块状色红而痒。夜发日退，天天如此。前医用凉血清热药影响奶水。后用防风通圣丸稍有好转，但不能彻底治愈。几次治疗均不见显效。求诊，我用助阳止痒汤加味为其诊治。

处方： 助阳止痒汤（见4－45案）加防风5克。 三帖

二诊

三帖服完，病去一半。

处方： 原方。 三帖

患者反馈：病愈，奶水恢复。

【评】 巧思得效，功底所在。

【4-47】甲状腺术后喑哑

张某，女，50岁。

初诊 （1977年10月）

甲状腺术后，喑哑，发音不扬，如梗住状。

处方： 助阳止痒汤加防风。 三帖

二诊

前症改善。

处方： 原方。 三帖

三诊 （10月15日）

症状消除。

处方： 原方五帖，以巩固疗效。

【评】 治病做到心中有数，不随意更方，值得借鉴。虽仅七味药，照样解决问题。

【4-48】甲状腺术后疤痕痛

王某，女，50岁。

初诊 （1977年6月5日）

甲状腺术后疤痕痛，如针刺、蚁爬而痒。前医用鱼腥草、桃仁、红花、赤芍、丹皮、忍冬藤、玉竹、麦冬、生地等数十剂，不效，症状依旧。求余诊治，余见伤疤微红，微拱起如蚯蚓状。

处方

生葛根 黄 芩 川 连 生甘草
桃 仁 丹 皮 青宁丸 忍冬藤
天花粉 三帖

患者反馈：药服完而症状去大半。

二诊 （7月23日）

伤疤发痒，刺痛，咽如梗住状，音发不响。

处方

葛　根	黄　芩	黄　连	甘　草	
川　芎	生　军			

另配：四季青片，二瓶。

三诊

咽痛好转，刺痛减轻。

处方

桃　仁	红　花	生甘草	桔　梗	
生地黄	当　归	玄　参	柴　胡	
枳　壳	赤　芍			三帖

【注】此会厌逐瘀汤出自《医林改错》。

四诊

痛止，痒减。咽部胀依旧，音发不响。

处方

生黄芪	赤　芍	皂　刺	穿山甲	
大力子	桃　仁	红　花	生葛根	
板蓝根	蒲公英			三帖

【注】此助阳止痒汤加味。

五诊 （10月4日～22日）

患者因咽部如梗住状，音发不出，刀疤痒，又来求诊。

处方：助阳止痒汤加防风。　二十帖

患者每服五帖症状好一成，再服五帖又好一成，直至消除。

【评】此案用《医林改错》活血化瘀法治之，效果胜过清热解毒，滋阴活血。

【4-49】百会穴外伤致头昏、恶心

耿某，女，42岁。

初诊 （1977年10月14日）

9月30日，因工作不慎，百会穴被击伤。今头昏，恶心。每天发作3～4次。左耳、

颈部麻木感，不能平稳地起床或行走。

处方：复元活血汤加味（见附录一），加藁本。

柴胡 6 克　天花粉 9 克　当　归 9 克　穿山甲 7 克
桃　仁 5 克　红　花 3 克　熟　军 4 克　清炙草 5 克
川　芎 5 克　钩　钩 12 克　香　附 5 克　广地龙 10 克
藁　本 10 克　三帖（加水酒煎）

二诊　（10 月 17 日）

觉好转，恶心除，头昏减轻，头脑觉得清爽，能步行来门诊而不眩晕。

处方：上方加三七粉 1.5 克（吞）。　三帖

三诊　（10 月 19 日）

患者已可以正常上班。

处方：上方去三七粉。　三帖

四诊　（10 月 22 日）

患者感冒，发热 37.6℃。畏寒，骨节酸痛。头胀，左耳朵及面部麻木感，听力减退。

处方：五虎败毒汤（见附录一）。

苏梗叶 12 克　荆　芥 10 克　防　风 5 克　羌　活 6 克
独　活 10 克　柴　胡 10 克　前　胡 10 克　茯　苓 12 克
生甘草 9 克　桔　梗 5 克　枳　实 10 克　川　芎 10 克
生　姜 3 片　薄　荷 3 克　三帖

五诊　（10 月 26 日）

感冒痊愈。左耳及面部麻木减轻。大便不是每天解。眠不安。

处方：复元活血汤加味，再加生黄芪 15 克。　五帖

【4-50】脑震荡后遗症

王某，男，60 岁。

初诊　（1977 年 10 月 13 日）

两年前额部因跌伤致脑震荡，至今一直头晕恶心，大便不畅。

处方：复元活血汤加味。　三帖

二诊　（10 月 17 日）

服上方腹泻两次后不泻，头晕好转不多。

处方：上方加三七粉 1.5 克(吞)。　　三帖

三诊　(10 月 20 日)

大便解而不畅，量不多。症状减轻，头晕恶心已除。舌苔白灰腻。

处方：上方去三七粉。　　三帖

四诊　(10 月 22 日)

服药后自觉舒服，大便畅。

处方：初诊方。　　七帖

【4-51】多年脑外伤

刘某，男，48 岁。

初诊　(1977 年 10 月 10 日)

主诉：头晕、恶心。

既往史：二十多年前因脑外伤而晕厥。1960 年开始出现头晕、恶心等症状，至今仍然经常发作。曾就诊治疗，诊断为梅尼埃病。

疑似脑外伤引起的后遗症。

处方：复元活血汤加味。　　五帖

二诊　(10 月 20 日)

服药后觉好转，晕的程度减轻，恶心也减轻。效不更方。

处方：原方。　　三帖

三诊　(10 月 22 日)

头晕恶心减轻，手足觉微麻

处方：上方加生黄芪 15 克。　　七帖

【4-52】头部外伤、头晕

陈某，女，40 岁。

初诊　(1977 年 8 月 27 日)

因劝架造成头外伤，已近二十天。今头晕恶心，浑身无力。大便数日一次。

处方：复元活血汤加味。　　三帖

二诊 (9月9日)

病情好转。

处方：原方加天麻10克、磁朱丸4.5克(吞)。 五帖

三诊 (9月20日)

症状减轻。

处方：上方去磁朱丸。 七帖

四诊 (10月22日)

患者诉初诊时头晕恶心等症已痊愈。今月经将行，胃口不好。头昏，以前行经前就有此症，素患贫血。

处方

白薇　生黄芪　当归　党参

生地黄　煅灵磁石　枸杞子　杭菊花　七帖

【评】此方含有白薇汤(白薇、炙甘草、当归、党参)的意思。见《冯绍蘧临床秘典》。

【4-53】梅尼埃病

某某，女，40岁。

初诊 (1977年7月)

自诉患梅尼埃病，头昏、恶心、低热。

处方：复元活血汤加味。 五帖

【4-54】眩晕

周某，女，33岁。

初诊 (1977年8月13日)

头昏恶心，夜间乘凉躺在竹榻上时，突然发作；如是数次，呕吐。

处方：复元活血汤加味。 五帖

10月30日，患者反馈：至今未复发。

【4-55】结肠切除术后便秘

陈某,女,62岁。

初诊 (1986年10月20日)

主诉:结肠部分切除术后便秘日久,有时脱肛,无法顺利排便导致要经常用手挖,患者十分痛苦。中气不足,内脏下垂多年。气血亏损,肠壁缺血。畏寒,手冷。夜寐时间不长,经常服安眠药,曾诊断为:神经(官能)症。

既往史:1984年7月行结肠部分切除术后,排便困难。服泻药如番泻叶、土大黄、牛黄解毒片等泻下甚;服一般中药则大便燥结,三天不解;服麻油许多也无用,必用开塞露。就诊前服30粒麻仁丸,即可排便,今服80粒无效。在手术医院复查结果显示:术后无癌细胞残留,诊断为:缺血性肠炎。

余诊心率88次/分。舌质淡苔薄白,边有齿痕;脉沉细。

处方

柴　胡9克　　枳　壳9克　　清炙草9克　　生白芍9克
生黄芪15克　　全当归15克　　生地黄30克　　生首乌30克
川石斛15克　　生槐米30克　　炒槐米30克　　麦　冬30克
肉苁蓉30克　　十帖

二诊 (1986年11月1日)

服上方三帖,即自行大便,润而成形,病家欢颜。嘱症状会有反复,坚持服药,两天一帖,每帖煎四碗汤汁,有利于通便。

处方

柴　胡6克　　枳　壳6克　　生白芍6克　　清炙草6克
生黄芪30克　　全当归15克　　生地黄15克　　麦　冬15克
川石斛10克　　生槐米15克　　肉苁蓉30克　　十帖

【注】此方是本案治便秘的基本方。

三诊 (1986年11月24日)

近来每日有大便,量少。眠不安。

处方

全当归12克　　生黄芪15克　　生地黄12克　　麦　冬12克
川石斛6克　　生槐米12克　　肉苁蓉20克　　丹　参10克
柏子仁6克　　柴　胡3克　　枳　壳3克　　生白芍5克

清炙草5克 五帖

另配：痔疮内消丸(又名舒痔丸)。

12月8日,电：上方服了二帖及药丸,效果明显。

【评】此案如用寒性药太多,对病情不利;如不滋阴润肠则大便不畅。气血双补,润肠而不苦寒为要。

四诊 (12月21日)

夜里兴奋难眠,常服硝西泮。心悸发作一次,早晨卧着心悸,不能动。畏寒,目糊。面色无华,血小板减少,血压136/76 mmHg。舌质淡苔薄,边有齿痕。

处方

党参10克　茯苓9克　焦白术9克　炙甘草4克
熟地10克　归身12克　生白芍15克　五味子3克
生黄芪15克　肉桂3克　陈皮2克　炙远志9克
柏子仁9克　酸枣仁9克　肉苁蓉30克　生姜2片
大枣7枚 七帖

另配：舒痔丸两瓶。

【注】此方是人参养荣汤加味。

五诊 (1987年1月4日)

目糊,腰疼。大便润畅,有时2次/天,有时三天内排便二次。眠略转安。舌质淡苔薄白。

处方：原方加沙苑子10克、枸杞子12克。 十四帖

【评】此案要点在于促进肠壁正常蠕动功能的恢复,单靠润滑肠壁是不够的。

六诊 (2月3日)

上方实际服二十八帖。1月22日感冒,医院静脉滴注药物后热度退净。今咳嗽痰多,咽痛,咽痒。

处方

柴胡6克　枳壳6克　生白芍6克　清炙草6克
苦杏仁9克　象贝母9克　大力子9克　全瓜蒌9克
炙枇杷叶20克　青蒿6克　桔梗6克　马兜铃9克
生紫菀9克　白前6克　前胡6克 六帖

七诊 (2月7日)

服上方五帖,诸症减轻。唯大便秘结又成为主要矛盾,在此之前使用开塞露一支。

处方

柴　胡 6 克	枳　壳 6 克	生白芍 6 克	清炙草 6 克
大生地 15 克	京玄参 15 克	麦　冬 15 克	肉苁蓉 15 克
生槐米 15 克	炒槐米 15 克	柏子仁 9 克	瓜蒌仁 9 克
杏仁泥 9 克	火麻仁 9 克		七帖

八诊　(2 月 21 日)

服四帖,仍无便意,嘱其尽剂。

处方: 原方去玄参、杏仁;加川石斛 9 克、生黄芪 15 克、当归 12 克;用清炙草 12 克、生白芍 12 克。　七帖

九诊　(2 月 28 日)

有几天自行排便,症状改善。

处方: 同 1986 年 11 月 1 日方。　十帖

【评】 病情相持阶段,必须守方,坚持服药。

十诊　(3 月 13 日)

眠安,胃口佳,情绪可。舌质红苔少;脉沉细无力。

处方: 上方加柏子仁 10 克;用生白芍 10 克;改清炙草为炙甘草 10 克。　十帖

3 月 26 日,信:病情稳定,大便正常,病愈在望。

十一诊　(4 月 3 日)

3 月 3 日至今大便正常。服 1987 年 3 月 13 日方及 1986 年 12 月 21 日方。隔天交换服。眠安,胃口好,时有头昏。今舌质红苔薄;脉细无力。

处方: 同 1986 年 12 月 21 日方,用肉桂 1.5 克。　十四帖

患者反馈:于 4 月 21 日停药。余建议此方,今后 1 帖/周。此案告愈。

【评】 此案因截肠术后,肠壁神经受到破坏,引起顽固型便秘。此案珍贵,值得借鉴。

【4-56】鼻　衄

盛某,男,9 岁。

初诊　(1987 年 4 月 21 日)

主诉:鼻衄,春秋天多发,严重时每日出血,轻时一个月内也不出。前医用当归、黄芪后,衄益甚。上周每天鼻出血,本周出血一次,有时半夜里出血。

患儿身高1.2米，体重20千克。血常规检验结果显示：血小板计数3万～5万，白细胞计数2800～3000/L，血红蛋白70～80 g/L，红细胞计数80万/L。

大便每天解，干燥。舌质淡苔薄；脉细滑数。

处方：鲜茅根60克、龙眼肉5克。 十帖

辅助多吃蔬菜，水果。

【注】此方名茅根龙眼汤，见《冯绍蘧临床秘典》。

二诊 （5月5日）

服上方十帖，仅一次鼻衄。面部及背后、近臀部发出片状白色疹块，不痒，已有十天。大便正常。胃口差。舌质淡苔薄。

处方

荆　芥3克　连　翘6克　银　花9克　谷　芽6克

麦　芽6克　生甘草3克　京玄参12克　赤　芍6克

丹　皮6克　蝉　衣3克　冬瓜仁9克　通　草3克　五帖

三诊 （5月16日）

面部发白疹点，身上隐退。昨出鼻血1小时，量不多。大便仍干燥。舌质淡苔薄；脉数。

处方

女贞子9克　旱莲草9克　玄　参12克　生地黄12克

山茱萸9克　生米仁15克　炒米仁15克　制黄精12克　十帖

四诊 （6月6日）

半个月内三次鼻衄，量极少。皮下有紫绀色血点，有不明显青块。血常规检验结果显示：白细胞3700/L（中性70%，淋巴30%）红细胞318万/L，血红蛋白94 g/L，血小板5.4万。大便干燥。

处方：上方加淮山药15克、丹皮9克、茯苓9克、泽泻5克。 十帖

五诊 （6月20日）

至6月14日鼻衄，连续五天，量较多。今已有四天不出血，可能因近日感冒引起。大便干燥。舌质淡苔少；脉弦数。

处方：5月16日方加阿胶9克、龟板胶10克、北沙参12克、炙龟板15克、煅牡蛎15克。 十帖

另配：十灰丸两瓶。

【4-57】气喘病、中心性视网膜炎、黄斑水肿

毛某,男,35岁。

初诊 (1987年1月4日)

自诉:儿时因出麻疹留下的气喘病,鸡胸龟背。心脏不适小便即少,小便少则心脏更难过;时发心悸,进而引发气喘,动则明显。胸闷时打嗝,转矢气即觉舒。

口唇干粘,渴不欲饮,痰不多。耳鸣。下半身冷,冬夏均如此;颈以上一累即有烘热感。乏力,精神不好。西医诊断:预激症候群。

用药史:服倍他米松十年。

舌质淡苔薄白,边有齿痕;脉沉细。拟先以开路方开胃口,接服膏滋方。

处方

姜竹茹 12克　枳　壳 5克　姜半夏 7克　陈　皮 3克
茯　苓 10克　清炙草 3克　甜杏仁 9克　厚　朴 6克
伽南香粉 0.3克(吞)　五帖

膏方:潜阳纳气,培本固元,补肝肾,益心肺。

熟地黄 60克　五味子 20克　补骨脂 20克　煅龙骨 20克
煅牡蛎 60克　姜半夏 30克　炙龟板 120克　炙鳖甲 120克
沙苑子 60克　菟丝子 60克　天　冬 60克　玉　竹 60克
肉苁蓉 60克　枸杞子 60克　龟板胶 90克　鹿角胶 20克
甜杏仁 60克　鳖甲胶 120克　象贝母 90克　紫　菀 60克
款冬花 60克　马兜铃 60克　茯　苓 90克　泽　泻 60克
淮山药 120克　炙苏子 50克　山茱萸 60克　丹　参 60克
怀牛膝 60克　杜　仲 60克　巴戟天 25克　当归身 60克
楮实子 20克　葫芦巴 25克　炙远志 60克　石菖蒲 30克
广郁金 20克　党　参 120克　桂　枝 30克　生白芍 90克
淮小麦 120克　炙甘草 30克　焦白术 60克　小茴香 15克
大　枣 150克　胡桃肉 150克

上药煎三次,去渣再煎;加冰糖120克黄酒烊化龟板胶、鳖甲胶、鹿角胶一起收膏。

【评】难得一见,先生的膏方中规中矩,值得借鉴。

二诊 (2月18日)

中心性视网膜炎,右黄斑积水,凹反射消失,眼前发黑,视力由1.5下降至1.0;眼睛

胀痛。右腋下淋巴肿痛，且有牵引感。自觉内热有火，不久前患病毒性感冒，大便正常。

处方

生麻黄 6 克　苦杏仁 12 克　冬瓜仁 12 克　生米仁 30 克
清炙草 6 克　连　翘 12 克　车前草 30 克　珍珠母 30 克
夏枯草 10 克　天花粉 12 克　海　藻 6 克　昆　布 6 克
鲜芦根 30 克　三帖

【评】理论上甘草与海藻犯十八反。如读过《本草新编》海藻一条，就明白了。

三诊　(2 月 21 日)

三帖药后，眼睛痛除，胀减。腋下也觉松动，咽喉有痰且稠，自觉内热唇干。黄斑积水明显，视力 1.0。口干，小便多。

处方：原方加桃仁 6 克、象贝母 9 克、大力子 9 克；用鲜芦根 60 克。　七帖

辅助：荸荠汤以解渴。

2 月 25 日，电：三帖药后，眼球胀依旧不减。淋巴肿消，仅有些牵引感。小便较多。我反馈：服完七帖后再看情况。

四诊　(2 月 28 日)

原方见效。右眼球胀减轻，两眼均觉酸。医院检查结果显示：右眼底红润，平伏。黄斑中心凹反射消失、肿、无渗出。视力未复原，仍有黑影。右腋下牵引感已明显减轻。

口干缓解。下肢发冷。眠安，小便多，大便正常，胃口佳。舌质淡红苔薄；脉弦细而缓。

处方：原方减其制。

生麻黄 6 克　苦杏仁 12 克　米　仁 30 克　生甘草 6 克
连　翘 10 克　车前草 20 克　生石决明 20 克　桃　仁 6 克
大力子 9 克　象贝母 9 克　冬瓜仁 12 克　夏枯草 10 克
天花粉 10 克　鲜芦根 2 支　昆　布 6 克　白滁菊 10 克　四帖

五诊　(3 月 4 日)

右眼前黑影少些，仍模糊；两眼均觉酸；无胀感觉。医院检查结果显示：右眼底黄斑无水肿，周围有渗出斑，中心凹反射隐约可见；左眼黄斑未见异常。腰酸，右腋下抬臂时仍觉牵引感。

口已不干。眠安，服上方后小便多，大便正常，纳可。舌质淡苔薄白；脉细缓。

处方

楮实子 25 克　菟丝子 15 克　茺蔚子 18 克　三七粉 3 克
冲丹参 15 克　鸡内金 10 克　炒谷芽 30 克　炒麦芽 30 克

米　仁 30 克	宣木瓜 6 克	枸杞子 12 克	生山楂 9 克	五帖

【注】此方是驻景丸出入。

六诊　(3月10日)

双眼球胀、酸,右眼更胀。医院检查结果显示:国标标准视力表检查,右眼1.2,左眼1.5。右眼底网膜平伏,红润,乳头边缘清,色泽无改变,中心光反射消失,水肿,无渗出;左眼黄斑未见异常。右腋下仍牵引感。

口略渴。舌质红苔薄;脉细无力。

处方:原方去杞子、生山楂、谷麦芽;加车前子15克、夏枯草10克、海藻10克、苦杏仁12克、冬瓜仁12克、木贼草6克。　十帖

七诊　(3月20日)

眼球不胀,略酸。医院检查结果显示:右眼底黄斑部较多点状淡黄色渗出物,水肿不明显,窝反射清晰。

唇干,不欲饮水。眠安,小便清,大便正常,纳可。

处方:3月4日方加夏枯草10克、海藻10克。　十帖

另配:原剩的膏滋方可服,2次/天,每次半匙。

八诊　(4月3日)

感冒初愈,目胀,如有物状;视物模糊,且小一圈而暗。医院检查结果显示:右黄斑部无水肿,窝反射清楚,可见硬性点状渗出物密集,周边网膜无异常。

舌苔白腻;脉细数无力。

处方

桑　叶 9 克	菊　花 9 克	夏枯花 10 克	姜半夏 6 克
陈　皮 3 克	茯　苓 9 克	清炙草 5 克	枳　壳 5 克
竹　茹 10 克	苦杏仁 9 克	冬瓜子 9 克	生米仁 30 克
车前草 15 克	木贼草 5 克		五帖

九诊　(4月15日)

眼不觉胀。医院检查结果显示:国标标准视力表检查,右眼视力1.2,视物模糊,变小而暗。右眼黄斑窝反射不清楚,渗出物可见,无明显水肿。腰酸。

剩下四帖药(3月20日方)已服完。4月13日感冒,痰很多,口黏腻,口渴不欲饮。脉滑数。人觉乏力,眠不欲起床感。眠安,小便量少,纳可。

处方:4月3日方加昆布6克、海藻6克;用车前草30克。　七帖

【注】海藻与甘草理论上不能同用,但是先生医案照实记录。否则医案毫无价值!

十诊 （4月21日）

因小便不多，人不舒服。

处方：3月4日方加茯苓15克、泽泻10克。　十帖

【**注**】该患者，心肺功能很差，瘦小，长期气喘病，体质很差，尿量少则心脏、肺呼吸均不舒畅，首诊已有交代。

5月4日在医院检查：右眼光反射清晰，视力1.5，无水肿，有渗出物。自觉视物仍小，别无不适。

医嘱：服原配的膏滋药可也。

【**评**】此案膏滋药是治心肺肾亏之本，但效果非短期可显现。然而中心性视网膜炎，黄斑水肿，基本治愈。

【4-58】中心性视网膜炎

唐某，女，29岁。

初诊 （1987年11月14日）

医院诊断：中心性视网膜炎，黄斑水肿，光反射消失。眼前黑影，眼睛胀痛，右边颈部淋巴肿痛。

处方：4－57案二诊处方，加大力子9克。

生麻黄6克	苦杏仁12克	冬瓜仁12克	生米仁30克
清炙草6克	连　翘12克	车前草30克	珍珠母30克
夏枯草10克	天花粉12克	海　藻6克	昆　布6克
鲜芦根30克	大力子9 g		

七帖

二诊 （12月2日）

病情如前。

处方：同4-57案五诊处方。

楮实子25克	菟丝子15克	茺蔚子18克	三七粉3克
冲丹参15克	鸡内金10克	炒谷芽30克	炒麦芽30克
米仁30克	宣木瓜6克	枸杞子12克	生山楂9克

七帖

三诊 （1988年1月4日）

眼睛胀痛减轻，小便量多。

处方：4－57案六诊(3月10日)方加减。

楮实子 25 克	菟丝子 15 克	茺蔚子 18 克	三七粉 3 克
冲丹参 15 克	鸡内金 10 克	米　仁 30 克	宣木瓜 6 克
车前子 15 克	夏枯草 10 克	海　藻 10 克	苦杏仁 12 克
冬瓜仁 12 克	木贼草 6 克		十四帖

信：原方再配十四帖。

四诊　(2月21日)

头昏痛，黄斑水肿。右边淋巴肿痛略减轻。

处方

生麻黄 10 克	苦杏仁 15 克	生米仁 30 克	生甘草 6 克
连　翘 15 克	车前草 30 克	珍珠母 30 克	五帖

【注】头痛，黄斑水肿，故用生麻黄 10 克。

转方：三诊方加桃仁 6 克、大力子 9 克、象贝母 12 克，生麻黄 1.5 克。　五帖

【4-59】胸痹、皮肤恶性肉瘤手术后

陈某，男，23 岁。

初诊　(1972 年 5 月 5 日)

左胁肋部，心脏外侧，手臂移动时有痛觉，呼吸时此处也有异样感觉。且遇一些平常的外界因素，会心悸或恐惧。夜寐不安，心悸甚。觉气痞积而不散，饮食之下行也有感觉。呼吸不舒畅，西医也无从下手，中医认为是心脏病早期的一种自觉症状。大便解而不畅。舌苔黄腻。

处方

柴　胡	干　姜	桂　枝	黄　芩
炙甘草	煅牡蛎	天花粉	茯　苓
生白芍			七帖

【注】用柴胡姜桂汤加茯苓、生白芍。治水气凌心，奔豚上冲。

二诊：症状减轻，效不更方。

处方：原方。　七帖

三诊：症状已去大半，仅偶有不适。

处方：原方。　五帖

患者反馈：痊愈。嘱今后可能还会再出现相似症候群，此方仍可服。

患者反馈：两个月后仍出现症状，自配五帖，愈。

十五年后，又初诊　(1987年1月4日)

右大腿内侧皮肤恶性肉瘤术后，重要的是要彻底改良热性体质。眠不安。大便成形，1～2次/天。舌质淡苔薄，舌体胖；脉细无力。

处方

生米仁20克　冬瓜仁20克　苦杏仁10克　干芦根20克
天花粉10克　败酱草9克　紫花地丁9克　野菊花4克
金银花10克　四十至五十帖

药粉处方

琥　珀15克　人工牛黄10克　冰　片1克　马　宝30克
安宫牛黄丸1粒　天花粉30克　败酱草30克　苦　参30克
茵　陈30克

共研细末，每次服0.5克。以身上某一红点的改善情况为依据，若有范围缩小或颜色变淡，即为有些效果。

另配：西黄醒消丸每天服3～4粒(仁丹状大小/粒)，坚持服两个月以上。今后再合药粉，方中可加入至宝丹二粒、紫雪丹30克。

二诊　(6月4日)

热毒下行于腿股之位，腿部植皮处产生的瘢痕疙瘩有发热感觉，但痒的程度减轻。大便2次/天。嘱其每次吞服药粉量稍加二成。

处方甲：即原汤药方中再加草河车12克。

处方乙

野菊花6克　半枝莲3克　苍耳头4克　紫花地丁10克
草河车12克　豨莶草7克　连　翘9克　丹　皮9克
生地黄12克

甲乙两方间日互换，各服三十帖。

另配：威喜丸，每天早晚，用淡盐温开水送服20粒。

另配：原药粉处方去茵陈、安宫牛黄丸，加神犀丹一粒梅花点舌丹25粒。共研细末，服法照旧。停服西黄醒消丸。

业师指导：药粉及汤药并用，尤其是药粉。各方并用，以图肃清血中热毒。如醒消丸换成梅花点舌丹、神犀丹等，恐醒消丸过分活血，不利于清热毒。恐乳香、没药、麝香，使用太久，托多消少，违背《外科全生集》以消为贵、以托为畏之旨。威喜丸是取黄蜡的作用,古方琥珀蜡矾丸的意思。

业师此案用药是前辈绝技。如临深渊,如履薄冰,用意极深,效果良好。只有从彻底改良体质的高处着眼,不求速效,不拘泥于局部,才能用得此等方药。本案未雨绸缪,防扩散,救患者于水火之中。今患者健康退休,安享享受老年生活。

【4-60】婴儿面黄肌瘦、有痰

刘某,男,12 月龄。

初诊 (1988 年 6 月 24 日)

面黄肌瘦,咽中有痰。大便 1 次/天。纳差。

处方

生甘草 2 克	茯　苓 5 克	陈　皮 2 克	石菖蒲 3 克	
川贝母 3 克	桔　梗 2 克	炙苏子 2 克	前　胡 3 克	三帖

二诊 (6 月 30 日)

多泪。纳差,时时腹痛。大便不干燥。舌苔白。

处方

淮山药 10 克	陈　皮 2 克	黄　芩 2 克	茯　苓 5 克	
麦　芽 5 克	谷　芽 5 克	鸡内金 3 克	生甘草 3 克	五帖

【4-61】脚　肿

陈某,男,73 岁。

初诊 (1988 年 6 月)

左腿肿,小便正常。头昏,多梦。舌质红苔白;脉弦滑。

处方

桂　枝 3 克	生白芍 10 克	茯　苓 9 克	猪　苓 9 克	
泽　泻 6 克	白　术 9 克	党　参 12 克	炮　姜 2 克	
清炙草 6 克	黄　芩 5 克			七帖

【注】五苓散合理中汤意。

二诊:脚肿已退。

处方

姜半夏 6 克　陈　皮 5 克　党　参 10 克　焦白术 10 克
茯　苓 12 克　清炙草 5 克　炮　姜 3 克　丹　参 9 克　七帖

【注】 六君子汤合理中汤意，土可克水。

三诊　(8 月 4 日)

没气力，元气大虚。眠可，纳可。大便正常。舌质淡苔少；脉细缓。

处方

党　参 9 克　玄　参 15 克　麦　冬 15 克　五味子 3 克
仙鹤草 15 克　天门冬 9 克　淮山药 15 克　五帖

【4-62】风寒湿痹

徐某，女，48 岁。

初诊　(1988 年 6 月 16 日)

月经停了半年又行。头疼项强时麻木，面麻，嘴唇麻，头顶似拱。血压 120/70 mmHg。由于丧夫，悲伤过度。舌质红苔白；脉沉涩。

处方

生葛根 15 克　秦　艽 9 克　桂　枝 9 克　生白芍 12 克
丹　参 12 克　当　归 9 克　生黄芪 20 克　制首乌 20 克
川　芎 9 克　制附片 6 克　威灵仙 9 克　生　姜 2 片
大　枣 5 枚　清炙草 6 克　七帖

二诊

麻木减轻，颈项强减轻。大便正常。舌质淡苔白。

处方： 原方用附片 9 克。　七帖

三诊

项仍强。大便正常。舌质淡苔白；脉沉涩无力。

处方

初诊方加干姜 6 克陈皮 6 克；用制附片 30 克先煎，炙甘草 9 克、生姜 15 克。　五帖

四诊

口不干，头痛减轻。右踝关节上下麻木。大便正常。舌脉依旧。

处方： 上方。　五帖

【评】坚持每帖用附片30克,效不更方,有识有胆。

五诊 (7月14日)

头已不痛。仅头顶部有点麻木;右腿部膝部有点麻木。大便时干燥,眠可。舌质淡苔白;脉沉涩。

处方: 初诊方去威灵仙;加香附9克、制川乌6克;用附片9克。 七帖

【注】见大便时干燥,附片用量马上减少。干姜不用,生姜减为2片。

六诊 (8月4日)

腰酸痛。右手及足踝麻木,右腿皮肤觉厚(即不麻但有木感)。眠安。舌质淡苔白,有裂纹;脉沉涩。

处方

生黄芪30克	炙甘草9克	制首乌18克	大 枣十枚
生 姜五片	制附片30克(先煎)	生白芍15克	独 活6克
桂 枝9克	大黑豆9克	当 归12克	淮小麦30克 七帖

【评】先生治本病,先不考虑患者悲伤的情绪,因风寒湿痹的事实存在,故六诊才见甘麦大枣汤的出现。急病先治,慢病后治。本案中患者病情不由精神因素所致,应随后考虑调节患者的情绪问题。正所谓知所先后则近道矣。

【4-63】阴部痛痒

陈某,女,49岁。

初诊 (1988年6月16日)

下身阴部痛痒,已有一周。口淡无味,有恶心感。腰酸,胸闷。心律不齐,眠多梦。大便正常。苔白腻带灰;脉沉涩无力。

处方: 归脾汤原方加黄柏6克、川牛膝9克、制苍术9克、蒲公英15克、忍冬藤20克。 七帖

二诊 (6月24日)

下身痛痒已除,心悸依旧。口淡。舌质红苔白;脉沉涩。

处方

党 参12克	生黄芪15克	陈 皮3克	升 麻4克
柴 胡6克	炙甘草9克	焦白术10克	茯 苓12克
当 归9克	生 姜9克	丹 参12克	姜半夏9克

大　枣10枚　五帖

【注】此补中益气汤加味。须知血虚湿热也可引起女性阴部痛痒。参见2－07、4－14案。

【4-64】经后小腹痛

刘某，女，20岁。

初诊　（1988年6月16日）

每行经必痛，四天净，有时经期会延后一周。行经后必小腹痛，腰酸。这次估计7月1日或2日来经。口不干。大便正常，眠可。舌质淡苔少；脉沉细数。

处方

柴　胡9克　当　归9克　焦白术9克　清炙草6克
茯　苓12克　生白芍12克　生　姜3片　薄　荷1.5克
延胡索9克　川楝子9克　香　附9克　丹　参12克
官　桂1.5克　炮　姜2克　七帖

二诊　（6月下旬）

月经将行，配药备用

处方：少腹逐瘀汤加味（见附录一），加柴胡9克。

茴　香3克　炮　姜3克　延胡索10克　金铃子10克
没　药6克　川　芎10克　当　归10克　蒲　黄6克
肉　桂3克　赤　芍12克　香　附9克　五灵脂6克　四帖

行经前一天服用。

三诊　（8月4日）

昨日来经，腹痛大为减轻。大便2～3天一次，眠可。舌质淡苔少；脉沉涩。

处方：原方。　四帖

【4-65】月经先期

刘某，女，21岁。

初诊　（1988年6月16日）

经行提前，每月两次。6月11日来经至今未净。大便正常，眠安，纳可。舌质绛苔少;脉滑数。

处方: 归脾汤原方加生地黄(见附录一)。 五帖

二诊 (6月24日)

经未行。因午睡而夜失眠。舌质红苔薄黄。

处方: 丹栀逍遥散原方(见附录一)。 五帖

三诊 (6月30日)

26日来经,27日量少,28日至30日量较多,腹不痛。眠可,胃口好。舌质淡苔薄白;脉细无力。

处方

焦白术9克　党　参30克　生黄芪30克　当归炭9克
炙甘草9克　朱茯神12克　荆　芥3克　炙远志9克
酸枣仁9克　广木香4克　龙眼肉12克　炮　姜5克
大　枣5枚　熟地黄15克　七帖

四诊 (7月7日)

防其经水再来。口不干,眠可。大便2天一次。舌脉如前。

处方: 上方加黄芩2克。 七帖

五诊 (7月14日)

7月9日经又来,四天净;头痛,腹胀。经行时腹胀腰酸。大便有时2天一次。舌质红苔白;脉沉细。

处方

升　麻5克　柴　胡9克　焦白术15克　党　参15克
黄　芩3克　煅龙牡各15克　炙甘草9克　炙龟板15克
生地黄15克　荆　芥3克　生黄芪18克　生白芍18克
枳　壳5克　五帖

【4-66】经期推迟

方某,女,18岁。

初诊 (1988年7月14日)

经行延期,痛经。6月30日行经。胃胀。头昏,血压偏低。去年乘车,发生翻车事故。大便2天一次,时便血,痔疮。舌质淡苔白;脉沉涩。

处方

柴　胡 9 克	生白芍 12 克	当　归 9 克	茯　苓 12 克
生白术 9 克	清炙草 6 克	薄　荷 1.5 克	丹　皮 9 克
生槐米 30 克	丹　参 9 克	生地黄 15 克	枳　壳 6 克
青　皮 6 克	生　姜 2 片		七帖

二诊　(1988 年 8 月 4 日)

7 月 31 日来经,已不延期。腰酸痛,背部发麻木。眠可。大便 2 天一次,干燥。舌脉同前。

处方

柴　胡 9 克	枳　壳 9 克	清炙草 9 克	生白芍 9 克
玄　参 18 克	麦　冬 15 克	生地黄 18 克	生槐米 30 克
川　断 12 克	金狗脊 9 克	桃　仁 9 克	赤　芍 15 克
茺蔚子 10 克	杭菊花 9 克	桑　叶 15 克	七帖

【评】首诊用逍遥散加味调经,次诊用四逆散合增液汤通便,步骤清晰。

【4-67】腿痛、卧床不起

陈某,男,57 岁。

初诊　(1988 年 6 月 16 日)

左腿痛,肉削着骨,卧床不起二十余天。舌苔薄青腻;脉滑。

处方

生麻黄 3 克	生黄芪 30 克	黄　芩 6 克	独　活 6 克
当　归 10 克	细　辛 3 克	生白芍 12 克	制川乌 6 克
炙甘草 9 克	丹　参 12 克		五帖

【注】千金三黄汤合乌头汤意。

二诊　(6 月 24 日)

服上方二帖,即坐起床,病家称神方,右股膝酸,双小腿麻。口淡无味。大便 2 天一次,胃口一般,眠不安。苔黄腻厚;脉软细数。

处方

独　活 5 克	桑寄生 9 克	秦　艽 6 克	汉防己 6 克
细　辛 2 克	杜　仲 9 克	川牛膝 9 克	川　断 12 克

川　芎 6 克	当　归 9 克	炙甘草 6 克	生白芍 12 克	
制首乌 15 克	桂　枝 6 克	茯　苓 12 克	党　参 12 克	五帖

三诊　(6 月 30 日)

腰酸,右膝麻。大便正常了,胃口差。舌质淡苔白腻;脉细弦。

处方

党　参 30 克	制首乌 30 克	制黄精 30 克	当　归 12 克	
独　活 6 克	汉防己 6 克	制川乌 5 克	淡附片 5 克	
桂　枝 6 克	焦白术 10 克	茯　苓 12 克	干　姜 6 克	
炙甘草 9 克	生黄芪 30 克	川　断 15 克	生　姜 3 片	
大　枣 7 枚				五帖

【评】三诊用药思路是温润之法,治痿、治鹤膝风一路。

四诊　(7 月 7 日)

胃口好,大便 2 天一次。舌质淡苔白;脉浮弦。

处方

升　麻 5 克	柴　胡 6 克	党　参 18 克	黄　芪 30 克	
炙甘草 9 克	茯　苓 9 克	陈　皮 3 克	当　归 9 克	
熟　地 15 克	枸杞子 12 克	生　姜 2 片	大　枣 5 枚	五帖

【注】此方是补中益气汤加熟地、枸杞,此乃范文虎前辈的方法。

【4-68】产后风

王某,女,31 岁。

初诊　(1988 年 7 月 14 日)

左腰酸,胸闷,头昏,背脊痛。晕车史。眠时不安。大便 2～3 天一次。舌质淡苔薄;脉沉细。

处方

桂　枝 9 克	生白芍 9 克	炙甘草 9 克	葛　根 15 克	
独　活 6 克	丹　参 12 克	川　断 12 克	桑寄生 9 克	
当　归 10 克	生黄芪 30 克	桃　仁 6 克	红　花 3 克	
淡附片 3 克	生　姜 3 片	大　枣 5 枚		七帖

二诊

左边股骨痛,腰背酸痛依旧,月子里受风寒引起。舌质淡苔白;脉细数。

处方

独　活 6 克	桑寄生 9 克	秦　艽 9 克	防　风 6 克
细　辛 3 克	川　芎 6 克	制川乌 9 克	当　归 9 克
生地黄 12 克	生白芍 9 克	桂　枝 9 克	淡附片 9 克
茯　苓 12 克	杜　仲 9 克	川牛膝 9 克	党　参 12 克
炙甘草 9 克			五帖

三诊

头昏,腰背酸痛。眠因腰痛而不安。大便正常了。舌质淡苔白;脉弦细。

处方

生麻黄 3 克	生黄芪 15 克	黄　芩 5 克	独　活 6 克
细　辛 3 克	制首乌 15 克	威灵仙 10 克	丹　参 10 克
川　断 15 克	路路通 9 克	鸡血藤 12 克	川石斛 9 克　七帖

【评】本案系产后风,所用桂枝汤出入独活寄生汤出入及千金三黄汤加味均为先生临床上常用之方。治疗产后风有一定难度,需要坚持。

【4-69】虚　汗

李某,女,33 岁。

初诊　(1988 年 6 月 30 日)

体虚乏力,口干,动则虚汗。面部有蝴蝶斑。眠可。大便时秘。舌质红苔黄白;脉沉涩。

处方

生黄芪 30 克	冬桑叶 30 克	糯稻根 10 克	瘪桃干 10 克
煅牡蛎 15 克	黄　连 3 克	麻黄根 5 克	浮小麦 15 克
穞豆衣 15 克	生地黄 15 克	麦　冬 15 克	五帖

【4-70】慢性阑尾炎

孙某,男,47 岁。

初诊　(1988 年 6 月 24 日)

盲肠部隐痛已有 7～8 年。OT 试验(结核菌素试验)阴性。肝脏有血管瘤。眠可。大便正常。舌质紫苔白青;脉弦细。

处方

柴　胡 6 克　　枳　实 6 克　　生白芍 6 克　　清炙草 6 克
制香附 9 克　　延胡索 9 克　　红　藤 12 克　　没　药 6 克
川楝子 9 克　　冬瓜仁 12 克　　败酱草 12 克　　生米仁 15 克　　五帖

二诊　(6 月 30 日)

口干,眠多梦,右下腹胀痛。舌质绛苔黄腻;脉弦数。

处方

柴　胡 6 克　　枳　实 6 克　　生白芍 6 克　　清炙草 6 克
制香附 9 克　　延胡索 9 克　　没　药 6 克　　川楝子 9 克
川　朴 6 克　　北沙参 15 克　　丹　参 12 克　　当　归 9 克
柏子仁 9 克　　制首乌 15 克　　川　芎 6 克　　七帖

三诊　(7 月 7 日)

腰背酸痛,目糊发酸。眠多梦。大便正常。舌质绛苔白腻;脉细弦而数。

处方

大生地 15 克　　山茱萸 6 克　　茯　苓 12 克　　泽　泻 6 克
丹　皮 9 克　　淮山药 15 克　　金银花 12 克　　青　蒿 9 克
菟丝子 20 克　　小茴香 2 克　　生白芍 12 克　　石菖蒲 5 克　　七帖

四诊　(7 月 14 日)

右下腹仍有胀痛,右肾部也胀痛,但减轻了。口干,精神状态好转。眠多梦。大便正常。舌质绛苔白;脉弦数。

处方

炙甘草 15 克　　生白芍 15 克　　柴　胡 6 克　　枳　壳 6 克
赤　芍 15 克　　沙罗子 15 克　　玄　参 15 克　　北沙参 15 克
麦　冬 15 克　　川　朴 5 克　　藿　香 3 克　　茯　苓 12 克
益智仁 4 克　　台乌药 4 克　　十四帖

五诊　(8 月 4 日)

症状依旧。舌苔如前;脉弦细数。

处方

炙甘草 15 克　　生白芍 15 克　　枳　壳 6 克　　柴　胡 6 克
川　朴 5 克　　鸡内金 4 克　　谷　芽 10 克　　麦　芽 10 克
陈佛手 5 克　　金铃子 6 克　　延胡索 9 克　　白　芷 3 克
制香附 9 克　　银　花 15 克　　丹　参 12 克　　七帖

六诊 （8月11日）

右下腹有时似胀痛状，右背部不适。疲劳。眠一般。大便中有不消化食物。舌质淡苔白；脉细数。

处方

党　参 9克	茯　苓 12克	炮　姜 2克	焦白术 9克
炙甘草 6克	陈　皮 3克	姜半夏 3克	桂　枝 3克
淡附片 3克	薤白头 6克	全瓜蒌 12克	天花粉 10克
枳　壳 3克	厚　朴 3克		七帖

【注】 此六君子汤与桂枝栝蒌薤白汤合方。

【评】 此案即慢性阑尾炎的症候，男子诊断较女子为明确。耐心服药，可以避免手术。

【4-71】类风湿性关节炎

管某，女，51岁。

初诊 （1988年6月24日）

口淡。鹤膝风，项强，历节风痛，手指变形。曾在某医院就诊，诊断为类风湿性关节炎。舌质淡苔薄，边有齿痕；脉细涩。

处方

桂　枝 6克	炙甘草 9克	生白芍 9克	生　姜 2片
焦白术 9克	知　母 6克	生麻黄 3克	淡附片 5克
防　风 6克	威灵仙 9克	当　归 9克	生黄芪 30克
制川乌 3克	大黑豆 12克	独　活 4克	七帖

二诊 （6月30日）

上方见效。大便正常，干燥。舌质淡苔白。

处方

桂　枝 9克	炙甘草 15克	生白芍 15克	生　姜 15克
干　姜 6克	生葛根 15克	淡附片 30克	当　归 12克
生黄芪 30克	独　活 4克	川牛膝 9克	川　芎 9克
大　枣 10枚			五帖

【评】 初诊方是桂枝芍药知母汤底子。转方用桂枝汤加附子，兼加补气血之药。经方医派，处方简明。

【4-72】腹泻、盗汗

曹某,女,2岁。

初诊 (1988年7月7日)

每天腹泻三次,形瘦,夜盗汗。

处方

党　参6克　　淮山药15克　　炙甘草3克　　茯　苓6克

陈　皮2克　　鸡内金2克　　穞豆衣10克　　五帖

【4-73】痢　疾

朱某,男,7个半月。

初诊 (1988年7月7日)

食奶粉、西瓜后,昨晚腹泻,至今五次。

处方

升　麻3克　　干荷叶10克　　苍　术6克　　淮山药15克　　五帖

【注】此方系范文虎前辈常用的清震汤加淮山药。对无菌性痢疾(水泻)有效。

【4-74】全身发疹

包某,女,34岁。

初诊 (1988年6月30日)

身上发疹块,过敏,已有4～5天。大便正常。舌质红苔白;脉沉涩。

处方

赤　芍10克　　丹　皮9克　　银　花15克　　连　翘9克

荆　芥6克　　柴　胡9克　　茯　苓12克　　车前草15克

蒲公英15克　　大青叶15克　　紫　草6克　　黄　芩3克

苦　参6克　　生地黄12克　　五帖

【评】处方利水,凉血,清热解毒,升阳发表,面面俱到。

【4-75】失　眠

陈某，男，48岁。

初诊　（1988年6月24日）

口苦，失眠。时便秘。舌苔黄腻，边有齿痕；脉细弱。

处方

姜半夏6克　陈　皮6克　茯　苓10克　清炙草5克

姜竹茹12克　枳　壳4克　黄　芩2克　丹　参9克

焦白术9克　生黄芪15克　菟丝子15克　淮山药15克

炙远志9克　七帖

二诊　（7月7日）

见效。近来大便干燥，肛门脱出。

处方：补中益气汤加生槐米30克，黄芩2克。　七帖

【4-76】尿路感染

张某，女，38岁。

初诊　（1988年6月24日）

尿路感染已9个月，自觉尿不净。尿常规正常。面部色素沉着。大便正常。舌质淡苔少；脉细数。

处方

桂　枝9克　茯　苓9克　猪　苓9克　泽　泻9克

焦白术9克　五帖

二诊　（6月30日）

平时感觉膀胱胀，实为小腹胀。小便后也有此感觉。

处方

柴　胡9克　升　麻4克　生黄芪30克　焦白术9克

当　归9克　陈　皮5克　炙甘草9克　党　参15克

茯　苓12克　麦门冬15克　生　姜2片　大　枣5枚　七帖

【4-77】额头两侧痛

陈某,男51岁

初诊 (1988年6月24日)

每天额头两侧痛,已有三四年,项略强。1982年10月,因胃部恶性肿瘤行胃大切术(胃部切除4/5)。大便正常,眠可,醒得早。舌质淡苔白;脉细弦。

处方

当　归6克　生地黄10克　桃　仁5克　红　花3克
清炙草5克　枳　壳5克　赤　芍9克　生葛根15克
柴　胡6克　川　芎6克　桔　梗5克　川牛膝9克
香　附6克　五帖

【注】此方系血府逐瘀汤加味。

二诊 (6月30日)

头痛略减。舌质淡苔黄;脉细弦。

处方

当　归9克　丹　参12克　桃　仁6克　红　花3克
清炙草9克　赤　芍15克　生白芍15克　生葛根15克
柴　胡9克　川　芎12克　制香附9克　防　风6克
杭菊花10克　苦丁茶10克　桑　叶15克　连　翘9克　七帖

7月7日,患者反馈:服上方很见效,头痛明显减轻。

三诊 (8月4日)

服药时有效,今仍后脑侧麻木,胀痛,不能眠,口干,大便2天一次。舌尖舌质淡苔黄腻;脉细弦缓。

处方

丹　参15克　生葛根20克　赤　芍15克　生白芍15克
川　芎15克　银　花12克　防　风6克　杭菊花10克
桑　叶15克　苦丁茶10克　连　翘9克　白　芷3克
细　辛2克　七帖

【4-78】胃溃疡

陆某,女,38岁。

初诊 (1988年6月24日)

胃脘痛,畏冷食。查出胃溃疡有一年了。大便正常,眠可。舌质淡苔白,边有齿痕;脉数。

处方

桂　枝1.5克　炮　姜2克　党　参9克　炙甘草5克

焦白术9克　台乌药3克　广郁金3克　广木香3克

砂　仁1.5克　五帖

二诊 (6月30日)

乏力,胃中不适,两肩疼痛。舌质淡苔白;脉沉数。

处方

桂　枝3克　生黄芪15克　当　归9克　炙甘草9克

生白芍12克　生　姜2片　大　枣5枚　谷　芽15克

麦　芽15克　丹　参12克　党　参15克　制香附3克　五帖

【4-79】百日咳后遗症

潘某,女,3月龄。

初诊 (1988年6月24日)

咳嗽已一个月,婴儿痰不会吐出,唇面青紫。医院诊断:百日咳后遗症。

处方

蝉　衣1.5克　甜杏仁4克　石菖蒲3克　天竺黄4克

生甘草3克　枇杷叶10克　黄　芩1.5克　川贝母2克

青葱管2根　三帖

转方

麻　黄2克　天竺子4克　秦　皮4克　生甘草4克

百　部6克　桔　梗4克　甜杏仁9克　竹　沥30克(分冲)

三帖

五 案 例(5-01～5-86)

【5-01】咳嗽、便秘

高某,女,54岁。

初诊 (1993年11月6日)

主诉:今咽痒咳甚无痰。口干无津,耳鸣头昏,心烦眠少。

既往史:曾患胃溃疡、胃窦炎,服用头孢拉定胶囊不适。高血压史,血压150/95 mmHg。高血脂、脂肪肝,胃病出血史。服用部分药物会引起严重腹泻。

便秘,日常靠服麻仁丸、清宁丸通便。舌质红苔黄腻;脉沉涩。

处方

生甘草3克	桔 梗3克	荆 芥5克	紫 菀9克	
白 前9克	百 部9克	橘 红6克	前 胡9克	
生 梨半只	川 贝6克	象 贝9克	苦杏仁9克	
枇杷叶30克	连 翘9克	北沙参20克		五帖

11月13日,信:咳嗽愈、大便正常。

【评】此止嗽散加味也。肃肺则大便畅,肺与大肠相表里。

两年后,又初诊 (1996年1月2日)

上方大效,服后,两年内不咳嗽。今咳嗽已日久,由外感引起,咽痒。

处方

淮山药15克	大力子9克	北沙参15克	马兜铃9克	
枳 壳3克	桔 梗3克	苦杏仁9克	川象贝各9克	
生甘草3克	白 薇12克	桔 红5克	连皮生梨半只	五帖

二诊 (1月7日)

口不渴,服上方五帖见效。今咽痒,仍咳,痰黏色白。

眠可，大便不畅。舌质绛苔少，无燥痛感；脉沉滑。

处方：1993年初诊方去连翘、百部；加海浮石12克、黛蛤散6克、天花粉10克、天竺黄9克、石菖蒲5克。　　五帖

1月24日，电：因吃咸鹅、大头菜，咳未全除，嘱立即忌嘴。不几天痊愈。可见忌口是必须的。

一年后，又初诊　(1997年1月3日)

咳嗽已一周，吐白沫痰，较黏稠。舌质淡红苔白；脉滑数。

处方：1993年初诊方去连翘、百部；加马兜铃10克、玉蝴蝶2克。　　五帖

【评】好方，对症，便于学用。

【5-02】哮　喘

张某，男，3周岁。

初诊　(1993年10月16日)

肾亏尿频，眼袋部位发黑。反复感冒、哮喘，发过四次。大便2～3天1次。昨日热度已退净。舌质淡苔黄腻。

处方

炒苏子4克　桔　红4克　仙半夏5克　当　归4克
前　胡5克　桂　枝3克　厚　朴6克　清炙草4克
生　姜2片　党　参6克　苦杏仁6克　　三帖

【注】苏子降气汤加杏仁，平喘好方法。

二诊　(10月20日)

前症减轻，哮喘已平。

处方

当　归6克　熟　地15克　陈　皮3克　姜半夏9克
茯　苓9克　清炙草5克　枳　壳6克　竹　茹12克
焦白术9克　党　参12克　大　枣3枚　生　姜2片　五帖

【评】此喘平后，唯有按照定法善后，效果才能巩固。

【注】温胆汤、六君子汤、金水六君煎合方也。

【5-03】喘　咳

崔某,女,6岁。

初诊　(1993年10月16日)

今外感,38.5℃。喘而咳痰。内热体质,大便时秘;夜寐梦惊。

处方

连　翘6克　薄　荷2克　荆　芥5克　防　风3克
苦杏仁9克　厚　朴6克　川象贝各6克　桔　梗3克
生甘草3克　通　草3克　鲜芦根30克　茯　苓9克　三帖

【注】辛凉解表,平喘化痰。

二诊　(10月20日)

热早退净,略哮喘。便秘。舌质淡苔薄。

处方

甜杏仁6克　川象贝各6克　桔　红5克　生甘草3克
桔　梗5克　大力子5克　北沙参12克　淮山药15克
白　薇9克　带皮生梨半只　三帖

【注】养阴化痰。

三诊　(10月27日)

口渴,偶有干咳声。大便正常。舌质淡苔白;脉沉弱。

处方

陈　皮3克　姜半夏9克　茯　苓9克　清炙草5克
竹　茹12克　枳　壳6克　炒白术9克　党　参12克
熟　地15克　麦　冬10克　粳　米1匙　三帖

【评】此温胆汤、金水六君煎,麦门冬汤意,善后佳。

【5-04】慢性荨麻疹

丁某,女,6岁。

初诊　(1993年10月16日)

慢性荨麻疹,遇寒则发。虚汗盗汗;尿频数,偶遗尿,大便正常。

处方

桂　枝 4 克	生白芍 9 克	清炙草 5 克	党　参 12 克
生黄芪 15 克	焦白术 9 克	防　风 4 克	生　姜 2 片
大　枣 5 枚			三帖

二诊　(10 月 20 日)

风疹块发得少些,仅颈部有小块及点状疹点。舌质红苔白。

处方:原方去党参;加冬桑叶 15 克。　六帖

三诊　(10 月 27 日)

近有表证,汗减少。环唇有两点黄豆大风块。舌质红苔薄;脉数。

处方

蝉　衣 3 克	桂　枝 3 克	生麻黄 3 克	苦杏仁 9 克
赤　芍 9 克	熟　军 6 克	柴　胡 6 克	黄　芩 6 克
党　参 9 克	姜半夏 9 克	清炙草 5 克	茵　陈 12 克
生山栀 9 克	生　姜 2 片	大　枣 5 枚	三帖

【5-05】习惯性便秘

孙某,女,39 岁。

初诊　(1993 年 10 月 27 日)

便常秘,干燥且量很少。口渴,腰酸痛。面发白疹粒,质硬,如扁平疣状,府气不通故也。舌苔白略黄;脉沉涩。

处方

玄　参 30 克	生　地 30 克	连　翘 9 克	银　花 9 克
北沙参 12 克	麦　冬 12 克	菟丝子 15 克	沙苑子 10 克
制首乌 15 克	熟　地 12 克	茯　苓 9 克	泽　泻 9 克
丹　皮 9 克	山茱萸 6 克	淮山药 15 克	三帖

二诊　(11 月 3 日)

服药后大便仍六天未解。胃口因之而差。舌质淡苔薄黄;脉沉涩。

处方

柴　胡 6 克	枳　壳 6 克	清炙草 6 克	生白芍 6 克
火麻仁 9 克	全瓜蒌 15 克	生首乌 30 克	夜交藤 15 克

合欢花 9 克　　生炒槐米各 30 克　　川石斛 15 克　　元明粉 2 克
生地黄 30 克　　玄　参 30 克　　麦　冬 30 克　　七帖

11 月 6 日,电:已服三帖药,大便通,但觉有些腹痛。

医嘱:服完七帖。

【评】由此案可知四逆散合增液汤通便润肠治习惯性便秘,比六味地黄汤润肠较为力专。

【5-06】风　疹

洪莫,女,5 岁。

初诊　(1993 年 10 月 3 日)

大便正常,遇寒即发风疹块,已两年多。舌质红苔黄腻;脉滑。

处方

蝉　衣 3 克　　茵　陈 12 克　　生山栀 9 克　　熟大黄 6 克
柴　胡 6 克　　姜半夏 9 克　　黄　芩 6 克　　生甘草 5 克
党　参 9 克　　大　枣 5 枚　　生　姜 2 片　　三帖

二诊　(10 月 27 日)

风疹块这几天未发;汗出得多。舌苔黄白腻;脉沉数。

处方:原方去蝉衣、茵陈、熟大黄、山栀;加桑叶 15 克、穞豆衣 15 克、豆豉 6 克、生山栀 6 克、青蒿 9 克、功劳叶 15 克、旱莲草 12 克。　　四帖

【5-07】早　泄

丁某,男,31 岁。

初诊　(1993 年 10 月 19 日)

胸闷头昏腰酸。胃病史,早泄。失眠,大便成形。舌质绛苔少;脉滑数。

处方

金樱子 9 克　　芡　实 12 克　　莲　须 9 克　　熟　地 12 克
茯　苓 9 克　　泽　泻 9 克　　丹　皮 9 克　　山茱萸 6 克
淮山药 15 克　　麦　冬 12 克　　五味子 3 克　　菟丝子 15 克
沙苑子 10 克　　制首乌 15 克　　三帖

二诊 （10月23日）

服药后好转，眠安。胸闷，胃脘闷，腿膝软无力。舌质绛苔白；脉细弦。

处方

陈 皮3克	姜半夏9克	茯 苓9克	清炙草5克
竹 茹12克	枳 壳6克	玄 参30克	炙远志6克
熟 地15克	党 参12克	酸枣仁9克	广木香3克
砂 仁2克			四帖

三诊 （10月31日）

口渴。大便正常。眠改善。舌质深红苔薄白；脉虚数。

处方：初诊方加杞子15克、菊花9克、煅龙牡各15克。 五帖

【评】属肾阴虚损，房事过度，早泄滑精等症。如此调治，十分稳妥。

【5-08】感冒愈后咳未清、盗汗

黄某，女，8岁。

初诊 （1993年10月31日）

感冒后咳未清，盗汗甚，易感冒，咽略失音。便秘。舌质红苔白；脉沉涩。

处方

生甘草4克	桔 梗4克	荆 芥5克	紫 菀9克
甜杏仁9克	白 前9克	前 胡9克	百 部9克
桔 红6克	川 贝6克	象 贝9克	鲜芦根1支
桑 叶15克	穞豆衣15克	连皮生梨半只	五帖

二诊 （11月6日）

咳嗽愈，觉咽粗，痰难出。纳差，大便恢复正常。

处方

陈 皮3克	姜半夏9克	茯 苓9克	清炙草5克
竹 茹12克	枳 壳6克	焦白术9克	麦 冬12克
南北沙参各12克	生熟米仁各15克	淮山药15克	银 花9克
生 姜1片	大 枣3枚		五帖

【5-09】虚汗、盗汗

项某,女,8岁。

初诊 (11月6日)

口渴,虚汗盗汗。大便数日一次。胃痛,纳差。舌质绛苔少。

处方

穞豆衣15克	煅龙牡各15克	桑　叶15克	麦　冬12克
太子参10克	炙甘草5克	姜半夏3克	焦白术3克
茯　苓6克	焦山楂3克	谷麦芽各6克	炙鸡内金3克　五帖

另配:乌梅丸一瓶内服。

二诊 (11月13日)

出汗少了,大便正常。胃仍痛。舌质红苔白。

处方

干　姜3克	乌　梅3克	炙甘草5克	川　连3克
姜半夏6克	川楝子6克	檀　香3克	延胡索6克
茯　苓9克	生白芍6克	党　参6克	桂　枝2克　五帖

【评】初诊见效明显。小儿胃不和,虚汗盗汗,用黄芪建中汤加桑叶、焦白术、谷麦芽亦是先生常用之方。二诊方前四味为调胃四逆汤;辛酸甘苦四味药的组合。

【5-10】湿　疹

李某,男,15月龄。

初诊 (1993年11月3日)

全身发湿疹,一个月前因感冒而发出湿疹,痒甚。大便干燥。舌质红苔少。

处方

蝉　衣3克	僵　蚕9克	桑　叶10克	银　花12克
连　翘9克	桔　梗3克	生甘草5克	大力子6克
象贝母9克	荆　芥6克		五帖

二诊 (11月10日)

大便正常,湿疹基本清爽,仅有余波未平。

处方

银　花 15 克	忍冬藤 30 克	蛇床子 9 克	蝉　衣 6 克
生甘草 9 克	野菊花 15 克		五帖(外用煎洗)

另配:金银花露二瓶内服。每日 2 次,10 毫升/次。

【5-11】慢性荨麻疹

蒋某,男,38 岁。

初诊　(1993 年 10 月 13 日)

慢性荨麻疹已 8 年。舌苔黄薄腻;脉弦涩。

处方

柴　胡 6 克	黄　芩 6 克	党　参 9 克	姜半夏 9 克	
清炙草 5 克	生白芍 9 克	茵　陈 12 克	生山栀 9 克	
熟　军 6 克	生　地 12 克	生　姜 2 片	大　枣 5 枚	三帖

二诊　(10 月 16 日)

见效。

处方: 原方去茵陈、生山栀、熟军;加当归 9 克、川芎 6 克、丹参 9 克。　三帖

三诊　(10 月 20 日)

荨麻疹发得少了,程度减轻,大便正常。苔脉同前。

处方: 小柴胡汤加青蒿 9 克、功劳叶 15 克、旱莲草 12 克、当归 9 克、川芎 6 克、丹参 9 克。　三帖

四诊　(10 月 23 日)

今早唇肿起来,发出一块白而肿硬风团,莫名其状。舌质红苔黄腻;脉濡而滑。

处方

川　连 3 克	黄　芩 5 克	黄　柏 5 克	生山栀 9 克	
生地黄 15 克	当　归 9 克	川　芎 5 克	生白芍 12 克	
荆　芥 6 克	防　风 6 克	连　翘 9 克	生米仁 15 克	三帖

【注】 前八味为温清饮。

五诊　(10 月 27 日)

近几天仍有发出疹块。口渴,大便正常。舌质红苔薄;脉沉涩。

处方: 桂枝汤加麻黄 3 克、苦杏仁 9 克、炒白术 9 克、防风 4 克、生黄芪 15 克、党参 12 克。　三帖

六诊 （10月30日）

好转，偶发一点点。

处方：原方去麻黄、杏仁；加当归9克、川芎6克、生地黄12克。 四帖

七诊 （11月10日）

下腹发一大片风团。大便正常。舌质红苔黄；脉细弦。

处方：桂枝汤合玉屏风散加当归12克、制首乌18克、僵蚕10克、连翘9克、生米仁30克。 七帖

八诊 （11月17日）

见效。偶发出小疹块，偶盗汗，大便正常。舌质红苔薄微黄。

处方：原方加柏枣仁各15克煅龙牡各30克 四帖

九诊 （11月20日）

基本不发疹。大便正常。舌苔如前；脉细滑。

处方：原方加川芎9克。 七帖

十诊 （12月12日）

出差饮酒，疲劳，又发出许多风块。舌苔黄腻厚燥；脉弦涩。

处方

当　归12克　生白芍12克　制首乌15克　白扁豆12克
焦白术10克　生米仁15克　穞豆衣15克　桑　叶15克
赤　芍9克　红　花6克　桃　仁6克　桑白皮15克　五帖

【注】治风先治血，血行风自灭。入冬后，应如此转方。

十一诊 （12月17日）

12月12日至今疹基本不发。舌质红苔薄黄；脉转滑，已无涩象。

处方：原方加威灵仙10克。 七帖

十二诊 （12月27日）

发得很少。大便正常。舌质红苔黄；脉弦缓。

处方：原方去威灵仙；加刺蒺藜10克、连翘9克。 五帖

十三诊 （1994年1月2日）

基本不发。舌苔如前；脉浮弦。

处方：同12月12日方。 七帖

十四诊 （2月6日）

酒海鲜不忌口。背脊略有一二点发出疹，颈部也可见出疹。舌质红苔黄；脉涩略浮。

处方

桂　枝5克　　麻　黄3克　　苦杏仁9克　　生白芍9克
清炙草3克　　当　归9克　　红　花3克　　炒谷麦芽各15克
生　姜2片　　大　枣5枚　　七帖

【注】此桂麻各半汤加味。

十五诊　(2月27日)

疹发得很少。大便2天一次。舌质红苔黄;脉细弦缓。

处方:小柴胡汤合茵陈蒿汤。　　五帖

【评】此等症候,先生只要遇到便秘,就会用大黄,所以又转用此方。

【评】慢性荨麻疹的治疗需注意以下几点:

1. 患者应忌口,如酒、海鲜、麻辣。
2. 患者要坚持服药。
3. 医者要对症用药。

此案先生用了小柴胡汤合茵陈蒿汤、桂枝汤加味、桂枝麻黄各半汤、温清饮及连翘荆芥汤加减。随症而变,均有效果,但很难说达到彻底断根不再复发的程度。是否复发、何时复发,是多因素共同决定的。先生此案看似冗长,实在每次处方用药多经过仔细斟酌,绝非随便应付,所以每方药味绝非毫无节制。

【5-12】支气管炎

茅某,男,11月龄。

初诊　(1993年11月28日)

支气管发炎,有痰。

处方

蝉　衣3克　　甜杏仁6克　　川象贝各6克　　桑　叶10克
穞豆衣10克　　蜜炙枇杷叶30克　　青　蒿6克　　桔　红5克
炙苏子3克　　川　朴5克　　桔　梗3克　　生甘草3克　　五帖

每次服药汁15～20毫升,每日3～4次。

二诊　(12月5日)

口中气味较重。吐出痰液。大便干燥。左眼多泪,眠可。舌质红苔少。

处方

连　翘 6 克	银　花 9 克	桑　叶 12 克	菊　花 10 克
桔　红 5 克	桔　梗 5 克	生甘草 5 克	瓜蒌仁 15 克
姜半夏 4 克	川象贝各 6 克	淮山药 15 克	生米仁 15 克
黄　芩 5 克	大力子 6 克	通　草 3 克	五帖

【注】不满周岁的婴儿,用药量不能以处方为准,如处方按照实际服用量开具则会因为药量太少而难煎煮,只能在具体喂食的过程中控制剂量,因此医者须严格关照家长,明确每日、每次喂食的剂量。切记!

【评】小儿外感解表必需的,化痰更重要!用药王道更是考虑周到。

【5-13】便秘、中脘穴处有硬块、两胁肋隐痛

朱某,男,41 岁。

初诊　(1993 年 11 月 18 日)

大便 3～4 天一次,干燥。口干,中脘穴处有硬块,已两个月。两胁肋隐痛。舌质红苔黄白腻;脉弦涩。

处方

当　归 9 克	生白芍 9 克	柴　胡 6 克	茯　苓 10 克
焦白术 9 克	清炙草 5 克	煨　姜 2 片	薄　荷 1.5 克
丹　皮 9 克	生山栀 9 克	煨益智 4 克	台乌药 4 克
连　翘 9 克	大　枣 7 枚	金铃子 9 克	延胡索 9 克　五帖

二诊　(11 月 23 日)

口干。胃痛愈,硬块仍在。服药后第一天大便通畅,之后依旧秘结。舌苔如前;脉细软。

处方

柴　胡 6 克	枳　壳 6 克	清炙草 6 克	生白芍 6 克
生首乌 30 克	夜交藤 15 克	合欢花 9 克	川石斛 15 克
生　地 12 克	玄　参 15 克	麦　冬 12 克	柏枣仁各 15 克
桃　仁 6 克	红　花 5 克		五帖

【评】首方对症,所以见效明显,转方重点在习惯性便秘。

【5-14】夜磨牙

王某,男,7岁。

初诊 (1993年11月6日)

夜磨牙,大便正常,胃口不好。舌质淡苔白;脉滑无力。

处方

竹　茹12克　炒枳壳6克　玄　参30克　炒谷麦芽各10克
淮山药18克　陈　皮3克　姜半夏9克　茯　苓9克
清炙草5克　生　姜1片　大　枣3枚　五帖

二诊 (11月16日)

夜寐磨牙明显减少。大便正常。胃口仍不好。舌质红,苔白有红点;脉滑数。

处方:原方加柏枣仁各9克、煅龙骨15克、煅牡蛎15克、鸡内金10克。　五帖

三诊 (11月23日)

大便正常。舌质红苔白;脉沉细。

处方:上方去玄参;加桂枝5克、生白芍12克、生米仁30克、石菖蒲3克、川郁金3克、橘络6克。　五帖

【评】用二陈汤治眠中磨牙,岳美中医案中有记载。先生本案或受其启发,用温胆汤一路。唯药味已达二十二味,宜约束,如龙牡、柏枣仁、生姜、大枣,似可不用。

【5-15】慢性泄泻

朱某,男,28月龄。

初诊 (1993年11月28日)

每天腹泻两次,山根(鼻根部)见青筋隐显。舌质淡,苔花剥灰黑。

处方

升　麻3克　制苍术6克　干荷叶6克　炒淮山药15克
生白芍10克　藿　香6克　三帖

【评】小儿无菌性腹泻,不可以止涩。宜疏导宜健脾。此方是清震汤加味,范文虎前辈所常用,有效且稳妥。虽无复诊记录,但仍立案以供借鉴。

【5-16】久咳不愈

王某,男,5岁。

初诊 (1993年11月14日)

咳嗽久不愈,肺有湿啰音。夜寐多梦。大便正常。舌质红苔白;脉滑数。

处方

生甘草3克	桔　梗3克	荆　芥5克	防　风5克	
石菖蒲6克	天竺黄9克	大力子9克	白　前10克	
前　胡6克	杏　仁10克	川贝母5克	北沙参15克	
马兜铃9克	淮山药15克	枳　壳5克		四帖

二诊 (11月16日)

咳仍不止。舌苔净。

处方:乌梅丸一瓶。

【注】用乌梅丸意欲截咳。

三诊 (11月18日)

气管炎至今很久,咳嗽断续不停。口干,虚汗多。肺中啰音已清。舌质淡苔薄。

处方

当　归9克	生黄芪15克	桂　枝3克	清炙草5克	
大　枣五枚	生白芍15克	桑　叶15克	穞豆衣15克	
川　贝6克	象贝母9克	杏　仁9克	厚　朴6克	
橘红络各5克	姜半夏6克			五帖

另配:乌梅丸每天2次,每次5克,照服。

四诊 (11月21日)

不咳嗽,虚汗少。山根部有青筋横现,约5毫米。夜寐易惊,大便正常。舌质淡苔薄。

处方

桂　枝4克	生白芍9克	清炙草5克	党　参12克	
生黄芪15克	焦白术9克	防　风4克	当　归9克	
煅龙牡各15克	酸枣仁10克	生　姜2片	大　枣5枚	五帖

五诊 (11月28日)

又咳嗽,有痰,气不急。

处方

生甘草3克	荆　芥5克	紫　菀10克	白　前10克

前　胡 6 克　　百　部 6 克　　桔　红 5 克　　川　贝 6 克
象　贝 9 克　　大力子 9 克　　北沙参 12 克　　马兜铃 9 克
淮山药 20 克　　枳　壳 5 克　　桔　梗 3 克　　五帖

【注】后八味系止嗽散合《岳美中医话》中的润肺汤。

六诊　(12 月 5 日)

效不更方。

【注】这种病例,服药要认真,忌嘴要严格。

【评】参阅先生 2008 年治鲍姓男孩(2－08 案)久咳不愈所用之方,可以发现先生开始用药补肾了,医境比此更高一层了。

【5-17】肝硬化、腿脚肿

刘某,女,66 岁。

初诊　(1993 年 11 月 18 日)

主诉:头、面、腹部肿已二十余天。腿脚肿,其中腿肿光亮过膝,患者认为是服虎骨酒引起。就诊前服中药面肿已略退。大腿时发热,胸胁亦发热。

既往史:肝硬化,血吸虫病史。

余按腹觉硬。口干不欲饮。眠不甚安,大便 2～3 天一次,溏薄。舌质淡苔白腻;脉沉实。

处方

生麻黄 5 克　　淡附片 9 克　　细　辛 3 克　　猪　苓 12 克
茯苓皮 12 克　　焦白术 9 克　　泽　泻 9 克　　炒黑白牵牛子各 3 克
冬瓜皮 15 克　　八月扎 5 克　　葛　根 12 克　　三帖

【注】此麻黄附子细辛汤合四苓。

二诊　(11 月 20 日)

尿少,大便 2 天一次。舌质淡,苔白灰腻;脉弦细沉实。

服上方无甚动静。

处方

煨甘遂 4 克　　大　戟 3 克　　芫　花 3 克　　黑白牵牛子各 3 克
冬瓜皮 15 克　　冬瓜仁 15 克　　麦　冬 12 克　　冬葵子 12 克
八月扎 6 克　　赤　苓 12 克　　韭菜子 4.5 克　　鸡内金炭 4.5 克
砂　仁 4.5 克　　柴　胡 6 克　　白术皮 9 克　　桃　仁 6 克　　二帖

【评】此案后来虽无下文,但中医的转换用药程序亦如此,故保留以供参考。

【5-18】头昏头痛、昏倒

张某,男,12岁。

初诊 (1993年11月30日)

两颧发出红细疹。时头痛头昏,曾昏倒吐白沫,有癫痫家族史,其母也有此病。大便不爽。舌质红苔白;脉弦细。拟先透表清热凉血。

处方

连翘9克	荆芥6克	银花9克	杏仁12克	
冬瓜仁12克	川象贝各9克	赤芍9克	丹皮9克	
蒲公英15克	茯苓12克	通草5克	生甘草5克	
蝉衣3克	紫草6克	生地黄15克		四帖

二诊 (12月4日)

大便2天一次,干燥。舌质红苔薄,舌上有类杨梅疹点;脉细软。

处方

柴胡6克	枳壳6克	清炙草6克	生白芍6克	
玄参30克	生地30克	麦冬30克	丹皮9克	
赤芍9克	竹叶9克	桃仁6克		五帖

三诊 (12月12日)

本周脑电图结果显示正常。纳差,大便正常。舌苔如前;脉缓而无力。

处方

生熟地各15克	丹皮9克	淮山药15克	山茱萸10克	
茯苓10克	泽泻6克	桂枝3克	生白芍10克	
煅龙牡各15克	柏子仁10克			七帖

【注】此方是六味地黄汤加桂枝、龙、牡。癫痫未发,暂不顾及此一层,只是对症用药,处理眼前。

四诊 (12月23日)

大便正常,眠可,每顿一碗饭的食量。舌质红苔薄;脉沉细。

处方:原方去柏子仁、桂枝、生白芍、龙、牡;加麦冬15克、女贞子10克、旱莲草12克。 七帖

五诊 （1994年1月4日）

脐上有时略痛，转矢气则缓。因跑步1 000米后，头昏欲吐，停学一天。舌质淡苔薄白；脉缓。

处方

山茱萸15克　　淮山药15克　　滁菊花9克　　枸杞子15克
怀牛膝10克　　香　附3克　　桃　仁3克　　红　花3克
党　参10克　　熟　地15克　　五帖

【评】本案患者求诊原因：1. 两颧发出红疹。2. 便秘、干燥。3. 胃口不好。关键是想治疗头昏、头痛及昏倒。治疗过程中，不曾头昏倒地，也未头痛，仅因一次跑步头昏欲吐。中医治疗以提高体质为要，先生处方用药稳中求效。

【5-19】头部外伤后眩晕

严某，男，9岁。

初诊 （1993年10月23日）

主诉：头晕，恶心，耳鸣，时常便秘。

既往史：有头部外伤史。两年前从离地70厘米高的位置跌落撞击到头部。从此时常头晕。

舌质绛苔白；脉沉细。

处方

柴　胡6克　　天花粉9克　　当　归9克　　穿山甲6克
桃　仁6克　　红　花4克　　清炙草4克　　熟　军4克
川　芎6克　　香　附6克　　钩　藤12克　　广地龙9克
车前子9克　　三帖（水中加黄酒一两煎）

10月26日，电：头晕未发，感觉上方有效。

二诊 （11月6日）

这几天仍经常头晕，今天较甚，有恶心欲吐感觉，百会穴、右太阳穴难过。大便畅通。

处方：初诊方去熟军、车前子；加生军6克、蔓荆子9克、藁本6克。

三帖（以水加酒煎）

三诊 （11月9日）

头晕减轻，大便2次/天。

处方： 初诊方去车前子、川芎、香附、地龙；加雷丸 4 克、全蝎 2 克、蝉衣 3 克、天麻 6 克。 五帖

四诊 （11 月 14 日）

11 月 12 日发头昏耳鸣，大便 1 次/天。舌质淡苔黄薄。

处方： 初诊方去熟军、车前子、钩藤、地龙；加生军 6 克、雷丸 4 克、全蝎 2 克、蝉衣 3 克、天麻 10 克、枸杞子 30 克、山茱萸 30 克。 五帖

五诊 （11 月 18 日）

上方见效。大便正常，舌脉如前。

处方

制首乌 12 克	天　麻 9 克	钩　藤 15 克	茺蔚子 9 克
广地龙 9 克	黄　芩 6 克	川牛膝 9 克	桑　叶 9 克
滁菊花 9 克	苦丁茶 9 克	桃　仁 6 克	红　花 5 克
柏枣仁各 15 克			五帖

【注】 此师门眩晕汤加味，见附录一。

六诊 （11 月 23 日）

仅诉有畏寒感觉。昨天头晕，时长不足一分钟。舌质绛苔薄；脉牢而软，所谓牢脉者极沉附骨状之脉象也。

处方

山茱萸 30 克	山　药 30 克	茯　苓 12 克	党　参 15 克
川　芎 9 克	怀菊花 12 克	枸杞子 30 克	天　麻 10 克
陈　皮 5 克	橘　络 6 克		五帖

【注】 先生用的是范文虎前辈的头晕六味方(前六味)加味。源自《普济本事方》川芎散。

七诊 （11 月 28 日）

头晕过两次，程度极微，时长分别半分钟。再未中途退课回家的情况。大便正常。舌质红苔少；脉如前。

处方： 初诊方去车前子；加天麻 10 克、柏枣仁各 10 克。 五帖

八诊 （1994 年 1 月 7 日）

头晕恶心耳鸣。眠可，纳佳，大便正常。脉沉细。

处方： 初诊方去香附、钩藤、地龙、车前子；加桑叶 15 克、菊花 15 克、全蝎 4 只、天麻 9 克、山茱萸 15 克。 五帖

九诊 （1 月 16 日）

头晕减轻。大便正常。舌质淡苔白；脉沉滑。

处方

桑　叶 15 克	熟　地 15 克	桃　仁 6 克	红　花 4 克
茯　苓 12 克	桂　枝 3 克	山茱萸 15 克	全　蝎 4 只
姜半夏 6 克	香　附 5 克	穿山甲 6 克	七帖

十诊　(1月23日)

头不晕。大便正常。舌质红苔少。

处方: 原方加留行子 3 克;用桃仁 3 克、红花 3 克。　十四帖

十一诊　(2月19日)

13 日头晕恶心,今又头晕,大便不是每天解。

处方: 初诊方去车前子;加全蝎四只银杏肉 10 只。　七帖

十二诊　(2月27日)

今早头晕,但不严重。大便正常。舌质红苔少。

处方: 初诊方去车前子;加全蝎 2 只、滁菊花 9 克。　十四帖

另配外用方:没药、细辛、白芷、甘遂、川芎、大黄、天竺黄;共研细末,适量用纱布袋缝在帽子内,盖住百会穴。天天戴帽子。参见 1-01 案。

十三诊　(3月13日)

坚持服药,头仍时晕。治宜兼顾活血与补虚,交替用方。大便正常。脉已出现数象,已无牢脉之象,没有附骨之沉溺感觉。

处方: 1993 年 11 月 23 日方去陈皮、橘络、天麻;加丹皮 9 克、泽泻 6 克、生地 12 克。

十五帖

【注】 此方有杞菊地黄汤的意思。

十四诊　(4月10日)

药服完,前几天头晕欲吐,家长诉孩子有多动的表现。

处方: 桂枝汤加味。

桂　枝 4 克	生白芍 9 克	清炙草 5 克	生　姜 2 片
大　枣 5 枚	加菖蒲 3 克	远　志 6 克	茯　神 10 克
辛　夷 6 克	王不留行 6 克	制黄精 15 克	姜半夏 6 克
车前草 10 克	煅龙牡各 15 克		十四帖

【评】 此案冗长,为了便于学用,其过程不作删节。全案证实了先生拟订的复元活血汤加味(川芎、钩藤、香附、地龙)治头部外伤后遗症的眩晕,效验确实可靠。医者切莫轻视之。建议阅读 1982 年《济南医学》先生执笔的论文。

【5-20】心肌炎后遗症

茅某,女,30岁。

初诊 (1993年11月9日)

两年前患心肌炎。今腰酸,头昏,下眼睑皮肤发黑,内热多汗。大便正常,胃口可。舌质绛苔薄,边有齿痕;脉虚数。

处方

竹　茹12克	枳　壳6克	陈　皮3克	姜半夏9克
茯　苓9克	清炙草5克	玄　参30克	麦　冬12克
五味子3克	天花粉12克	酸枣仁9克	炙远志6克
明党参12克	石菖蒲6克		五帖

二诊 (11月13日)

今月经行。眠改善,心胸闷,大便溏。舌苔白边有齿痕;脉沉涩。

处方

姜半夏6克	枳　实6克	厚　朴6克	薤　白10克
全瓜蒌12克	桂　枝6克	川郁金6克	茯　苓12克
木防己9克			五帖

【评】心肌炎后遗症多胸痹、心阳虚。如见脉结代,失眠则常用桂枝汤加龙牡。一般心肌炎后遗症,经方常用木防己汤。今人畏木防己损伤肾功能,可能是超量、长期使用的结果。此案发生在1993年,彼时木防己尚未禁用。

【5-21】肝区隐痛

程某,男,38岁。

初诊 (1993年10月10日)

主诉:肝区隐痛,时有肢麻。

既往史:甲肝、脂肪肝、高血压病史。

口干,眠不安。舌质绛苔少,有裂纹;脉细弦涩。

处方

北沙参15克	麦　冬15克	生地黄15克	当　归9克

枸杞子 15 克	川楝子 9 克	延胡索 9 克	柴　胡 9 克	
川郁金 6 克	生白芍 15 克	炙鳖甲 20 克	茯　苓 12 克	三帖

二诊　(10 月 23 日)

肝区隐痛减轻,右背部仍觉放射痛。血压 130/90 mmHg,失眠。胃不和。舌质红苔白,有裂纹;脉沉涩。

处方: 原方加炙远志 6 克、炙甘草 9 克;用朱茯神代茯苓。　六帖

三诊　(10 月 30 日)

肝区隐痛大为减轻。右肋胀痛,睡时不适。有时头昏。口渴改善,舌脉同前。

处方: 原方加香附 9 克。　六帖

另配:鳖甲煎丸四瓶,照服。

四诊　(11 月 6 日)

肝区隐痛又减轻。右足跟痛。疲劳乏力,大便正常。舌质红苔白,边有齿痕;脉涩无力。

处方

熟　地 12 克	茯　苓 9 克	泽　泻 9 克	丹　皮 9 克	
山茱萸 6 克	淮山药 15 克	银　花 9 克	连　翘 9 克	
桑　叶 9 克	菊　花 9 克	枸杞子 12 克	柴　胡 6 克	
生白芍 9 克	旱莲草 15 克	女贞子 9 克		五帖

五诊　(11 月 13 日)

胃嘈杂不适。舌质淡苔薄,裂纹;脉沉实。

处方

桂　枝 4 克	生白芍 9 克	清炙草 5 克	生　姜 2 片	
大　枣 5 枚	生黄芪 60 克	枸杞子 30 克	淮山药 30 克	五帖

六诊　(11 月 20 日)

胃不和已除。心口不适,肝区也不适。左脚底痛。大便正常。眠不安,耳鸣。舌质红苔薄,舌质有多条裂纹;脉沉。

处方: 六味地黄汤加柴胡 6 克、生白芍 12 克、桂枝 3 克、煅龙牡各 30 克、龟板胶 10 克。　五帖

七诊　(11 月 27 日)

舌脉同前。失眠耳鸣。

处方

陈　皮 3 克	姜半夏 9 克	竹　茹 12 克	枳　壳 6 克

茯　苓 9 克	清炙草 5 克	炙远志 6 克	熟地黄 15 克
党　参 12 克	酸枣仁 9 克	煅磁石 15 克	五味子 6 克
枸杞子 15 克	菟丝子 30 克	川楝子 9 克	麦　冬 15 克
丹　参 12 克			五帖

八诊　(12 月 4 日)

前症：口渴。

处方：温胆汤加玄参 30 克、川连 6 克、麦冬 12 克、天花粉 12 克、琥珀 6 克、黄芩 6 克、青蒿 9 克、川石斛 9 克。　五帖

【评】此案自四诊后，肝区隐痛等已治愈，只是失眠、耳鸣、口渴等症状纠缠不愈。舌有裂纹，本属气阴两亏，如此处治，值得借鉴。

【5-22】阴囊发疹

周某，男，28 岁。

初诊　(1993 年 11 月 9 日)

阴囊发疹一个多星期，两天前因鼠蹊部(腹股沟)发炎注射青霉素。

处方

川牛膝 12 克	炒黄柏 9 克	苍　术 9 克	僵　蚕 9 克
蛇床子 9 克	黄　芩 5 克	苦　参 5 克	生地黄 12 克
百　部 9 克	土茯苓 12 克	银　花 12 克	川　连 3 克
半枝莲 9 克	生甘草 9 克	白鲜皮 12 克	五帖

【评】此案没有下文，但仍值得选入，供同行借鉴。用药思路是三妙丸合黄芩、苦参、干地黄再加清热解毒，先生是将此案当作不洁性交感染一类治疗，如土茯苓、金银花、生甘草、川连、黄柏等药，均为泌尿系统感染常用药。

【5-23】中风后遗症

顾某，男，66 岁。

初诊　(1993 年 11 月 11 日)

三四年前中风，昨天起头痛。左手麻，心律不齐，房颤。血压 160/90 mmHg。大便

2天一次。舌质红苔白;脉沉涩而实。

处方

酒桑枝15克　桑寄生12克　桑　叶15克　桑白皮15克
桑椹子12克　桑螵蛸9克　蚕　沙15克　僵　蚕9克
丹　参10克　赤　芍9克　滁菊花9克　苦丁茶9克
煅石决15克　生白芍15克　制首乌15克　五帖

【注】参见2-14案。

二诊　(11月16日)

手已不麻。眠可,头仍痛。大便1天/次。舌质红苔灰腻,有裂纹;脉促。

处方

党　参12克　桂　枝3克　炙甘草9克　火麻仁10克
生地黄15克　阿　胶10克　麦门冬15克　大　枣10枚
生白芍18克　淮小麦30克　生　姜2片　七帖

【注】此方是炙甘草汤合甘麦大枣汤、芍药甘草汤意,许多巧思在里面,经方运用十分讲究法度。

三诊　(11月30日)

自觉气急,肾不纳气故也。服药后,口不干,眠可;原便溏现已成形,大便正常。舌质淡苔灰薄;脉细弦而结代。

处方:原方去党参;加茯苓12克、山茱萸15克、五味子9克、白参6克;用桂枝5克。

七帖

【5-24】水　痘

李某,女,5岁。

初诊　(1993年11月30日)

山根现紫筋。大便干燥,近两天出水痘,拟清透。舌质红苔白;脉数。

处方

连　翘9克　银　花9克　青　蒿9克　蝉　衣3克
杏仁15克　薏苡仁15克　冬瓜仁12克　川象贝各9克
赤　芍9克　薄　荷1.5克　桑　叶9克　菊　花9克
通　草5克　茯　苓10克　三帖

【注】读过傅青主秘传小儿科，自知“山根”(鼻根，两睛明穴之间)的说法。《大小诸证方论》值得一读。(参见 11-24 案)

【5-25】虚汗咳嗽、湿疹、泄泻

董某，男，16 月龄。

初诊 (1993 年 11 月 30 日)

主诉：肺部有啰音，咳嗽。服中药治虚汗、湿疹，服药后泻下频频，故来求诊。

既往史：本月因奶痨挑割“螳螂子”——中医小儿科有些医生治奶痨疳积，会在鱼际掌侧切开，抽出小部分脂肪组织。

处方

桑　叶 15 克	穞豆衣 15 克	淮山药 15 克	蝉　衣 3 克
冬瓜仁 12 克	甜杏仁 9 克	川贝母 6 克	象贝母 6 克
熟米仁 15 克	生甘草 6 克	桔　红 3 克	四帖

二诊 (12 月 5 日)

虚汗减少，咳减轻。皮肤湿疹。大便干燥，纳差。

处方

桑　叶 12 克	菊　花 10 克	穞豆衣 15 克	生甘草 5 克
连　翘 6 克	川　连 3 克	胡黄连 3 克	鸡内金 5 克
生地黄 10 克	生米仁 15 克	茯　苓 12 克	谷麦芽各 10 克
僵　蚕 10 克	苦　参 6 克		五帖

【评】所谓奶痨一症，小儿营养不良也。健脾开胃是当然，不能苦寒。但要清热化湿解决湿疹的问题，又不得不使用苦寒药，因此医者须仔细权衡。

【5-26】面颊发疹

方某，男，4 岁。

初诊 (1993 年 12 月 5 日)

两面颊发疹，不痒。前几天感冒流涕。大便正常。

处方

蝉　衣3克	连　翘6克	银　花10克	桑　叶10克
大力子6克	桔　梗5克	生甘草5克	赤　芍10克
黄　芩5克	生地黄15克	紫　草6克	薄　荷1.5克
川象贝各9克			五帖

【注】处方中规中矩，当其出麻疹来处理。蝉衣、大力子、川象贝都是麻疹必用，连翘、薄荷、桑叶清透肺热。

【评】先生读过《舟仙瘖述》，所以处方有此等功夫。

【5-27】发疹瘙痒

梅某，男，26月龄。

初诊　(1993年12月5日)

皮肤发疹，瘙痒。

处方

生地黄15克	赤白芍各10克	川　芎6克	当　归9克
荆　芥6克	黄　连3克	生山栀6克	黄　芩6克
黄　柏6克	连　翘9克	桑　叶15克	银　花10克
僵　蚕10克	穞豆衣15克		五帖

【注】此荆芥连翘汤加减。处方中开具成人的药量，是为了方便煎煮。喂服时应该掌握，每次20～30毫升即可，每天3～5次即可。这是所谓“成人的剂量，婴儿的服量”。医者不仅应该自己知道，而且应该对病家明确交代清楚。

【5-28】风热感冒

周某，男，10岁。

初诊　(1993年12月5日)

昨日发热，鼻子发红疹，脸面虚肿。血小板计数偏低。

口干，大便干燥。舌苔少剥苔；脉沉滑。

处方

连　翘 9 克	银　花 12 克	桑　叶 15 克	野菊花 10 克
川　连 3 克	黄　芩 6 克	大力子 9 克	板蓝根 15 克
生　地 15 克	象贝母 12 克	桔　梗 5 克	生甘草 5 克
桑白皮 15 克			五帖

【评】此案没有复诊。中医认为小儿用药需谨慎,不赞成滥用抗生素,仔细分析此方,先生用药是紧扣症候群的。

【5-29】发育迟缓

林某,女,13 岁。

初诊　(1993 年 12 月 5 日)

矮小,身高 1.43 米。第二性征未出现。大便正常,纳差。眠可。舌质红苔白;脉细滑。

处方

桂　枝 6 克	生白芍 12 克	炙甘草 9 克	大　枣 5 枚
生　姜 2 片	当　归 9 克	川　芎 9 克	生黄芪 15 克
鹿角霜 10 克	熟地黄 15 克	补骨脂 9 克	五帖

二诊　(12 月 12 日)

前症。

处方

党　参 12 克	生黄芪 15 克	淮山药 15 克	炙甘草 6 克
茯　苓 10 克	补骨脂 9 克	白豆蔻 1.5 克	桔　红 3 克
桔　络 3 克	炒谷芽 10 克	生米仁 15 克	大　枣 5 枚　七帖

三诊　(12 月 19 日)

前症。

处方:上方加紫河车 10 克、生地黄 12 克。　七帖

四诊　(1994 年 1 月 30 日)

前症,胃口很好!

处方:桂枝汤加味。

桂枝汤

党　参 12 克	生黄芪 15 克	当　归 9 克	川　芎 6 克
橘红络各 3 克	白豆蔻 1.5 克	补骨脂 9 克	鹿角霜 10 克
熟　地 15 克	紫河车 10 克	炒谷芽 10 克	十帖

五诊　(2 月 20 日)

脉细滑。

处方: 上方去谷芽;加石菖蒲 3 克,十帖。

【评】 先生此案坚持用桂枝汤,得力于业师冯绍蘧重视经方的转枢大法也。

【5-30】阴虚便秘

李某,女,36 岁。

初诊　(1993 年 12 月 5 日)

便秘。口干,牙龈每夜浮肿。腰酸头昏,腿无力。

失眠。舌质红有裂纹,苔白边有齿痕;脉沉缓。

处方

生熟地各 15 克	茵　陈 15 克	黄　芩 6 克	生山栀 9 克
枇杷叶 15 克	川石斛 10 克	生甘草 6 克	天　冬 15 克
麦　冬 15 克	朱茯神 12 克	川牛膝 10 克	枳　壳 6 克
全瓜蒌 15 克			七帖

二诊　(12 月 16 日)

大便 2 天一次,干燥。牙龈肿减轻。舌脉如前。

处方

生熟地各 15 克	石　斛 10 克	生甘草 6 克	麦　冬 30 克
天　冬 9 克	茯　神 12 克	丹　参 12 克	川牛膝 9 克
肉苁蓉 30 克	益母草 15 克	生白芍 6 克	枳　壳 6 克
柴　胡 6 克	玄　参 30 克		七帖

【注】 首方用甘露饮加减。转方重在治便秘,以四逆散合增液汤为主,转换章法清楚。

【5-31】哮喘、鼻炎

舒某,男,15岁。

初诊 (1993年11月27日)

宿患哮喘,过敏性鼻炎。大便干燥。舌质红苔白;脉滑数。

处方

桂　枝6克	生白芍12克	炙甘草9克	桔　梗3克
苦杏仁9克	厚　朴9克	煅龙牡各15克	藿　香6克
生　姜2片	大　枣4枚		五帖

另配:冰硼散一瓶,吸鼻。

二诊 (12月2日)

近又感冒,但喘减轻,上方之功可见一斑。嘱忌海鲜。

处方:原方去龙牡;加葶苈子3克、桑叶15克、菊花9克。　五帖

【注】冰硼散治喉症,可以吸鼻防治慢性鼻炎。医者当记!

【5-32】产后受风

邱某,女,33岁。

初诊 (1993年11月28日)

因产后受风导致两侧头痛,太阳穴麻木,两眼目内眦迎风流泪。眠可,大便正常。舌质红苔白;脉沉涩。

处方

桂　枝4克	生白芍9克	清炙草5克	生　姜2片
大　枣5枚	当　归9克	川　芎6克	党　参12克
生黄芪15克	焦白术9克	防　风4克	路路通9克
藁　本10克	蔓荆子10克		七帖

二诊 (12月12日)

口不干,膝关节冷,睛明穴有麻木感,头重。舌脉同前。

处方:原方去防风、党参、路路通、藁本、蔓荆子;加川乌9克、淡附片30克(先煎1小时)、细辛5克、菊花10克、枸杞子15克。　七帖

三诊 （12月19日）

两眉棱骨上酸痛，迎风流泪；山根部位麻木，眼睁不大开。膝关节酸痛。月经量多。太阳穴觉松，沉涩的脉象较为流畅。

处方：上方加夏枯草15克、桑叶15克、川牛膝10克。 七帖

【评】治病应该学会从脉象来判进退，医者应重视脉象的变化！

四诊 （12月26日）

头重，余症依旧。大便正常。舌质淡苔薄；脉数。

处方

白蒺藜10克 白芷3克 当归12克 川芎9克
赤芍10克 生白芍18克 川牛膝10克 益母草10克
茺蔚子10克 党参15克 细辛3克 桂枝3克
陈皮3克 威灵仙9克 野菊花10克 七帖

【评】产后风寒，师门常用桂枝汤加味。

【5-33】易感冒、经常发喘

史某，女，27岁。

初诊 （1993年11月2日）

易感冒，经常发喘，喉中有声，靠服西药控制。近期发喘，求诊。眠多梦。大便正常，胃口一般。苔灰质暗，边有齿痕；脉沉滑缓。

处方

射干9克 款冬花9克 姜半夏9克 干姜6克
大枣5枚 紫菀9克 细辛3克 五味子3克
生麻黄5克 桔红5克 苦杏仁9克 厚朴9克
淮小麦30克 生石膏15克 五帖

【评】此案先生所用是经方的组合，只要对症，经方是可以变化活用的。射干麻黄汤合厚朴麻黄汤加橘红。医者或记得范文虎前辈的胸痹汤亦是几张经方的复合而成。巧妙之处须自用心体会。

二诊 （11月17日）

喘最近未发，咽中有痰咳不出。舌质红苔灰黑、薄润；脉细滑。

处方

陈　皮3克	姜半夏9克	茯　苓9克	清炙草5克
竹　茹12克	炒枳壳6克	焦白术9克	党　参12克
麦　冬12克	当　归10克	百　部9克	粳　米一匙
生　姜1片	大　枣3枚		五帖

【注】此诊因喘未发，抓紧机会进补。方用六君子汤合温胆汤，金水六君之意(去熟地，加麦冬)进一步兼有麦门冬汤之意。巩固脾肺，谨防再次发作。妙哉。

【评】医者须知，初诊方喘不发不宜用，此等方只可暂服不可久用。喘一平即当转方，先生所以此刻效必更方也。

【5-34】荨麻疹

周某，男，39岁。

初诊　(1993年11月9日)

下腹部发出大片风团、红疹，痒，已有一周以上，夏天曾发过。近期感冒，目前外涂地塞米松软膏。易出汗、口干。大便正常。舌质淡苔灰腻；脉沉涩。

处方

桂　枝4克	生白芍9克	清炙草5克	生麻黄3克
苦杏仁9克	冬桑叶12克	防　风6克	焦白术9克
僵　蚕9克	茯　苓12克	赤　芍12克	银　花12克
杭菊花9克	生　姜2片	大　枣5枚	五帖

【评】此桂枝麻黄各半汤加味，先生对于荨麻疹、划痕症等常用此方治之。妙在要会把握用方之机杼。

二诊　(11月14日)

感冒已愈。红疹转为片状，范围略大。大便正常。舌质紫苔白；脉沉涩。

处方

荆　芥6克	连　翘9克	银　花30克	赤　芍15克
紫　草15克	生槐米30克	土茯苓30克	川牛膝9克
地肤子12克	白鲜皮12克	蛇床子9克	苦　参6克
黄　芩6克	生地黄30克	丹　皮15克	五帖

加水煮先服，后煎药熏洗。

【5-35】便秘、小腹胀

蔡某，女，32岁。

初诊 （1993年10月13日）

经常便秘。口干，胃口差。小腹时胀，每月持续二十余天。9月底来月经。舌质绛苔白；脉沉涩。

处方

当　归9克　生白芍9克　柴　胡6克　茯　苓10克
焦白术9克　清炙草5克　煨　姜2片　薄　荷1.5克
煨益智4克　连　翘9克　金铃子9克　延胡索9克
香　附9克　枳　实3克　台乌药4克　大　枣7枚
车前子9克　北秫米10克　七帖

二诊 （10月20日）

大便三天未解。小腹痛。舌质绛苔薄白；脉沉细。

处方：原方加丹皮9克、生山栀9克。五帖

【评】此案方中似可加用润肠通便药以顾及便秘一层，适当减通气药。似可加全瓜蒌、火麻仁、焦决明子等；去益智、乌药、大枣、北秫米、车前子等。或可于第一二帖药中加元明粉5克，先通大便再做斟酌。

【5-36】经前反应

郁某，女，40岁。

初诊 （1993年10月13日）

经前头痛，烦躁，乳房胀，经期准。10月3日来经。右下腹慢性隐痛。舌质淡苔薄；脉沉细涩。

处方

柴　胡6克　枳　壳6克　生白芍6克　清炙草6克
川楝子9克　桃　仁6克　红　花4克　香　附9克
延胡索9克　没　药6克　桔　叶9克　青　皮5克
陈　皮5克　三帖

二诊 （10 月 16 日）

下腹隐痛，腰酸，腰围一圈均有胀感。眠梦多。大便正常。脉涩迟。

处方

当　归 9 克　　生地黄 12 克　　清炙草 4 克　　枳　壳 3 克
赤　芍 9 克　　桃　仁 6 克　　红　花 4 克　　乳　香 3 克
没　药 3 克　　川楝子 9 克　　柴　胡 6 克　　川　芎 6 克
桔　梗 3 克　　川牛膝 9 克　　延胡索 9 克　　三帖

【注】此案用药，权当慢性阑尾炎治，非单纯疏肝调经也。首诊用四逆散合金铃子散加味。次诊用血府逐瘀汤加金铃子散、乳香、没药。

【5-37】经期推迟

常某，女，23 岁。

初诊 （1993 年 11 月 30 日）

月经延期，头昏，腰酸。口不渴，眠多梦。舌质绛润苔无；脉滑。

处方

生地黄 15 克　　当　归 9 克　　川　芎 5 克　　生白芍 12 克
党　参 12 克　　焦白术 9 克　　茯　苓 10 克　　炙甘草 6 克
益母草 30 克　　五帖

【5-38】皮疹发痒

陈某，男，32 岁。

初诊 （1993 年 12 月 4 日）

全身发皮疹，自夏至今未愈，以下身多，痒甚。大便正常。舌质红苔黄；脉滑缓。

处方

荆　芥 9 克　　防　风 9 克　　羌　活 6 克　　独　活 6 克
苦　参 9 克　　蛇床子 9 克　　白鲜皮 15 克　　地肤子 15 克
黄　芩 9 克　　生甘草 9 克　　赤　芍 9 克　　丹　皮 9 克
土茯苓 30 克　　威灵仙 10 克　　青龙衣 6 克　　野菊花 10 克　　十帖

【5-39】盗　汗

强某，男，6岁。

初诊　(1993年11月9日)

病后体乏，盗汗。舌质红苔黄薄；脉虚无力。

处方

冬桑叶15克　穞豆衣30克　煅龙骨15克　煅牡蛎15克
糯稻根9克　浮小麦12克　生黄芪12克　生白芍9克
桂　枝2克　红　枣2枚　清炙草3克　生　姜1片
苦杏仁9克
五帖

【5-40】丹毒流火

江某，男，60岁。

初诊　(1993年10月23日)

主诉：左踝以下肿热，夜甚。夏季至今已数月，疑似暴雨天穿着拖鞋淌污水感染所致。血压165/95 mmHg。眠安，大便正常。舌质红苔白，有裂纹；脉沉缓。

处方

野菊花9克　苍耳子9克　半枝莲9克　生麻黄6克
豨莶草10克　重　楼9克　紫花地丁10克　川牛膝9克
川黄柏6克　苍　术9克　干荷叶6克　忍冬藤30克
威灵仙12克
三帖

【注】此七星剑(前七味)合三妙丸，加荷叶、忍冬藤、威灵仙；此方是师门治丹毒、流火的效方。

【5-41】腹股沟发疹成圈状

王某，男，42岁。

初诊　(1993年11月7日)

两腹股沟皮肤发疹,色红成圈状。大便基本正常。舌质红苔薄灰;脉沉细而涩。

处方: 七星剑合三妙丸(共十味药)。 五帖

【5-42】产后奶疖发热

邵某,女,22岁。

初诊 (1993年11月6日)

产后48天,因奶疖发热38.2℃,乳房胀痛。大便干燥。脉细数。

处方

路路通9克 蒲公英30克 荆 芥6克 葱白头7只

连 翘9克 通 草5克 茯 苓12克 三帖

【评】此案处方寥寥数味,均见中医的规矩,弹无虚发,组方结构严谨。与用几十味药组方者,不可同日而语。

【5-43】夜寐多惊、多汗

许某,男,10月龄。

初诊 (1993年10月20日)

夜寐多惊,多汗。大便每日两次,时不成形。舌质淡苔薄。

处方

穞豆衣15克 冬桑叶10克 糯稻根10克 浮小麦10克

煅龙骨10克 煅牡蛎10克 淮山药10克 生甘草3克 三帖

【评】先生处方着重"惊"和"汗"字,且非常关注用药的口味问题,深得小儿科用药之旨。

【5-44】虚汗、夜磨牙

周某,男,7岁。

初诊 (1993年10月16日)

虚汗、夜磨牙。大便偶尔2天一次。舌质淡苔薄。

处方

陈　皮 3 克	姜半夏 9 克	茯　苓 9 克	清炙草 5 克
煅龙骨 15 克	竹　茹 12 克	炒枳壳 6 克	穞豆衣 15 克
川郁金 3 克	冬桑叶 10 克	煅牡蛎 15 克	生　姜 1 片
大　枣 3 枚			

三帖

【评】此等案例，三帖药如效果不明显，可照原方多服几帖。医者可灵活处理。(参见 5－14 案)

【5-45】眩　晕

汪某，男，43 岁。

初诊　(1993 年 10 月 20 日)

夜寐眩晕，或梦中眩晕，血压 160/110 mmHg。舌质红苔白，有裂纹且两边薄黄苔；脉弦涩。

处方

制首乌 12 克	天　麻 9 克	钩　藤 15 克	茺蔚子 9 克
广地龙 9 克	黄　芩 6 克	川牛膝 9 克	冬桑叶 9 克
滁菊花 9 克	苦丁茶 9 克	生山栀 9 克	煅石决 15 克
枳　壳 6 克	姜竹茹 12 克	代赭石 15 克	羚羊角粉 0.6 克
生　姜 2 片			

三帖

【5-46】哮　喘

徐某，女，35 岁。

初诊　(1993 年 10 月 16 日)

口干唇裂。易感冒，有鼻炎。脚肿。1988 年起哮喘，最近发喘，吐白沫痰。大便正常。舌质红苔根黄薄。

处方

射　干 9 克	款冬花 9 克	姜半夏 9 克	干　姜 4 克
生甘草 5 克	紫　菀 9 克	细　辛 3 克	五味子 3 克

生麻黄 9 克	煅鹅管石 18 克	制南星 6 克	苦杏仁 12 克	
川　朴 12 克				三帖

【注】此方系射干麻黄汤去大枣加甘草、杏仁、厚朴、南星、鹅管石等。

【5-47】甲　亢

徐某,男,43 岁。

初诊　(1993 年 10 月 27 日)

主诉:虚汗、心悸、胸闷、气急,昨日发热。

既往史:甲亢病史十余年,去年起口服碘 131(^{131}I)治疗甲亢。

心率 92 次/分。眠安,大便正常,纳可。舌质红苔白,边有齿痕;脉细弦。

处方

陈　皮 5 克	姜半夏 9 克	茯　苓 9 克	清炙草 5 克	
竹　茹 12 克	炒枳壳 6 克	玄　参 30 克	象贝母 10 克	
天花粉 12 克	炙远志 6 克	青　皮 5 克	雷　丸 4 克	
鹤　虱 4 克	连　翘 9 克	川郁金 6 克	昆　布 6 克	
生牡蛎 15 克	煅牡蛎 15 克			五帖

【5-48】内脏下垂、失眠

袁某,女,35 岁。

初诊　(1993 年 10 月 23 日)

内脏下垂。失眠。易患感冒,头昏,乏力,畏寒。尿频。舌质裂苔白;脉细软无力。

处方

党　参 12 克	生黄芪 15 克	炙甘草 6 克	焦白术 9 克	
当　归 9 克	陈　皮 3 克	升　麻 3 克	柴　胡 6 克	
生　姜 2 片	大　枣 15 克	熟地黄 15 克	枸杞子 12 克	
枳　壳 3 克	苍　术 9 克	茯　苓 12 克	肉苁蓉 15 克	
酸枣仁 9 克	炙远志 6 克	广木香 3 克	龙眼肉 9 克	四帖

二诊 （10月26日）

服头一帖药眠可，今又失眠。服药后口干，仍畏寒、尿频。舌质红，苔白有裂纹；脉弦数。

处方：原方去苍术、枳壳、肉苁蓉；加覆盆子15克。 四帖

【注】处方系补中益气汤合归脾汤之意。守方有效。

【5-49】偏　瘫

李某，男，66岁。

初诊 （1993年10月24日）

今年4月份脑出血，今左偏瘫。血压120/80 mmHg。大便正常，眠安。舌质淡苔白；脉沉涩无力。

处方

丹　参12克	制首乌15克	川　芎6克	生白芍12克	
熟地黄18克	菟丝子15克	锁　阳6克	党　参12克	
生黄芪15克	山茱萸6克	川石斛10克	麦　冬12克	
五味子5克	石菖蒲5克	朱远志6克	朱茯神12克	
桂　枝3克	淡附片3克	肉苁蓉20克	巴戟天10克	五帖

【注】此方系冯氏四物汤（前四味，见附录一）合地黄饮子意。

二诊 （1993年10月30日）

手肘部痛，腿脚麻木。7月份因故大出血。舌脉同前。

处方

生黄芪120克	赤　芍9克	川　芎9克	当归尾9克	
广地龙12克	桃　仁6克	红　花6克		五帖

【评】既然因故大出血，则有形之血不可骤补，无形之气可以速生。转方用补阳还五汤原方于中风后遗症亦不悖。

【5-50】鼻　炎

吴某，男，7岁。

初诊 （1993年10月20日）

夜寐多汗。严重鼻炎，时常鼻塞，张口呼吸。大便正常。

处方

辛　荑 6克　苍耳子 6克　薄　荷 2克　蝉　衣 2克
生地黄 10克　通　草 3克　五帖

二诊　(10月27日)

鼻涕曾黄脓,服药后逐渐转清鼻涕。

处方

蝉　衣 3克　荆　芥 6克　辛　荑 6克　薄　荷 2克
苍耳子 6克　细　辛 1克　白　芷 1克　生地黄 10克
川　芎 6克　藿　香 6克　佩　兰 6克　生甘草 3克　五帖

【5-51】胆囊炎隐痛

邱某,女,48岁。

初诊　(1993年10月20日)

胆区时隐痛,肝区有囊肿(表皮血管瘤),CT结果显示：胆囊炎症。眠安,大便正常。舌质淡红苔少。

处方

当　归 9克　柴　胡 6克　茯　苓 10克　焦白术 9克
清炙草 5克　煨　姜 2片　薄　荷 1.5克　煨益智 4克
台乌药 4克　连　翘 9克　金铃子 9克　延胡索 9克
功劳叶 30克　大　枣 7枚　三帖

【评】方中当用生白芍。

二诊　(10月23日)

同前症。

处方：原方去功劳叶;加枳实3克。　五帖

三诊　(10月27日)

服药后痛减轻,且部位下移,夜间口渴。大便成形。脉细涩。

处方：首方去功劳叶;加枳实3克、丹参12克、赤芍10克、香附9克。　五帖

四诊　(11月3日)

疼痛程度有所减轻,同时疼痛间隔延长,腹胀减轻些。大便干燥。脉涩。

处方

北沙参 15 克	生地黄 15 克	麦　冬 15 克	当　归 10 克
枸杞子 12 克	川楝子 9 克	生白芍 15 克	柴　胡 6 克
延胡索 9 克	全瓜蒌 15 克	广郁金 9 克	枳　实 5 克
元明粉 1.5 克			七帖

【注】前六味是一贯煎。这等症候即使大便不干燥,也当通利大便。须知六腑以通为补。

五诊　(11 月 17 日)

上方见效痛除。自觉有股气在腹中,夜觉口渴。舌质红苔薄;脉沉缓。

处方

柴　胡 6 克	生白芍 6 克	枳　壳 6 克	炙甘草 6 克
香　附 6 克	延胡索 9 克	川楝子 9 克	全瓜蒌 15 克
没　药 3 克	天花粉 12 克	茯　神 10 克	煅牡蛎 15 克
淮山药 20 克			七帖

六诊　(11 月 24 日)

病情好转。舌质淡苔少;脉细不弦。

处方:一贯煎加柴胡 6 克、生白芍 10 克、淮山药 20 克、枳壳 6 克、煅牡蛎 15 克。

七帖

【评】此案一路用逍遥散,第四诊因大便干燥转用一贯煎加味,第五诊用四逆散合金铃子散加味,收功仍用一贯煎加味。始终沉着应诊,过程一目了然。

【5-52】咳嗽气急

陈某,女,50 岁。

初诊　(1993 年 11 月 9 日)

口干,易出汗,咳嗽已二周未愈,气急。此前曾到处求医,均未好转。大便 2 天一次。舌质紫绛苔灰白;脉沉细而滑数。

处方

苦杏仁 9 克	川象贝各 9 克	前　胡 9 克	连　翘 9 克
干芦根 30 克	枳　壳 6 克	大力子 6 克	淮山药 15 克
北沙参 15 克	马兜铃 9 克	生甘草 6 克	桔　梗 4 克

荆　芥 6克	紫　菀 9克	白　前 9克	百　部 6克	
桔　红 5克				五帖

【注】方意是止嗽散合岳美中润肺汤加味;也可认为是利肺汤出入。

11月11日,患者反馈:咳已减,见效。

【5-53】咳　嗽

吴某,女,5岁。

初诊　(1993年12月4日)

发热咳嗽,呕吐痰沫,郁热未透也。舌质红苔白,有红疹点。

处方

连　翘	荆　芥	苏　子	薄　荷	
苦杏仁	大力子	桔　梗	生甘草	
川象贝	马兜铃	紫　菀	陈　皮	
芦　根	通　草	桑　叶		四帖

【5-54】五迟五软

尤某,女,8岁。

初诊　(1993年12月4日)

语迟,行迟,齿生长较慢,指甲生长慢,发稀不华。中医所谓先天不足也。

处方

生　地 15克	丹　皮 9克	茯　苓 9克	泽　泻 6克	
淮山药 15克	山茱萸 15克	怀牛膝 9克	补骨脂 9克	
紫河车 6克	煅龙牡各 15克	桂　枝 3克	生白芍 12克	
青　蒿 6克				十帖

【评】治此等五迟五软一类的病不是短期内可以见效的。选此案仅示后学一条思路。先生处方用药可法可师。

【5-55】咳嗽、夜寐汗多

江某,男,20月龄。

初诊 (1993年12月4日)

山根青色,夜寐出汗多,有惊吵现象。咳嗽有痰,流涕,已有两三天。大便正常,胃口可。

处方

川象贝各6克	蝉　衣3克	青　蒿6克	生甘草5克
桔　梗5克	桔　红5克	炙苏子3克	桑　叶15克
穞豆衣15克	浮小麦15克	甜杏仁6克	大力子5克　四帖

【5-56】高烧后颈淋巴结肿大

茹某,女,7岁。

初诊 (1993年11月30日)

前几天发高烧,左颈淋巴结肿大如鸭蛋。大便畅通。舌质红苔白;脉沉细滑。

处方

连　翘9克	银　花10克	野菊花9克	象贝母9克
天花粉9克	大力子9克	桔　梗5克	生甘草5克
板蓝根12克	玄　参15克	鲜芦根2支	赤　芍9克　四帖

另配:金黄散外敷。

【5-57】慢　支

倪某,男,3岁。

初诊 (1993年11月28日)

慢支,最近未发。大便干燥。舌质红苔少;脉数。

处方

党　参12克	焦白术9克	茯　苓10克	炙甘草6克
陈　皮3克	姜半夏6克	橘红络各6克	生黄芪20克

防　风3克　　麦　冬12克　　淮山药15克　　五帖

【注】对于慢支患者要乘不发时，抓紧提高抵抗力。乘无外邪表证，及时用六君子汤合玉屏风散。

【5-58】脚底湿疹

王某，男，5岁。

初诊　(1993年12月26日)

左脚底前掌有些痒，见有脱皮及小疹点，根据皮损情况判断基本排除癣。

处方

生麻黄10克　　蛇床子30克　　苦　参10克　　白鲜皮10克

威灵仙10克　　乌　梅10克　　七帖(煎汤外洗)

另配：乌梅丸二瓶内服。

【5-59】跌伤脸颊

林某，男，6岁。

初诊　(1993年11月28日)

二十天前，因跌扑，左脸颊受挫于凳角，今红肿有硬块，按之略发热感。口腔内黏膜亦红肿。大便正常。舌质红苔白。

处方

1. 金黄散30克、三七粉12克，调匀鸡蛋清调敷。

2. 汤药：

当　归10克　　红　花10克　　川　芎10克　　黄　柏6克

银　花10克　　生黄芪20克　　五帖(煎汤熏洗患部)

【5-60】咳　嗽

陆某，男，21月龄。

初诊　(1993年11月14日)

咳嗽10月5日至今不愈，夜眠汗多。大便正常。舌质红苔少。

处方

甜杏仁9克	川象贝各6克	穞豆衣15克	冬桑叶15克
石菖蒲5克	天竺黄6克	蝉　衣3克	前　胡6克
桔　红5克	桔　梗3克	生甘草3克	青　蒿9克
大力子6克	炙苏子3克	猴枣散3支(吞)	三帖

【评】此等医案虽无下文,但是有一定临床经验的医生,可以自行判定其结果。此处选入仅供借鉴。

【5-61】咳嗽多汗、低热

宋某,男,7岁。

初诊　(1993年11月20日)

夜寐多汗易惊,咳嗽。山根有青筋横现,每日有几分热度,低热。纳差。舌质红苔白;脉细缓。

处方

柴　胡6克	黄　芩6克	党　参9克	姜半夏9克
青　蒿9克	清炙草5克	大　枣5枚	生　姜2片
功劳叶15克	旱莲草12克	蝉　衣3克	苦杏仁9克
川象贝各9克	桑　叶15克	穞豆衣15克	谷麦芽各10克
鲜芦根2支			五帖

【注】小柴胡汤加功劳叶、青蒿是师门退低热的验方。

【5-62】小儿营养不良

林某,女,27月龄。

初诊　(1993年11月3日)

形瘦,营养不良,但非疳积腹膨。要求药味不要很苦。大便干燥。舌质红苔薄净。

处方

淮山药30克	穞豆衣15克	带皮生梨半只	淮小麦30克
生熟米仁各30克	红　枣7只	炙甘草6克	五帖

如果孩子进药不抵触,可以多吃几帖。

【评】小儿服药很不易。先生此方是甘麦大枣汤底子,健脾养肺,但口味不苦,不易造成儿童反感。良相之苦心也。

【5-63】胆囊炎、胆结石

周某,男,44岁。

初诊 (1993年11月2日)

胆囊炎、胆结石,曾因腹痛而住院。口发苦无味,眠不安,纳差,大便2天一次。舌苔灰黑厚腻;脉缓而涩无力。

处方

柴　胡6克	黄　芩6克	党　参9克	姜半夏9克
清炙草5克	大　枣5枚	生　姜2片	茵　陈12克
生山栀9克	熟　军6克		七帖

二诊 (11月10日)

肝胆不舒。大便时畅,舌苔未化。

处方:小柴胡汤加生白芍15克、枳实6克、大黄9克、川楝子9克、延胡索9克、焦白术12克。　七帖

【评】先生二诊就用生大黄9克,毫不含糊。

三诊 (11月17日)

口苦。眠可。小便色深,纳食增加。舌苔厚;脉沉滑。

处方:大柴胡汤合茵陈蒿汤加淮山药30克、川连3克、川楝子9克、延胡索9克、陈皮5克、连翘9克。　七帖

四诊 (11月24日)

口觉苦,大便1～2次/天。舌苔厚略化;脉沉带滑。

处方

陈　皮3克	姜半夏9克	茯　苓9克	清炙草5克
大　枣3枚	焦白术9克	党　参12克	柴　胡6克
生白芍9克	生　姜2片	生熟米仁各30克	淮山药30克　七帖

五诊 (12月1日)

口不苦,大便正常。舌苔黄灰腻;脉滑缓。

处方

党　参10克	淮山药15克	生熟米仁各15克	茯　苓12克
清炙草6克	陈　皮6克	姜半夏6克	柴　胡6克
生白芍12克	川楝子9克		七帖

【注】在临床上经常以山药、米仁代白术用。

【5-64】脑外伤癫痫

王某,男,3月龄。

初诊　(1993年12月1日)

当日上午患者由父母抱来我处求诊,代诉刚刚诊断为癫痫。前诊医生开了鲁米纳镇静药。即使是刚刚就诊过,患者家长也执意要询问我的意见。

问:"孩子是顺产吗?"

答:"是的,没有剖宫产。"

问:"产时用过助产钳吗?"

答:"没有。"

问:"何时发现癫痫症状?"

答:"近一个月。孩子睡醒后则惊、抽搐,刚出生时无此情况。今能吃,大便正常,2～3次/天。"

我借此推断孩子在一个多月前头部受过较重的撞击所致,属于脑外伤引起癫痫。患者母亲证实了我的推断:孩子出生后五十天,孩子父亲骑自行车,母亲抱着孩子坐在车后座,路上跌了一跤,孩子的头部受到撞击。

处方

蝉　衣3克	钩　藤9克	青　蒿5克	香　附6克
生甘草4克	川郁金3克	石菖蒲3克	川　芎3克

三帖(多次少量喂服)

【注】当时围在旁边的候诊者有十多人,无不佩服先生的临床经验。

【评】此案此方得到冯绍蘧前辈的认可。一个中医内科医生没有一定的诊断能力,是不行的。

【5-65】正 伤 寒

王某,男,42岁。

初诊 (1995年12月31日)

曾就诊诊断为伤寒症,缠绵,反复发热。12月28日至今已初步退热。胃口不开,头晕。手臂疼,脚软无力。

眠可,两便可。舌质淡苔少;脉弦细。

处方

苦杏仁	白豆蔻	薏苡仁	厚 朴
姜半夏	白通草	竹 茹	淮山药
大豆卷	大 枣		五帖

服药后,热未再发,胃口佳,不敢乱吃。

【注】中医认为是湿温病。故用三仁汤出入,化湿健脾。服药后胃口开。患者具备一定的健康意识,知道朱元璋请徐达吃鹅的故事,所以不敢乱吃。

二诊 (1996年1月6日)

前症。

处方

枳 壳	竹 茹	仙半夏	陈 皮
清炙草	茯 苓	藿香梗	苏梗叶
北秫米	米 仁		五帖

另嘱:辅助服大枣10枚、米仁30克,煮汤服。当作点心养脾胃。饮食要清淡,忌油炸荤腥。谨防肠穿孔。

三诊 (1月12日)

上方见效。昨晚有遗泄,略有畏寒感。大便正常,眠尚可,胃口好转,体力渐复。舌质淡红苔白;脉细弦而滑。

处方:原方去藿梗、苏梗、米仁;加芡实12克、莲须9克、淮山药15克、青蒿9克、生白芍10克、菟丝子15克。 五帖

【注】此症系西医诊断的正伤寒。脉弦肝气不得疏泄故有遗泄。

【5-66】感冒咳嗽

蔡某,男,6岁。

初诊 (1993年11月10日)

昨感冒咳嗽。大便正常。舌质淡苔白;脉滑数。

处方

桔　梗	川象贝	前　胡	连　翘
芦　根	枇杷叶	大力子	马兜铃
生甘草	荆　芥	紫　菀	白　前
桔　红			四帖

二诊 (11月13日)

前几天气喘,痰多,白沫状痰。大便正常,纳差。舌质淡苔薄黄。

处方

干　姜3克	桂　枝3克	生麻黄3克	生白芍6克
生甘草5克	细　辛3克	姜半夏6克	五味子3克
川　朴9克	苦杏仁9克	川　贝6克	象　贝9克
炙苏子5克	银杏肉10只		三帖

【评】此小青龙汤加味,加厚朴、杏仁进一步平喘,而且有定喘汤、苏子降气汤的意思。手法巧妙。

【5-67】饮病(水气凌心)

姚某,女,65岁。

初诊 (1993年10月30日)

心悸,乏力,关节痛。发病时欲呕一年。

口不渴,失眠,尿频。舌质暗红苔白灰;脉细略弦。

处方

桂　枝6克	茯　苓12克	焦白术12克	炙甘草6克
大　枣五枚	姜半夏6克	北秫米12克	三帖

二诊 (11月3日)

心悸减轻,大便也畅。眠不安多年。舌脉依旧。

处方

丹　参12克　　制首乌15克　　川　芎6克　　生白芍12克
党　参12克　　生黄芪15克　　朱茯神12克　　当　归9克
炙远志5克　　炙甘草9克　　淮小麦30克　　大　枣12枚
陈　皮3克　　七帖

【注】首方是苓桂术甘汤合半夏秫米汤,经方治此水气凌心、失眠,是稳妥的。次诊是冯氏四物汤(前四味)合甘麦大枣汤加补气安神,进一步调治。

【5-68】黄斑变性

景某,女,58岁。

初诊 (1993年11月6日)

主诉:夜里无法视物,白天光线充足的情况下可以视物。

既往史:黄斑变性已有十三年病史。

眠不甚安。大便2～3天一次,干燥。舌质红苔少;脉沉涩。

处方

楮实子18克　　茺蔚子18克　　菟丝子30克　　山茱萸12克
鸡内金5克　　木贼草6克　　密蒙花9克　　全瓜蒌15克
生白芍18克　　车前子10克　　枸杞子18克　　枳　壳6克
当　归9克　　柴　胡6克　　十帖

【注】此方系眼科驻景丸出入。

二诊 (11月17日)

眠有改善。大便正常,偶两天一次。舌质红苔薄;脉沉细滑。

处方:原方去木贼草、密蒙花;加熟地30克、木瓜6克、三七粉6克;用杞子30克、山茱萸30克。　　七帖

【注】此等眼疾,不能短期见效。中医所谓"眼百帖"就是说要以三个月为一个疗程。

【5-69】气喘、过敏性湿疹

舒某,男,37岁。

初诊 (1993年11月2日)

过敏性湿疹,气喘。口渴,胸闷,咽痒痰少,吐白沫痰。鼻痒眼痒。睡时腿发胀发酸,手足发冷。已有三十年病史,遗传所致。常服激素类药物氨茶碱等。眠可,大便正常。舌质绛苔薄灰;脉沉涩。

处方

竹茹12克	炒枳壳6克	陈皮3克	姜半夏9克	
茯苓9克	清炙草5克	麦冬12克	五味子3克	
天花粉12克	熟地60克	山茱萸20克	党参30克	
怀牛膝10克	炙苏子3克	北沙参9克		五帖

医嘱:忌海鲜、发物!

【评】此案先生从补肾纳气着手,重用熟地、萸肉、党参,且有生脉饮的成分、温胆汤的底子。先生对中医方剂的结构与分类专门发表过论文(见附录二)。

二诊 (11月6日)

近几天来未发喘,长期服用长效氨茶碱;面部湿疹看上去比上次平整些。胸闷,咽痒,无痰。大便2次/天。舌质红苔薄;脉细缓。

处方:原方加银花20克、连翘9克、补骨脂9克;用北沙参15克。 五帖

三诊 (11月11日)

大便上午两次。因停用长效氨茶碱几日,11月7日发喘急诊。舌质淡苔白;脉沉涩。

处方

熟地60克	党参30克	山茱萸30克	北沙参30克	
连翘9克	补骨脂18克	僵蚕15克	广地龙20克	
苏子6克	怀牛膝20克	核桃18克	银花20克	五帖

【注】方中地龙、僵蚕,既扩支气管平喘化痰,又止痒治湿疹。

四诊 (11月18日)

大便上午2～3次,成形。夜寐平安,下半夜气偶急,然无痰,不咳。两腿无力。近日已减少服长效氨茶碱次数,未因此急诊。苔薄质暗红;脉沉滑。

处方

熟地30克	山茱萸18克	茯苓12克	泽泻10克

银　花10克　连　翘10克　淮山药20克　焦白术10克
怀牛膝10克　北沙参18克　补骨脂10克　僵　蚕15克
广地龙20克　带壳核桃2只　炙苏子6克　沉　香2克冲
生熟米仁各15克　三帖

五诊　(11月20日)

气急、面部湿疹严重。眠可,大便正常。舌质红苔少;脉数。

处方

熟　地12克　茯　苓9克　泽　泻9克　丹　皮9克
山茱萸6克　淮山药15克　连　翘9克　银　花9克
丹　参15克　酸枣仁15克　茯　神12克　知　母6克
乌梢蛇12克　僵　蚕12克　广地龙12克　苦　参6克　六帖

六诊　(11月30日)

11月28日气急急诊,静注"喘定(二羟丙茶碱注射液)"等。每天几乎都有小喘症状。口不渴。大便正常。苔白舌质红;脉右沉滑,左沉细弦。

处方

炙苏子5克　桔　红5克　姜半夏6克　当　归15克
前　胡9克　桂　枝5克　厚　朴10克　炙甘草9克
生　姜2片　党　参15克　苦杏仁9克　银杏肉10只
桑白皮15克　黄　芩3克　款冬花9克　炙麻黄5克　五帖

另配:参蛤散两包。

【注】人参蛤蚧散,每天2次,3克/次,温开水送服;处方是苏子降气汤与定喘汤合方,亦属权宜之计。

【评】喘,过敏也;湿疹,过敏也。外科怕治癣(湿疹),内科怕治喘,诚然也。病情复发的原因很多。先生用贞元饮(熟地当归炙甘草)意思治喘,重用熟地,似也可用当归等。

【5-70】月经失调、失眠、便秘

郑某,女,36岁。

初诊　(1993年11月6日)

失眠、偏头痛。下眼睑处皮肤发黑,略有带下。冬畏寒,夏怕热。大便3～4天一次。舌质淡苔白;脉细数。

处方

当　归 9 克　生白芍 9 克　柴　胡 6 克　茯　苓 10 克
焦白术 9 克　清炙草 5 克　煨　姜 2 片　薄　荷 1.5 克
丹　皮 9 克　生山栀 9 克　益智仁 4 克　台乌药 4 克
连　翘 9 克　大　枣 7 枚　香　附 9 克　全瓜蒌 15 克
火麻仁 12 克　姜半夏 6 克　七帖

二诊　(11 月 13 日)

月经初来,头几天量少。失眠严重,时有头痛。大便改善。舌脉同前。

处方

党　参 12 克　生黄芪 15 克　炙甘草 6 克　焦白术 9 克
当　归 9 克　陈　皮 3 克　升　麻 3 克　柴　胡 6 克
生姜 2 片　大　枣 15 克　熟　地 15 克　枸杞子 12 克
肉苁蓉 15 克　茯　苓 12 克　酸枣仁 9 克　炙远志 6 克
广木香 3 克　龙眼肉 9 克　七帖

三诊　(11 月 20 日)

失眠、头痛。大便 2 天一次。舌质淡苔白,边有齿痕;脉虚数。

处方

党　参 15 克　丹　参 12 克　玄　参 15 克　生枣仁 15 克
炒枣仁 15 克　柏子仁 15 克　天　冬 20 克　麦　冬 10 克
石菖蒲 5 克　远　志 5 克　茯　神 12 克　当　归 10 克
川郁金 5 克　广木香 3 克　川　芎 9 克　炙甘草 9 克
生黄芪 15 克　珍珠母 30 克　七帖

【评】首诊用丹栀逍遥散加润肠疏肝理气。次诊用补中益气汤合黑归脾汤。三诊用天王补心丹意。章法清楚。

四诊　(11 月 27 日)

经量本少,患者希望能多些。别无所苦。可见前三诊之功。舌脉同前。

处方

桂　枝 6 克　生黄芪 30 克　生白芍 12 克　炙甘草 9 克
生　姜 2 片　大　枣 5 枚　当　归 10 克　丹　参 15 克
肉苁蓉 30 克　川　断 15 克　益母草 10 克　茺蔚子 10 克
熟地黄 18 克　川　芎 9 克　四帖

五诊　(12月1日)

眠转安。苔脉如前。

处方: 原方加香附9克。　五帖

六诊　(12月6日)

经行量较前多些。口不渴,仅眠不甚安,别无不适。大便转为正常。舌质淡苔薄;脉虚数。

处方: 黑归脾汤。　五帖

七诊　(12月12日)

眠一般。脉数。

处方: 同四诊方。　五帖

八诊　(12月19日)

前几天头痛。舌脉同前。

处方: 丹栀逍遥散加香附、益智仁、乌药、青陈皮、橘叶、丹参。　五帖

九诊　(12月26日)

以前每经行头痛、腹痛、乳房胀;今头、腹不痛,乳房胀减轻。上方见效无疑。

处方: 丹栀逍遥散加麦门冬15克、益母草15克、青皮3克、橘叶9克、香附3克、茺蔚子10克。　七帖

十诊　(1994年1月2日)

昨日经行,量不多,无行经反应症状。仅失眠。舌质淡苔白,边有齿痕;脉细数。

处方: 八珍益母汤。　五帖

十一诊　(1月9日)

失眠,经已净,头未大痛。舌质淡苔薄白;脉弦数。

处方: 桂枝汤加当归9克、川芎9克、益母草15克、蔓荆子9克、生黄芪30克、淫羊藿15克。　五帖

十二诊　(1月16日)

期间,头痛过一次。舌质淡苔白,边有齿痕;右脉浮数,左沉数。

处方: 上方加防风3克、苦丁茶9克、菊花9克、熟地黄30克;重用生白芍30克。　五帖

十三诊　(1月23日)

期间,头未痛过。预计30日行经。舌脉依旧。

处方: 用12月26日方。　七帖

十四诊 （1月30日）

经仍未行，头痛也不曾发，无其他不适。舌质淡苔少，边有齿痕。

处方

桂　枝 6克	川　芎 9克	当　归 12克	生白芍 12克
生黄芪 15克	党　参 12克	丹　参 12克	川　断 12克
鹿角霜 10克	炙甘草 9克	生　姜 2片	大　枣 5枚

十帖后加七帖

十五诊 （2月27日）

上次来经是1月31日，仅冲了一天，次日即量少。在北京出差，头痛过一次。已近月底，经将行。舌质淡苔少；脉浮滑略数。

处方：上方加桃仁6克、红花3克、淫羊藿9克、熟地20克。　七帖

十六诊 （3月6日）

眠改善，经1～2天即净，头痛不曾发过。大便正常。舌质淡苔薄，边有齿痕；脉数已有改善！

处方

熟　地 15克	当　归 10克	生白芍 15克	川　芎 6克
杜　仲 10克	川　断 12克	丹　参 12克	菟丝子 15克
广木香 4克	淫羊藿 10克	肉苁蓉 10克	鹿角霜 10克
桂　枝 3克			

十四帖

十七诊 （3月27日）

经将行，头未曾痛。眠稍安，大便正常，纳可。

处方

生　地 15克	赤白芍各 12克	桃　仁 6克	红　花 6克
川　芎 9克	当　归 12克	月季花 6克	丁　香 1.5克
益母草 12克	茺蔚子 12克	丹　参 12克	香　附 6克

七帖

【评】临床上妇女病就是要耐心诊治，该守方就守，该转方就转，随症变通，精心调理。妇科胎、产、经、带是先生师门特长。

十八诊 （4月16日）

3月30日行经，经行较前畅多，量也多。失眠改善。春天宜逍遥散加味。脉浮缓，已不现脉数之象。

处方

丹栀逍遥散	姜 2片	薄　荷 1.5克	茺蔚子 12克

益智仁 3 克　七帖

十九诊　(4 月 24 日)

头痛过一次,余症同前。脉细弦数。

处方: 用十七诊方　七帖

二十诊　(5 月 17 日)

头痛基本不发。大便正常。舌质淡苔少;脉细数。

处方: 十六诊方。　七帖

二十一诊　(5 月 27 日)

头偶痛,腰时酸,经行第一天。大便可。舌质淡苔少;脉数。

处方: 十七诊方。　七帖

二十二诊　(6 月 16 日)

这次月经量不多。舌质淡苔薄灰;脉数。

处方

生熟地各 15 克　天麦冬各 12 克　生白芍 12 克　制首乌 15 克
菟丝子 15 克　茯　苓 10 克　春砂仁 1.5 克　石南叶 9 克
玉　竹 10 克　当归身 9 克　淮山药 12 克　生米仁 12 克
桃　仁 6 克　七帖

二十三诊　(7 月 16 日)

6 月 23 日经行。眠可、纳可。脉弦滑。

处方

桃　仁 6 克　红　花 6 克　生　地 12 克　赤白芍各 12 克
川　芎 6 克　当　归 9 克　益母草 10 克　丹　参 12 克
柴　胡 6 克　菟丝子 15 克　米　仁 12 克　七帖

【评】 先生经常说真正难治的是杂症。急性病虽然往往风险比较大,治疗难度未必大!

【5-71】虚汗、多梦

徐某,男,16 岁。

初诊　(1993 年 10 月 30 日)

口渴,偶有虚汗。眠多梦。大便正常。舌质红苔薄,中有裂纹;脉细滑。

处方

熟　地12克	茯　苓9克	泽　泻9克	丹　皮9克	
山茱萸6克	淮山药15克	旱莲草15克	女贞子9克	
知　母6克	炒黄柏4克	煅龙牡各15克	冬桑叶15克	五帖

二诊　(11月16日)

虚汗减少,眠转安。舌质淡苔薄;脉细滑。

处方: 知柏地黄汤加麦冬12克、五味子3克、煅龙牡各15克、芡实15克、金樱子9克、莲须9克、桂枝2克、生白芍9克。　五帖

【评】 此案例青少年得滑脉,汗多阴虚,多有精关不固之症,不言可明,医者如此用药就是经验。

三诊　(11月27日)

感冒二周将愈,时失眠,大便时2天一次。舌质红苔白黄;脉细数。

处方: 上方去芡实、金樱子、莲须、龙牡;加旱莲草15克、女贞子9克。　七帖

十月后,又初诊　(1994年8月7日)

因夏日游泳受凉,感冒发热,退净后痰多。胸闷。因过敏不愿注射青霉素。

处方

姜竹茹12克	枳　壳6克	陈　皮5克	姜半夏6克	
茯　苓12克	麦　冬12克	清炙草4克	青　蒿6克	
藿　香6克	鲜荷叶12克	块滑石12克	生米仁15克	五帖

【评】 先生用药很注意季节,师门夏季常用此方治湿温症。

【5-72】盗汗、梦惊

蒋某,女,3岁。

初诊　(1993年10月16日)

虚汗盗汗,夜寐梦惊,大便时秘。

处方

桂　枝4克	生白芍9克	炙甘草5克	浮小麦15克	
煅龙牡各15克	丹　参5克	桑　叶15克	穞豆衣15克	
生黄芪10克	生　姜2片	大　枣5枚		三帖

二诊 （10月20日）

眠安，汗少，上方见效！尿频数，偶遗尿。

处方：原方去丹参；加益智仁3克、乌药3克。 三帖

三诊 （10月30日）

夜寐较安。汗少得多，尿频。大便正常了。舌质红苔白。

处方

熟地12克	茯苓9克	泽泻9克	丹皮9克	
山茱萸6克	淮山药15克	益智仁4克	乌药4克	
补骨脂10克	青蒿6克	生白芍9克	胡桃肉9克	七帖

四诊 （11月17日）

发热，咳嗽，流泪（类似于感染麻疹后眼部刺激症状）。大便2天一次，纳差。舌质红苔白腻。

处方

柴胡6克	姜半夏6克	黄芩3克	清炙草5克	
川象贝各9克	苦杏仁9克	干姜4克	五味子3克	
北沙参15克	马兜铃9克	枳壳3克	桔梗5克	
青蒿6克				五帖

【5-73】久咳不愈

虞某，女，3岁。

初诊 （1993年10月20日）

易感冒，久咳不愈，吐白沫痰。晨起多眵，夜眠多汗。大便正常，纳差。舌质红苔薄；脉滑。

处方

甜杏仁6克	川象贝各5克	桔红4克	生甘草3克	
白薇10克	炒蒌仁10克	北沙参10克	马兜铃6克	
淮山药10克	大力子5克	桔梗5克	枳壳3克	
连皮生梨半只(去心)				三帖

二诊 （10月23日）

不咳，吐出很多痰，仍有虚汗。大便正常。舌质红苔白。

处方：原方去蒌仁；加麦冬10克、前胡3克、桑叶10克。 三帖

【注】首诊是岳美中前辈利肺汤加味，且含润肺汤。参见5-16案。

三诊 （10月27日）

已不咳痰，可以进一步调理巩固。舌质红苔白；脉滑数。

处方

陈　皮3克	姜半夏9克	茯　苓9克	清炙草5克
生　姜1片	竹　茹12克	炒枳壳6克	焦白术9克
党　参12克	大　枣3只	熟地黄12克	麦　冬10克
穞豆衣15克	冬桑叶15克	煅龙牡各15克	三帖

【评】中医原则是表证未净；痰、咳、喘未平，不可调补。此方是六君子汤合温胆汤加味。

四诊 （10月30日）

痰少，咳少，涕如脓状。盗汗虚汗仍多。大便正常。舌质红苔少。

处方

温胆汤	桑白皮12克	麦　冬12克	苦杏仁9克
冬桑叶15克	穞豆衣30克	浮小麦12克	生黄芪12克
糯稻根10克	煅龙牡各15克		三帖

五诊 （11月3日）

无咳无痰，大便正常，纳差。舌脉如前。

处方

六君子汤	防　风3克	生黄芪15克	鸡内金5克
谷麦芽各9克	枳　壳3克		五帖

六诊 （11月10日）

大便正常。汗多，纳差。咳痰均无，汗多。大便正常，纳差。舌质红苔白。

处方：温胆汤合六君子汤加煅龙牡各15克、穞豆衣30克、浮小麦15克、桑叶15克、谷麦芽各9克、焦六曲6克、生黄芪15克、防风3克。 七帖

七诊 （11月17日）

曾外感发热，咳嗽；山根青筋直布，为内有风。夜寐多汗。大便正常，纳差。舌质红苔白；脉数。

处方：初诊方去蒌仁、生梨、甘草；加桑叶15克、穞豆衣15克、青蒿9克、蝉衣3克、全瓜蒌15克。 五帖

八诊 （11月27日）

咳愈汗止。可见上方明显见效。大便可，纳差。舌质红苔薄；脉略数。

处方

党　参9克　淮山药15克　扁　豆10克　茯　苓10克
清炙草5克　橘红络各5克　鸡内金6克　焦六曲6克
谷麦芽各9克　麦　冬12克　生黄芪15克　防　风3克
补骨脂9克　五帖

【评】病患者每次复诊时反馈的信息都是医者用药是否见效的证据。

九诊　(12月1日)

鼻塞,出汗不多。大便正常,纳差。舌质淡红苔略黄腻;脉数。

处方

桂　枝4克　生白芍9克　清炙草5克　生　姜2片
大　枣5枚　苦杏仁9克　厚　朴9克　桔　梗3克
橘红络各5克　炙苏子3克　炒谷芽9克　枳　壳5克　五帖

十诊　(12月22日)

咳嗽,咽痛;尿短,小儿自诉腹痛。判定由外感引起。大便正常。
舌苔白腻;脉数。

处方

蝉　衣2克　荆　芥3克　生甘草3克　桔　梗3克
苏　梗3克　桑　叶12克　苏　子3克　川　贝6克
象　贝9克　杏冬仁各9克　桔　红3克　百　部6克
白　前9克　紫　菀9克　五帖

【注】此止嗽散加味。

【评】与上次复诊隔二十一天。八诊用六君子汤、玉屏风散意;九诊用桂枝加厚朴杏子汤加味,没有证据认为不妥。

十一诊　(12月26日)

咳未减,夜甚,纳差。苔黄较厚;脉滑数。

处方:初诊方去梨;加石菖蒲3克、天竺黄6克。　五帖

【评】十诊方无效。推测是外邪正盛,治当继续利肺化痰止咳。

十二诊　(12月31日)

咳嗽减轻,尿频,纳差。舌质淡苔白。

处方

党　参9克　焦白术9克　炙甘草5克　茯　苓10克
陈　皮3克　生黄芪15克　淮山药15克　石菖蒲3克

益智仁3克	熟地黄15克	菟丝子15克	七帖

【评】上方(首方)良方也,又一次明显见效。前提当然要用得对症。

十三诊 (1994年1月7日)

不咳无痰。夜寐略有汗,纳差。舌质红苔白;脉滑数。

处方:异功散加淮山药15克、炒米仁15克、熟地12克、山茱萸6克、肉豆蔻3克、桑叶15克。 七帖

【注】此后有七十天未来复诊。可见十二、十三诊方巩固有效。

【5-74】秋季必发咳嗽

宋某,男,44岁。

初诊 (1993年10月30日)

主诉:今感冒咽痒干燥,咳嗽痰少,痰色黄。

既往史:每年秋季必发咳嗽,至次年春季方愈。连续三年如此。

舌质红苔黄腻;脉弦紧。

处方

荆　芥6克	防　风6克	前　胡9克	百　部9克	
白　薇12克	桔　红6克	苦杏仁9克	川象贝各6克	
生甘草6克	北沙参12克	马兜铃9克	淮山药15克	
大力子9克	枳　壳6克	桔　梗4克	生梨皮1只	三帖

二诊 (11月3日)

腰疼,晨咳,口干,小便黄。服上方咳仍旧,晨咳,咽痒。腰疼。口干,小便黄。舌质红苔略黄,根部腻;脉弦。

处方

熟地黄12克	茯　苓9克	泽　泻9克	丹　皮9克	
山茱萸6克	淮山药15克	连　翘9克	银　花9克	
北沙参12克	麦　冬12克			七帖

另配:乌梅丸两瓶照服。

【评】先生步骤清楚,首方应该明显见效而不然,转方处六味地黄汤加味,认为此案之咳属肾咳,且用乌梅丸截咳。

三诊 (11月10日)

前方见效,今只咽痒。舌质红苔灰;脉沉涩。

处方: 原方加炙苏子5克、橘红6克、补骨脂12克、带壳核桃肉12克。 七帖

四诊 (11月17日)

眠可,大便正常。舌质红舌灰黑;脉沉细。

处方

熟地50克	山茱萸30克	丹皮10克	泽泻10克
茯苓12克	淮山药18克	天麦冬各18克	五味子6克
肉苁蓉30克	补骨脂15克	带壳核桃肉10克	龟板胶10克
橘红络各5克	菟丝子30克		

七帖

【评】用药步步紧逼,加重补肾,力求见功。值得借鉴。

【5-75】视神经萎缩、高度近视

姚某,女,40岁。

初诊 (1993年11月10日)

1976年诊断为屈光不正、视神经萎缩。近视1300度。大便正常。舌质淡苔白;脉沉涩。

处方

楮实子25克	枸杞子18克	菟丝子25克	怀牛膝9克
车前子12克	茺蔚子18克	三七粉3克	木瓜6克
谷麦芽各10克	鸡内金9克	肉苁蓉30克	煅石决明30克

七帖

【注】此方由陈达夫屈光不正方加减而来,当然有古方驻景丸的用意。医者要多读书。

二诊 (11月20日)

口不渴,大便正常。

处方: 原方加柴胡6克、当归10克、熟地黄30克、山茱萸10克。 七帖

三诊 (11月27日)

同前症。

处方

桂枝6克	生白芍12克	炙甘草6克	生姜2片
大枣5枚	路路通10克	枸杞子15克	桑叶9克

菊　花9克　　银　花9克　　连　翘9克　　三七粉3克
木　瓜6克　　童白蒺藜各12克　　七帖

四诊　(12月5日)

同前症。

处方: 11月10日方去苁蓉、石决明;加青葙子6克、谷精草6克。　　七帖

【评】此眼科案例,就是示人以"眼百帖"的规矩;眼疾往往是守方的功夫;常有一年到头经常服汤药的案例。参见5-68案。

【5-76】咳　嗽

葛某,男,16月龄。

初诊　(1993年10月13日)

外感方愈,咳不清而虚汗多。

处方

穞豆衣15克　　冬桑叶10克　　蝉　衣2克　　青　蒿3克
甜杏仁4克　　糯稻根6克　　连皮生梨半只　　三帖

二诊　(10月20日)

用上方汗少咳愈。今又感冒略咳,尿多。舌质淡苔少。

处方: 原方加淮山药10克、芡实10克、桔梗3克、生甘草3克。　　三帖

三诊　(11月10日)

又见咳嗽夜甚,虚汗盗汗。

处方: 初诊方加川贝6克、象贝9克、浮小麦30克、前胡6克、全瓜蒌15克。　四帖

四诊　(11月17日)

咳已愈,夜寐汗已少些。大便2～3天一次。纳差。脉数。

处方

穞豆衣15克　　桑　叶15克　　全瓜蒌15克　　甜杏仁9克
糯稻根15克　　浮小麦15克　　柏枣仁各6克　　川象贝各6克
玄　参15克　　生地黄15克　　麦　冬15克　　姜半夏15克
谷麦芽各10克　　炙鸡金5克　　枳　壳5克　　煅龙牡各15克
五帖

【评】此方二十味药,似可略加约束,如龙牡、姜半夏、谷麦芽、柏枣仁。先生处方一般不超过十五味。

【5-77】咳嗽、虚汗盗汗

沈某,男,14月龄。

初诊 (1993年11月10日)

咳嗽,流涕,虚汗盗汗,大便正常。

处方

蝉　衣3克	青　蒿6克	甜杏仁9克	川　贝6克
象　贝9克	冬桑叶15克	穞豆衣15克	浮小麦30克
糯稻根15克	前　胡6克	带皮生梨半只	三帖

二诊 (11月13日)

流涕愈,咳嗽减,虚汗仍多。纳差,吃饭时恶心,曾吐出痰涎。大便两天一次。

处方

蝉　衣3克	前　胡6克	连　翘6克	川　贝6克
象　贝9克	冬桑叶15克	穞豆衣15克	浮小麦30克
糯稻根15克	炒谷芽9克	生黄芪15克	甜杏仁9克
带皮生梨(去心)半只			四帖

【评】小儿科咳嗽一症,变化很多。中医界行话:"会治疗咳嗽了,学徒满师了"。足见治咳嗽确实有一定难度。师门治疗咳嗽,不论成人、小儿都很有手段,医者宜多留意。

【5-78】肝郁、眠不安

厉某,女,50岁。

初诊 (1993年11月13日)

口干,情绪郁而不畅。眠多梦。大便正常,口中无味,纳差。舌质红苔黄灰薄;脉沉细。

处方

陈　皮3克	姜半夏9克	茯　苓9克	清炙草5克
党　参12克	竹　茹12克	炒枳壳6克	炙远志6克
熟地黄15克	酸枣仁9克	川　连3克	麦　冬12克
天花粉12克	珍珠母30克		四帖

二诊 （11月17日）

口干发苦，咽略痛。腿无力，坐骨疼。眠略安。大便正常。舌质红苔白。

处方

酸枣仁30克　知　母9克　川　芎9克　朱茯苓12克
清炙草9克　川　连3克　丹　参15克　炙远志6克
琥珀粉5克　川郁金6克　石菖蒲6克　三帖（琥珀粉5克没配到）

三诊 （11月20日）

口干、小腿胀。眼睑觉肿，牙龈亦肿。眠转安，仍多梦。大便正常。舌质红苔少；脉沉涩。

处方： 原方加煅龙牡各30克、生米仁30克、桑白皮15克、天花粉12克；用生熟枣仁各15克、代酸枣仁30克。　七帖

四诊 （11月27日）

口干差，小腿仍无力。眠较安，心神安定。舌质略红苔少；脉细数。

处方

党　参12克　丹　参12克　玄　参12克　茯　神12克
菖　蒲6克　川郁金6克　炙远志6克　桑白皮15克
柏子仁15克　生炒枣仁各15克　生米仁30克　淮山药30克
天花粉12克　知　母6克　四帖

五诊 （12月1日）

腿无力，手略麻。眠转安。大便正常。口仍略苦，舌质红苔少。

处方： 温胆汤加丹参12克、川连3克、川断12克、菟丝子30克。　五帖

【评】 本案用方有温胆汤、酸枣仁汤及天王补心丹的意思，前后转换，应症变化，得心应手。治疗效果还是满意的。

【5-79】肝区隐痛、月经不调

杨某，女，32岁。

初诊 （1993年11月24日）

肝区时胀，觉隐痛，化验都正常。月经时延期或闭经，齿衄。眠不安，多梦，心悸。大便正常。舌质红苔薄，边有齿痕；脉弦细。

处方

北沙参 15 克	麦　冬 15 克	生地黄 12 克	枸杞子 15 克
当　归 10 克	川楝子 9 克	延胡索 9 克	丹　参 12 克
朱茯神 12 克	远　志 6 克	石菖蒲 5 克	川郁金 5 克
煅龙牡各 30 克	柏枣仁各 9 克		五帖

二诊　(12 月 1 日)

见效。

处方：原方加青蒿 9 克。　　五帖

五个月后，又初诊　(1994 年 5 月 18 日)

胸时闷。诉心脏不好，疲劳后肝区胀痛，幼时患乙肝。眠不安。舌质淡苔白；脉沉细，郁而不流畅的脉象。

处方：11 月 24 日方去菖蒲、龙牡、柏子仁；加甘草 6 克、紫参 12 克(上海称为“草河车”)。　　七帖

二诊　(6 月 5 日)

多梦，头昏，齿衄。肝区不舒，易疲劳。按压右肝俞穴较明显有点痛觉。大便正常，胃口好。舌质淡苔白，边有齿痕；脉细沉弦。

处方

延胡索 9 克	川楝子 9 克	香　附 6 克	益智仁 3 克
当　归 9 克	生白芍 9 克	柴　胡 6 克	生甘草 5 克
茯　苓 12 克	焦白术 9 克	丹　皮 9 克	生山栀 6 克
薄　荷 1.5 克	生　姜 2 片		七帖

【注】此方是丹栀逍遥散加味。如见效，可多服几帖无妨。

【评】必要时先生也诊腹、诊腿足、诊背部，但是不会每人必诊。

【5-80】胸痹、心悸怔忡

王某，女，80 岁。

初诊　(1993 年 11 月 27 日)

心律不齐，心悸怔忡；口干失眠，胸背部闷，咳嗽。诉曾患肺结核。大便正常。舌质淡苔白；脉细弦。

处方

茯　苓12克　桂　枝5克　焦白术10克　炙甘草9克
大　枣7枚　姜半夏6克　苦杏仁9克　象贝母9克
煅龙牡各15克　四帖

二诊　（12月1日）

自觉发潮热，咳嗽，痰浓。失眠，易出汗。胸闷胃胀，大便正常。舌质红苔黄腻；脉细弦且数。

处方

杏冬仁各12克　生米仁12克　桃　仁6克　鲜芦根1支
象贝母9克　仙半夏6克　麦　冬12克　北沙参12克
青　蒿9克　功劳叶30克　地骨皮9克　桑白皮12克　五帖

12月12日，患者托人反馈：服药后很舒服，表示感谢。

【注】此案复诊时才知道患者有肺结核病史，故前方用桂枝5克不妥。次诊舌苔的变化也证明热化。师门规矩：肺结核活动期忌桂枝、肉桂，有肺结核病史的人，桂枝一般都慎用，更不可重用。医者当记！

【5-81】夜寐多动

王某，女，7岁。

初诊　（1993年11月6日）

夜寐多动。大便时秘，去年因痔出血。胃口差，不喜欢吃水果。舌质红苔薄白；脉数。

处方

陈　皮3克　姜半夏9克　茯　苓9克　清炙草5克
大　枣3只　生　姜1片　竹　茹12克　炒枳壳6克
焦白术6克　谷麦芽各10克　鸡内金5克　焦山楂3克
丁　香1克　炒米仁15克　淮山药15克　生槐米30克
焦决明子9克　五帖

二诊　（11月16日）

夜寐多动。不漏涎了。大便正常了。舌质红苔白；脉滑。

处方：温胆汤加玄参30克、炙鸡金5克、焦山楂3克、丁香1克、淮山药30克、党参9克、煅龙牡各15克、柏枣仁各9克。　五帖

【5-82】胰腺炎善后

夏某，男，33岁。

初诊 （1993年10月24日）

左胁肋疼痛彻背，上腹部胀气。头昏。晨四肢觉冷，两膝酸软两年。

既往史：患肝炎，HBsAg阳性，肝大一指半。胃病。因食凉豆浆后不适，就诊查出胰腺炎。10月21日，医院B超结果显示：① 胆囊、胆固醇结晶，胆汁混浊。② 胰脏轻度纤维化。③ 脾未见异常。④ 轻度脂肪肝。

失眠多梦。大便时秘，时硬，或不成形。今舌质淡苔白；脉沉细略弦。

处方

柴　胡6克　　枳　壳6克　　清炙草6克　　生白芍6克
青陈皮各6克　　生　地12克　　玄　参15克　　麦　冬12克
川　芎9克　　香　附9克　　赤　芍9克　　金铃子9克
延胡索9克　　枸杞子12克　　当　归9克　　北沙参15克　　五帖

【评】治这类病，宁可使其大便溏，也不能仍然便秘、干燥。肝主疏泄是治疗原则。

二诊 （1993年10月30日）

中脘部胀痛，口干。舌质红苔白腻，边有齿痕；脉弦细。

处方

四逆散各6克　　加川连3克　　姜半夏6克　　全瓜蒌12克
黄　芩6克　　元明粉1.5克　　金铃子9克　　延胡索9克
香　附9克　　川　芎9克　　赤　芍9克　　天花粉12克
北沙参12克　　开心果30克　　陈　皮3克　　七帖

【附】四逆散。

柴　胡6克　　枳　壳6克　　生白芍6克　　滑炙草6克

三诊 （11月16日）

大便每天一次。左胁肋胀，拍片结果：胃窦炎。舌质淡苔黄白腻；脉沉涩。

【注】从脉象已不弦细可以判定，前症中脘胀痛已经缓解，舌质变淡，口干应该减轻。读本医案应知，处方往往只针对当下的症候群。

处方

枳　实5克　　黄　芩5克　　柴　胡6克　　姜半夏6克
生　姜二片　　生白芍12克　　生　军6克　　茵　陈30克

焦山栀9克	大　枣5枚	茯　苓12克	猪　苓9克
焦白术9克	泽　泻9克		五帖

四诊　(11月20日)

服上方头二帖药,大便多些;后几帖大便每天仅一次,量少。左胸肋下胀,右肋下隐痛。口干,眠不甚安。舌质红苔黄腻,边有齿痕;脉数而细。

处方: 原方去四苓、姜、枣;加川连3克、全瓜蒌15克、川朴9克、桃仁9克、延胡索9克、金铃子9克;改用生军9克、生山栀10克。　　五帖

另配:金匮鳖甲煎丸两瓶,内服。

五诊　(11月25日)

服药后大便并不泻,胃仍胀,舌质红苔净。

处方: 柴芍六君加养阴药。

【评】 此方是肝胃疾病(消化系统)善后的常用方。

【5-83】慢性肾炎、甲亢

王某,女,37岁。

初诊　(1994年5月7日)

主诉:慢性肾炎,甲亢。经常感冒咽痛,夜眠时腰酸。

既往史:1991年10月发热,肾炎,至今蛋白尿结果(+)至(+++),红细胞1～3个,药物治疗。十五年甲亢病史。右肺曾患结核。

心率80次/分。大便正常,纳可,眠可。舌质红苔白;脉浮滑。

处方

生熟地各15克	山茱萸6克	丹　皮9克	淮山药15克
茯　苓12克	泽　泻9克	车前子9克	川怀牛膝各12克
川　断12克	芡　实15克	金樱子15克	七帖

【注】 本案已转为慢性肾炎,不易彻底治愈,仅示中医治法的一定规矩,供读者借鉴。初诊处方系济生肾气丸合水陆二仙丹。

二诊　(5月22日)

5月18日尿常规:红细胞1～3个,蛋白(—)。

处方: 上方去芡实、金樱子;加杜仲10克、制黄精30克。　　十四帖

三诊 (6月15日)

6月10日,尿常规结果显示:红细胞0～4个。

6月11日,尿常规结果显示;红细胞4～5个,蛋白(+)。

昨腰酸甚,嗜睡。舌质红苔厚;脉缓略涩。

处方

升　麻3克	苍　术9克	荷　叶10克	川　断12克
制黄精24克	西血珀3克	淮山药15克	菟丝子15克
粉萆薢12克	茯　苓12克	益母草15克	甘草梢6克

二十一帖

【评】此清震汤加味,是师门治肾炎、膀胱炎之常用方。有服到六十至九十帖以上而见效者。有同学问:"八卦中震卦似盂,方中荷叶形似,所以可以治肾病吗?"先生笑而不答。张仲景的著作只强调症候群与药方的关系,不提倡主观的推理。

四诊 (7月11日)

尿常规结果:红细胞(±),蛋白(+)。腰不酸。口不干,眠可,大便正常。舌质淡苔薄白。

处方

升　麻3克	鲜荷叶1张	苍　术9克	生米仁15克
茯　苓10克	制黄精20克	益母草12克	甘草梢6克
淮山药15克	芡　实10克		

二十八帖

五诊 (8月7日)

腰酸。尿常规结果显示:蛋白(+++),红细胞(+++)。舌质淡苔少,边有齿痕;脉缓弱。

【评】先生认为中医的疗效要参考尿常规检查报告,但决不可以作为唯一依据。

处方

猪　苓12克	茯　苓12克	泽　泻12克	块滑石12克
阿　胶12克			

七帖

【注】此是经方猪苓汤原方,治尿血的官方。

六诊 (8月15日)

同前症。

处方:四诊(7月11日)方去芡实、米仁、山药、益母草;加琥珀粉6克、鸡内金6克、炒黄柏3克。

七帖

七诊 (8月23日)

尿常规结果显示：红细胞(+)，蛋白(+)；腰酸。

处方：五诊(8月7日)方，七帖；接服六诊(8月15日)方，十四帖。

八诊 (9月11日)

症状同8月23日。

处方

苍　术9克　升　麻3克　川　断12克　杜　仲12克
茯　苓12克　天麦冬各12克　熟地黄15克　菟丝子15克
沙苑子15克　山茱萸9克　仙鹤草30克　白　蔹6克
鲜荷叶1张　十四帖

九诊 (10月13日)

最近夜寐尿多，白天尿并不多，大便正常。口不渴，眠可，乏力，懒得起床。舌质红苔少；脉细数。

处方

生熟地各12克　牡丹皮9克　淮山药15克　山茱萸6克
泽　泻6克　茯　苓12克　五味子6克　菟丝子15克
杜　仲10克　怀牛膝10克　旱莲草12克　补骨脂10克
车前子10克　十四帖

十诊 (1995年1月4日)

头昏。尿常规结果显示：红细胞(++)。舌质红苔少；脉数。

建议：淮山药、建莲肉煮汤，每天食疗。

配膏方：龟板胶500克、鹿角胶90克，加酒、冰糖，依法制膏。每日早晚各一匙，温水化服。

【评】此案仅示范对慢性肾炎的调理法度、治疗过程。似可于方案中增加考虑补气健脾，如可重用黄芪。

【5-84】便秘、身上发疹、痒

应某，男，14岁。

初诊 (1993年10月31日)

夏天至今身上发疹、痒。曾服酮替酚也不见效。大便3～5天一次，眠可，纳可。苔薄白质绛,根部黄腻;脉滑数。

处方

柴　胡6克	黄　芩6克	党　参9克	姜半夏9克
清炙草5克	青　蒿9克	功劳叶15克	旱莲草12克
蝉　衣3克	茵　陈12克	生山栀9克	熟　军6克
桑　叶15克	菊　花10克	僵　蚕9克	生　姜2片
大　枣5枚			五帖

二诊　(11月7日)

服药后未再发出。两小腿原发的疹甚痒,胸背部较少。纳可,眠可。大便仍秘。舌质红苔根略厚;脉细沉滑。

处方:上方去青蒿、功劳叶、旱莲草、菊花;加连翘9克、赤芍9克、忍冬藤18克、野菊花9克、青龙衣6克、黄柏3克、川牛膝6克、苍术3克、丹皮9克。　　五帖

【评】此小柴胡汤合茵陈蒿汤加味,但方中药味较多。次诊似可重点转向便秘。熟军6克改用生军9克,三妙丸可暂时不用。先服二帖,强力通大便。

【5-85】盗　汗

许某,男,78岁。

初诊　(1993年11月16日)

盗汗已两个月,心律不齐,房颤;口干。夜寐醒得早,不易再入睡。服过不少中药,鲜效。大便量少,不干燥;小便频数色黄。舌质紫苔根黄腻;脉弦滑。

处方

当　归12克	生熟地各15克	黄　芩6克	黄　柏6克
黄　连3克	生黄芪30克	桑　叶30克	穞豆衣30克　五帖

二诊　(11月25日)

盗汗少得多。劳则气急,房颤。口干欲饮水。大便不成形,胃不知饥。舌质红苔根部黄腻;脉沉数。

处方

秦　艽9克	生黄芪15克	天麦冬各15克	煅龙牡各15克
知　母6克	青　蒿9克	五味子6克	生熟地各15克
生白芍12克	炙甘草9克	桑　叶15克	穞豆衣30克

杏　仁 9 克	象贝母 9 克	柏枣仁各 10 克	五帖

三诊　(11 月 30 日)

昨又盗汗，口干。气急。小便频，色黄。大便燥。舌质红苔少；脉沉滑。

处方：当归六黄汤加麻黄根 6 克、山茱萸 15 克、怀牛膝 10 克。　五帖

四诊　(1994 年 5 月 15 日)

盗汗甚。心律不齐。口干。腿无力，脚肿，腹大，气急。凌晨两点后即不眠。大便 2 天一次，干燥，或溏薄；小便黄。舌质淡紫苔黄厚；脉沉涩。

处方：当归六黄汤加桑叶、穞豆衣、甜杏仁 9 克、枇杷叶 30 克、五味子 6 克、麻黄根 6 克、煅牡蛎 15 克。　七帖

五诊　(5 月 23 日)

气急，口干。患者亦知药性，说以前服用附子、肉桂太多，大伤肺肾之阴。大便每日多次，溏薄；小便亦频，量少。

处方

银柴胡 3 克	核桃肉 10 克	地骨皮 12 克	山茱萸 9 克	
熟　地 15 克	煅牡蛎 15 克	姜半夏 6 克	胡黄连 3 克	
秦　艽 9 克	茯　苓 12 克	丹　皮 6 克	淮山药 18 克	
五味子 5 克	象贝母 9 克	天麦冬各 12 克		七帖

六诊　(5 月 31 日)

咳嗽、气喘，盗汗。痰少，胸不闷。大便次数多、量少；小便频、量少。舌尖红无苔，苔根部黄腻；脉沉涩。

处方：初诊方加麻黄根 6 克、浮小麦 10 克。　七帖

【评】本案乃老肺结核患者，处方始终切忌附子、桂枝等温阳之药，坚持养阴清化湿热，止咳化痰。建议长服雪蛤油，这样的患者短期内盗汗很难治愈。

【5-86】早 发 育

钱某，女，10 岁。

初诊　(1993 年 8 月 7 日)

家长发现第二性征出现过早，两乳比核桃大，西医诊断为性早熟。

处方

生麦芽 30 克	枳　壳 5 克	玄　参 15 克	生山楂 10 克	十帖

【评】先生真是通变达理，不管有无效果，比只知道用知母、黄柏、生地等抑阳手段要高明得多。

二诊 （8月23日）

原方去玄参；加青橘叶10克；用生麦芽60克。 七帖

三诊 （9月11日）

已明显见效，停汤药。

处方：越鞠丸五瓶，照成人剂量服用。

【注】10月初，患者家长说基本治愈。乳房略有缩小。此等案例，只要用药控制迅猛的发育趋势即佳，切不可"甲亢治成甲减"。中医认为过之犹不及也。否则到应该发育的年龄反而不发育了，问题更糟。

1993年10月13日，医嘱：停中药。

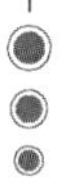

六 案 例(6-01~6-55)

【6-01】银 屑 病

史某,男,47岁。

初诊 (2011年5月7日)

主诉:额前发根部脱白屑。右手拇指鱼际角化严重,褐色,左手也有一些,此当另法治之。两小腿、胫骨前发出红斑点,西医称银屑病。脚气重,入冬后脚后跟开裂,有随手搔痒的习惯。

左腰背酸痛,抬腿时有不适。血压、血糖正常。尿酸高440 μmol/L↑。眠可,大便正常。舌苔白根部灰腻;脉弦缓。

处方

1. 外涂神仙水,忌酒、海鲜、发物、辛辣。

2. 药粉:超细灵芝粉700克;2次/天,5克/次。

3. 汤药:

蒲公英60克　野菊花10克　桑白皮15克　地骨皮15克
生甘草10克　银　花10克　十帖

【评】药对似开锁。

二诊 (5月24日)

头上发根后部皮疹变薄。

腰酸,小便不黄。舌苔灰黄而腻;脉沉弦。嘱续服汤药,涂药水。

处方:上方加茯苓20克。　十帖

【评】首方大效,皮屑脱得少了。加茯苓化腻苔、去湿,似可再加赤芍、丹皮。

三诊 (7月20日)

药粉快服完了,皮肤症状好转。疹子发得少,脱皮屑减少。舌苔灰黑腻质淡;脉沉实。

处方

药粉：原方加紫草100克，共重800克。

汤药：原方照服，五帖/周。

9月28日，续配药粉：上方加生槐米100克；减灵芝粉100克，共重800克。

四诊　(12月14日)

病已基本痊愈，严格忌酒、忌口！眠可，大便正常。已停中药两天。舌质淡红苔白腻；脉细略弦。

处方

药粉：按原方配药粉一料。

汤药：蒲公英60克、生甘草10克、败酱草10克。每天一帖，服两个月，以巩固疗效。

另配：每天辅助服雪蛤油2克，照法炖服。

五诊　(2012年3月26日)

头顶上未发出，但发根下有粒粒，不常洗头则头皮仍起屑。左胫骨有一点未退净，谨防复发。眠多梦。大便畅。舌质淡苔灰腻；脉缓涩。

处方

菝　葜50克	虎　杖30克	川牛膝15克	土茯苓50克
生甘草15克	蒲公英50克	金银花20克	三十帖

药粉：灵芝粉300克、生槐米100克、紫草100克、生甘草50克、青皮50克、威灵仙100克。2次/天，5克/次。

4月10日，患者转发3月16日体检报告：尿酸929 μmol/L↑示痛风或肾损害；尿素氮3.81 mmol/L↓；脂肪肝、肝囊肿。

数月后回复：服上方后头皮下隐疹退去。

六诊　(11月7日)

头屑多，头皮下拱起的粒粒在退去。右小腿外侧有块斑、有皮屑。血压120/80 mmHg。眠可，大便畅。舌质红苔灰腻；脉沉涩而缓。

配膏方：龟板胶750克、鳖甲胶125克，常规制作。每天一次，每次一匙。开水化服。此外药粉照吃；雪蛤油辅助服。

建议：每天吃一碗米仁汤(煮成粥)。

11月18日，患者来信反馈：大便1～2天一次。左胸前直一条略痛。补膏今天开始吃。舌质红苔黄腻，边有齿痕；脉沉缓。

2013年4月24日，患者反馈：吃补膏后头皮下不发诊，皮肤平整，疱块减少。胆已手术，胃部偏右胀痛，心口闷痛，可能有旧伤。眠可，大便正常。舌苔白厚；脉滑缓。

处方： 3月26日方加延胡索10克、川楝子10克、七叶一枝花15克。　　十帖

七诊　(2013年5月27日)

右小腿一块有些红，略增大。

处方： 3月26日方去土茯苓；加丹皮12克、赤芍12克、生槐米30克、紫草20克。

十帖

6月16日，患者反馈：吃汤药虽无显效，但感觉有效，病情在控制之中。

【注】 此病至今已七年未复发，严格忌嘴！

【6-02】高血压、痛风

史某，男，78岁。

初诊　(2014年7月17日)

觉头脑响、耳鸣。多吃则胃胀。腰酸，有痛风。口不干。眠可。便秘，曾五天不通大便。舌质红苔薄；两脉弦滑而细数。

处方

苏　梗5克	川　朴5克	茯　苓10克	延胡索5克
姜半夏5克	火麻仁10克	郁李仁10克	焦白术5克
金铃子5克	山茱萸6克	陈　皮3克	生甘草5克
生白芍5克			

五帖

7月29日，患者反馈：已好转，不再服药。

三年后，又初诊　(2018年1月7日)

头顶痛多日，太阳穴、眼眶时隐隐作痛。血压高160/80 mmHg，因痛风服药。每起夜3～4次，眠可。大便正常，纳差。舌质红苔黄腻；脉弦滑。

处方

竹　茹12克	枳　壳6克	夏枯草12克	杭菊花10克
茯　苓12克	炙甘草6克	陈　皮5克	姜半夏6克
煅石决15克	羚羊角粉0.6克	藁　本10克	桑　叶12克
丹　参12克			

七帖

二诊 （1月27日）

血压150/80 mmHg，服西药。起夜2～3次。口发苦，大便时溏，眠可。舌苔如前；脉洪滑有力。

处方：温胆汤加黄芩3克、蔓荆子10克、山茱萸12克、枸杞子12克、覆盆子12克、白菊花10克、银花10克、连翘10克、煅石决15克。 十帖

三诊 （10月27日）

脉浮滑，心律不齐。血压高十多年，痛风已五年。尿酸高。大便畅通，纳可。右腿痛得不得安宁。

处方

焦白术10克	茯　苓10克	猪　苓10克	泽　泻10克
木　瓜10克	威灵仙10克	米　仁12克	独　活5克
广地龙10克	秦　艽15克	车前草15克	陈　皮5克　十帖

【注】四苓加味，治老年人尿酸高是常识。

【评】川牛膝、乳香、没药、路路通等均可择用，或有助于止痛，活血通络。八十岁以上老人，服药一见好转，往往不坚持服药。治疗如此用药，绝非应酬之作。

【6-03】长期咽痒、玫瑰糠疹

某某，男，28岁。

初诊 （2018年12月15日）

咽痒已有一年，最近咳，盗汗，可知不因外感而起。中医所谓子夺母气也。眠不安，腋下出汗。大便正常。舌质淡苔白，边有齿痕；脉沉缓涩。

处方

生地黄18克	丹　皮10克	泽　泻6克	淮山药15克
茯　苓12克	山茱萸12克	银　花10克	连　翘10克
生甘草5克	桔　梗5克	桑　叶10克	杭菊花10克
煅龙牡各15克			十帖

【注】六味地黄丸加桑菊银翘，此方是董绍壶前辈所传。

二诊 （2019年1月5日）

上方见效，咳减轻，盗汗除，腋下汗不出。

处方：原方去甘、桔、龙、牡；加麦冬 12 克、五味子 5 克、白蒺藜 12 克、北沙参 15 克。

十帖

三诊 （2019 年 1 月 19 日）

口干。咽痒，咳甚有痰。此间曾感冒过一次，夜卧背脊觉凉，每周盗汗一次。服上方泻下，脾胃不接受，不服则不泻。舌质红苔白，边有齿痕；脉滑。

【注】可见养阴之麦冬、沙参不宜其脾胃；肾阴虽亏，肾阳并不亢故也。且原方已有生地、丹皮。

处方

苏梗叶 12 克	厚　朴 10 克	茯　苓 12 克	五味子 3 克
姜半夏 6 克	淮山药 15 克	生甘草 5 克	桔　梗 5 克
干　姜 3 克	吴茱萸 5 克		五帖

患者回复：治愈。

【评】先生很敏锐，咽痒一年，绝非表邪，所以用六味地黄汤加味，免得水夺金气。效果确切。此症与新感外邪咽痒咳嗽当严格区别！

2020 年 2 月 16 日，微信咨询：得玫瑰糠疹，某医院就诊外涂药水，内服药均不见好。

处方

连　翘 10 克	银　花 10 克	桑　叶 15 克	杭菊花 10 克
生甘草 10 克	荆　芥 10 克	防　风 6 克	蝉　衣 3 克
大青叶 15 克	赤　芍 12 克	白蒺藜 15 克	萆　薢 15 克　五帖

另配：神仙水外涂。

医嘱：服完五帖，病情减轻，效不更方，再服原方五帖。

患者反馈：服五帖，服后拉肚子。治愈，痒止，疹不发。

【评】血热内毒有出路，自然尽剂可愈。此方可以作为后学的范例，很稳当。

【6-04】肝气不畅、月经不调、颈淋巴结痛

顾某，女，28 岁。

初诊 （2016 年 9 月 11 日）

经期准，净后有少量褐色分泌物。行经期时有腰酸，乳房胀。发现斑脱直径 2 厘米，已有一月。最近咳嗽，有黏痰。眠不安，时有便秘。舌质红苔白；两脉沉细而尺部弱。

处方甲

柴　胡 6 克	当　归 10 克	生白芍 10 克	白　术 10 克
茯　神 12 克	炙甘草 6 克	丹　皮 10 克	生山栀 10 克
香　附 6 克	青　皮 6 克	枳　壳 6 克	薄　荷 5 克
杏　仁 10 克	紫　菀 10 克	桔　梗 6 克	七帖

二诊　(9 月 25 日)

月经延期五天,量较前略多。脉尺部无力。

处方: 原方去白术、茯神;加全瓜蒌 15 克、前胡 10 克。　七帖

三诊　(10 月 15 日)

颈淋巴结痛,牙龈痛,畏寒。近期旅游劳累。大便畅,眠差。舌质红苔白;脉沉细缓。

处方

连　翘 10 克	银　花 12 克	丹　皮 10 克	生山栀 10 克
黄　芩 6 克	柴　胡 10 克	党　参 10 克	姜半夏 6 克
生甘草 6 克	紫　菀 10 克	白　前 10 克	五帖

四诊　(11 月 5 日)

经期准,头天量少,第二、三天时多,第四、五天少。淋漓不净,有血块,腰酸。10 月 21 日来经,28、29 日方净。行房见红,小腹胀痛。脉细数。

处方乙

桂　枝 5 克	茯　苓 12 克	生白芍 12 克	丹　皮 10 克
桃　仁 6 克	川楝子 10 克	延胡索 10 克	香　附 6 克
青　皮 6 克	川　芎 5 克	小茴香 2 克	炮　姜 2 克
艾　叶 2 克	当　归 10 克		四帖(每月经行始服)

【注】 医者每次接诊,所用处方力求对症。此桂枝茯苓丸合四物汤、金铃子散之意也。

五诊　(12 月 24 日)

上方共服了十六帖,经期准,有血块,腹痛,行经一周。结束时几天自觉宫颈有点痛;淋漓不净又一周,有黄带。口腔溃疡。眠可,大便畅。舌质红苔薄黄;脉沉细而缓。

处方丙: 甲方减枳壳、薄荷、杏仁、紫菀、桔梗;加金铃子 10 克、延胡索 10 克、炒椿皮 10 克、炒黄柏 5 克。　十帖

六诊　(2017 年 2 月 18 日)

每经行服四帖乙方,已三个周期(方中加赤芍 12 克)。平时服丙方。

患者反馈:淋漓不净症状除,仅有点黄带。

七诊 （3月18日）

经期准，排卵期2～3天仍淋漓不净，见点红。乳房胀。眠可。脉迟缓。

处方：丙方去金铃子、延胡索、生山栀、炒椿皮；加川断12克、补骨脂12克、苍术6克、厚朴6克、陈皮5克。 七帖

八诊 （4月8日）

上方因故未服，仅服了乙方四帖。右下颌淋巴痛，不红肿。3月31日来经（延迟了两天），7天净。排卵期有点见红。有白带。大便正常。舌质淡红苔白；两脉无力。

处方：丹栀八味加香附6克、川楝子10克、夏枯草12克、板蓝根15克、白头翁12克、炒椿皮10克。 七帖

二十个月后，又初诊 （2018年12月15日）

胃胀痛，小叶增生，两乳房均有胀。大便有时不成形。舌质红苔白；右脉关滑，左脉细缓。

处方

丹　皮10克　生山栀10克　当　归10克　白　芍12克
柴　胡10克　茯　苓12克　白　术10克　炙甘草6克
生　姜3片　薄　荷3克　金铃子10克　延胡索10克
香　附6克　乌　药5克　生麦芽12克　神　曲10克　七帖

二诊 （2019年1月5日）

病情好转，胃已平和，大便畅。排卵期乳房仍胀痛。

处方：上方减薄荷、生姜、金铃、延胡、丹皮、山栀；加枳壳10克、青皮10克。 七帖

三诊 （1月9日）

眠可，大便畅。经量少，乳房胀痛减轻。舌质深红苔薄；脉滑缓。

处方：原方加丹皮10克、生山栀10克。 十帖

一年半后，又初诊 （2020年8月29日）

生育满月后，眠少，大便正常。哺乳期，7个月就行经。今四肢发鸡皮肤状，痒，夜里更甚，已有一个月。舌质红苔薄微黄；脉沉缓，细无力。

处方

连　翘10克　银　花10克　菊　花10克　桑　叶10克
丹　皮10克　赤　芍10克　白蒺藜15克　白鲜皮12克
地肤子15克　荆　芥5克　防　风5克　生地黄15克　五帖

【评】医者处方有准绳，纹丝不乱；稳中求效。

【注】所谓杂病，病情复杂多变也。往往不可一蹴而就，须有与病情“缠斗”的耐心，方能见效；渐入佳境，更显得功夫老到。

【6-05】肾亏

覃某，男，49岁。

初诊　(2015年12月13日)

服降压药，口苦，时常胸闷。心脏血流不畅、动力不足。患前列腺炎、十二指肠球部溃疡。要求冬令进补。舌质深红苔灰腻；脉沉涩而迟。

处开路方

竹　茹12克　　枳　壳6克　　茯　苓12克　　清炙草5克
姜半夏5克　　陈　皮5克　　丹　参12克　　独　活3克
猪　苓12克　　泽　泻10克　　桂　枝3克　　焦白术10克
神　曲10克　　七帖

膏方：龟板胶500克、鳖甲胶250克，常规加工收膏。

二诊　(2016年2月28日)

喜食油腻。大便2～3次/天，成形。尿后滴沥。舌质红苔白；两脉涩缓。

第一次药粉处方

山茱萸80克　　沙苑子80克　　覆盆子80克　　仙　茅70克
九香虫30克　　肉苁蓉70克　　猪　苓60克　　茯　苓60克
焦白术60克　　泽　泻40克　　生白芍60克　　枳　实60克
白豆蔻10克

共十三味研末，2次/天，6克/次，温开水送服。

三诊　(4月9日)

上方固精安神有效。舒张压高。每周两次游泳，心脏力不从心。大便2～3次/天。要求再配一料药粉。舌质红苔薄；脉沉涩。

第二次药粉处方：2月28日方去枳实、白芍、白豆蔻；加桂枝42克、厚朴50克、丹皮50克、淫羊藿45克；用九香虫50克。

5月30日，患者来信反馈：药粉见效，再配。

第三次药粉处方：2月28日方加淫羊藿45克、青皮30克、厚朴30克。

四诊 （12月26日）

血糖高达15 mmol/L，注射胰岛素即降至4.5～5 mmol/L。体重减轻10.0千克。血压150/90 mmHg。服氯丁辛降至130/80 mmHg。尿后滴沥不爽。肾阴亏损为主，房事能力日退，服药粉虽助一臂之力，然终须节制为上策。舌质深红苔少；脉沉滑而数。

第四次药粉处方

锁　阳40克	桑螵蛸60克	女贞子60克	金樱子50克
芡　实60克	仙　茅50克	九香虫50克	白豆蔻10克
山茱萸80克	沙苑子80克	枳　实30克	猪　苓60克
茯　苓60克	焦白术60克	泽　泻40克	覆盆子50克
肉苁蓉70克			

共研细末，服法同前。

【评】用药补肾固精而不以参、茸、海马、海狗肾等壮阳，医者之大德也。患者是西医外科专业医生，药如无效，不会多次配服。医者须记！

【6-06】下颌发白疹

刘某，男，14岁。

初诊 （2016年3月27日）

大便2～3天一次。下颌发疹点芝麻大，白色。舌质红苔白腻；两脉弦滑。

处方

麻　黄5克	杏　仁15克	生甘草10克	生米仁30克	
桑　叶10克	菊　花10克	连　翘10克	银　花20克	五帖

另配：神仙水外涂。

4月1日，患者反馈：疹点退去，没有新发出。嘱原方续服五帖。

二诊 （4月9日）

没有新发疹，疹点头部已干焦。大便畅通。舌苔白满布；脉滑数。

处方：原方加穞豆衣20克。　五帖

4月21日，患者反馈：停药一周。大便畅通。服药后，胃口不好。新的疹未发，原来的也未退未萎。嘱服防风通圣丸，神仙水外涂。

4月29日，拍照反馈：疹头已焦萎，未发新的疹。防风通圣丸在服。

6月11日，其母反馈：孩子用手搔破了疹头，又新长了几个疹。

处方:

麻　黄3克　杏　仁10克　生甘草6克　薏　仁20克
火麻仁12克　五帖

6月22日,信:疹头已焦。

【6-07】月经不调、慢性盆腔炎、甲状腺结节

吕某,女,37岁。

初诊　(2016年2月14日)

患有子宫肌瘤56 mm×40 mm×58 mm,夜尿频或由此压迫膀胱所致。每晚起夜三次,后两次几乎没有尿量。患慢性盆腔炎。甲状腺结节,小叶增生。前医用大补气血,大补肾阴肾阳,如洋参、阿胶、鹿胶、龟板胶、肉桂、覆盆子、山茱萸、淫羊藿,未见好转。

来我处求诊:月经周期每次均提前七到十天,行经期五天,第一天小腹微痛,有血块。腰酸,眠不安。大便正常。舌质红苔薄;脉细滑略弦,尺部无力。

处方

丹　皮10克　生山栀10克　当　归10克　生白芍12克
香　附5克　茯　苓12克　延胡索10克　川楝子10克
柴　胡6克　焦白术10克　枳　实5克　炙甘草6克
薄　荷3克　生　姜2片　七帖

药粉处方

茯　苓100克　桂　枝100克　猪　苓100克　白　术100克
泽　泻100克　山　药60克　益智仁30克　乌　药30克
沙苑子60克　川牛膝60克　桃　仁60克　丹　皮70克
生白芍70克　青　皮80克

十四味研粉,2次/天,5克/次,温开水送服。

【评】方意为五苓散,合桂枝茯苓丸,缩泉丸加味。

二诊　(3月5日)

上方服完七帖。口略干。大便正常。舌质红苔黄薄;两脉沉细而缓,无力。

处方:上方去生姜、丹皮、山栀、枳实、延胡索;加益智仁3克、淮山药15克、乌药3克。　七帖

【注】1月6日来经;1月29日来经;2月24日来经,26日净。

三诊 (3月26日)

上方见效。3月19日来经,24日净。行经4天,量正常。眠差,乏力。大便不畅,尿频依旧,每夜起夜3～5次。舌质红苔薄;脉软弱无力。

处方

升　麻3克　柴　胡6克　党　参12克　生黄芪15克
酸枣仁10克　淮山药15克　陈　皮3克　茯　神12克
当　归10克　炙甘草10克　柏子仁10克　七帖

四诊 (4月9日)

上方见效。见黄带,小腹略胀。腰酸,指尖略麻。起夜小便3～4次,尿量不多,小便烫热感。大便正常,2次/天。舌尖红苔薄;脉沉弦略迟。

处方

桑寄生12克　川　断12克　独　活6克　香　附5克
鸡冠花12克　淮山药15克　焦白术10克　枳　壳6克
茯　苓12克　鸡血藤15克　鸡心槟15克　青　皮6克　七帖

五诊 (4月17日)

上方剩两帖未服。带下色黄,小腹略胀微痛。近一周,有尿感,每夜起6～8次。晚8时上床,但难入睡。笔者自觉最初两周药效很好。

处方

丹　参12克　麦　冬12克　生地黄15克　鸡冠花10克
鸡血藤12克　鸡心槟15克　川牛膝10克　炙乳香5克
椿根皮10克　金铃子10克　小茴香2克　琥珀粉3克
蜂　蜜30克　三帖

六诊 (4月21日)

本月月经尚未来,上个月3月19日来,带下仍旧。小腹仍胀痛,小便发热;每晚起夜4～5次。

处方: 原方加生甘草6克;用小茴香3克。　五帖

4月29日,信:一周未服汤药,预计是4月21日方未配服。4月24日来月经;起夜尿3次,总体可以。

七诊 (5月28日)

月经已延期四天。小腹胀,眠不安。大便畅。舌质淡苔白;脉弦细。

处方

柴　胡 10 克　　当　归 12 克　　生白芍 12 克　　赤　芍 12 克
延胡索 10 克　　焦白术 6 克　　炙甘草 5 克　　茯　神 12 克
丹　皮 10 克　　川楝子 10 克　　丹　参 12 克　　川　芎 10 克
香　附 10 克　　七帖

八诊　(6 月 11 日)

5 月 29 日来经。大便畅,眠可,易疲劳。舌质红苔薄;两脉细缓。

处方

生黄芪 12 克　　炙甘草 10 克　　北沙参 12 克　　太子参 10 克
茯　苓 12 克　　茯　神 12 克　　川　芎 5 克　　当　归 5 克
柏子仁 10 克　　酸枣仁 10 克　　合欢花 15 克　　夜交藤 10 克
菝　葜 12 克　　平地木 12 克　　炙远志 10 克　　五味子 3 克
党　参 12 克　　七帖

药粉处方

猪　苓 80 克　　茯　苓 80 克　　桂　枝 30 克　　焦白术 30 克
生白芍 60 克　　丹　皮 60 克　　桃　仁 50 克　　泽　泻 48 克
覆盆子 70 克　　沙苑子 60 克　　川牛膝 60 克　　川　断 60 克
乌　药 30 克　　益智仁 30 克　　小茴香 20 克　　白豆蔻 10 克
淮山药 60 克　　山茱萸 35 克　　九香虫 42 克　　仙　茅 36 克

二十味研末,2 次/天,6 克/次,开水吞服。

【评】此方很见效,医者当细玩味之。

6 月 22 日,患者微信反馈:服汤药,睡眠改善;比以前汤药明显见效。药粉才开始服。

7 月 15 日,患者来电反馈:情况很好,明天去黄山旅游。

九诊　(8 月 27 日)

口略苦,眠可。起夜 3 次,大便畅。舌质红苔黄;脉细弦缓。

处方

北沙参 15 克　　五味子 3 克　　麦　冬 12 克　　生黄芪 15 克
苏梗叶 10 克　　厚　朴 6 克　　茯　神 12 克　　杏　仁 12 克
冬瓜子 12 克　　酸枣仁 12 克　　柏子仁 12 克　　覆盆子 12 克
小茴香 2 克　　十帖

9 月 3 日,患者来电反馈:见褐色带下。嘱原方照服。

9 月 20 日,患者来电反馈:8 月 14 日来经,至今未来,觉腹胀。

十诊 （9月24日）

腹胀。大便成形，2天一次。舌质红苔薄；脉细缓。

处方

桂　枝6克　　当　归6克　　川　芎5克　　生白芍12克
桃　仁6克　　红　花6克　　香　附6克　　益母草12克
枳　壳6克　　生地黄12克　　　　　　　　　　　五帖

10月11日，信：上方见效。10月1日至5日来经，腹痛比以往甚，痛了三天，以往仅半天。血块天天有。因出差，这几天未服汤药。

十一诊 （10月15日）

有白带。大便成形，1次/天。眠不安，起夜3次，尿量不多。6月11日药粉很见效，要求再配一料（效不更方，原方照配）。舌质红苔薄；两脉沉细而缓。

处方

覆盆子15克　　桑螵蛸10克　　川　断12克　　芡　实12克
沙苑子15克　　淮山药12克　　生白芍15克　　陈　皮5克
山茱萸12克　　茯　苓12克　　生米仁15克　　焦白术10克　七帖

拟11月1日服催经方：

处方

桂　枝6克　　生　地12克　　川　芎5克　　当　归6克
生白芍12克　　桃　仁6克　　红　花3克　　益母草12克
香　附6克　　艾　叶3克　　生　姜3片　　大　枣5枚　五帖

【评】6-07案看似冗长，实在是体现先生应症变化的技能，妇女病复杂，如抽丝剥茧，急躁不得呀。

【6-08】横膈膜痉挛

李某，男，33岁。

2016年10月28日，信：因应酬，宴会上大口饮烧酒，引起打呃（横膈膜痉挛），当地医院没有办法，求我救治。

处方：生姜5片，蜂蜜50克，隔水炖服。下咽即愈。

【评】新疆郝某，女，48岁。苏州6-42案，均曾犯此症状，西医无策，先生用此方均灵验。此方乃范文虎前辈所传，先生由业师口授而得。参阅附录二，先生发表的《范文虎铁事》一文。真正是千金一方,识者宝之。宁波历来写著作的中医非常之多,为什么如此重要的秘方鲜有提及?为什么《范文虎专辑》里也只字不提?可见真方确实不易得!

【6-09】肝肾阴虚、肠胃失调

金某,男,30岁。

初诊 (2015年6月20日)

晚11时入睡,眠不深,偶盗汗。面部皮脂腺分泌旺盛,油腻,有时发痘。阴虚肝肾不足。舌质深红苔少;脉左滑关旺。

药粉处方

酸枣仁60克　柏子仁60克　茯　神60克　炙远志60克
五味子30克　山茱萸60克　覆盆子60克　沙苑子60克
神　曲60克　女贞子60克　旱莲草60克　金樱子60克
芡　实60克　白豆蔻10克

共研细末,2次/天,5克/次,温开水送服。

又初诊 (2017年1月27日)

气虚脾不摄涎。大便成形,解而不畅。胃口不佳。舌质淡胖苔薄;脉滑无力。

处方

柴　胡6克　升　麻5克　黄　芪15克　党　参12克
苍　术6克　白　术10克　当　归10克　陈　皮5克
枸杞子12克　熟地黄15克　茯　苓12克　沙苑子15克
生　姜3片　大　枣5枚　十帖

药粉处方

苍　术40克　厚　朴50克　炙甘草30克　陈　皮30克
茯　苓30克　肉　桂20克　覆盆子60克　沙苑子60克
山茱萸60克　枳　实70克　焦白术20克　九香虫20克
白豆蔻10克　党　参45克　金樱子50克　芡　实90克
锁　阳50克　泽　泻24克　生白芍60克　陈　皮30克

共研细末,2次/天,5克/次,温开水送服。

2月18日,信:服药见效,肠胃功能改善。

【6-10】气虚阴亏

顾某,男,29岁。

初诊 （2015年4月9日）

赖床,畏寒,肾亏。大便正常。舌质深红苔薄;脉滑缓。

处方

山茱萸12克	女贞子12克	旱莲草12克	茯　苓12克
淮山药12克	沙苑子10克	炙远志5克	炙甘草5克
桂　枝5克	生白芍10克		

五帖

药粉处方

当　归50克	生白芍50克	山茱萸20克	沙苑子60克
覆盆子80克	生黄芪100克	陈　皮50克	茯　苓30克
桂　枝30克	女贞子60克	旱莲草60克	神　曲60克
生甘草40克	猪　苓30克	白豆蔻10克	

共研细末,2次/天,6克/次,开水吞服。

4月26日,患者反馈:感觉有效。

6月初,患者来信反馈:感觉明显有效,仅出汗觉粘。

【6-11】泌尿系感染

韩某,女,50岁。

初诊 （2015年7月5日）

主诉:腰酸耳鸣,阵阵发热;乏力,不吃药更觉乏力。月经延期两个月。尿痛,尿道口酸,患有盆腔炎、阴道炎、尿路感染,久不愈。

既往史:上症服许多药物,已有两年。

血压95/65 mmHg。眠不安。大便不成形。舌质红苔薄,有横裂纹;两脉沉软,尺部无力。

处方

知　母6克	黄　柏3克	肉　桂2克	川牛膝10克
茯　苓12克	猪　苓10克	泽　泻6克	焦白术10克

苍　术5克	荷　叶10克	熟　军5克	五帖

【注】此方为四苓合滋肾通关丸及三妙丸合方,用意颇深。治慢性炎症,尤其是尿道、阴道等下焦的炎症,往往中的。

二诊　(2015年7月23日)

服上方十二帖,有泻下反应。服药后小便畅,尿道不痒了,疑是传染引起的。

处方

升　麻3克	草　薢12克	生山栀12克	土茯苓30克
荷　叶10克	忍冬藤30克	黄　柏5克	苍　术5克
川牛膝10克	茯　苓12克	泽　泻10克	琥　珀5克
川　断12克			七帖

7月31日,患者来信反馈:服完七帖,不见效;尿道仍不舒服,小便过后自觉好一阵酸酸的感觉,且有点痒带点痛。

医嘱:续服余下的初诊方三帖。不要怕腹泻;药物服后有点反应也属正常。关键是杜绝传染源!

药粉处方

琥　珀60克	熟　军50克	生甘草50克	独脚莲60克
白豆蔻12克	怀牛膝60克	苦杏仁70克	百　部70克
金铃子50克	枳　实50克	猪　苓60克	香　附20克
黄　芩45克			

共研细末,2次/天,5克/次,温开水送服。

三诊　(8月15日)

二诊方七帖服完,又服初诊方三帖。服完首方三帖后,腰眼也酸酸的。接着,又服二诊方至今十帖,还余五帖。药粉每天早晚照服。眠不安。服药至今觉大便稀,痔疮发。今舌质红苔少,有裂纹。

处方

生槐米20克	生山栀10克	猪　苓10克	土茯苓15克
草　薢10克	泽　兰5克	荷　叶10克	蒲公英20克
苍　术5克	黄　柏5克	川牛膝10克	当　归6克
生甘草6克			七帖

同余下的五帖二诊方,一起服完。

11月11日,患者来信反馈:病已早愈,谢谢!

【6-12】脾不摄涎、下半身出汗

居某,男,30岁。

初诊 (2016年3月26日)

夜寐不安,下半身总是出汗。下眼睑处皮肤发黑。清晨心悸睡不着。胃口一般,大便不成形。舌质红苔薄白,边有齿痕;两脉沉滑。

处方

陈　皮5克	姜半夏6克	茯　苓12克	清炙草6克
党　参10克	焦白术10克	厚　朴6克	苍　术6克
黄　柏5克	川牛膝10克	炙远志10克	枸杞子12克
竹　茹12克	枳　壳6克		

七帖

二诊 (2016年4月9日)

下半身不出汗了。眠改善,大便成形。舌质红苔白,脉滑数。

处方

淮山药15克	茯　苓12克	泽　泻10克	山茱萸12克
陈　皮5克	姜半夏5克	苍　术6克	厚　朴6克
柏子仁12克	沙苑子12克	枸杞子12克	

七帖

药粉处方

酸枣仁50克	柏子仁50克	苍　术30克	茯　苓60克
党　参60克	焦白术60克	沙苑子60克	九香虫45克
覆盆子70克	山茱萸70克	厚　朴40克	泽　泻40克
白豆蔻10克	枳　实30克	陈　皮45克	炙甘草30克

共研细末,2次/天,5克/次,温开水送服。

三诊 (5月14日)

大便不成形。舌质淡苔白,涎多;脉细滑。

处方

党　参12克	焦白术10克	茯　苓12克	清炙草5克
陈　皮5克	泽　泻10克	猪　苓10克	桂　枝3克
川　朴5克	苍　术5克	山茱萸15克	生　姜3片
大　枣5枚			

七帖

【注】此脾不摄涎,方用四君五苓平胃之合方,平稳可靠。

四诊　(5月28日)

舌质红苔薄黄白;脉细弦滑。

处方: 四君子汤加生白芍12克、北沙参15克、麦冬12克、淮山药12克、山茱萸12克。　　七帖

药粉处方: 原药粉处方去柏子仁、党参;加猪苓60克、北沙参30克、灵芝粉35克;用山茱萸100克。

【6-13】慢性浅表性胃窦炎

韩某,女,55岁。

初诊　(2015年6月20日)

大便本来1次/天,今3次/天。2015年6月14日胃镜检查结果显示:慢性浅表性胃窦炎伴糜烂,活检后大便发黑。眠不安,多梦。舌质胖红,苔灰腻;两脉沉细而滑。

处方

竹　茹12克	枳　壳5克	炙甘草5克	北秫米10克
茯　神12克	陈　皮5克	姜半夏5克	香　附3克
广木香3克	神　曲10克	麦　芽10克	生山楂5克　五帖

【评】温胆汤合半夏秫米汤,和胃安神,看似平常,实在有效。

药粉处方

金铃子50克	延胡索50克	开心果60克	乌　药30克
香　附30克	灵芝粉100克	茯　苓60克	淮山药60克
枳　壳50克	生白芍50克	党　参60克	炙甘草30克
陈　皮50克	神　曲50克		

共研细末,2次/天,5克/次,空腹温开水送服。

二诊　(7月5日)

上方服了十帖,诉胃炎诸症明显好转。眠不安,中脘觉闷,气透不出状;时咳嗽咽痒。易出汗,口渴。性急之人。大便正常。舌质淡苔白;脉沉软,尺部无力。

检查结果显示:肠上皮化生。

处方: 上方去竹茹、枳壳、山楂、麦芽;加党参12克、焦白术10克、柴胡5克、生白芍10克、金铃子10克、延胡索10克、炮姜2克。　　五帖

【6-14】慢性胃肠炎

朱某，男，31岁。

初诊 （2014年10月28日）

主诉：每晨起来觉小腹痛（脐周），身高1.7米，腰围97.6厘米（2.9尺）。空腹即胃痛。就诊胃镜结果显示：慢性浅表性胃炎。脂肪肝，胁下隐痛。

口苦口干。便秘，有内痔，偶出血。排便不尽感。空腹血糖6.1～6.2 mmol/L，舌质红苔少略剥；脉双关旺而滑。

处方

苍　术30克　　生山楂50克　　生槐米60克　　火麻仁60克
决明子60克　　郁李仁50克　　青　皮60克　　陈　皮60克
神　曲50克　　吴茱萸20克　　丁　香10克　　延胡索50克
川楝子50克　　生甘草30克　　厚　朴30克　　枳　实30克
沙罗子60克　　生白芍50克

共研细末，3克/次，每日两次，温开水送服。

另配：丁桂散敷脐，护创膏盖。

患者反馈：用药一周后，肚脐不痛了，大便日趋正常，矢气减少，但仍时时矢气。

医嘱：加大剂量5克/次，脂肪肝拟缓图，不急于求成。

二诊 （12月13日）

肚子早不痛了，近来胸痹。大便畅，纳可，眠可。舌质淡苔白腻；脉沉涩。

处方

竹　茹12克　　枳　壳5克　　陈　皮5克　　炙甘草5克
茯　苓12克　　姜半夏5克　　全瓜蒌12克　　薤白头10克
厚　朴5克　　桂　枝3克　　五帖

12月24日，来信反馈：胸痹好转，但运动量太大仍觉不适。

医嘱：原方再吃三帖。

12月30日，患者反馈：未配。一共吃了五帖。胸痹已愈。仅肠胃不适，要求服用初诊的药粉。2次/天，6克/次，该药粉很见效。

六年后，又初诊 （2020年11月23日）

问诊：最近大便干燥，吃点什么比较好？

先生回复：每天煮服荸荠胡萝卜汤。

做法：荸荠10只带皮，去蒂，洗干净，用木器打碎，胡萝卜大者一只，小者二只，掰成几段，一起煮汤喝。5～7天有效。

11月27日，患者反馈：喝了三天，大便由硬变软，今天宿便均排出。非常感谢！

【评】此等方法，老少咸宜。若严重顽固的便秘则另需服汤药。

【6-15】高龄腰膝痛、气喘、疰夏

苏某，女，92岁。

初诊 （2015年10月17日）

目糊，有幻觉幻听。腰膝痛，双膝患鹤膝风。眠靠服安定片。大便一直用开塞露，已有三年。舌质淡红苔少；脉滑尺部无力。

处方

枸杞子15克	杭菊花10克	桑　叶10克	怀牛膝10克
茯　苓12克	当　归6克	木　瓜10克	桑　枝12克
桑寄生10克	菟丝子15克	独　活5克	全瓜蒌12克
神　曲6克			七帖

10月29日，患者来电反馈：上方明显见效，感觉蛮好，已不愿复诊，不愿无病痛而吃苦药。大便畅通，能出汗了，感觉舒服。

此患者曾在当地就诊，根据处方服药后，老人家不适。我仔细看过发现是补气补血药，高龄老人身体可能无法承受。高龄老人脾胃虚弱，用药只求平稳，对症即可。不宜大动干戈。

2016年1月30日，患者来信反馈：精神状态很好。

二诊 （3月5日）

头晕，畏寒。气虚喘急，无痰。腰背痛，脚无力，手麻。眠靠安眠药片。平时大便不畅，近两天正常。纳差。舌质淡苔白；两脉滑实。

处方

焦白术10克	茯　苓10克	干　姜3克	炙甘草6克
生黄芪15克	党　参10克	川　断12克	独　活5克
木　瓜10克	怀牛膝10克	山茱萸12克	五味子3克　五帖

【注】此肾着汤加味治腰痛。纳气平喘，补气补肾。老人不喜欢吃苦药，身体暂无

差就不来复诊了。

三诊 （2017 年 8 月 4 日）

夏天胃口差，乏力或出汗，疰夏也。

处方

西洋参 5 克　麦　冬 15 克　五味子 3 克　西瓜翠 10 克

五帖（一帖/天）

患者反馈：见效。

【6-16】高　血　压

王某，男，50 岁。

初诊 （2011 年 5 月 24 日）

多年高血压病史，每天服药，血压基本控制在 120/105 mmHg。自觉左前胸觉闷，偶有一过性针刺感。"啤酒肚"。眠不深。大便成形，2 次/天。舌质红苔灰腻；脉涩。

处方

丹　参 60 克　川郁金 50 克　枳　实 50 克　青　皮 50 克
川　芎 30 克　苍　术 30 克　香　附 30 克　生山栀 50 克
神　曲 50 克　酸枣仁 50 克　茯　苓 60 克　山茱萸 80 克
覆盆子 80 克　沙苑子 80 克　菟丝子 80 克　金樱子 50 克
芡　实 50 克

共研细末，6 克/次，每日两次，温开水送服。

【评】根据用药，医者实在用了心思，压差很接近，夜里尿频，用越鞠丸加安神，固摄肾气等。但是可能会出现患者用药后的效果不尽如人意的情况，此病患用药后没有出现缩泉、固摄小便频数之效果。

7 月 11 日，患者来信反馈：服药后并无不适感觉，唯夜尿次数增加 1～2 次。答曰：好现象。

【6-17】痛　风

卢某，男，43 岁。

初诊 （2011 年 5 月 24 日）

痛风已二年，尿酸 639 μmol/L↑，甘油三酯 2.27 mmol/L↑，低密度脂蛋白 3.12 mmol/L↑。脚趾发青，右环跳穴部痛，下蹲膝关节发响。颈椎、背部受寒。眠欠安。大便解而不畅，经常大便粘。舌质淡苔薄白；脉细弦。

处方

威灵仙 80 克	木　瓜 50 克	茯　苓 60 克	制首乌 80 克
当　归 50 克	独　活 50 克	苍　术 50 克	川牛膝 50 克
川　朴 50 克	陈　皮 50 克	山茱萸 80 克	天　麻 50 克
羌　活 50 克	覆盆子 80 克	沙苑子 80 克	细　辛 30 克
制川乌 50 克	怀牛膝 50 克		

共研细末，5 克/次，每日两次，温开水送服。

7 月 11 日，患者反馈：服药后，尿酸 500 μmol/L↓，其他指标也有所降。眠改善。大便成形，正常。半夜醒后能再次入睡了。

二诊　(7 月 20 日)

两膝关节，曲则作响，环跳部位酸痛减轻。药粉服完，继续配药粉。眠改善。大便成形。舌体胖苔薄，边有齿痕；脉沉细。

处方：原方改用威灵仙 100 克。

【注】患者长服汤药有难度，但可坚持服散剂。此方用药组方看似平淡，但见效明显，所以患者要求再次配服。医者应该明白：无论汤药与散剂，用药思路应该是一样的。

【6-18】湿　疹

陆某，男，56 岁。

初诊　(2011 年 6 月 12 日)

皮肤、躯干、四肢部都发发疹，两个月。血脂高，血压正常。体较胖，左胸闷，每天吸烟两包。腰酸，侧卧则更酸。

口干。大便正常。舌质红苔黄腻；脉沉涩。

处方：抗过敏定型方，忌食海鲜、辛辣、发食、酒。

防　风 50 克	焦白术 50 克	生黄芪 80 克	独　活 30 克
茯　苓 80 克	红　花 30 克	赤　芍 50 克	川　芎 50 克
香　附 30 克	苍　术 50 克	焦山栀 50 克	神　曲 50 克
青　皮 80 克	连　翘 50 克	陈　皮 50 克	生甘草 50 克

厚　朴 50 克	山茱萸 80 克	覆盆子 80 克

共研细末,2 次/天,6 克/次,温开水送服。

7 月 20 日,患者反馈:服一半药粉皮疹即愈。另一半药粉留存备用。

【6-19】胆结石

成某,女,57 岁。

初诊　(2012 年 2 月 21 日)

主诉:严重便秘。眠不安。胸闷心悸,气虚乏力。胆结石。

既往史:2011 年发生车祸,至今腰酸。

口不渴,略畏寒。舌质淡红苔少;脉缓而滑。

处方

沙罗子 80 克	火麻仁 50 克	青　皮 60 克	酸枣仁 60 克
丹　参 60 克	川　断 60 克	独　活 30 克	威灵仙 60 克
川楝子 60 克	当　归 50 克	生槐米 80 克	枳　实 60 克
生白芍 60 克	山茱萸 60 克	焦决明子 80 克	知　母 50 克

共研细末,2 次/天,6 克/次,开水吞。

3 月 13 日,患者来电反馈:服药后,大便畅通。

【6-20】颈椎、腰椎酸痛

陈某,女,50 岁。

初诊　(2012 年 2 月 21 日)

颈椎腰椎酸痛。2011 年两鱼际发麻。胸闷。血黏度高,血糖高至临界值,血压正常。月经正常。眠可,便秘,大便 3 天一次。舌质淡苔薄;脉滑缓。

处方

威灵仙 60 克	火麻仁 50 克	开心果 80 克	青　皮 80 克
陈　皮 50 克	独　活 30 克	川　断 60 克	木　瓜 50 克
丹　参 60 克	枳　实 60 克	生白芍 60 克	焦决明子 80 克
生槐米 80 克	知　母 50 克	山茱萸 60 克	

共研细末,2 次/天,5 克/次,温开水送服。

3 月 1 日,患者来电反馈:大便畅通,有嗜睡感。不是坏现象。

3 月 15 日,患者来电反馈:腰酸痛已愈,月经至期不来,以为是服药粉关系,实则与更年期有关,自行停服七天。嘱其照服。

【6-21】玫瑰痤疮

陆某,男,21 岁。

初诊 (2011 年 9 月 5 日)

酒糟鼻,鼻端发出似痤疮,额前、下颌、背部均有痘疹。

处方

野菊花 150 克	连 翘 100 克	银 花 150 克	知 母 100 克
大青叶 150 克	紫 草 150 克	生山栀 150 克	薄 荷 50 克
黄 芩 50 克	黄 柏 50 克	苦 参 100 克	生甘草 50 克
黄 连 50 克	独脚莲 100 克		

共研细末,2 次/天,5 克/次,温开水送服。

另配:神仙水外涂。

二诊 (10 月 29 日)

大便畅,眠可。痤疮减轻,仅鼻准部仍有疹点发出,色红,未全退。舌质淡红苔薄;脉弦长。

处方

野菊花 15 克	连 翘 10 克	银 花 15 克	知 母 10 克
大青叶 15 克	紫 草 15 克	生山栀 15 克	薄 荷 5 克
黄 连 5 克	黄 柏 10 克	黄 芩 10 克	苦 参 10 克 十帖

另配:神仙水外涂。

2012 年 1 月 4 日,患者来信反馈:上方大效。

2 月 3 日,患者来电反馈:共服了二十帖,病情稳定。

三诊 (2 月 15 日)

鼻准偶有点疹发出,面部痤疮少得多。眠可。大便畅。舌质红苔少;脉细弦,滑数。

另配:70%乙醇浸百部外涂。

药粉处方:二诊方 10 倍分量,加独脚莲 100 克,共计 1 450 克。

共研细末,2次/天,5克/次,温开水送服。

【评】青年人酒糟鼻,未必由于喝酒,多因肺胃火旺所致。此案清肺火用银翘、知母、独脚莲,有胃火用三黄汤。很见效。

【6-22】玫瑰痤疮

殷某,女,55岁。

初诊 (2012年3月4日)

鼻准横向一条发红,充血状,已有四个月。忌嘴海鲜、辛辣、发物等。眠可。大便正常。舌质深红苔少;脉沉缓无力。

处方:同6-21案三诊药粉处方。

野菊花150克	连翘100克	银花150克	知母100克
大青叶150克	紫草150克	生山栀150克	薄荷50克
黄连50克	黄柏100克	黄芩100克	苦参100克
独脚莲100克			

共研细末,2次/天,5克/次,温开水送服。

另配:神仙水外涂;70%乙醇浸百部,涂鼻端。

二诊 (5月27日)

腰不酸。鼻准部充血已退,颜色也与正常人一样。血压高在服倍他乐克。舌质淡苔薄黄;脉沉缓无力。

处方

野菊花150克	连翘100克	银花100克	知母100克
大青叶150克	紫草150克	生山栀100克	薄荷50克
黄芩50克	黄柏50克	苦参100克	生甘草50克
独脚莲100克			

共研细粉,2次/天,5克/次,温开水送服。

【评】患者并不喝酒,也不发痘疹,仅鼻准充血。从脾热胃火治,方药对路,取效明显。治愈!

【注】酒糟鼻早期还容易治,若日久成了"草莓鼻",可不是"好吃果子"。

【6-23】更年期综合证

张某,女,54岁。

初诊 （2012年2月17日）

主诉：头昏头痛，耳鸣。盗汗，胸闷。肩周炎，腰酸，膝痛。

既往史：2005年(47岁)时因肌瘤行子宫全切术。

眠多梦，下眼睑发黑。大便不畅。舌质红苔少；脉软涩，尺部无力。

处方

青　皮60克	川　断60克	独　活30克	丹　参60克
川　芎50克	香　附30克	川牛膝60克	酸枣仁50克
山茱萸60克	木　瓜50克	火麻仁50克	桑　叶80克
穞豆衣80克	威灵仙60克	沙罗子60克	琥　珀50克

共研细末，2次/天，5克/次，温开水送服。

3月18日，患者来信反馈：发热感觉明显减轻。

医嘱：锻炼不要过度，继续服药粉。

【评】先生接诊多为杂症，可以说是一效难求的案例居多。切莫轻视！

【6-24】肝胃不和、眠不安

张某,男,26岁。

初诊 （2012年2月17日）

口干，胃不适，胀气。半夜易醒，大便畅。舌质红苔黄；脉弦细。

处方

神　曲50克	苍　术30克	川　芎30克	香　附30克
生山栀50克	川楝子50克	生白芍50克	枳　实50克
茯　苓50克	姜半夏30克	陈　皮50克	生甘草50克
川　朴50克	丹　参50克	青　皮60克	

共研细末，2次/天，5克/次，温开水送服。

3月2日，患者来信反馈：吃了药睡觉很好，效果满意。参见6-20案。

【注】此方乃越鞠丸、二陈汤、枳实芍药散合方。妙在不用安神药而神安。

【6-25】咳嗽日久

仇某，女，7岁。

初诊　（2012年2月16日）

咳嗽日久，痰不多。偶有虚汗盗汗。大便通。舌质淡苔白。

处方

冬桑叶15克　稽豆衣15克　平地木15克　五味子3克
紫　菀10克　象贝母10克　款冬花10克　枇杷叶20克
甜杏仁10克　生甘草5克　炙白前10克　三帖

2月20日，患者来信反馈：服一帖即见效。

二诊　（2012年3月1日）

偶咳嗽，痰白。面颧红。大便干燥。

处方

冬瓜仁10克　桑　叶12克　菊　花10克　稽豆衣12克
生米仁10克　北沙参12克　麦　冬10克　甜杏仁12克
枇杷叶20克　生甘草5克　玉蝴蝶3克　蝉　衣3克　三帖

【评】此等案例，转换层次十分清楚。用首方治咳、止盗汗，复诊见阴虚症状，即转用沙参麦冬饮出入治之，自然见效。

患者反馈：治愈。

【6-26】人流后受风寒

孙某，女，28岁。

初诊　（2012年3月1日）

今年1月人流后受风寒，畏寒。时有头痛，胃痛。经期准，量少，色深有血块，3～4天淋漓。眠可。便秘2～3天一次。舌质红苔薄；两脉沉细而涩，尺部无力。

处方

当　归50克　川　芎50克　丹　参60克　川　断60克
木　瓜50克　威灵仙60克　开心果60克　独　活30克
火麻仁60克　青　皮60克　川牛膝60克　焦决明子60克

山茱萸 60 克　沙苑子 60 克　川楝子 50 克　延胡索 50 克
肉　桂 30 克　白参片 50 克

共研细末，2 次/天，5 克/次，温开水送服。

4 月 13 日，患者来信反馈：效果很好。

【6-27】感冒咳嗽

冉某，女，10 岁。

初诊　(2012 年 1 月 7 日)

感冒后咳嗽，咽不痛。夜里踢被子，虚汗盗汗。眠可。大便畅。舌质红苔少。

处方

桑　叶 10 克　杭菊花 10 克　穞豆衣 20 克　北沙参 15 克
玉蝴蝶 2 克　川贝粉 3 克　象贝母 10 克　陈　皮 5 克
姜半夏 5 克　生甘草 5 克　桔　梗 3 克　枇杷叶 20 克
生紫菀 10 克　白　前 10 克　茯　苓 12 克　五帖

1 月 10 日，患者来电反馈：咳嗽减轻。

二诊　(3 月 3 日)

感冒鼻塞，但不发热度。不咳无痰。大便畅。舌质红苔少；脉滑数。

处方

桑　叶 10 克　杭菊花 10 克　玉蝴蝶 2 克　姜半夏 5 克
陈　皮 5 克　茯　苓 12 克　生甘草 5 克　穞豆衣 20 克
枇杷叶 20 克　紫　菀 10 克　北沙参 15 克　象贝母 10 克　三帖

【评】此案没发热而当发热治，仍用桑菊饮；不咳、无痰仍当有咳、痰来治，完全正确。

【6-28】便秘、眠不安

郭某，女，26 岁。

初诊　(2012 年 3 月 1 日)

眠不安。大便不通，3 天一次。胃不适。经期提前，腹略痛。舌质红苔少；脉滑数。

处方

火麻仁	柏子仁	青　皮	茯　苓
丹　参	黄　芩	香　附	乌　药
红　花	淮山药	女贞子	旱莲草

共研细末,2次/天,5克/次,温开水送服。

3月15日,患者来信反馈:服药后眠改善。大便仍不畅。

3月26日,患者来信反馈:进一步好转。

医嘱:3次/天,5克/次。后反馈大便畅通了。

【6-29】腰、背、肩关节酸痛

夏某,女,52岁。

初诊　(2012年2月17日)

腰、背、肩关节酸痛。面部色斑多,觉内热。眠可。大便正常。舌质红苔薄;脉沉缓,尺部无力。

处方

独　活 30克	白　术 50克	女贞子 60克	旱莲草 60克
木　瓜 50克	丹　参 60克	制首乌 60克	威灵仙 60克
川　断 60克	茯　苓 60克	青　皮 60克	香　附 30克
山茱萸 60克	生黄芪 60克	防　风 30克	

共研细末,2次/天,6克/次,温开水送服。

3月15日,患者来信反馈:服药后背部酸痛消失。

【6-30】易感冒咳嗽

吴某,男,9岁。

初诊　(2012年2月17日)

虚汗盗汗,易感冒,易咳嗽。鼻炎。大便畅,干燥。

处方

冬桑叶 15克	穞豆衣 15克	生地黄 15克	平地木 10克

生甘草 5 克	象贝母 10 克	款冬花 10 克	菊　花 10 克	
茯　苓 10 克	火麻仁 10 克	浮小麦 15 克		五帖

二诊　(3 月 1 日)

感冒咳嗽,有痰。大便畅。平时汗不多。

处方

冬桑叶 15 克	穞豆衣 15 克	生地黄 15 克	平地木 10 克	
菊　花 10 克	款冬花 10 克	麦　冬 12 克	神　曲 10 克	
紫　菀 10 克	杏　仁 10 克	枇杷叶 20 克		三帖

3 月 15 日,患者反馈:服药后咳愈。

三诊　(3 月 26 日)

大便 2～3 次/日。汗多,但比服药前要少得多。不咳嗽,略有痰。

处方

冬桑叶 15 克	穞豆衣 15 克	浮小麦 10 克	生黄芪 20 克	
大　枣 5 枚	象贝母 10 克	甜杏仁 10 克	枇杷叶 20 克	
茯　苓 12 克	太子参 10 克			五帖

【6-31】腰酸头昏、眠不安、胃胀

夏某,女,44 岁。

初诊　(2012 年 2 月 17 日)

月经正常。腰酸,落头发多。有时头昏,胃偶胀气。觉内热。眠多梦。大便偶秘。舌质红苔薄;脉缓,尺部无力。

处方

火麻仁 50 克	木　瓜 50 克	独　活 30 克	青　皮 60 克
山茱萸 60 克	香　附 30 克	川　断 60 克	女贞子 60 克
旱莲草 60 克	沙罗子 60 克	丹　参 60 克	茯　苓 60 克
覆盆子 60 克	沙苑子 60 克	西洋参 50 克	制首乌 60 克

共研细末,2 次/天,6 克/次,温开水送服。

3 月 15 日,患者反馈:服后眠改善。参见 6－20、6－24 案。

【6-32】眠不安、头晕头胀、带状疱疹留有余痛等杂症

郭某,男,54岁。

初诊 （2012年2月17日）

主诉：眠不安,夜半醒后难以入睡。耳鸣,近期头晕、头胀。腰背部有麻感灼热不适,已久。右边带状疱疹已初步治愈,仍留余痛。局限性啰音,晨起吐少量白色痰液,咽喉有炎症。

既往史：4年前得过肺炎,查出肺大疱,今已不见。慢性胃炎史,偶胃痛。

舌质红苔少;脉缓而长。

处方

柏枣仁各50克	山茱萸60克	覆盆子60克	沙苑子60克
五味子50克	沙罗子60克	独脚莲50克	丹　参60克
茯　苓60克	远　志60克	川　芎30克	神　曲50克
苍　术50克	独　活30克	川　断60克	木　瓜50克
琥　珀50克			

共研细末,2次/天,5克/次,温开水送服。

3月15日,患者来信反馈：服药后精神觉得很好。

【评】此等杂症,医者用药最难抓住重点,更不能面面俱到。真是一效难求。

【6-33】咳嗽误当喘咳治

茆某,女,7岁。

初诊 （2019年3月23日）

一个多月来咳嗽,有白色痰。中医院呼吸科、小儿科想尽办法：用麻杏石甘汤、小青龙汤加葶苈子、全蝎等药物,再用吸入雾化等办法,当喘来治。咳嗽依旧,喉中痰声明显。求治于本人。眠差。大便正常。舌质红苔少。

处方

桑　叶10克	山茱萸6克	苦杏仁10克	川贝母6克	
竹　茹12克	穞豆衣15克	北沙参10克	生甘草6克	
紫　菀10克	枳　壳6克			五帖

辅助方法：冰糖蒸梨加开水冲鸡蛋汤。第4～5帖,每帖药里加全瓜蒌12克。

3月27日，患者反馈：病情好转。嘱再服三帖，严格忌口。因苔黄略厚，方中去山茱萸。冰糖加开水冲鸡蛋1～2次/天，胃口差就吃一次。大便不通，服荸荠胡萝卜汤。辅食以山药炖排骨汤、白萝卜炖排骨汤。可停用吸入雾化。

4月1日，患者反馈：患儿已上幼儿园，咳嗽、痰声大为减轻。

二诊 (4月5日)

每天白天或晚上基本不咳，咳1～2次，痰不多，咳完倒吸一口气。呼吸平稳，可见不是上气不接下气的喘症。严格忌嘴。

处方

竹　茹12克	枳　壳6克	生甘草5克	陈　皮5克	
茯　苓12克	姜半夏6克	川贝母6克	象贝母10克	
北沙参12克	麦　冬12克	天花粉10克	白扁豆10克	五帖

【注】前六位为温胆汤。

【评】此症外感咳嗽时发表过度，泻肺误治，伤及胃口，因此咳痰一直不愈。两位医生见孩子先连咳几声，接着深深倒吸一口气，就误以为喘，而大用治喘中药及雾化法，皆不见效。经先生“轻可去实”的治法调理反而见效。

4月9日，患者来电诉：两个月来天天喝药，孩子厌服。吾嘱其可用开水冲鸡蛋加冰糖配合服用京都念慈菴川贝枇杷膏，过几天再服汤药。

三诊 (4月13日)

干咳。腹痛，时有呕而气上逆，或深深倒吸一口气状，但是无气紧表现。舌质红苔白。

处方

柴　胡6克	枳　壳6克	生甘草6克	生白芍6克	
象贝母12克	川贝母6克	苦杏仁10克	全瓜蒌15克	
枇杷叶30克	北沙参12克			五帖

【注】此方是范文虎前辈常用的四逆散加杏贝化裁。

4月18日，患者来信反馈：咳嗽减轻，胃口不好。

处方

化橘红6克	姜半夏6克	苦杏仁10克	川贝母6克	
石菖蒲5克	桔　梗3克	生甘草3克	竹　茹12克	
枳　壳6克	前　胡6克	紫　菀10克	玉蝴蝶2克	
生　姜10克				五帖

辅助方法：开水冲鸡蛋加冰糖。

4月22日，患者来信反馈：咳嗽明显减轻。四天未大便，腹不胀，今排便很干燥。

要外出旅游，自备川贝冰糖柠檬膏。嘱忌海鲜！

四诊 （5月4日）

大便2～3天一次。舌质红苔白；脉细滑。

处方

北沙参15克　麦　冬15克　白扁豆10克　冬桑叶10克
姜半夏6克　天花粉10克　炙甘草6克　大　枣2枚
粳　米1匙　五帖

【注】此麦门冬汤与沙参麦冬饮之意也。

5月8日，患者反馈：又受凉感冒，咳嗽一夜。9日下午发热38℃。

5月9日，处方：银翘散原方加杏贝。

银　花10克　连　翘6克　竹　叶6克　荆　芥6克
大力子6克　薄　荷3克　淡豆豉10克　生甘草5克
桔　梗5克　干芦根20克　苦杏仁10克　川贝母6克
象贝母6克　五帖

【注】师门惯用原方，而不随意变动。

5月10日，患者来电反馈：昨服一帖，热退，咳止，见效神速。

五诊 （5月15日）

表证早除。偶咽痛。患儿鼻塞。干咳，无痰。大便通，尿频数。舌质红苔少。

处方

熟地黄15克　淮山药10克　丹　皮6克　泽　泻6克
山茱萸6克　茯　苓10克　北沙参10克　麦　冬10克　三帖

【注】此方参麦六味丸。患儿母问：考虑到鼻塞问题，方中可加辛夷吗？先生答：不必。此方师门独传，贵在对症发药！

六诊 （5月19日）

咳减少！大便成形，尿频尿急。舌质淡红苔白；脉滑数。

处方：上方去北沙参；加玉竹12克、车前子6克、知母3克。　三帖

5月21日，患者来信反馈：大便拉稀，小便仍旧频而急。

处方：六味地黄汤加车前子6克、乌药3克、益智仁3克。　三帖

【评】先生接诊已两个月，患儿咳已治愈。识症确切，处方用药干净利索，值得借鉴。

五个月后，又初诊 （10月19日）

前几天发热咳嗽，今热已退，仍咳有痰声。舌质淡红苔白。

处方： 温胆汤加鱼腥草 15 克、前胡 6 克、川贝母 6 克、干芦根 20 克、北沙参 15 克、生梨皮 1 只。 五帖

10 月 26 日，患者反馈：服完五帖药，大效！

【6-34】肝胃不和

季某，男，31 岁。

初诊 （2015 年 10 月 6 日）

昨天喝了两瓶啤酒，胃不适，左下腹不适。眠安，纳可。舌质红苔薄灰；脉弦细而缓。

处方

苏梗叶 12 克　厚　朴 5 克　生　姜 2 片　竹　茹 12 克
姜半夏 5 克　茯　苓 12 克　陈　皮 5 克　枳　壳 5 克
炙甘草 5 克　五帖

一年半后，又初诊 （2017 年 5 月 6 日）

缺少睡眠。胃不和，大便不成形。舌质红苔薄；两脉弦细而缓。

处方

党　参 10 克　淮山药 12 克　茯　苓 12 克　炙甘草 6 克
炒山楂 6 克　陈　皮 5 克　川楝子 10 克　延胡索 10 克
神　曲 10 克　苍　术 3 克　厚　朴 6 克　炮　姜 3 克
桂　枝 3 克　十帖

【评】 此方含有异功散(以山药代白术)、理中汤、桂枝人参汤、平胃散、金铃子散等方意，先生惯于如此处方，医者宜细心体会。

二诊 （2017 年 5 月 27 日）

吃冷饮，胃痛又犯。

处方

金铃子 10 克　延胡索 10 克　焦白术 10 克　炙甘草 10 克
神　曲 10 克　桂　枝 3 克　炮　姜 3 克　陈　皮 5 克
党　参 12 克　广木香 3 克　砂　仁 2 克　五帖

患者反馈：见效。

【6-35】咳嗽久治不愈

陈某,女,53岁。

初诊 (2015年7月6日)

主诉:咳嗽,咽痒,痰不多,色白。平时做到严格忌口,谨慎风寒,然久咳不愈。月经已断三四年,更年期阵热,出汗。

慕名来吾处求治。患者身材矮小,体型较瘦。口干,略畏寒。眠可,大便不成形,黏马桶。舌质红苔薄;脉细滑。

处方

桑　叶15克	穞豆衣15克	桔　梗5克	北沙参12克	
象贝母10克	紫　菀10克	白　前10克	川贝粉6克	
玉蝴蝶2克	前　胡6克	生甘草5克	苦杏仁10克	五帖

药粉处方

象贝母60克	山茱萸60克	淮山药60克	枳　实50克
苍　术30克	姜半夏30克	陈　皮30克	茯　苓60克
生甘草30克	神　曲50克	香　附30克	炒麦芽40克
当　归50克	丹　参60克	沙苑子60克	白蔻仁6克
苦杏仁50克	灵芝粉50克		

共研细末,2次/天,6克/次,温开水或汤药送服。

【评】先生处方用药无可挑剔,大有“攻城略地”之势。

二诊 (7月12日)

服完五帖药,咳嗽、咽痒不减,无进展。

转方

熟地黄30克	山茱萸12克	麦　冬30克	玄　参15克	
炙苏子3克	生甘草3克	怀牛膝3克	北沙参10克	
天　冬3克	紫　菀3克			五帖

【评】先生转方,胸有成竹。好比对弈不看后三、五步,如何应对?

7月19日,患者来电反馈:上方服了三帖,咳嗽次数明显减少,咳也松动了。

医嘱:此方可服满十帖,再来复诊。

7月30日,患者来电反馈:上方服完,咳嗽几愈,每天只咳1~2声。

医嘱:吃完药粉,过了大暑节气再说,问题没有如此简单呢!

三诊 （8月16日）

咳嗽又作，咽痒，无痰。大便畅。舌质红苔白腻；脉细滑。

处方：原方加五味子2克、五倍子粉2克(吞)。 十帖

8月20日，患者来电反馈：五倍子粉苦得很。服前几帖，咳不减云云。医嘱：服完十帖再说。

【评】五倍子收敛截咳，似可去之不用。

四诊 （8月31日）

十帖服完。咽痒则咳，痰不易咳出。有时口干。眠可。大便畅。舌质红苔少；右脉弦，左脉细。从舌脉判断，乃阴虚肝郁之象。

处方

柴　胡5克　　生白芍12克　　当　归6克　　茯　苓12克
北沙参15克　　焦白术10克　　炙甘草5克　　薄　荷2克
全瓜蒌12克　　紫　菀10克　　象贝母10克　　苦杏仁10克
五味子2克　　干　姜2克　　七帖

【评】此方逍遥散加味，临床医生没有看不懂的，但是为何用，知之者少。先生判断此病机为木火刑金。此又是师门独到之处，医者当细玩味之。

9月8日，患者来电反馈：服上方，咳已止，咽不痒了；仅口干，饮水频频。

【评】本案之治，先生应对手法娴熟。7月12日方是当肾咳来治，效果明显，但先生推断事此案未结。8月31日方因切得弦脉，果断用逍遥散加味，调治木火刑金之病机。同样有立竿见影之效。7月19日及8月16日就是不更方，守方不变，极有主见，不被病家左右"用兵之权"。这种坚持主见之道，后生当学记也。

五诊 （9月13日）

停药七天咳又发，痰不易出。眠可。大便正常。舌质红苔略腻；脉弦细涩。中脘不和，症候群不变，医者用药不可改弦更张！

处方：上方去全瓜蒌、五味子、干姜；加冬桑叶12克、山茱萸12克、麦门冬12克。

七帖

药粉已服完，打算冬令进补。

9月21日，患者来电反馈：直到服了第5～6帖，咳才减轻，有白痰吐出。

医嘱：续服原方七帖。

9月30日，患者来电反馈：诉五诊七帖后，仅服了三帖，咳痊愈！

医嘱：喜出望外，却又意料之中！

【评】患者必须遵医所嘱，医者必须"固执己见"。临床上当守方则守，当更方则更。

知所先后则近道矣。先生常说:"久治不愈的病症,绝无好吃果子,因为别人不见得比你差到哪里去啊!所谓治愈,应该理解为相对治愈。"

10月6日,患者来电反馈:已有两周不咳,拟巩固疗效为要。

处方: 百合米仁汤、生梨,每天吃以善后。

六诊 (10月31日)

预配补膏。

处方: 龟板膏500克、黄明胶125克,膏方常规制作。

七诊 (11月19日)

咽痒,咳;没有外感及相关症状;

处方: 7月12日方加五味子2克,七帖。每天膏方照服,早晚各一次,每次一匙,开水冲。

12月12日,患者来电反馈:七帖汤药服完,同时服完了一罐膏子。已有一周不咳。

医嘱:汤药停,忌海鲜、发物等。继服膏方。

2016年4月9日,患者来信反馈:已有三个月未咳。近日又咽痒,咳嗽。患者在自服单方:蒲公英或红酒炖生梨,诉也可控制咳。

【注】 诱发咳嗽的原因有很多种,例如受风寒,吃引起过敏的发物,闻到刺激性气味均可能诱发,医者不能保你永久不发咳嗽。患者请理解。

9月24日,远程问诊:五个多月未咳,今因故又发作,咽痒。

处方: 同2015年8月31日方。　五帖

12月26日,患者来信反馈:近来咳仍一阵一阵,程度比以前减轻,但总有症状。又到冬令进补季节了,再想配一副膏方。

处膏方: 与2015年相同。

八诊 (2017年1月7日)

咳,咽痒,有白沫痰。舌质红苔薄;两脉涩缓。

开路方

射　干6克　麻　黄3克　姜半夏6克　麦　冬12克
苦杏仁10克　紫　菀10克　鱼腥草15克　厚　朴6克
桑白皮12克　平地木15克　五帖

5月6日,患者来信反馈:膏方见效,至今基本不咳,仅偶受风寒咳几声。

【评】 本案先生诊治过程并非一招制胜,反复多次,确有难度。难怪此前久治不愈!

【6-36】小腹部隐痛、血小板高

俞某,女,46岁。

初诊 (2015年6月20日)

春节后经量少了,无血块,色鲜红。月初子宫肌瘤术后,小腹部隐痛。血小板高 400×10^9/L↑。眠可,大便正常,纳可。舌质淡苔白;两脉缓涩。

处方

延胡索10克	川楝子10克	桂　枝3克	枳　实5克
赤　芍10克	生白芍10克	川牛膝10克	炙甘草5克
当　归10克	大　枣5枚	生　姜3片	五帖

药粉处方

延胡索50克	川楝子50克	枳　实60克	生白芍60克
川牛膝50克	当　归50克	川　芎30克	茯　苓60克
吴茱萸30克	制香附30克	青　皮60克	沙罗子50克
神　曲40克	丹　参60克	白豆蔻10克	

共研细末,2次/天,5克/次,温开水送服。

6月23日,患者来信反馈:服了药粉胃不接受,欲吐。

医嘱:用适量蜂蜜调,量减半,适应了再加量。汤药必须备好几帖,月经来当日必须煎服,连服三帖。

7月5日,患者来信反馈:经行,服了汤药,小腹痛,血块下来。药粉已适应了。

8月27日,患者来信反馈:药粉已服完,要求续配。汤药每月经行日始,照服3～5帖。偶便秘,偶2次/天。

二诊 (11月8日)

小腹部隐痛已除。药粉正在服用。白发落发。月经头两天量不少,第三天即净。其他一切感觉良好。

配膏方: 龟板胶500克、鳖甲胶125克、鹿角胶50克、黄明胶100克,照常规制作。

【6-37】焦虑失眠

朱某,女,49岁。

初诊 (2012年2月21日)

胸闷。腹胀，时胃胀痛。月经量少，量多则乏力，血块多。

既往史：宿有腰痛，腰椎变形。

面赤，眠欠安，焦虑失眠。便秘无力排便。舌质红苔薄，舌上有时觉痛；脉沉无力。

处方

开心果 80 克	生槐米 80 克	青　皮 60 克	陈　皮 50 克
焦决明子 80 克	火麻仁 80 克	丹　参 60 克	川　断 60 克
枳　实 60 克	知　母 50 克	威灵仙 80 克	山茱萸 60 克
香　附 30 克	生白芍 60 克		

共研细末，2 次/天，5 克/次，温开水送服。

3 月 15 日，患者来电反馈：服后觉通气，好转。

3 月 26 日，患者来电反馈：感觉很好。

二诊　(4 月 23 日)

左背牵扯痛。腹每天胀气，矢气后觉松些，有时半夜里胀气而难入睡。稍运动就出汗。脸面觉虚肿状。眠多梦。舌上痛，边有齿痕；脉沉涩。

处方：原方加琥珀 60 克，研细末，照服。

三诊　(7 月 13 日)

左偏头痛。来经前后腹痛已减轻许多。咽有痰，咳不出。患有腰痛，腰椎变形。血糖 6.9 mmol/L。近期体重增加 2 千克。

眠不安。大便畅。舌质淡苔白；脉沉涩。

处方

生麻黄 3 克	生黄芪 15 克	黄　芩 5 克	独　活 5 克	
细　辛 3 克	生白芍 12 克	炙甘草 5 克	制川乌 5 克	五帖

药粉处方：同 4 月 23 日方。

四诊　(9 月 18 日)

额头痛，白天睡醒即痛，故白天不敢入睡。胃及十二指肠溃疡，食后胃有胀满顶住感，胸闷透不过气，不消化。服药前，痰很黏不易吐；服药后，痰虽黏易咳出。腰酸减轻，腹胀气减轻。

月经提前，排卵期右少腹痛。大便有时不畅。舌质紫苔薄白，舌体胖；脉沉滑。

处方

开心果 60 克	青　皮 50 克	陈　皮 30 克	火麻仁 50 克
丹　参 50 克	神　曲 50 克	广木香 20 克	香　附 30 克
槟　榔 50 克	萝卜子 30 克	覆盆子 50 克	丁　香 20 克

共研细末,5克/次,每日两次,温开水送服。

【评】症候群较复杂,药粉处方剂要开得稳妥,适合患者长服而不出问题。使症状逐步好转,停服而不易复发。这全在医者考虑问题要有长远的眼光。

六年后,又初诊 (2018年12月22日)

口干。半个月前发出干性湿疹,腹股沟、肩臂胸前均发,痒甚。有干眼症。大便不畅,靠吃火龙果、决明子助排便。舌质红苔少;左脉沉细而滑,尺部无力,右脉沉无力。

处方

连　翘10克	银　花10克	忍冬藤15克	桑　叶10克
杭菊花10克	白蒺藜15克	火麻仁12克	赤　芍10克
丹　皮10克	北沙参15克	玄　参20克	紫　草15克
知　母6克	生槐米15克		

七帖

二诊 (2019年1月5日)

皮肤病好转,上方见效,基本不痒。今服了麝香保心丸,皮肤又发痒。药后有日大便五次的情况。舌质红苔白;脉滑缓。

处方

银　花10克	连　翘10克	忍冬藤15克	白蒺藜15克
桑　叶10克	菊　花10克	地肤子15克	白鲜皮15克
陈　皮6克	土茯苓20克	苍　术6克	厚　朴10克
生甘草6克			

五帖

治愈。

【6-38】阴虚、骨关节受寒湿等杂症

朱某,女,47岁。

初诊 (2015年8月15日)

月经两月不来,量少,颜色不深。右侧腰酸。左腿筋牵住感。胃不和。曾做痔疮微创手术。眠可。大便解而不畅,宿便不清,放屁多,以前大便不成形。舌质绛苔少;脉右关旺,左尺弱。阴虚,经络骨节受寒湿。

处方

木　瓜50克	川牛膝50克	丹　参60克	川　断60克

茯　苓 60 克　　当　归 50 克　　川　芎 30 克　　山茱萸 60 克
白豆蔻 20 克　　神　曲 60 克　　香　附 30 克　　生白芍 60 克
青　皮 60 克　　枳　实 50 克　　金铃子 50 克　　延胡索 50 克
灵芝粉 50 克

共研细末，2 次/天，6 克/次，温开水送服。

9 月 18 日，患者来信反馈：月经来了，量少。人胖了些，主要在腰腹部。医嘱效不更方，顺其自然。

二诊　(10 月 9 日)

原方加淫羊藿 60 克，再配一料。

三诊　(11 月 15 日)

胸闷气不畅。眠不深。大便畅。舌尖无苔，根部白腻；脉沉滑数。

处方

苏梗叶 12 克　　川　朴 6 克　　茯　苓 12 克　　姜半夏 6 克
神　曲 10 克　　生白芍 12 克　　枳　壳 6 克　　香　附 5 克
川　断 12 克　　北沙参 12 克　　麦　冬 12 克　　生　姜 2 片　　七帖

【注】作为膏方的开路方。

膏方：龟板胶 500 克、鳖甲胶 125 克、鹿角胶 50 克、黄明胶 125 克，常规加工，制成膏。

11 月 28 日，服开路方，放屁多。大便正常。开始服膏。

四诊　(2016 年 3 月 27 日)

腰酸白带多。大便正常。舌质淡苔白；两脉沉滑。

处方

桂　枝 5 克　　生白芍 12 克　　炙甘草 10 克　　焦白术 10 克
茯　苓 12 克　　生黄芪 20 克　　生　姜 3 片　　川　断 12 克
当　归 10 克　　鸡冠花 10 克　　炒樗皮 10 克　　天花粉 12 克
大　枣 5 枚　　七帖

药粉处方

茯　苓 60 克　　焦白术 60 克　　覆盆子 70 克　　山茱萸 70 克
沙苑子 60 克　　百　部 50 克　　桂　枝 21 克　　川　芎 30 克
六神曲 60 克　　泽　泻 42 克　　肉苁蓉 48 克　　厚　朴 30 克
白豆蔻 10 克　　苦杏仁 45 克　　桔　梗 56 克　　苍　术 30 克
仙　茅 56 克　　香　附 30 克

共研细末，服法同前。

6月11日,患者来信反馈：药粉将服完,身体感觉已康复。秋冬再进补。

【6-39】月经失调、眠不安

丁某,女,42岁。

初诊 (2016年4月24日)

眠不安,凌晨必醒。易疲乏,眼皮重。经周期准,量渐少,有血块。30岁生育。腰椎颈椎均受风,酸痛。大便黏。舌质淡,苔厚根部微黄;脉沉缓。

处方

酸枣仁10克	知　母5克	川　芎3克	姜半夏6克
苏　叶6克	茯　苓12克	炙甘草5克	陈　皮3克
竹　茹12克	枳　壳5克	金铃子10克	丹　参12克　五帖

药粉处方

独　活30克	木　瓜50克	川　断60克	川牛膝50克
怀牛膝50克	丹　参60克	苍　术30克	厚　朴50克
陈　皮50克	生甘草50克	姜半夏42克	茯　苓60克
吴茱萸50克	香　附30克	川　芎30克	神　曲60克
当　归50克	仙　茅54克	白豆蔻15克	

共研细末,6克/次,每日两次,温开水送服。

4月29日,患者来信反馈：眠改善,再服五帖。

5月4日,患者来信反馈：前天收到药粉后,服药粉第两天,来月经量多得很,实为阴道排出许多瘀浊。吓得停了药粉。

医嘱：实在不必,说明药粉是“通因通用”中的之方,陈货出清就没有了,何惧之有?嘱汤药可停,药粉今开始照服。

二诊 (5月14日)

汤药服了十一帖,余四帖。今腰尾椎骨上部有巴掌大一块发寒,酸痛,血脉不畅。眠不安。大便已成形。

医嘱：四帖服完再服下方。

处方

当　归10克	川　芎3克	茯　神12克	合欢皮12克
合欢花12克	酸枣仁10克	丹　参12克	炙甘草10克

夜交藤30克　生黄芪15克　党　参12克　柏子仁10克
陈　皮5克　神　曲10克　七帖

5月21日，患者来信反馈：首方服完十五帖，药粉在服。眠改善，近觉乳房胀痛，原患小叶增生。

医嘱：5月14日方配了，可照服，与药粉一起服。

6月5日，患者来信反馈：病情好转。原方再服七帖。

三诊　（6月12日）

眠改善。大便正常，已不粘马桶。吃药粉放屁多，夏天总是疰夏。要求再配一料药粉。舌质淡胖苔白；两脉沉缓，尺部无力。

处方：原药粉处方去仙茅；加青皮60克，服法照旧。

6月21日，患者来电反馈：上次药粉已服完，月经周期保持在28天，不再提前，汤药停了。继续服这次配的药粉。眠可，凌晨醒了，很快能再入睡。

【6-40】调经受孕

徐某，女，31岁。

初诊　（2018年5月20日）

5月12日来经。月经量逐日减少，略畏寒。大便2天一次。舌质红苔薄；两尺脉无力。

处方

生黄芪15克　炙甘草10克　党　参10克　姜半夏5克
远　志5克　茯　苓10克　茯　神10克　川　芎5克
当　归10克　柏子仁10克　五味子5克　香　附6克
酸枣仁10克　七帖

二诊　（12月15日）

牙龈出血。月经量极少。排卵期右少腹有点隐痛，希望备孕二胎。眠不足，乏力。大便正常。舌质红苔薄；两脉细弦而涩。

处方甲

吴茱萸5克　辛　荑6克　丹　参12克　茺蔚子12克
桂　枝6克　生黄芪20克　党　参12克　焦白术10克
茯　神12克　炙甘草6克　川　芎6克　当　归10克
生白芍10克　熟地黄12克　十帖（平时服）

处方乙

五灵脂3克　生蒲黄3克　当　归10克　赤　芍5克
小茴香2克　没　药3克　延胡索5克　干　姜5克
川　芎3克　肉　桂2克　十帖(行经之日服,每月连服三帖)

三诊　(2019年1月6日)

大便不是每天解。舌质淡红苔白;脉滑不数。

处方: 甲方去辛夷、熟地;加赤芍6克、香附6克、生地黄15克。　十帖

5月4日,其丈夫反馈:受孕成功!

【6-41】咳嗽、虚汗盗汗

李某,女,4岁。

初诊　(2018年5月20日)

咳嗽,入睡后也咳;反复咳,曾经发热。常虚汗盗汗。

处方

桑　叶10克　穞豆衣15克　淮山药12克　山茱萸6克
紫　菀6克　白　前6克　生甘草3克　桔　梗3克
枇杷叶30克　川贝母5克　象贝母6克　五帖

【评】此等处方是治咳嗽的基本功,功夫老到。如果表证未净则不可用之!

【6-42】胃溃疡、横膈膜痉挛

吴某,男,37岁。

初诊　(2018年11月25日)

十二指肠球部溃疡,胃溃疡,呃气,肚饱气胀。下眼睑发黑。舌质深红苔白;两脉弦紧。拟疏肝理气。

处方

柴　胡10克　焦白术10克　炙甘草6克　薄　荷3克
金铃子10克　生白芍10克　当　归10克　茯　苓12克
延胡索10克　广木香3克　砂　仁1.5克　生　姜3片　七帖

【注】逍遥散合金铃子散意。

二诊 （12月15日）

服药后矢气多，中脘胀减轻。眠可。大便正常。舌尖红苔白；脉已不弦紧。

处方

青　皮6克	陈　皮6克	炮　姜3克	党　参10克	
桂　枝2克	焦白术10克	枳　壳6克	炙甘草6克	
茯　苓12克	乌　药3克	广郁金6克	神　曲10克	七帖

【注】桂枝人参汤合治中汤意。

三诊 （3月2日）

胃略胀，隐隐不适。大便前干后稀。舌质红苔薄，边有齿痕；右关脉弦而劲。

处方

枳　实6克	厚　朴6克	姜半夏6克	延胡索10克	
川楝子10克	生白芍10克	炮　姜3克	女贞子15克	
旱莲草15克	桔　皮6克	桂　枝2克	川　连2克	十帖

4月8日，患者来电反馈：晚饭后打呃不停，索方。

生姜5片、蜂蜜4匙(约50克)隔水炖20分钟服。

4月9日，患者反馈：服药后，打呃明显减轻，否则夜不能寐。

【评】此乃横膈膜痉挛症，上方有效。要求转方巩固，旋复代赭汤加味。

处方

旋覆花12克	代赭石15克	党　参15克	炙甘草10克	
姜半夏12克	茯　苓12克	苏梗叶15克	厚　朴10克	
生　姜15克	蜂　蜜30克	大　枣5枚		二帖

【评】单方气煞名医。此乃范文虎前辈方，万世传承。参见6－08案。

【6-43】咳嗽气喘

周某，男，8岁。

初诊 （2015年1月22日）

咳嗽气喘，早上吐黄色痰，下午吐白色痰。因咳喘就诊，目前喘已控制。晚初入睡汗多。大便畅。舌质红苔薄腻，中剥苔；脉滑。

处方甲

银杏肉 10 克	炙麻黄 3 克	款冬花 6 克	姜半夏 5 克
桑白皮 15 克	炙苏子 5 克	苦杏泥 10 克	黄　芩 5 克
生甘草 5 克	川贝母 6 克	紫　菀 10 克	全瓜蒌 15 克
穞豆衣 15 克			三帖

【注】定喘汤加味。

2015 年 1 月 26 日，患者来电反馈：药服完，吐痰较畅，已不喘，25 日停喷激素。颈下淋巴结肿大，约 10 毫米，吃东西吞咽时难过。约明天复诊。

二诊　(1 月 27 日)

今已不喘，肺部仅闻啰音。吐薄白痰。

其母赞叹："遇上神医啦！"足见上方大效！盗汗少得多了。大便畅。舌质红苔薄；脉滑。

处方乙

竹　茹 12 克	枳　壳 5 克	桔　红 5 克	姜半夏 5 克
象贝母 10 克	川贝母 6 克	茯　苓 12 克	炙甘草 5 克
厚　朴 10 克	苦杏仁 10 克	全瓜蒌 15 克	桑白皮 15 克
炙苏子 5 克	款冬花 6 克		五帖

1 月 29 日，患者来电反馈：情况很好。约周六复诊：

三诊

喘除痰净，偶咳。颈下淋巴结已消除。眠不安，多翻身，仍有盗汗。舌脉同前。

处方

夏枯花 10 克	菊　花 10 克	象　贝 10 克	忍冬藤 15 克
北沙参 12 克	竹　茹 12 克	枳　壳 3 克	姜半夏 3 克
桔　红 3 克	炙甘草 5 克	茯　神 12 克	炙远志 5 克
穞豆衣 15 克	山茱萸 6 克	煅牡蛎 15 克	五帖

膏方

1. 龟板胶 200 克，黄明胶 200 克，冰糖。

2. 川贝粉 100 克，黄明胶 250 克。

2 月 2 日，患者来信反馈：由于受冷，咳嗽嚏涕，喉中痰声，哮喘又现。嘱暂停膏方。暂停 1 月 29 日汤药，立即改服初诊方三帖。

2 月 5 日，患者来电反馈：热度退，喘定。背上听诊有湿性啰音，痰鸣声。

医嘱：转服二诊方三帖，2 月 7 日下午服完三帖，大效。重新开始吃膏方。2 月 7 日下午医嘱：可续服1月29日方余下的四帖药。

2月10日，患者母亲来电反馈：晨起有些痰，不喘，不感冒，仅余一帖药了，膏方只服了两天，又停了。

医嘱：照吃膏方，因未感冒！

2月11日，患者母亲来电反馈：昨夜喘作，仅吐少量白痰，去医院急诊雾化。

处方

麻　黄3克　厚　朴10克　川贝粉6克　苦杏仁10克
桔　梗3克　炙甘草5克　炙苏子6克　桔　红5克
象贝母10克　五帖

【注】五拗汤加味。

2月12日，患者母亲来电反馈：昨夜未喘，也未用氧气雾化治疗。今晨仅有几声咳嗽。

医嘱：原方(即2月11日方)，服完三帖可停。

【评】五拗汤良方也，即还魂汤加厚朴、桔梗。此案此时用此方，乃医者五十年功底所在。

2月16日，患者母亲来电反馈：五帖药已服完，晚睡咳嗽，凌晨喉中有痰鸣声，喘不发，胸背有汗出。

医嘱：可开始服甲方一帖。

2月17日，患者母亲来电反馈：昨晚平静不喘，无痰鸣声。嘱今天服乙方一帖，因恐每天服甲方(含麻黄)致虚。

2月18日，患者母亲来电反馈：昨半夜又闻痰鸣声，吃了扩张支气管药。白天平静。嘱服乙方，晚上备一帖煎好的甲方汤药。如闻痰鸣声，立即用微波炉加热均匀给患儿服用。

【评】先生良苦用心，与疾病“缠斗”。

2月20日，患者母亲来电反馈：晚上平静未服药，白天仍用乙方化痰。

2月22日，患者母亲来电反馈：晚上稳定，甲方备而无患！仅因一鼻孔塞住而有些鼾声，晨起咳吐几口浓痰。

医嘱：这五天白天服乙方(甲方备用)。晨起可开始服1号膏方、乙方。若鼻塞，乙方中可临时在每帖中加葱白、葱管。

2月24日，患者母亲来电反馈：凌晨又痰鸣气急，吐黄浓痰。嘱白天仍服乙方，可不加葱；仍甲方煎好备用，见喘即服。1号膏方照吃，每早一次冲服。膏方越是有机会吃得进，体质越早提高，喘就不易发！

2月27日,患者母亲来电反馈：夜寐不安,踢掉被子。晨起咳嗽,有几口痰。乙方连服了八帖,甲方一直备而未服。1号膏方早晚各服一匙。

3月2日,患者母亲来电反馈：夜寐安,但有盗汗。大便畅。苔白黄腻;脉滑缓。胜券在握,可以转方换法!

处方

北沙参12克	淮山药12克	茯　苓12克	麦　冬12克
姜半夏5克	炙甘草5克	焦白术6克	桔　红5克
太子参10克	当　归5克	桑　叶12克	穞豆衣15克
杏　仁10克	川贝粉6克		

五帖

【评】沙参麦冬饮合金水六君煎之意,健脾养肺阴兼化痰,治病章法,清清楚楚,似老吏断狱。

3月9日,患者母亲来电反馈：未外感,近日有些咳。大便正常。盗汗未愈。舌质红苔白;脉滑缓。

处方：上方去橘红、川贝母;加煅牡蛎15克、浮小麦15克。　五帖

3月16日,患者母亲来电反馈：一周未有痰鸣声。鼻子痒,眠不安,有鼾声,嘱汤药停,将1号膏方服完,要求配吸鼻粉。

3月26日,患者母亲来电反馈：有些痰鸣声,咳嗽吐出痰后即缓解。欲自行煎服甲方,嘱其不必。后服完2号膏方。相对治愈。

【注】患者体质很差,随时可能引起咳喘复发,所以中医行话：内科怕治喘,外科怕治癣。说的就是医生不愿意接诊这类难缠的过敏性病种。

【评】治愈一病,实在费心神啊!此患者相对稳定、气喘不发之后应抓紧补肾健脾,提高抵抗力。

【6-44】神经性皮炎

费某,男,39岁。

初诊　(2019年6月27日)

颈背部皮肤发红色疹点,痒。头发根里也有发出,痒。右小腿有"鸡皮肤"状,痒。睡眠时间从凌晨12时至次日清晨7时。大便三天两次,基本成形。胃胀泛酸。舌质暗红苔白;脉细弦缓。

处方

紫　草 15 克　　生槐米 15 克　　半枝莲 6 克　　生甘草 6 克
大青叶 15 克　　川楝子 10 克　　猪　苓 12 克　　生白芍 12 克
连　翘 10 克　　金银花 10 克　　野菊花 10 克　　白蒺藜 10 克　　十帖

另配：神仙水 2 瓶外涂。

二诊　(7 月 22 日)

上方见效。大便每天一次。舌质红苔薄白。

处方

赤　芍 12 克　　丹　皮 12 克　　大青叶 15 克　　紫　草 15 克
白蒺藜 15 克　　忍冬藤 15 克　　半枝莲 6 克　　威灵仙 12 克
制首乌 15 克　　石菖蒲 6 克　　连　翘 10 克　　生甘草 10 克　　十帖

【注】患者后来经常服此两方,自己配点止痒药水,皮肤情况控制稳定。

【评】此两方系凉血、清热解毒的常用方。

【6-45】每年发低热

陈某,女,30 岁。

初诊　(2019 年 2 月 27 日)

每年春夏季,白天低热 37.3～37.5℃,手指缝间发水晶疹疱。近期体检 CT 结果显示：肺部有一处 6 mm 大小磨玻璃结节。眠可,大便正常。苔白厚腻。

处方

竹　茹 15 克　　枳　壳 6 克　　姜半夏 6 克　　茯　苓 15 克
炙甘草 6 克　　陈　皮 6 克　　麦　冬 20 克　　玄　参 20 克
青　蒿 10 克　　功劳叶 30 克　　丹　皮 10 克　　黄　芩 3 克　　五帖

3 月初,患者来信反馈：前后共服十帖,低热治愈了。

【6-46】阳事不壮

张某,男,48 岁。

初诊　(2019 年 6 月 15 日)

心律不齐,阳事不壮。湿热内阻,肠胃失调。每天眠很晚。大便不成形,2～3 次/

天。舌质红苔灰腻微黑,有裂纹;两脉弦滑。

处方

生地黄 15 克	山茱萸 12 克	丹　皮 10 克	泽　泻 10 克
茯　苓 15 克	淮山药 15 克	连　翘 10 克	银　花 10 克
菟丝子 15 克	潼沙苑 15 克	杭菊花 10 克	枸杞子 15 克　十帖

【注】六味地黄汤加银花、连翘,此方是上海杨浦区名医董绍壶老师所传,有助于清湿热,聪耳明目。

二诊　(8 月 3 日)

上方服二十帖。大便 3~4 次/天,有时 2~3 次/天,不成形。舌质红苔白腻;脉浮滑,尺部无根而浮。

处方甲

柴　胡 10 克	生白芍 10 克	枳　壳 10 克	生甘草 10 克
荷　叶 10 克	苍　术 6 克	厚　朴 10 克	陈　皮 6 克
茯　苓 12 克	车前子 10 克	金银花 10 克	益智仁 5 克　十帖

处方乙

山茱萸 15 克	金樱子 10 克	芡　实 10 克	覆盆子 15 克
茯　苓 15 克	沙苑子 15 克	麦　冬 15 克	五味子 3 克
肉苁蓉 30 克	猪　苓 15 克	淮山药 15 克	炒黄柏 5 克　十帖

甲、乙两方换服。

4 月 25 日,患者来信反馈:治愈!

【评】此案系湿热内阻,造成阳不伸展,处方是四逆散合平胃散。《古方新用》一书亦说到四逆散治阳痿。写书就是为了传承这些值得万古流芳的经验!

【6-47】头　痛

石某,女,42 岁。

初诊　(2019 年 8 月 3 日)

主诉:右边眉骨痛,鼻子右边痛,引起右额头痛。头痛时引发呕吐,吐出食物,同时会引起便意。头不晕。7 月初头痛发作,需 3~7 天才缓解。从前血糖 6.5 mmol/L,今仍 6.1 mmol/L。

眠不安,大便正常。纳可。舌质淡苔白,边有齿痕;两脉沉滑,尺部无力。

处方

吴茱萸10克　党　参15克　白　芷5克　藁　本10克
蔓荆子10克　桂　枝6克　生白芍12克　炙甘草10克
当　归10克　川　芎10克　生　姜5片　大　枣5枚　十帖

【注】此吴茱萸汤合桂枝汤加味。

【评】先生医案中处处显露出师门“基因”。

二诊　(8月16日)

月经正常。眠不安,大便正常。舌质苔白,有些紫红色;右脉沉滑,左脉沉伏而滑。

处方: 原方去藁本、蔓荆子、白芷;加丹参15克、煅龙骨20克、煅牡蛎20克。　十帖

三诊　(10月19日)

上方服了二十帖。期间,头痛发作两次,晚上发,次日即愈。对比从前发作时欲吐,持续一周时间,目前有明显改善;从前疼痛部分在右侧,目前左侧痛,但程度不严重。眠可,大有改善。大便时黏马桶。舌质淡苔白,边有齿痕;两脉沉滑,尺部无力。

月经量少,色黑有血块。腰酸痛。皮肤痒,搔抓破溃后见透明渗出液。8月体检结果显示:乳腺、淋巴结节,无其他不适。

处方: 首方去白芷、藁本、蔓荆子、炙甘草;加柴胡6克、香附10克、连翘10克、银花10克。　十帖

【评】本案头痛,根据舌脉等症候群判定使用吴茱萸汤对症,则基本治法不变,可以见效,能够治愈。

【6-48】月经失调、脾虚肾亏

沈某,女,41岁。

初诊　(5月25日)

月经量少,行经期5～6天,色黑有血块。下眼睑处皮肤发黑,上眼睑有血脂斑。眠不安多梦。大便不成形。舌尖红,苔薄黄;脉细数而滑。

处方

柴　胡6克　当　归6克　生白芍12克　茯　苓12克
焦白术10克　丹　皮10克　生山栀10克　生甘草6克
银　花10克　生米仁12克　冬瓜仁12克　白豆蔻3克
枳　壳6克　十帖

二诊 (8月3日)

服上方大便成形,今大便又不成形了。舌质深红苔白;两脉细软,尺部无力。

处方

柴　胡6克　当　归6克　生白芍12克　茯　苓12克
焦白术10克　生甘草6克　制苍术6克　厚　朴10克
陈　皮5克　荷　叶10克　合欢皮10克　夜交藤12克
生　姜2片　大　枣2枚　十帖

三诊 (9月1日)

上方服十七帖。感觉乏力,气上不来。眠不甚佳,大便略成形。舌质淡苔白。

处方

升　麻5克　柴　胡6克　茯　神12克　党　参12克
苍　术10克　当　归10克　生黄芪30克　陈　皮6克
炙甘草10克　枳　壳6克　广木香3克　香　附6克
生　姜2片　大　枣3枚　十五帖

四诊 (9月28日)

上方见效!本来坐久了腰痛。秋季易打喷嚏,流涕。偶有腹泻。

处方

吴茱萸5克　熟地黄12克　茯　神12克　枸杞子10克
苍　术10克　当　归10克　生黄芪30克　陈　皮6克
炙甘草10克　青　皮6克　党　参12克　枳　壳6克
广木香3克　川　连2克　十帖

另配:吸鼻粉(见附录一)一瓶。

五诊 (10月19日)

上方服后,大便成形,血脂斑有所控制。吸鼻粉见效,嚏涕少多了。拟9月1日方加减。

处方

升　麻5克　柴　胡6克　茯　神15克　生黄芪30克
陈　皮6克　苍　术10克　香　附6克　党　参12克
厚　朴10克　广木香3克　川　连2克　生白芍12克
青　皮10克　十帖

11月2日,患者来电反馈:睡眠正常,脑子不再昏昏沉沉。不拉肚子了,觉得有力气了。医嘱:续服原方五帖。

【评】此案看起来并无明确的基础性疾病，实际调治有一定难度。患者每次专程由南通赶到苏州就诊，可见疗效是硬道理。

【6-49】肝胃不和

徐某，女，58岁。

初诊 （2020年9月1日）

常腹泻。每食凉物则2～3次/天。口臭，形瘦。乙肝病史。眠可。舌质红苔白；脉弦细而紧，且脉迟。

处方

炒党参10克　炮　姜3克　焦白术10克　陈　皮5克
炙甘草6克　炒山药12克　茯　苓10克　姜半夏5克
柴　胡6克　生白芍6克　炒川连2克　吴茱萸5克　十帖

【评】此案就是叶天士所谓的“木乘土”病症。

9月13日，患者来信反馈：服上方小便比较多了，大便2天一次，头也不怎么晕了。

二诊 （9月17日）

上方服了十五帖，尿多了，肝胃气顺。仍觉头晕。舌质暗红苔白腻；脉弦。

处方：原方去川连、吴茱萸；加当归10克、川楝子10克、丹参12克。　十帖

三诊 （9月28日）

上症。

处方：上方加淮山药15克、延胡索10克。　十帖

四诊 （11月29日）

腰不疼，胃不疼，胃口好，口气重。体重由原来55.5千克，增至昨日60.5千克。长期心境不好，家庭不睦。舌质红略暗苔白；右脉弦细而缓，左脉沉细。

处方

柴　胡5克　生白芍10克　茯　苓12克　焦白术10克
薄　荷2克　炙甘草6克　当　归6克　川楝子10克
生　姜3片　杭菊花10克　连　翘10克　金银花10克
延胡索10克　十帖

【注】此前处方用的是柴芍六君加味，此方则是逍遥散合金铃子散意。

五诊 （2021年1月23日）

素患腰疼，前几天腹泻至今。舌质红苔白满布；左脉弦涩，右脉弦细。

处方

柴　胡6克　生白芍12克　枳　壳6克　炙甘草10克
藿　香6克　厚　朴6克　薤白头30克　苏梗叶10克
茯　苓12克　广木香3克　槟　榔10克　五帖

服完再服上次余下的几帖药。

【评】此方系范文虎前辈四逆散加藿朴薤白出入。

【6-50】肛门造漏术后

陈某，女，87岁。

初诊 （2016年11月8日）

肠梗阻术后，装了人工肛门，大便从造瘘出。形瘦。口干。小腿及踝关节肿。眠可。小便畅。舌质红色深苔少；脉细缓。

处方

生黄芪15克　焦白术10克　炙甘草10克　党　参10克
茯　苓12克　当　归10克　淮山药12克　麦　冬10克
麦　芽10克　木　瓜10克　厚　朴6克　姜半夏6克
陈　皮5克　五帖

11月13日，患者来信反馈：脚肿退去，见显效！

二诊 （11月19日）

胃口一般，眠时不安。口渴、乏力。脚肿退去。咳嗽痰浓。舌质红苔灰薄。重点在化痰止咳。

处方

竹　茹12克　枳　壳6克　陈　皮6克　茯　神12克
炙甘草6克　姜半夏6克　款冬花10克　北沙参12克
麦　冬12克　紫　菀10克　当　归10克　全瓜蒌15克
川　断12克　象贝母10克　苦杏仁10克　炙远志10克　五帖

11月24日，患者来电反馈：乏力，今白天去医院静滴。

医嘱：中药方中加白参6克。

三诊 （12月17日）

咽中黏痰浓，咳不出。舌质红苔薄白；脉缓细长。

处方：温胆汤加北沙参12克、天花粉12克、紫菀10克、苦杏仁10克、象贝母10克、厚朴6克、炙苏子6克、全瓜蒌15克、鱼腥草15克。　七帖

【注】该患者后来又去恢复自己的肛门功能，一切恢复正常。

【评】高龄老人各种术后康复，中医大有用武之地。虽要灵活变通，但原则是不变的。这就全凭医者的功底。

【6-51】肝脾不和、带状疱疹

颜某，女，65岁。

初诊 （2015年1月11日）

主诉：口苦，口干，易饥。心悸。两胁痞满。腰酸。两周前觉中脘后正背脊疼。畏寒，久治不愈之杂症。

既往史：2005年血压170/100 mmHg，现血压已正常。曾患急性肝炎，现有脂肪肝。

眠差。大便不成形，近期大便干燥。舌苔黄腻；脉涩缓。肝脾不和，湿热内阻，经络不畅。

处方

柴　胡5克　当　归6克　生白芍12克　焦白术10克
延胡索10克　天　冬12克　炙甘草5克　枳　实3克
茯　苓10克　川楝子10克　香　附3克　麦　冬12克　五帖

1月17日，患者来电反馈：口渴好转，这两天手臂及腿有些发软无力。服药后吐白色黏痰，舌苔不是很粗糙了，仍发黄。

医嘱：原方续服七帖。

二诊 （2月10日）

前段时间小腿肿。服上方时，大便不成形。舌质胖苔薄白，边有齿痕，色暗有瘀；脉缓涩，关旺。

处方：原方去麦冬、天冬、延胡、香附；加丹参12克、桑白皮20克、夏枯花10克、桑叶12克、杭菊花10克。　十帖

3月5日，患者反馈：上方再配五帖。

三诊 (3月15日)

耳鸣。胸胀。尿畅,脚肿消而未尽。眠可。大便似不成形。舌质红苔薄白,边有齿痕;左脉缓涩,右关独旺。

处方:逍遥散加枳实5克、猪苓10克、香附5克、路路通10克、桑白皮20克、桑叶10克、杭菊花10克、丹参12克。

七帖

3月23日,患者来信反馈:服药后胸不闷,眠安,小腿不肿。上方再配七帖。

4月12日,患者来信反馈:服药后眠正常了。晨偶觉口苦,这几天好了。偶有点胸闷。大便先成形,后不成形,近几天大便成形。腿时肿,有时仅一点点肿。

四诊 (4月26日)

脚肿减轻。今感冒了,有点咳。眠改善。大便成形。舌质淡红苔少;两脉转缓而滑。

处方

竹　茹12克　枳　壳5克　茯　神12克　陈　皮3克
生甘草5克　姜半夏5克　北秫米10克　桑白皮15克
泽　泻6克　麦　冬12克　八月扎6克　香　附5克
路路通10克　丹　参12克

七帖

五诊 (5月31日)

脚肿,腰尾椎酸痛。背心隐痛。少腹作响而痛。眠偶不安。大便时不成形。舌质淡红,苔薄黄腻;两脉缓涩。

处方

藿　香6克　厚　朴10克　苦杏仁10克　砂　仁2克
姜半夏6克　木　瓜6克　茯　苓12克　香　附5克
苏梗叶10克　泽　泻10克　广木香3克　猪　苓10克
焦白术10克

五帖

【评】此六和汤出入,先生于梅雨季节多用此方调理脾胃湿热气阻。

6月22日,患者来信反馈:自觉这次药吃了后很舒服,见效很快。

【评】此症虽是小恙,但此前多方调治未获显效。先生用方不过逍遥散、温胆汤、六和汤之类,不出半年治愈。时隔六年后的今天患者情况良好。可见调治在于巧,而不在于猛。

六年后,又初诊 (2021年5月6日)

71岁。当天清早右肩连及右臂痛不可忍,手臂要高举过头,否则更痛。白天服止痛片无效。躺在床上,不便翻身,背部肩胛肤色正常,不红不肿。前几天大便已经水泻样便。舌质淡苔白腻;脉滑而软,并不现弦紧脉象。

处方

生白芍 50 克　炙甘草 12 克　柴　胡 10 克　桃　仁 10 克
红　花 5 克　全瓜蒌 15 克　全　蝎 3 克　徐长卿 12 克
延胡索 10 克　板蓝根 15 克　五帖

次日上午,患者反馈:当晚第一帖分两碗服,22 点时感觉疼痛加剧,服一粒止痛片,疼痛有所减轻。大便三次,已成形。虽然仍痛,但病情明显松动。嘱服完五帖。

患者反馈:在某三甲医院诊断为带状疱疹,用阿昔洛韦、普瑞巴林胶囊。至今痛未减,停服西药。

二诊　(5 月 11 日)

疼痛不减,涂神仙水有效。泻下 8 次/天。乏力。

处方

升　麻 6 克　炙鳖甲 20 克　当　归 10 克　生甘草 15 克
片姜黄 10 克　生麻黄 5 克　淡附片 10 克　细　辛 5 克
川　芎 10 克　生白芍 50 克　柴　胡 10 克　枳　壳 10 克　五帖

三诊　(5 月 16 日)

汗多,右乳房内也痛,但疼痛程度减轻。疼痛频繁,却无疹发出。眠不安,口苦。大便溏而不泻。舌质淡,苔白带黄满布;脉滑有力不数。服上方脚底出汗发冷,寒湿排出之兆也。

处方

桑　叶 10 克　菊　花 10 克　银　花 10 克　连　翘 10 克
板蓝根 15 克　生甘草 20 克　生白芍 30 克　柴　胡 10 克
红　花 5 克　桃　仁 10 克　全瓜蒌 15 克　延胡索 10 克
全蝎粉 6 克(分吞)　五帖

另配:速效救心丸二盒,5 粒/次,早、晚备用。

【注】患者本是寒体,平时血压不高,心率不到 60 次/分。发的是阴性疱疹,不是红肿热痛的症候群。

四诊　(5 月 21 日)

疼痛明显减少,高举的右手可以略放下来一些了;人只能躺着,站立起来右肩臂就抽筋样痛。口中无味,不咳嗽,吐白黏痰。晚饭后可以一觉睡到 11 点,下半夜要醒一段时间。大便 2～3 次/天,成形。舌苔白腻粗糙。

处方

升　麻 6 克	炙鳖甲 20 克	当　归 10 克	生甘草 15 克
片姜黄 10 克	川　芎 10 克	生白芍 30 克	柴　胡 10 克
香　附 6 克	威灵仙 12 克	全蝎粉 6 克	五帖

【注】此方系升麻鳖甲汤、芍药甘草汤、通气散合方。

五诊　(5 月 27 日)

眼睛充血,有血丝。右臂痛反复发作,但有缓解之势。大便正常。舌苔白满布,边有齿痕。

处方

全瓜蒌 15 克	炙甘草 10 克	徐长卿 10 克	桃　仁 10 克
生白芍 30 克	连　翘 10 克	红　花 3 克	延胡索 10 克
银　花 10 克	大青叶 15 克	独脚莲 10 克	五帖

六诊　(6 月 1 日)

口苦口干,头昏,腹胀。痛剧则出汗。大便正常,2～3 次/天。舌苔白根腻,边有齿痕;脉右关旺滑弦,左关滑弦细。

处方

生白芍 30 克	炙甘草 10 克	黄　芩 10 克	生山栀 10 克
柴　胡 10 克	枳　壳 10 克	全瓜蒌 15 克	桃　仁 10 克
红　花 3 克	延胡索 10 克	赤　芍 30 克	龙胆草 5 克
半枝莲 12 克			五帖

【注】配合用七星阵刺破痛处皮肤,然后用火罐拔净乌血,每天一次。

【6-52】浅表性胃炎

贾某,男,37 岁。

初诊　(2019 年 6 月 13 日)

肝胃不和,经常打嗝。胃镜检查结果显示:浅表性胃炎。大便每天解,干燥,偶带血。舌质红苔薄略黄;右脉弦滑,左脉滑数。

处方

柴　胡 6 克	生白芍 10 克	川楝子 10 克	延胡索 10 克
党　参 12 克	焦白术 10 克	茯　苓 12 克	炙甘草 6 克

陈　皮5克　姜半夏6克　火麻仁12克　全瓜蒌15克　五帖

6月23日，患者来信反馈：服了五帖，无论饮食与否，时时打嗝。

医嘱：再配五帖，服完暂停服汤药。

二诊　（8月29日）

胃时打嗝。畏寒形瘦，身高1.74米，体重56.0千克，要求增胖。眠可。大便成形。舌质红苔白；两脉弦细。

处方：原方去川楝子、延胡索、火麻仁、全瓜蒌；加广木香3克、砂仁1.5克、炮姜2克、桂枝3克、大枣2枚。　二十帖

三诊　（9月底）

血压偏低。舌质淡红，苔薄微白黄；左脉细，右脉略弦。

处方：归脾汤去枣仁龙眼肉加黄精30克。　十帖

【评】要减肥，适当节食是好办法。要增胖，得顺其自然，暴饮暴食不行！

【6-53】气阴两亏、杂症

刘某，女，61岁。

初诊　（2015年9月13日）

口干。9年前行子宫全切术，术后人较瘦。眠多梦。大便时干结，时尿频尿急。舌质红，舌光无苔；脉缓细弦。

处方

升　麻2克　柴　胡3克　生黄芪12克　焦白术6克

党　参10克　陈　皮3克　炙甘草5克　当　归5克

枳　壳5克　茯　苓10克　麦　冬10克　川楝子6克

延胡索6克　七帖

药粉处方

川楝子60克　延胡索60克　开心果80克　乌　药30克

陈　皮50克　香　附30克　枳　壳50克　生白芍50克

茯　苓60克　神　曲60克　生甘草30克　灵芝粉70克

共研细末，5克/次，每日两次，温开水送服。

9月19日，患者来信反馈：汤药服完七帖，药粉在服。觉得胃肠正常蠕动了。有饥饿感。

医嘱：续配七帖。

二诊 （10月6日）

乏力。纳可，气平胃和，不胀了。大便成形。舌质绛舌无苔；两脉缓，沉细无力。不见弦脉就是佳兆。

处方

北沙参12克	麦　冬12克	玉　竹12克	熟地黄12克
山茱萸12克	杭菊花10克	茯　苓12克	陈　皮5克
枳　壳5克	丹　参12克	枸杞子12克	生黄芪15克　七帖

【评】此案气阴两亏无疑，先生处方有一贯煎的用意。

三诊 （11月8日）

胃寒胃胀。畏寒，手脚冷。乏力。眠可，纳可，大便正常。要求配膏方。舌质绛苔少；脉细滑，略弦。

开路方

苏梗叶10克	川　朴5克	生白芍12克	枳　实5克
川楝子6克	香　附3克	麦　冬12克	北沙参12克
姜半夏5克	茯　苓12克	陈　皮5克	生　姜2片　七帖

膏方

龟板胶500克、鹿角胶100克、鳖甲胶125克、黄明胶100克，常规加工成膏。

12月11日，患者来电反馈：胃无不适，感觉不错，希望人胖些。

诊脉(12月19日)

尺部无力，下眼睑发黑，总体感觉好，带孙女疲劳，不是病态。

四年后，又初诊 （11月16日）

眠可。大便时黏，不成形。口干，腰酸；整天头昏，血压偏低。舌尖红苔少；两脉缓而沉细，尺部无力。

处方

山茱萸15克	枸杞子15克	杭菊花10克	嫩桑枝15克
淮山药15克	川　芎5克	天　麻10克	当　归10克
茯　苓15克	生黄芪20克	天花粉10克	十帖

【注】此方是范文虎前辈治头晕六味方的变化，不用党参，改用黄芪、当归加强补气之蛮力。此患者体质敏感，用药稍有不合，即有肠胃等不适感觉。

二诊 （12月7日）

头已不昏。唇干，唇皮翻起来。肺部有慢性炎症。眠多梦。大便成形了，但量少，偶2天一次。舌质红无苔；左关脉弦。

处方： 原方去生黄芪、天花粉；加全瓜蒌12克、火麻仁12克、生白芍12克、川楝子10克、生地黄15克。

十帖

【评】 先生用药手法老到，肺有炎症，宁可大便畅，也不可2天一次。医者须知。

【6-54】性冷淡

张某，男，35岁。

初诊 （2015年9月13日）

主诉：因性生活快感反应不足、性冷淡而就医。并无阳痿、早泄、夫妇争吵等情况。育有一女，3岁。偶发头痛，左膝关节走路多了会痛。

眠可，大便正常，纳可。苔略灰，黄腻；脉沉细缓。

医者要予以适当沟通。

处方

山茱萸12克	茯　苓12克	杜　仲12克	金狗脊12克
九香虫5克	巴戟天12克	当　归10克	金樱子10克
芡　实10克	仙　茅10克	生黄芪20克	覆盆子12克
陈　皮5克			

十帖

药粉处方

覆盆子80克	沙苑子100克	山茱萸90克	五味子30克
菟丝子60克	茯　苓60克	五倍子30克	仙　茅60克
金樱子60克	芡　实60克		

共研细末，2次/天，6克/次，温开水送服。

9月23日，患者来信反馈：有效。

【评】 先生用药，不注重壮阳，急于用鹿茸、红参之类不妥也。相比之下注重提高性欲，水到必渠成。

二诊 （10月6日）

共服汤药十七帖，药服得太慢。大便不成形。舌质红，苔薄黄腻。

处方

山茱萸12克　茯　苓12克　杜　仲12克　金狗脊10克
九香虫5克　巴戟天12克　苍　术5克　沙苑子12克
莲　须10克　仙　茅10克　淫羊藿10克　生黄芪20克
覆盆子12克　五味子3克　陈　皮3克　十帖

三诊　(11月8日)

由于晚上要带女儿睡,眠不甚安。沟通后告知,与子女同睡不利于夫妻情感交流。大便时不成形,尿略频。舌质红苔白;两脉滑缓。

开路方

竹　茹12克　枳　壳6克　姜半夏6克　茯　神12克
清炙草6克　陈　皮5克　仙　茅10克　淫羊藿10克
沙苑子15克　覆盆子15克　五帖

膏方

龟板胶500克、鹿角胶125克、鳖甲胶125克、黄明胶50克,如法制膏。2次/天,1匙/次,开水化服。

四诊　(11月20日)

药粉已服完,开路方服完五帖。膏方在服。房事力不从心,故性冷淡,已有月余。

处方

生黄芪50克　菟丝子30克　五味子10克　蛇床子10克
肉苁蓉30克　金樱子15克　芡　实15克　九香虫10克
小茴香2克　十帖

医嘱:膏方剂量加倍。每次两匙。

【注】此九味是师门提高性能力的标准处方,医者须记!30多岁用鹿茸、附子、肉桂等未必合适。

12月10日,患者来信反馈:汤药及膏方有效。

12月18日,患者反馈:逐渐好转,仅感觉脚汗多。

【注】此后房事正常,家庭和睦。未满40岁男子,用这些药补肾益阳,固精补气足矣。不必参、茸、海狗肾、海马之类,否则适得其反。

四年后,再初诊　(2019年12月7日)

眠可,大便正常。鼻炎引起头痛,左边头痛及后头颈痛(每发则1～2小时),息一天可自愈。舌质红苔薄;两脉沉细而缓。

处方：

桂　枝 6 克	生白芍 15 克	炙甘草 6 克	生黄芪 20 克
丹　参 12 克	煅龙骨 15 克	煅牡蛎 15 克	当　归 10 克
川　芎 6 克	白　芷 3 克	藁　本 6 克	蔓荆子 10 克
沙苑子 15 克	生　姜 3 片	大　枣 5 枚	十帖

另配：吸鼻粉一瓶(见附录一)，外用。

【6-55】伤　食

某某，女，35 岁。

初诊　(2020 年 2 月 11 日)

信：元宵节汤圆吃多了，大便三天不解，腹胀绞痛。

处方

生大黄 15 克	元明粉 6 克	枳　实 12 克	生甘草 10 克
厚　朴 12 克	莱菔子 10 克		二帖(一帖/天)

2 月 12 日，患者反馈：当夜大便通，但腹仍痛

医嘱：去大黄、元明粉，再服第二帖。次日又大便，腹痛缓解。患者道谢再三！

七 案 例(7-01~7-27)

【7-01】血糖高、虚汗盗汗、浑身大汗

于某,女,50岁。

线上初诊 (2013年1月18日)

虚汗、盗汗、全身大汗,久矣。脸红,心烦。餐前血糖7 mmol/L。血压正常。眠可。大便正常。

处方

党　参12克　黄　芩5克　柴　胡5克　姜半夏5克
生　姜3片　大　枣30克　炙甘草10克　淮小麦30克
浮小麦30克　山茱萸15克　生白芍15克　茯　苓12克
煅龙牡各20克　五帖

【注】小柴胡汤加龙牡合甘麦大枣汤意。

二诊 (1月26日)

浮小麦无货,服了五帖,没有进展。

处方

生黄芪30克　川　连3克　黄　芩5克　黄　柏5克
生熟地黄各20克　当　归10克　麻黄根10克　桑　叶20克
穞豆衣20克　五帖

三诊 (10月6日)

上方治盗汗很灵验。今因伺候产妇一个月,累得大便5~6天一次。胃肠蠕动缓慢,纳少纳差。眠不安。

处方

苏　叶10克　青　皮6克　陈　皮6克　枳　实5克
厚　朴5克　黄　芩5克　黄　连2克　生山栀6克

火麻仁10克　　决明子10克　　焦三仙各6克　　茯　苓6克
生麦芽6克　　三帖

四诊　(10月15日)

上方共服六帖,很见效。唯今已三天不大便了。胃口好了。

处方

当　归10克　　生槐米15克　　郁李仁10克　　火麻仁10克
杏　仁10克　　炒决明子15克　　青　皮5克　　枳　壳5克
荷　叶10克　　麦　冬12克　　三帖

10月31日,患者反馈:此方见效!

五诊　(12月24日)

住院十天,今出院,空腹血糖10 mmol/L,注射胰岛素。心悸,虚汗、盗汗,自觉手麻。失眠。便秘。

处方

酸枣仁15克　　知　母6克　　川　芎6克　　茯　神12克
炙甘草6克　　生黄芪30克　　丹　参12克　　黄　柏5克
当　归6克　　火麻仁12克　　郁李仁12克　　炒决明子15克
桑　叶30克　　五帖

六诊　(12月30日)

注射胰岛素后血糖过低,仅4 mmol/L,嘱其控制注射剂量。睡醒来觉升火,出汗,手仍麻。眠不安。大便3天一次。(预开药方中穞豆衣无货,故在本次药方中略去。)

处方

酸枣仁15克　　茯　神12克　　川　芎6克　　丹　参12克
当　归10克　　生白芍10克　　火麻仁12克　　桑白皮15克
桑　枝15克　　地骨皮15克　　生熟地各20克　　秦　艽6克
柴　胡3克　　枳　实6克　　香　附6克　　五帖

七诊　(2014年1月6日)

因上方有降糖功效,目前患者空腹血糖3.4 mmol/L,嘱停用胰岛素。盗汗减轻,手仍麻。睡眠改善,大便2天一次。

【评】可知上方见效。

处方

酸枣仁15克　　茯　神12克　　川　芎6克　　当　归10克
生白芍10克　　火麻仁12克　　桑白皮15克　　桑　枝15克

地骨皮15克	生熟地各20克	香　附6克	麦　冬15克
玉　竹15克	木　瓜10克		

五帖

八诊　(2014年1月14日)

上方很见效,大便畅。不注射胰岛素了。今感冒,咽痛,上下眼睑肿。

【评】记住,对症就是好药!师门降血糖的经验方,未必用黄连,更不会重用。

处方

生甘草5克	桔　梗5克	黄　芩5克	牛蒡子10克
天花粉15克	玄　参15克	生山栀10克	川　连5克
荆　芥4克	连　翘10克	薄　荷3克	银　花10克
泽　泻10克			

三帖(一帖/天)

【注】此方是师门治风热感冒的标准方,如读过《清宫医案研究》者,就知道前七味药是治感冒咽痛的固定搭配。远程诊治患者,必须稳中求效。

九诊　(1月27日)

感冒早已速愈,效方也。今一直未服汤药、西药,血糖正常。但盗汗又显,眼睑又肿,眠不安。

处方

酸枣仁15克	茯　神12克	当　归10克	生白芍10克
火麻仁10克	桑　枝15克	桑白皮15克	麦　冬15克
玉　竹15克	木　瓜10克	地骨皮15克	生熟地各20克

五帖(一周服完)

九个月后,十诊　(10月30日)

今晨起手麻木,自汗,腿也不利索,人时觉冷时觉热,夜多噩梦,大便秘。

处方:同九诊方,五帖/周。

【评】好方。

十一诊　(2015年1月6日)

患者诉上方吃了十六帖,眠改善,不做噩梦了,腿活动灵活,此方有效。今大便2天一次,觉饿。每晚注胰岛素20单位,白天服一粒西药。体重增,盗汗不严重。晨起时手麻。

处方

制黄精30克	黄　连6克	玉　竹15克	麦　冬12克
桑　枝15克	桑　叶15克	桑白皮15克	火麻仁12克

熟地黄15克　天花粉12克　鸡内金5克　煅牡蛎15克
五至十帖

医嘱：手麻辅助每天服半粒大活络丹。

2月24日，患者来电反馈：人不舒服，虚汗多，眠不安，上方因故一直未服。嘱应服上方。

3月7日，患者微信反馈：服了十帖（方中缺火麻仁），很有效。又配了五帖，服药后放屁较多。嘱：每周服五帖。此方总共服了三十帖。

【评】此案属杂症，如此耐心处治，是医者的功德。患者深信不疑，才能有一定效果。呜呼！世上独多这类既非不治之症，亦非可彻底治愈之症。

【7-02】癔　症

王某，女，55岁。

线上初诊　（2014年11月7日）

主诉：八年前精神上受打击，头昏，恶心呕吐，心区、胃部抽痛难受。血压下降至90/60 mmHg，手脚发麻，手脚强直抽搐，但不吐唾沫。抽搐结束后即发热发寒。头部不曾受过外伤。检查结果无明显异常，仅轻微腔梗。睡眠一般，发作期间眠不安。日常大便畅通，发作期间频繁排便、排尿。发作时伴有头痛、恶心、浑身痛、难受。

既往史：癔症已有八年病史，就诊前几年一到两年发作一次，近期每年发作一到三次。2013年10月1日，发作时抽搐，每天三次；2014年10月初又起病，已有二十余天，无抽搐。此外，严重心肌缺血，肝胆管多发性结石。

【注】似癔症，女子以肝为先天，拟从少阳经论治。

处方

柴　胡5克　黄　芩5克　姜半夏5克　炙甘草10克
大　枣7只　党　参10克　生　姜3片　川　芎5克
香　附5克　淮小麦20克　生白芍10克　钩　藤12克
桂　枝5克
三帖（每天一帖）

11月12日，患者来电反馈：三帖服完，疼痛减轻多了，要求转方。医嘱：效不更方！

处方：原方。　三帖

11月22日，患者来电反馈：共六帖服完，一切正常，效果好。

【评】此案系少阳证,肝经郁滞。处方用柴胡桂枝汤合甘麦大枣汤,以及《医林改错》的通气散,医者用药丝丝入扣,效果满意。

【评】这类病虽不一定能断根,但能再发再治。然而远程诊治患者还是颇有难度的。

【7-03】高龄脑萎缩、神志不安

方某,男,87岁。

初诊 (1988年2月28日)

口干,神略呆,系受惊吓之故;闭目则见坏人。大便秘。舌苔镜光,有裂纹;脉沉滑。

处方

竹茹 12克	枳壳 6克	广木香 3克	川郁金 4克	
酸枣仁 9克	柏子仁 9克	制首乌 15克	制黄精 30克	
珍珠母 30克	煅龙牡各 15克	朱茯神 10克	仙半夏 9克	
陈皮 4克	清炙草 5克	丹参 10克	石菖蒲 5克	
炙远志 6克	生葛根 10克	天竺黄 9克		七帖

【评】此方药较多,温胆汤底子。

二诊 (3月6日)

两手寒。舌苔脉依旧,眠仍欠安。

处方

桂枝 4克	生白芍 9克	清炙草 5克	丹参 10克	
冬桑叶 10克	厚朴 6克	杏仁 9克	生地黄 12克	
煅龙牡各 15克	肉苁蓉 30克	制黄精 30克	朱茯神 15克	
生姜 3片	大枣 5枚	琥珀粉 3克		七帖

三诊 (3月13日)

上方大效！睡眠改善。本来每周有一天通宵烦躁不安,有两天凌晨三时开始烦躁吵闹。今一周内仅一次凌晨醒来。大便3天一次,纳可,效不更方。

处方: 原方十四帖。

四诊 (3月27日)

近来眠安,便秘,腿脚上有湿疹。

处方甲

酒桑枝 15克	桑寄生 12克	桑叶 15克	桑白皮 15克

桑椹子 12 克	桑螵蛸 9 克	蚕　沙 15 克	僵　蚕 9 克
首乌藤 15 克	合欢花皮各 9 克	桂　枝 4 克	生白芍 15 克
丹　参 10 克	赤　芍 9 克	制首乌 15 克	当　归 10 克

十四帖

【评】箕星汤乙方加味变化无穷，识者宝之。

五诊　(4 月 10 日)

病情稳定，大便通畅，眠更安宁。偶有头脑清楚的情况发生。某天，因受刺激，夜间吵闹，但症状比先前轻得多。

处方乙： 上方去首乌藤、合欢花皮；加滁菊花 9 克、苦丁茶 9 克、煅石决 15 克。　七帖

六诊　(5 月 8 日)

甲乙两方互换，直到 5 月 8 日，身体右侧发带状疱疹，不甚痛。大便 2 天一次，小便频。耳塞住感。舌苔黄腻；脉涩且长。

处方： 乙方去桂枝、生白芍、首乌、当归；加首乌藤 15 克、合欢花皮各 9 克、威灵仙 12 克、忍冬藤 15 克。　七帖

七诊　(5 月 15 日)

带状疱疹疼减轻。眠安，很少吵闹，白天嗜睡；大便通。

处方： 上方去合欢花皮、首乌藤；加当归 10 克、首乌 15 克。　七帖

【注】病情稳定，一直服箕星汤出入。

八诊　(6 月 19 日)

时糊涂，梦里当真，醒时当梦，记忆力差。腰酸好了，大便畅，仍口干。舌质淡苔白；脉细弦。

处方

桂　枝 4 克	生白芍 9 克	炙甘草 5 克	大　枣 5 只
生　姜 3 片	煅龙牡各 18 克	制首乌 18 克	制黄精 30 克
葛　花 9 克	葛　根 15 克	丹　参 10 克	冬桑叶 10 克

七帖

九诊　(6 月 26 日)

梦减少，晨起少语言。夜里睡眠安宁得多，大便畅。患者子女说此方比以前的方子见效明显。

处方： 原方。　七帖

患者坚持求诊一年多，直至 1989 年 6 月 26 日请我上门出诊，情况良好。

【评】经方当然胜过箕星汤出入。此案乃先生用箕星汤与桂枝加龙牡汤两方互服，治老人神不安宁，便秘内热等症的成功范例。

【7-04】脑血栓后遗症

叶某,女,52岁。

初诊 (2013年6月10日)

脑血栓后遗症。黄斑变性,几乎失明。左耳鸣。头蒙状,洗头后不适。晨起手麻、手肿。以前曾头晕、恶心、昏倒;已有半年没晕过。2013年初CT结果显示：脑血栓。

血压150/85～90 mmHg。大便有时不成形。舌质红苔薄;脉沉涩而缓。

处方：箕星汤乙方(见附录一)加青皮5克、枳壳5克、生白芍15克、菊花10克。

十帖

6月18日,患者来电反馈：服上方七帖,效果明显。两腿发出许多水泡,人觉舒服。很感谢!

6月21日,远程二诊：十帖药服完,感觉可以,大便次数增多,1～2次/天。腹中咕噜作响,推测是药性偏寒,脾胃无法承受。嘱停2～3天药。续配十帖,两周内服完。

6月25日,患者来电反馈：服药后,肚腹脂肪消了。皮肤会发疹、痘印,可涂神仙水。

7月6日,远程三诊：6月21日远程二诊,服完了汤药,感觉很好。续服七帖。

四诊 (9月3日)

手脚麻,每天服降压片。大便畅。舌质红苔薄;脉缓涩。

处方：上方去芍药、枳壳;加苏梗6克、香附5克、沙苑子15克、覆盆子12克、山茱萸15克。

十帖

【评】箕星汤可以敛汗、发汗,成分平和,长服无妨。

【注】服此汤易出汗,所以皮肤发疹。脾胃虚,不便秘,服了容易增加大便次数,甚至腹泻。医者适当变通,无碍脑梗的康复,有利血压的控制。对虚汗盗汗亦有效果。

【7-05】肾亏尿频

刘某,男,34岁。

初诊 (2013年6月10日)

尿频。口干,心火旺。自幼眼疾,视力差。结肠炎。从事按摩工作,工作强度大,常感疲劳。大便不成形。舌质红苔薄,有三条纵向红色剥苔;脉滑数。

处方

山茱萸15克　覆盆子15克　茯　苓15克　沙苑子15克
菟丝子15克　黄　柏5克　炙甘草10克　杭菊花10克
桑　叶10克　丹　参12克　车前草10克　泽　泻10克　七帖

6月18日，患者来电反馈：服完七帖，感觉略好。

医嘱：停三天后原方再配七帖，在十日内服完。

6月25日，患者来电反馈：服上方觉腹泻，武汉天气热39℃，不知是否与天气太热有关。医嘱两天服一帖。

7月5日，患者来电反馈：服药后大便呈条状，以前一直不成形，感觉很好。共服了十四帖。

医嘱：暂停，热天过了再服汤药。

【评】服药后腹泻而不更方，医者心中有谱也。夏日高温，滋补不宜，暂停服药是合理的。

【7-06】小儿胃口差

刘某，女，3岁。

初诊　（2013年9月3日）

脉数，胃口差，大便2天一次。

处方

干芦根15克　竹　叶5克　生甘草5克　麦　芽5克
淮山药10克　陈　皮3克　神　曲5克　荷　叶5克
谷　芽5克　红　枣1只　五帖

辅助：藕汤加蜂蜜，当茶。

9月23日，患者来信反馈：效果明显。嘱再服上方五帖。

【7-07】月经延期

万某，女，33岁。

初诊　（2013年6月10日）

月经延期5～7天，有血块，色发黑。曾2～3次小产受风寒，左手臂酸痛，腰腿酸痛；说话多就咽痛；易打喷嚏，打嗝。乳腺小叶增生。

头昏嗜睡,时打盹。大便畅。舌苔厚舌尖深红;脉细缓略滑。

处方

木　瓜 10 克	川　芎 10 克	当　归 10 克	生白芍 10 克
熟地黄 15 克	丹　参 12 克	怀牛膝 12 克	威灵仙 12 克
川　断 12 克	独　活 5 克	桂　枝 5 克	五帖

二诊　(6 月 21 日)

五帖药服完,腰痛好得多了。眠仍不安。

处方: 原方。　五帖(七天内服完)

三诊　(6 月 25 日)

腰痛好多,月经将行,乳房胀。

处方

青　皮 5 克	陈　皮 5 克	延胡索 10 克	川楝子 10 克
橘　叶 10 克	神　曲 10 克	益母草 15 克	柴　胡 5 克
生白芍 10 克	当　归 10 克	茯　苓 10 克	清炙草 5 克
焦白术 10 克	香　附 5 克	丹　参 12 克	枳　实 5 克　五帖

7 月 4 日,患者来电反馈:服药后,睡眠好转,身体康复,嘱天热暂停汤药。

四诊　(9 月 8 日)

月经延期 5～6 天,量少,血块多,色深。头昏,头偏左痛,左手臂酸胀痛,左侧腰背酸胀痛。眠可,大便畅,胃口好。舌尖红苔薄白;脉滑缓。

处方: 初诊方加香附 10 克、路路通 10 克、青皮 5 克、陈皮 5 克、生黄芪 15 克、大枣 5 枚、生姜 3 片。　十帖

2014 年 3 月 15 日,患者来电:手臂膀又痛。医嘱上方再服五帖。

【注】 可见 2013 年 9 月 8 日处方非常见效,半年多酸痛又犯,才电询求诊。

【7-08】痰多好动

潘某,男,13 岁。

初诊　(2013 年 6 月 10 日)

偏胖,喜吃冷饮、油炸食物。咽炎,吹风受凉即不适。常打嗝,痰多,不习惯吐,多咽下去。学习注意力不易集中、好动。日常有啃指甲、挑食等习惯。

眠可。经常便秘。舌质红苔薄;脉滑数。

处方

知　母5克　　黄　柏5克　　生地黄15克　　山茱萸15克
丹　皮10克　　泽　泻10克　　茯　苓12克　　桑　叶10克
杭菊花10克　　淮山药12克　　桔　梗5克　　五帖

二诊　(6月13日)

痰多,好动。

处方

竹　茹15克　　枳　壳5克　　姜半夏5克　　制南星5克
神　曲10克　　炙甘草5克　　陈　皮5克　　茯　苓12克
石菖蒲5克　　川郁金5克　　炙远志5克　　苏　叶5克

十帖(十四天内服完)

6月25日,患者来电反馈:药将服完,痰仍多。天气炎热,喜饮冰水。

7月4日,患者来电反馈:痰仍多,还有五帖药。

医嘱:少吃生冷食品,坏脾胃,十天内服完剩下的五帖药。

7月中旬,患者来信反馈:痰少了!

【评】这样的儿童患者,脾胃消化压力很大,不仅多食油腻,而且多吃冰镇食品,容易产生痰饮。有时也不一定用温胆汤加味,常见有用理中汤(或理中丸)温脾胃之阳,则痰饮可化。此因脉数、便秘、舌质红,可以认为是阴虚,但慎重补阴,是正确的。

三诊　(9月7日)

痰不多。舌质红苔薄;脉滑。

处方:原方去南星、神曲、远志;加焦米仁10克、丹皮10克、桑白皮15克。　七帖

9月12日,患者来电反馈:感冒了,流涕多。嘱感冒好了,再服汤药。

【注】这个年龄段,尤其男孩子,吐薄白痰涎的病例不在少数。饮食荤多、素少,此外喜食油炸之品,更易生痰。长此以往会影响学习,上课思想不集中,中医称营卫浊痰。对上述症状健脾化湿有效,针对食用冰镇、冷饮过多的问题温运脾胃是必要的。参见2-20、8-25案。

【7-09】肾亏尿频、颈椎骨增生

陈某,女,53岁。

初诊　(2014年12月3日)

颈椎问题引起手麻。头昏,腰酸。尿频尿急。眠不深。脉缓而涩,两尺无力。

处方

山茱萸 10 克	菊　花 10 克	枸杞子 12 克	丹　参 12 克
淮山药 12 克	沙苑子 12 克	覆盆子 12 克	小茴香 3 克
益智仁 3 克	台乌药 3 克		七帖

冬令膏方：龟板胶 500 克、黄明胶 250 克、鹿角胶 50 克，常规制作。

2015 年 1 月 14 日，患者反馈：服了头一帖药后明显见效，原来晚上需起夜三次，当晚即不起夜了！

十个月后，又初诊　(2015 年 11 月 11 日)

右肾侧偶酸。眠多梦，大便正常。舌质淡苔薄；两脉软，尺部无力。

处方

川　断 12 克	独　活 5 克	山茱萸 10 克	丹　参 10 克
柏子仁 10 克	枸杞子 12 克	覆盆子 15 克	菊　花 10 克
沙苑子 10 克	陈　皮 5 克	小茴香 2 克	七帖

【7-10】高血压、胸痹、甲状腺结节

顾某，女，56 岁。

初诊　(2016 年 1 月 2 日)

主诉：目糊，口渴，头昏，胸闷。近日右大脚趾侧痛。血脂高，血压高 150/100 mmHg，在吃西药降脂、降压。

既往史：两年前行微创子宫全切术。甲状腺结节。

大便正常。两脉缓涩。

处方

丹　参 12 克	川　芎 3 克	制首乌 12 克	生白芍 12 克
焦麦芽 10 克	焦山楂 10 克	焦神曲 10 克	桑　叶 10 克
菊　花 10 克	荷　叶 10 克	焦决明子 10 克	覆盆子 15 克　七帖

二诊　(1 月 17 日)

口干，头昏，夜寐胸闷，多梦。

服上方大便 2 次/天。舌质淡苔薄白，边有齿痕；两脉涩。

处方

竹　茹12克　　枳　壳6克　　姜半夏6克　　陈　皮5克
茯　苓12克　　炙甘草6克　　丹　参12克　　全瓜蒌15克
薤白头10克　　川　朴6克　　玄　参15克　　象贝母12克
煅牡蛎20克　　天花粉12克　　七帖

1月22日，患者来电反馈：昨天发出疱疹觉痛，是否与中药有关？医生回答：带状疱疹可能。

三诊　(2月21日)

服了七帖药，口不甚渴，面红耳赤，胸仍闷痛，自服麝香保心丸。血压160/98 mmHg。

眠不安。大便正常。胃口一般。舌质淡红苔白，边缘剥；脉缓而沉涩。

处方

厚　朴10克　　枳　壳6克　　陈　皮6克　　姜半夏6克
茯　苓12克　　全瓜蒌15克　　天花粉12克　　薤白头10克
桂　枝3克　　丹　参12克　　生　姜3片　　五帖

【注】医者认为麝香保心丸只可暂用，多服破元气，且对带状疱疹患者未必合适。

3月3日，患者来电反馈：好得多了，要求约复诊。

【评】此病本为心脏问题，非一时可愈。初诊处方从降脂、降压考虑，在常规之中。二诊用温胆汤合胸痹汤及消瘰丸，也是合拍。三诊因为出现带状疱疹，过后干脆重点治胸痹，缓解则心脏压力减轻。先生用方转换章法不乱，大处着眼，值得后人进一步研究。

【7-11】高血压、盗汗

陈某，男，60岁。

初诊　(2016年2月21日)

血压180/110 mmHg，盗汗日久不愈。身上时发湿疹，点状红疹。小便后淋漓不尽，大便正常。舌苔黄腻，边光少苔；脉缓涩而实。

处方

当　归10克　　生熟地各20克　　川　连5克　　黄　芩6克
川黄柏5克　　生黄芪30克　　麻黄根10克　　煅牡蛎20克

五帖(忌酒、海鲜、发食、辛辣)

【7-12】月经失调、降脂减肥

翁某,女,45岁。

初诊 (2010年5月4日)

经量少,经期紊乱,子宫肌瘤,乳头溢液。颈部、腰部、背部酸。平时喜食冷饮、冷茶。体胖,身高1.61米,体重87千克。

眠不安。舌质淡苔白;脉沉涩而实,脾脉旺。

处方

汉防己60克	川　椒30克	葶苈子30克	熟　军50克
青　皮100克	陈　皮50克	独　活50克	木　瓜50克
神　曲50克	香　附50克	川牛膝50克	苍　术50克
川　芎50克	生山栀50克	川　断50克	山茱萸60克
丹　参60克	枳　壳50克	生白芍50克	

十九味共研细末,3次/天,5克/次,开水吞服。

二诊 (5月31日)

5月28日来经,量多,此前经期紊乱,疑似经闭状。眠改善,大便2～3次/天。

感觉效果很好,要求继续配药。

处方:原方用川椒60克、葶苈子60克、熟军60克、青皮150克、山茱萸80克、丹参80克。余照旧配服。

三诊 (10月11日)

腰略酸。自二诊服药后,期间月经来过两次,今日药粉服完,经仍未行。

眠不甚安。大便正常。舌质淡苔白腻;脉沉涩,尺部无力。

处方

汉防己60克	川　椒30克	葶苈子50克	熟　军80克
丁　香20克	延胡索60克	金铃子60克	川牛膝50克
淮牛藤50克	赤　芍50克	肉　桂30克	川　芎50克
茯　苓50克	香　附30克	独　活30克	木　瓜50克
神　曲50克	苍　术30克	青　皮100克	川　断60克
山茱萸60克	丹　参60克	枳　实50克	生白芍50克
水红花子80克			

二十五味,共研细末,服法照前。

【评】这样的症状,用散剂比汤剂为佳,汤剂太猛。医者用药仍在经方、时方规范之中。如已椒苈黄丸,越鞠丸,金铃子散等。

【7-13】中气不足、虚汗盗汗

陆某,女,55岁。

初诊 (2011年11月5日)

主诉:虚汗盗汗。胸闷,常打嗝,小腹觉寒。腰酸,带下黄白。脱肛,前阴脱垂。

既往史:五年前行子宫全切术,仅留宫颈。

眠多梦,下眼睑发黑,内眼角有血脂斑(黄豆斑)。舌质紫暗苔白,边有齿痕;脉缓而沉涩。

处方

白　参10克	柴　胡5克	升　麻5克	生黄芪30克
炙甘草10克	茯　苓12克	苍　术10克	焦白术10克
陈　皮5克	枳　壳5克	当　归10克	厚　朴10克
生　姜3片	大　枣10枚		

七帖

药粉处方

川　断50克	川楝子50克	木　瓜50克	川郁金50克
独　活50克	丹　参80克	穞豆衣100克	山茱萸80克
青　皮50克	枳　实50克		

共研细末,5克/次,每日两次,温开水吞服。

二诊 (11月14日)

大便不畅。舌质红苔薄;脉缓涩。

处方:原方去苍术;加柏子仁10克、火麻仁10克、山茱萸10克。　七帖

三诊 (12月2日)

眠改善,腰酸减轻,带下少多了。大便基本成形。

处方:11月14日方去火麻仁;加丹参10克、酸枣仁10克、覆盆子15克、用山茱萸20克。　十四帖

【7-14】头晕恶心

陆某,女,40岁。

初诊 (2011年10月9日)

一个月前额头受到碰撞,今仍头晕,恶心,吐出食物,不能行走。

处方

当　归10克　　川　芎10克　　赤白芍各10克　　生地黄15克
桂　枝5克　　茯　苓15克　　焦白术10克　　清炙草5克
明天麻10克　　丹　参15克　　煅龙牡各20克　　三帖

11月7日,患者反馈:此方见效。

【注】此方是四物汤合苓桂术甘汤加味。

【7-15】半身不遂

姚某,女,70岁。

初诊 (2010年12月5日)

发心脏病,患高血压,胸闷憋气。眠不安,有时深夜二更也不入眠。大便正常。纳可。大、小腿抽筋。

处方

全瓜蒌15克　　薤白头10克　　枳　实5克　　川　朴5克
桂　枝3克　　陈　皮5克　　茯　苓15克　　天花粉10克
苏　叶10克　　生　姜3片　　三帖

【评】处方用药未考虑抽筋一层,似可加入生白芍、木瓜、伸筋草。

二诊 (2011年1月19日)

患者来信问诊:服药后无反应。

处方:原方加丹参10克。　　十帖

三诊 (12月1日)

患者来信问诊:腰酸。

处方

茯　苓12克　　干　姜5克　　焦白术12克　　炙甘草10克

川　断 12 克　　独　活 6 克　　威灵仙 12 克　　六帖

患者反馈：腰酸治愈。

四诊

又发腰疼。

处方： 原方加丹参 12 克、木瓜 10 克、路路通 10 克。五帖。

【注】 此患者由其女儿代诊，故无脉象舌苔记录。

七年后，又初诊　（2018 年 5 月 16 日）

右侧半身不遂，略流涎，轻微语言障碍。

处方

酒桑枝 15 克　　生白芍 12 克　　全瓜蒌 15 克　　桑寄生 10 克
牡丹皮 10 克　　火麻仁 12 克　　桑　叶 12 克　　丹　参 10 克
生黄芪 30 克　　桑白皮 12 克　　生槐米 15 克　　桑椹子 10 克
枳　壳 6 克　　七帖

患者反馈：上方见效！

【评】 此方是师门箕星汤出入，治脑梗等后遗症很稳当。

二诊　（12 月 21 日）

闪腰，痛甚，便秘。

处方

威灵仙 12 克　　独　活 6 克　　小茴香 2 克　　白芥子 5 克
桃　仁 6 克　　鸡血藤 12 克　　茯　苓 12 克　　火麻仁 12 克
延胡索 10 克　　川楝子 10 克　　五帖

水煎服，一帖/天，分两次服用。

【7-16】月经失调、乳房结节、子宫腺肌瘤

姚某，女，36 岁。

初诊　（2009 年 7 月 9 日）

5 月 22 日，经前小腹痛，过期仍下不来，情绪不好。6 月 22 日左右，服了五帖中药，月经过期才来。小腹不痛了，但经色呈乌黑。

处方

金铃子 10 克　　延胡索 10 克　　小茴香 2 克　　益母草 15 克

益母子10克　　丹　参10克　　生白芍10克　　黄　芩3克
香　附3克　　当　归10克　　五帖(每逢行经前后服)

二诊　(8月4日)

原方又配了五帖,并配药粉疏肝解郁。

药粉处方

青陈皮各50克　　生白芍50克　　生麦芽70克　　枳　实30克
茯　苓50克　　丹　皮30克　　当　归40克　　香　附50克
川　芎50克　　神　曲50克　　制苍术50克　　生山栀50克
丹　参70克　　益母子70克　　川楝子50克　　延胡索50克
桂　枝30克

共研末,2次/天,5克/次,开水吞服。参见7-18案。

【注】药粉只服了250克。加汤药。十分见效,大便通。胃口开,转矢气多了。

【评】此方是师门妇科调经的常用方。先生也经常用于老年妇女疏肝理气。

三诊　(8月29日)

转用药粉,拟用活血化瘀,补肾药。

处方

威灵仙200克　　宣木瓜50克　　当　归50克　　川　芎50克
丹　参100克　　茯　苓50克　　独　活50克　　香　附50克
川　断50克　　川怀牛膝各50克　　桂　枝50克　　青　皮50克
生白芍50克　　乳　香50克　　三七粉50克　　童蒺藜50克
山茱萸50克　　覆盆子50克　　补骨脂50克

二十味中药研细末,2次/天,5克/次,开水吞服。参见7-18案。

【评】这等普通方子,对症运用均是验方,效果才是真正体现医者本领的所在。

十个月后,又初诊　(2010年6月底)

因阴道分泌物不净行刮宫术,术后B超结果显示模糊阴影,下腹部时有不适。

处方

当　归10克　　赤　芍10克　　益母草10克　　丹　参10克
青　皮5克　　川楝子10克　　香　附5克　　生地黄15克　三帖

患者反馈:服药后阴道排出血组织物,如紫黑色气球皮状,10厘米长。提示刮宫未刮净。

【评】此方是师门常用的清宫方,通因通用法。方中亦可见机加延胡索、川牛膝、枳实等,随症变通。

两年半后,又初诊 (2012年12月15日)

经延期,颜色深,两天净。觉乳房胀,大便不畅。

处方

青　皮50克　川楝子50克　香　附30克　枳　实30克
川　断30克　川　芎20克　生白芍30克　火麻仁30克
青橘叶30克　陈　皮30克　独　活20克　川牛膝30克
怀牛膝30克

十三味研细末,2次/天,5克/次,温开水送服。

九个月后,又初诊 (2013年9月4日)

经延期,量多,色正常。希望调经生育。时便秘,体胖。舌尖红苔薄;脉滑畅。

处方

川　芎6克　赤　芍12克　生地黄12克　当　归10克
丹　皮10克　茯　苓12克　桃　仁6克　桂　枝6克
丹　参12克　火麻仁12克　香　附5克　青　皮5克　十帖

【评】此方系四物汤与桂枝茯苓丸合方,可法可师。

二诊 (3月15日)

有尾骨下垂感。经延期3天,行经3天,量少,无血块。大便成形,经常便后见血。舌质红苔薄白;两脉缓而涩。

处方

生槐米15克　地榆炭10克　黄　芩5克　青　皮5克
当　归6克　焦决明子10克　火麻仁10克　生白芍10克
香　附5克　枳　壳5克　侧柏炭6克　五帖

另配:2012年12月15日方药粉再配一料。此方治经期乳房胀很见效。

五年后,再次初诊 (2019年12月14日)

近期发现两乳房结节多生,不愿手术,心境长期不佳,月经不调。

处方

青橘叶10克　香　附6克　柴　胡10克　当　归10克
生白芍12克　炙甘草6克　全瓜蒌15克　生麦芽30克
枳　壳10克　焦白术10克　茯　苓15克　漏　芦10克
煅石决明15克　炙远志6克　十帖

【注】服五帖见松动，二十帖后基本摸不出结节。

二诊 （2020 年 3 月 9 日）

因患卵巢巧克力囊肿，子宫腺肌瘤，每月经前后，少腹疼痛剧烈难忍。

治疗步骤：

1. 平时服少腹逐瘀汤加味，每周三帖；
2. 经期亦服；
3. 经前后剧痛则另服芍药甘草汤加味。

处方

小茴香 3 克	炮　姜 3 克	延胡索 10 克	金铃子 10 克
没　药 6 克	川　芎 10 克	当　归 10 克	蒲　黄 6 克
肉　桂 3 克	赤　芍 12 克	香　附 9 克	五灵脂 6 克

十帖(三帖/周)

三诊 （4 月 29 日）

临经前剧痛。

处方

赤　芍 30 克	生白芍 50 克	炙甘草 20 克	小茴香 10 克
生蒲黄 10 克	五灵脂 10 克	延胡索 15 克	川楝子 15 克
三　棱 6 克			

五帖

一帖/天，止痛效佳。行经前 5 天服。

【7-17】血　尿

姚某，男，82 岁。

初诊 （2018 年 7 月 26 日）

血尿。夜咳嗽甚。便秘。舌质红无苔，有裂纹。阴虚内热盛。

处方

猪　苓 15 克	茯　苓 15 克	块滑石 15 克	泽　泻 10 克
琥珀粉 5 克(分吞)	阿　胶 15 克(研细末烊冲)		

三帖

二诊 （7 月 30 日）

上方见效。血尿止，插导尿管，冲洗膀胱的小管已拔去。夜咳嗽不发。乏力，卧床。便秘严重，用开塞露。舌苔如前。用增液汤合四逆散加补气药。

处方

仙鹤草 50 克	柴　胡 6 克	生地黄 15 克	生黄芪 30 克
火麻仁 12 克	生白芍 12 克	玄　参 15 克	当　归 10 克
焦决明子 12 克	炙甘草 6 克	麦　冬 15 克	全瓜蒌 15 克
枳　壳 6 克			

五帖

【7-18】冠心病

吕某,女,63岁。

线上初诊　(2009年4月20日)

主诉:冠心病。骨质增生,膝腿痛,平日晨练可步行3～4公里,但坐下即腿痛。

既往史:三叉神经痛。胃部手术切除二分之一。2007年患带状疱疹。

身高1.54米,体重56千克。血压正常。眠不安,两便正常。

处方:同7-16案三诊甲方。

二诊　(6月25日)

冠心病常发。风寒。头痛、腰痛、关节痛。脾气急。尿频。要求再配中药。

处方:同7-16案三诊甲方。

2010年4月25日,患者来信反馈:服药粉后,痛未减轻多少,但心脏病发的次数少多了!这就是明显见效。

【评】范文虎前辈认为:古往今来验方验案实在太多了,真正值得传承的不多。此方活血化瘀,补肾养心。患者舌脉,脸色当有瘀象。患者的用药后的效果是医者应当预估的,但往往又是很难预判的。

【7-19】四肢发斑疹

林某,女,36岁。

初诊　(2014年7月21日)

今四肢皮肤发斑疹,两腿上似梅花形,不甚痒。咽炎。颈、腰椎酸。经期准。眠多梦,大便畅。舌质红苔黄腻。

处方

银　花 10 克	连　翘 10 克	桑　叶 10 克	杭菊花 10 克	
丹　皮 10 克	赤　芍 10 克	生地黄 12 克	地骨皮 15 克	
桑白皮 15 克	生槐米 12 克	紫　草 10 克	玄　参 12 克	五帖

辅以绿豆、百合、米仁煮汤吃。外涂神仙水。

二诊　(7 月 27 日)

服汤药胃感不适,恶心欲吐。手掌上仍痒,委中穴有点痒。头昏乏力。

处方

银　花 10 克	连　翘 10 克	丹　皮 10 克	赤　芍 10 克	
黄　芩 5 克	苦　参 6 克	生地黄 12 克	茵　陈 20 克	
生山栀 10 克	生甘草 5 克	苍　术 5 克	厚　朴 5 克	
陈　皮 5 克				五帖

7 月 29 日,患者来电反馈:晚洗好澡后。两大腿,委中穴上下均发疹。

三诊　(8 月 2 日)

两腿委中穴上下又发出,手掌仍痒,脱皮。

处方: 荆芥连翘汤(见附录一)。

当　归 10 克	生白芍 12 克	生地黄 12 克	川　芎 6 克	
黄　连 3 克	黄　芩 5 克	黄　柏 5 克	生山栀 10 克	
连　翘 10 克	荆　芥 10 克	薄　荷 5 克	防　风 6 克	
柴　胡 6 克	枳　壳 10 克	生甘草 6 克	桔　梗 5 克	
白　芷 3 克				五帖

药渣再煎汤浸泡手掌。

8 月 6 日,患者来电反馈:正准备服第三帖,病情不减,发得多,红色片状梅花形斑疹,痒。

【评】此案已诊三次,服汤药已十多帖,病情没有减退的迹象,继续发出来。医者不可手忙脚乱,详审处方用药,基本对路。这类皮肤病,往往不是“一剂知,两剂已”这么容易治疗的。只要患者信任,医者应守方守法。

四诊　(8 月 8 日)

两大腿内侧发斑疹依旧。燥热,口舌干燥,咽炎。大便畅,纳可。

处方

荆　芥 6 克	防　风 10 克	苏　叶 10 克	生葛根 12 克	
大青叶 20 克	大力子 10 克	生甘草 6 克	桔　梗 6 克	
知　母 6 克	干芦根 12 克	焦山楂 6 克	神　曲 10 克	三帖

医嘱：严格忌嘴，助以热粥促微汗，注意避风，多休息！

五诊　（8月11日）

上方有效。服药后汗出，痒减轻，咽舒。大便畅。舌苔微黄根薄白。

处方

防　风5克	苏　叶5克	赤　芍12克	桃　仁6克
红　花5克	姜半夏6克	厚　朴6克	生甘草6克
茯　苓12克	蝉　衣3克	苍　术6克	陈　皮5克
藿　香6克	豨莶草6克	生　姜2片	二帖

8月13日，患者来电反馈：明显好转，手臂已退净，两腿未尽退。

医嘱：原方续配二帖，外涂神仙水。

8月15日，患者来电反馈：病愈，汤药停。

【评】有些情况可能连续几次诊治，病情暂无好转，因此必须要寻找病因：首先，患者在日常生活中是否未遵医嘱，如未忌嘴，汗出当风，不肯休息等；其次，要审视处方用药是否对症；最后，决定应该守方还是更方。自古以来医者难为也。患者不坚信中途更医，是常有的事情，还以此怪医者无能，实为守方不到位也！

【7-20】泌尿系统感染

某某，男，42岁。

初诊　（2015年6月20日）

手心出汗，腰酸。阴茎曾有疱疹发出，精稠，此症往往由不洁性交引起。舌质红苔薄灰；右脉沉滑，左脉沉。

诊治思路如下：

1. 外涂神仙水；
2. 内服汤药；
3. 药粉处方。

汤药处方

黄　柏5克	知　母5克	荷　叶10克	苍　术6克
泽　泻6克	茯　苓10克	车前草10克	土茯苓15克
猪　苓10克	忍冬藤30克	生甘草10克	小茴香2克
川牛膝10克			五帖

【注】此方是师门泌尿系统感染的效方。

药粉处方

生黄芪60克　陈　皮50克　苍　术30克　黄　柏30克
白蔻仁6克　山茱萸60克　覆盆子60克　沙苑子60克
茯　苓60克　川牛膝50克　怀牛膝50克　小茴香20克
木　瓜50克　丹　皮50克　焦白术50克　生山栀50克
泽　泻50克

共研细末,2次/天,5克/次,温开水送服。

6月26日,患者来电反馈:自觉汤药解毒,清利尿道热毒。

医嘱:再配五帖。药粉吃了,手指头略胀,有力的感觉。

二诊　(7月5日)

汤药十帖服完,下焦湿热减轻,晨起觉腰酸。

处方

黄　柏5克　苍　术6克　荷　叶10克　升　麻3克
泽　泻6克　茯　苓10克　川牛膝10克　怀牛膝10克
琥珀粉3克　忍冬藤30克　生甘草10克　小茴香2克
制黄精30克　十四帖

7月17日,患者来电反馈:汤药已服完,小便畅,已不觉乏力。

医嘱:原方再配五帖。

三诊　(7月24日)

人觉乏力,嗜睡,大便不成形。

处方

山茱萸12克　丹　皮10克　茯　苓12克　泽　泻6克
淮山药15克　熟地黄12克　忍冬藤12克　连　翘10克
川牛膝10克　麦　冬10克　七帖

8月6日,患者来电反馈:去四川出差,吃辣,下部又发疹,影响排尿。疑又是不洁性交所致。

上方服了十四帖,下焦感染未除。

四诊　(8月15日)

小便刺痛,尿道发痒等。

处方:初诊方加熟军5克。　五帖

五诊 （9月13日）

上方共服了十五帖，很见效！解毒很灵。背上仍有发出疹点。

处方：上方去苍术。 十帖

【**注**】可见熟军不可或缺。

六诊 （10月6日）

左腋下，胸前觉得有点痛。舌质红苔薄；尺部脉沉有根(尺部脉沉而不浮)。

处方

延胡索10克	金铃子10克	柴　胡6克	全瓜蒌12克	
枳　实6克	生白芍6克	炙甘草6克	薤白头10克	
厚　朴6克	姜半夏6克	桔　皮5克	生　姜2片	三帖

患者反馈：上方大效，又服了三帖。

七诊 （10月31日）

左胸闷好了八成，今觉乏力嗜睡。

处方：温胆汤加柏枣仁、丹皮、生白芍。 五帖

11月4日，患者来信反馈：屁股上疱疹又发出，可见下焦热毒未净也。

八诊 （11月8日）

屁股上斑疹痒痛。舌质红苔薄；脉沉涩而缓。

处方：8月15日方。 五帖

11月14日，患者来信反馈：上方又见效。

【**评**】真是好方子！此案先生处置干净利落。患者自己不切断传染源，故反复发作。

另外：患者背部发疤痕疙瘩已久，如大赤豆一粒。

处方：用蚕豆壳煅炭存性，研成细末，菜油涂敷，盖创可贴。大效。已平复！患者有痔疮。

处方：五倍子粉菜油调涂痔上，有效。

【7-21】泌尿系统感染、小便不畅

某某，男，46岁。

初诊 （2015年7月5日）

尿不畅，有时尿呈滴沥状。曾就诊诊断为前列腺钙化。咽炎，咳嗽，痰多。眠不安，易醒。

汤药方

川木通 5 克　石　韦 10 克　冬葵子 10 克　当　归 10 克
瞿　麦 10 克　块滑石 10 克　生甘草 5 克　焦白术 5 克
王不留行 5 克　生白芍 10 克　淮小麦 10 克　七帖

药粉处方

桂　枝 60 克　茯　苓 60 克　猪　苓 60 克　焦白术 60 克
泽　泻 60 克　琥　珀 60 克　山茱萸 60 克　覆盆子 60 克
沙苑子 60 克　桃　仁 50 克　川牛膝 60 克　怀牛膝 60 克

共研细末,2 次/天,5 克/次,温开水送服。

二诊　(7 月 24 日)

处方: 上方去白术、淮小麦;加生山栀 10 克、川牛膝 10 克、八月扎 6 克。　七帖

8 月 6 日,患者来电反馈: 七帖服完,感觉很好。

医嘱: 再配七帖,二周内服完。

三诊　(8 月 30 日)

大便不成形,尿时滴沥不畅。嘱少喝酒、辛辣。舌质淡苔薄;脉滑。

处方

淮山药 15 克　乌　药 3 克　益智仁 3 克　荷　叶 10 克
猪　苓 10 克　茯　苓 10 克　肉　桂 3 克　泽　泻 10 克
苍　术 5 克　知　母 5 克　黄　柏 3 克　川牛膝 10 克

十四帖

医嘱: 可适当加量。

四诊　(10 月 6 日)

自觉初诊方服后好转明显,服上方进展不明显。

再配药粉

茯　苓 60 克　泽　泻 60 克　石　韦 60 克　山茱萸 80 克
沙苑子 80 克　金樱子 60 克　芡　实 60 克　覆盆子 80 克
川牛膝 60 克　怀牛膝 60 克　木　瓜 60 克　荷　叶 60 克

共研细末,2 次/天,6 克/次,温开水送服。

【评】 首方以通利湿热为主,所以比固摄见效。汤药有滑石,药粉有琥珀故也。

11 月 23 日,患者反馈: 吃药粉正常,无不适。

12 月 12 日,患者来信反馈: 小便基本顺畅,无排尿不畅感觉。苔薄质绛;脉滑缓,尺部有根(脉沉)。

【7-22】脂肪肝、肝区隐痛

沈某,男,41岁。

初诊 (2015年10月31日)

下眼睑发黑,腰酸。吃多胃胀,腰围增加。中度脂肪肝,右胁不适,隐痛。大便2次/天。舌质红苔腻;两脉滑数,右关旺。阴虚内热,湿热不化。

汤药处方

柴　胡10克	枳　实10克	生甘草10克	生白芍10克
延胡索10克	川楝子10克	青　皮5克	香　附3克
广郁金6克	广木香3克	神　曲10克	七帖

【注】好方。

药粉处方

苍　术30克	川　芎30克	神　曲50克	生山栀50克
香　附30克	延胡索50克	川楝子50克	青　皮60克
覆盆子60克	童沙苑60克	山茱萸60克	茯　苓60克
芡　实60克	金樱子60克	灵芝粉50克	白豆蔻12克

共研细末,2次/天,5克/次,温开水吞服。

二诊 (11月15日)

下眼睑发黑。眠不深,多梦。大便畅。舌质红苔灰白,边有齿痕;脉洪,右关旺。

处方

柴　胡10克	生白芍10克	党　参10克	茯　苓10克
陈　皮5克	生甘草5克	姜半夏6克	焦白术10克
川楝子10克	丹　参12克	当　归10克	七帖

三诊 (11月23日)

首方效果佳。这次减轻肝区不适,效果不如首方好!

【评】说明疏肝不到位,急于用柴芍六君疏肝健脾太早了。切记!

2015年11月12日,体检报告,问题较多。

1.幽门螺杆菌,抗体检测HP阳性。

2. 脂肪肝。

3. 肝囊肿。

4. 前列腺结石。

5. 谷丙转氨酶偏高。

6. 血糖偏高，糖化血红蛋白偏高。

体重指数超标，血压偏高。大便2～3次/天，现在1～2次/天，不成形。

处方：11月15日方原方。 七帖

【评】仍旧守方不变，未尝不可，若能改用首方思路，似乎更为合拍。

四诊 （12月13日）

要求冬令进补。舌质胖色紫，苔白；脉沉数而实，关上旺。药粉可加大剂量服。拟首方出入，作为开路方。

处方：四逆散各10克、香附3克、金铃子5克、延胡索5克、广郁金6克、淮山药12克、山茱萸12克、北沙参12克、枸杞子12克。 五帖

膏方

龟板胶500克、鳖甲胶250克，按常规加工，不加冰糖。

【7-23】习惯性便秘

张某，女，37岁。

初诊 （2015年10月31日）

习惯性便秘，每天靠服芦荟制剂助排便。今天应来月经，经期准，不痛，经行前乳房胀，乳腺小叶增生。脱发较多。脉沉细缓。

处方

柴　胡6克	茯　苓12克	焦白术6克	生甘草6克
当　归10克	生白芍12克	枳　实6克	川楝子10克
丹　皮10克	焦山栀10克	火麻仁12克	郁李仁10克　五帖

辅以荸荠十只，胡萝卜一只煮汤服。

药粉处方

青　皮60克	香　附50克	川楝子50克	生决明子60克
陈　皮50克	生麦芽60克	枳　实50克	火麻仁60克
郁李仁60克	女贞子60克	旱莲草60克	木　瓜50克
茯　苓60克	山茱萸60克	北沙参60克	白豆蔻12克
柏子仁60克	当　归50克	生白芍50克	

共研细末，5克/次，每日两次，温开水送服。

11月10日,患者来电反馈:因鼻炎发,胸闷憋气,难过,不发热,嘱:汤药再配五帖。

12月11日,患者来电反馈:服药至今,感觉很好。

【7-24】肺部结节手术后康复

顾某,女,56岁。

初诊 (2012年3月4日)

主诉:头晕,胸闷气短。腰酸,肩关节粘连。眠不安,大便不成形。血脂略高,低密度脂蛋白高。

既往史:

1. 肺部结节,淋巴浸润,2011年12月25日手术,术后每天自服三七胶囊。
2. 少年时患肾盂肾炎,尿常规长期有红细胞少许,尿潜血阳性。
3. 先天性心脏病,心脏有停跳、期前收缩。
4. 2002年行子宫全切术。

余诊: 肾亏,肠胃失调,风寒入络。脉沉涩而迟,尺部重按如无(女性子宫全切术后多此脉象)。

处方

独活3克	当归10克	丹参15克	川断12克
川芎5克	香附5克	威灵仙12克	陈皮5克
生米仁15克	天花粉12克	山茱萸15克	菟丝子20克
沙苑子20克	茯神15克	炙远志20克	北沙参20克
麦冬15克			十四帖

自己每天上午服虫草,下午服燕窝。建议:停服燕窝改服雪蛤油,并辅助服鲜百合汤。

3月15日,患者来电反馈:服上方见效,精神好多了,已上班。

【注】此症候较复杂,成方套不进,只能自拟一方。用远志20克佐丹参、茯神安神。

二诊 (3月26日)

上方已服二十多帖,服后尿不频。咽喉干,咳而无痰。左肋部手术刀疤痛。

尿常规结果显示:尿潜血,红细胞1～2个;血常规结果正常。

急于工作,心焦,靠服思诺思(唑吡坦)安眠,凌晨两三点起夜后,入睡即不深。大便不成形,2～3次/天,可能为服用思诺思的副作用。舌质红,苔黄薄而腻,边有齿痕。

处方

沙罗子 10 克	金铃子 10 克	延胡索 10 克	女贞子 12 克
旱莲草 15 克	天花粉 12 克	淮山药 12 克	覆盆子 15 克
沙苑子 15 克	酸枣仁 12 克	生白芍 15 克	丹　参 15 克
枇杷叶 30 克	白　前 10 克	紫　菀 12 克	琥珀粉 5 克　十帖

3 月 28 日，患者短信反馈：生化指标结果显示，谷丙转氨酶 78 U/L(偏高)，谷氨酰转肽酶 165(偏高)。

4 月 5 日，患者短信反馈：3 月 27 日服中药至今腿膝无力改善，夜尿频改善。心火下降，心焦虑改善。唯失眠、便溏依旧。肝功能指标偏高。

医嘱：暂停西药。服完二十帖，肝功能应改善。

三诊　(4 月 10 日)

大便溏。咳已愈，口干，失眠。舌质淡苔薄白，舌体胖；脉缓涩，尺部尤无力。某中药店琥珀粉太粗，不易吞服，实际只服了两次(难怪汤药安神作用欠佳)，医者无奈。

处方

柴　胡 5 克	黄　芩 5 克	白参片 10 克	姜半夏 10 克
炙甘草 10 克	焦白术 10 克	茯　苓 12 克	延胡索 10 克
川楝子 10 克	沙罗子 10 克	煅龙牡各 20 克	覆盆子 15 克
沙苑子 15 克	天花粉 12 克	生　姜 3 片	大　枣 5 枚　七帖

【注】此四君子汤、合金铃子散、小柴胡汤出入。

4 月 25 日，患者短信反馈：停药几天，夜尿又频，坚决停服思诺思，服安定无效。昨日查血生化，肝功能指标均恢复正常。

【评】不难看出此案先生处治十分用心，不但要安全，而且要有效，缺一不可。

【7-25】颈椎、腰椎酸痛

夏某，女，43 岁。

初诊　(2012 年 8 月 30 日)

颈椎、腰椎、膝关节、酸痛。头痛。背脊后如负重物感觉。体胖，身高 1.56 米，体重 80 千克。大便不成形。舌质淡苔白；两脉沉涩而缓。

处方

川　断 60 克	木　瓜 50 克	独　活 30 克	川怀牛膝各 50 克

丹　参60克　川　芎30克　当　归50克　香　附30克
威灵仙60克　山茱萸60克　沙苑子60克　开心果60克
青　皮60克　陈　皮60克　神　曲50克　苍　术30克
生山栀50克

共研细末,2次/天,5克/次,温开水送服。

【注】威灵仙汤意思(见附录一)。

10月4日,患者反馈:空腹血糖9 mmol/L,背脊后负重物感已除。

【评】此等病例用散剂比汤剂好,因为不能急于求成,服两个月药粉,患者容易接受,而且方便坚持。

【7-26】风疹块

王某,男,49岁。

初诊　(2012年8月30日)

发风疹块两月余。左胸闷,血压150/100 mmHg。眠可,大便调,胃口差。舌苔灰黄而腻;脉沉涩缓。

处方:抗过敏定型方。

防　风50克　焦白术50克　生黄芪80克　独　活30克
茯　苓80克　红　花30克　赤　芍50克　川　芎50克
香　附30克　苍　术50克　焦山栀50克　神　曲50克
青　皮80克　连　翘50克　陈　皮50克　生甘草50克
厚　朴50克　山茱萸80克　覆盆子80克

共研细末,2次/天,5克/次,温开水送服。

嘱忌嘴:海鲜、辛辣、发食、酒。

10月4日,患者反馈:发出之块已不成片,仅疹点状,原来不痒,今觉痒。

医嘱:加量,忌口。

【评】照中医俗语:毒痒散,疮痒烂,痒是毒散之兆,不必顾虑。参见6-21案。

【7-27】中风后便秘

夏某,男,81岁。

初诊 (2012年3月15日)

2011年中风,右边偏瘫。大便干燥,栗子状,要用开塞露,辅护工手工挖掏。血压高,每天服寿比山片(吲达帕胺)。痰多,眠可。舌质紫暗,苔白腻;脉沉细而涩。

处方

丹　参12克	火麻仁12克	茯　苓12克	象贝母10克
山茱萸15克	桑　叶15克	桑　枝15克	桑寄生12克
桑椹子15克	桑白皮15克	甜杏仁10克	枇杷叶20克
紫　菀12克	冬瓜子12克	制首乌15克	五帖

3月23日,患者来信反馈:服药五帖大效!自己能排便,不用手挖,也不用开塞露。

二诊 (3月26日)

大便打一支开塞露,排出成形,不像以前要用两支,且干而硬结。痰减少。眠可。舌质红,苔薄黄腻;左脉缓,关旺,右脉几乎不应指。

处方:上方去桑寄生、桑白皮、象贝母,加生白芍15克、炙甘草5克、陈皮5克。

五帖

4月10日,患者来信反馈:服药后,大便情况很顺,保持用一支开塞露。胃口差,这几天暂停汤药。

【评】此用箕星汤(参见附录一)出入治中风后遗症之案例也。

八 案 例(8-01～8-25)

【8-01】高血压、咳嗽、腰扭伤、头痛等杂症

鲍某,男,57 岁。

初诊 (2009 年 2 月)

主诉:血压高,时头昏,晨起牙龈有血。

既往史:胆切除、肾因错构瘤切除。

眠不安,眠时习惯张口呼吸。大便不成形。舌苔厚白腻,有裂纹;左尺脉硬(革)。

处方

苍　术 10 克　　陈　皮 5 克　　厚　朴 5 克　　生甘草 5 克
茯　苓 10 克　　姜半夏 5 克　　丹　皮 10 克　　制首乌 10 克
覆盆子 15 克　　沙苑子 10 克　　菟丝子 10 克　　丹　参 10 克
生白芍 15 克　　山茱萸 10 克　　十帖

【注】此平陈汤加味。

二诊 (2 月 26 日)

大便不成形,胃胀呃气。舌苔厚腻,色灰白;两脉沉实。

处方

苏梗叶 12 克　　茯　苓 15 克　　姜半夏 5 克　　生白芍 10 克
焦白术 10 克　　旋覆花 10 克　　代赭石 15 克　　青陈皮各 5 克
香　附 5 克　　广木香 3 克　　生　姜 3 片　　五帖

三诊 (11 月 27 日)

血压高,谅已动脉硬化。舌质红苔白腻;两尺脉硬。

开路方

苏梗叶 12 克　　厚　朴 6 克　　茯　苓 12 克　　焦白术 16 克
姜半夏 6 克　　生白芍 12 克　　广木香 3 克　　枳　壳 5 克

陈　皮5克　　生　姜3片　　五帖

膏方：略。

四诊　(2010年3月26日)

左偏头痛。血压高150/100 mmHg,服降压药片后则130/90 mmHg。眠不安,大便畅。舌质深红苔白腻;脉沉弦细。

处方

丹　参15克　　川　芎10克　　茯　苓15克　　杭菊花15克
木　瓜10克　　独　活10克　　生白芍30克　　炙甘草15克
赤　芍15克　　丹　皮12克　　白蒺藜10克　　苦丁茶10克
连　翘10克　　羚羊角粉1.2克　　天　麻10克　　十帖

【注】该患者就诊路途远,当病症治愈或减轻,往往就不来复诊,对先生绝对信任。

三个半月后,五诊　(7月12日)

咳嗽,咽痛;吐白痰、黄痰。由开空调感冒引起。眠安,大便正常。舌苔厚腻。

处方

竹　茹12克　　枳　壳5克　　茯　苓12克　　陈　皮5克
清炙草5克　　前　胡10克　　姜半夏10克　　厚　朴10克
苍　术5克　　苦杏仁10克　　桔　梗5克　　黄　芩5克
大力子10克　　紫　菀10克　　马兜铃10克　　白　前10克
象贝母10克　　五帖

【注】此方温胆汤合平胃散,加杏贝等止咳化痰。

一年后,六诊　(2011年7月16日)

胃酸多。眠可。大便3～4次/天,膻中穴痛。舌质红苔腻;脉涩,左关旺。

处方

竹　茹15克　　枳　实10克　　姜半夏5克　　陈　皮5克
茯　苓15克　　清炙草5克　　玄　参20克　　青　皮5克
川郁金10克　　延胡索10克　　川楝子10克　　全瓜蒌15克
薤白头10克　　七帖

七诊　(2011年12月2日)

有轻度脂肪肝。要求配膏方。大便3～4次/天,成形。舌质淡红苔白;脉弦细而缓。

开路方

竹　茹12克　　枳　壳6克　　茯　苓12克　　姜半夏5克

陈　皮5克　清炙草5克　川楝子10克　苍　术6克
厚　朴6克　紫苏叶12克　生　姜3片　七帖

膏方：龟板胶，鳖甲胶，常规制作。

八诊　(2012年2月10日)

咳已一周，注射阿奇霉素仍咽痒而咳痰。表已解而咳纠缠，当忌嘴海鲜、麻辣等。舌质红苔黄腻；脉滑缓。

处方

紫　菀10克　款冬花10克　枇杷叶20克　平地木30克
桔　梗5克　生甘草5克　苦杏仁10克　大力子10克
黄　芩10克　淮山药15克　白　前10克　前　胡10克　三帖

2月19日，患者来电反馈：明显见效！服二帖即愈。

【评】此等医案，医者当记！抗生素不效，而先生用中药效如桴鼓。

九诊　(3月19日)

口发苦，咳嗽咽痒，吐白痰。前几天胃胀。苔黄腻，脉滑数。

处方：2月10日方去款冬花；加陈皮10克、姜半夏10克、茯苓12克、青皮10克、川贝粉3克、象贝母10克。　三帖

3月22日，患者来电反馈：咳减，又去配三帖。今已服第四帖。

医嘱：忌海鲜、麻辣等，比服中药更要紧！

八个月后，十诊　(11月20日)

咳嗽，咽痒；吐白色痰。注射阿奇霉素已一周，至今未愈。胃泛酸，胃胀。舌苔厚腻。

处方

荆　芥6克　苦杏仁10克　生甘草5克　苏梗叶10克
桔　梗5克　象贝母10克　桑白皮15克　鱼腥草15克
板蓝根15克　大力子10克　紫　菀10克　姜半夏10克
厚　朴10克　五帖

近两个月后，十一诊　(2013年1月18日)

微咳。要求配补膏。舌质红苔黄腻；脉沉涩。

开路方：温胆汤加桔梗、玉蝴蝶、白前、前胡。　五帖

十二诊　(1月27日)

继续肃清咳与痰。

处方：上方加杏仁10克、厚朴10克、苏叶10克、象贝母10克。　五帖

膏方略。

十三诊 (4月18日)

咳嗽已两周,吐白色痰,咽痒。大便畅。舌质淡红苔薄;脉滑涩。

处方

荆　芥 6克　　苦杏仁 10克　　炙苏子 5克　　苏梗叶 10克
生甘草 5克　　桔　梗 5克　　陈　皮 5克　　川　朴 10克
紫　菀 10克　　象贝母 10克　　大力子 10克　　姜半夏 10克
前　胡 10克　　白　前 10克　　川贝粉 6克　　五帖

一年半后,又初诊 (2014年12月19日)

游泳后感冒。咳嗽咽痒,痰多色白,略黄。眠不安,半坐姿睡。舌质红苔黄腻;脉弦涩。

处方

前　胡 10克　　苦杏仁 12克　　白　前 10克　　紫　菀 10克
陈　皮 5克　　桔　梗 5克　　象贝母 12克　　川贝粉 6克
大力子 10克　　黄　芩 5克　　生甘草 5克　　荆　芥 6克
炙苏子 5克　　三帖

12月25日,患者来电反馈:服了五帖药,咳嗽好了一天,又咳了。

医嘱:再服三帖,忌海鲜、麻辣等,停止室内游泳。

【注】患者咳嗽,每次治愈;再次咳嗽,再次治愈。反复多次,与治感冒一样。

二诊 (2015年1月18日)

两侧腰眼酸,右侧更甚,不痛。舌质红苔黄腻;脉浮缓而涩。

处方

生麻黄 3克　　生黄芪 15克　　黄　芩 3克　　独　活 5克
细　辛 3克　　生白芍 12克　　制川乌 3克　　清炙草 5克
桃　仁 6克　　木　瓜 10克　　川牛膝 10克　　白芥子 3克
小茴香 2克　　三帖

【评】此方是经方活用的范例。千金三黄汤合乌头汤,再加上桃、茴、芥等。医者须记。他们都是多年全家崇拜先生的老患者了。如病不愈,肯定会再来复诊。

三诊 (2月16日)

2月8日发热退后,咳嗽不止;咽痒,吐白色痰。静滴青霉素、阿奇霉素至今不效。舌苔薄白而剥,质暗红;脉滑数。

处方

生麻黄 3 克　　苦杏仁 10 克　　生甘草 5 克　　桑白皮 15 克
姜半夏 5 克　　细　辛 3 克　　桔　红 5 克　　川贝粉 6 克
大力子 10 克　　紫　菀 10 克　　茯　苓 10 克　　五帖

【注】好方。此三拗汤合二陈汤，由此可见经方派风骨。

【评】存在即合理，所以先生不排斥时方。经方时方合用，见效就是好方，会用就是高手。

2 月 17 日，患者来电反馈：服一帖药，病去大半。

医嘱：再服一帖，可以愈疾。

【评】经方之效不欺也。年根岁底、除夕、正月初一，家里尽量不煮服汤药以图吉利！

近一年后，又初诊　（2016 年 1 月 27 日）

咳嗽日久，三天静滴无效。服京都念慈菴川贝枇杷膏不能止咳。

处方：甲方加全瓜蒌 15 克、桔梗 5 克。　　五帖

二诊　（1 月 31 日）

上方明显见效！咽痒，咳减轻。今苔黄，厚腻而滑。

处方

竹　茹 12 克　　枳　壳 6 克　　陈　皮 6 克　　姜半夏 6 克
茯　苓 12 克　　生甘草 6 克　　紫　菀 10 克　　白　前 10 克
前　胡 10 克　　荆　芥 6 克　　黄　芩 6 克　　苦杏仁 10 克
川贝粉 6 克　　五帖

2 月 2 日，患者来电反馈：咳已痊愈。

【评】知所先后则近道矣。当转方善后则及时转方，方为高手。经方切切不能用过头。

一年以后，又初诊　（2017 年 2 月 4 日）

右偏头痛，不可忍，已有三天，痛极流泪，速来求诊。大便畅。舌苔黄腻；脉涩而缓。

处方

苏　叶 12 克　　川　芎 10 克　　荆　芥 5 克　　防　风 5 克
细　辛 5 克　　白　芷 5 克　　薄　荷 3 克　　生甘草 5 克
羌　活 5 克　　杭菊花 10 克　　僵　蚕 10 克　　延胡索 10 克　　五帖

患者反馈：大效！三帖愈。

【注】此菊花茶调散加苏叶、延胡索。照理平时血压高患者忌用风药，如羌、防、细辛、白芷等不可轻试。此头剧痛之际“有故无殒，亦无殒矣”。所谓有病则病挡，何惧之有？关键是须知“中病即止”的道理。

二诊 （2月21日）

去健身房活动后感冒了。晚上卧时翻身，仅腰酸痛甚，不见头痛发热等证。舌苔白腻；尺部脉弦。

处方

生麻黄5克　生黄芪15克　黄　芩5克　独　活6克
细　辛3克　路路通10克　木　瓜10克　五帖

2月25日，患者来电反馈：神奇之效，两帖即愈。

【注】此千金三黄汤加味，仅七味药，见效明显，岂时下大量用药、开大处方者可同日而语？如果经方不便于学用，验案不可以复制，则中医怎么传承？

三诊 （7月7日）

今感冒咽痛，咳嗽有痰。曾因胆已切除，最怕便秘，现大便3～4次/天。舌苔腻，质中有裂纹；脉弦涩而缓。

处方

柴　胡10克　姜半夏10克　生甘草10克　桔　梗6克
黄　芩6克　大力子10克　苦杏仁10克　苍　术6克
厚　朴10克　陈　皮5克　前　胡10克　象贝母12克
半枝莲10克　五帖

四诊 （10月30日）

咳嗽，咽痒。大便畅。舌苔白灰腻；脉滑实。

处方

竹　茹12克　枳　壳6克　陈　皮6克　姜半夏6克
茯　苓12克　生甘草6克　苦杏仁10克　黄　芩5克
川贝母6克　麻　黄6克　紫　菀10克　细　辛2克
五味子2克　桔　梗5克　五帖

11月6日，患者反馈：治愈。

【评】治疗咳嗽实在是考验一个临床医生的基本功，先生十六岁拜师学的“童子功”，功底于此案可窥一斑。希望医者仔细玩味，提高临床能力。

一年半后,又初诊 (2019年5月23日)

感冒,咽痛,不发热。舌质暗红苔黄厚腻;脉浮缓而紧。

处方

黄　芩5克	生山栀10克	大力子6克	竹　茹12克	
枳　壳6克	陈　皮5克	姜半夏6克	茯　苓12克	
生甘草6克	桔　梗5克	玄　参20克	连　翘10克	五帖

【评】本案是个长期特约患者的部分病历摘录。治疗这些病症不仅需要功底,更需要耐心。疑似流感遗留的咳嗽、腰痛、头痛等症状,谈不上彻底断根,但医者力求对症用药,治标与治本结合,以解除患者的病痛为要务!先生应诊处理之道,值得学习。

【8-02】咳嗽、高血压等杂症

鲍某,女,57岁。

初诊 (2008年5月10日)

口苦,胃口正常。素患高血压,在服西药。眠不安。大便可。舌苔灰腻。

处方

姜竹茹12克	枳　壳6克	陈　皮5克	茯　苓12克	
清炙草5克	姜半夏5克	川　连2克	柏子仁10克	
酸枣仁10克	黄　芩3克	丹　参10克	合欢花10克	
夜交藤15克	青　皮5克			七帖

【注】前六味为温胆汤,此方乃黄连温胆汤加味。

二诊 (12月11日)

腰酸,关节酸痛。颈椎压迫,手麻。眠不安。脉沉溺无力。

处方

柏子仁10克	酸枣仁10克	丹　参10克	天　麻10克	
合欢花10克	夜交藤10克	制首乌15克	陈　皮5克	
茯　苓10克	威灵仙10克	木　瓜5克	覆盆子10克	
沙苑子10克	菟丝子10克	煅龙牡各15克		七帖

一年后,三诊 (2009年12月25日)

心脏不适,胸闷。时口苦,口干。今突然觉乏力,但不畏寒。眠不安。大便正常,纳可。舌苔白腻;脉滑略硬。

处方: 温胆汤加黄芩 5 克、远志 10 克、酸枣仁 10 克、丹参 12 克、川断 12 克、独活 5 克、合欢花 10 克、夜交藤 15 克。　七帖

四诊　(2010 年 9 月 25 日)

感冒头胀,干咳,咽痒。舌质暗红苔白腻;脉弦。

处方

北沙参 15 克	川贝粉 3 克	象贝母 12 克	紫　菀 12 克
姜半夏 10 克	苦杏仁 10 克	荆　芥 10 克	前　胡 10 克
白　前 10 克	生甘草 5 克	桔　红 5 克	大力子 10 克
桔　梗 5 克	玉蝴蝶 2 克	马兜铃 10 克	枇杷叶 30 克

五帖

【注】 该患者因住得远,每次复诊时间相隔很久,没有连续性;但是作为个人体质来说,先生用药十分规范,随症应变的同时不能不考虑连续性,否则就不必按照各自然人来分类了。

近两年后,又初诊　(2012 年 6 月 15 日)

一周前发热,体温 39.7℃,白细胞计数低仅 3.7×10^9/L,注射头孢。热退后人乏力之极,口苦发干,头昏、汗多、咳嗽。眠不安。医院用有大黄成分的清肝抑火胶囊,大便畅。舌质紫红,苔白腻。

处方

佩　兰 6 克	藿　香 6 克	竹　叶 10 克	竹　茹 12 克
块滑石 12 克	白豆蔻 2 克	冬瓜子 12 克	神　曲 10 克
姜半夏 6 克	麦　冬 12 克	川　朴 6 克	桑　叶 15 克
苦杏仁 10 克	茯　苓 12 克	穞豆衣 15 克	

五帖

【注】 此三仁汤加味。

6 月 16 日,患者来电反馈:服药后腹胀,咳依旧。

医嘱:不急,药煮浓些,坚持服完。

二诊　(6 月 22 日)

上方见效。6 月 18 日腹胀自愈,咽痒,咳嗽减,吐出痰多色白。口苦眠不安,大便畅。舌质淡红,苔根部白腻;脉滑缓。

处方: 温胆汤加川连 3 克、黄芩 5 克、大力子 5 克、桔梗 5 克、炙远志 10 克、石菖蒲 5 克、冬瓜子 12 克、山茱萸 15 克、沙苑子 15 克。　五帖

【评】 由此案可见医者要有主见,不可随意更方! 倘若自己都不相信自己,患者何以相信你?

二诊 (8月12日)

口干唇燥,胸闷,上手臂胀。心电图、血常规检查均正常。夜寐不安。大便正常。舌苔薄白;脉滑数。

处方

香 薷3克 厚 朴5克 白扁豆10克 白豆蔻3克
天花粉12克 焦米仁10克 陈 皮5克 茯 苓12克
佩 兰10克 姜半夏5克 通 草5克 川 连3克
苍 术6克 五帖

【注】此三物香薷饮(前三味)加味,夏日经常用。

三诊 (11月20日)

口苦胸闷,不畏寒,尿频。眠改善,大便正常。舌质淡苔薄,舌体胖润;脉细缓。

开路方:温胆汤加酸枣仁10克、覆盆子15克、沙苑子15克、金樱子12克、芡实15克。 七帖

膏方:龟板胶500克、黄明胶125克、鳖甲胶125克,常规加工。

四诊 (12月17日)

咽痛,咳嗽夜甚,吐白色痰。舌苔白腻;脉滑数,关部旺。

处方

荆 芥6克 防 风5克 连 翘10克 薄 荷5克
金果兰10克 大青叶20克 天花粉12克 桔 梗5克
生甘草5克 黄 芩5克 大力子10克 生山栀10克
玄 参20克 三帖

【注】后七味是师门治咽痛的固定搭配。可见用药仅讲究药对还不够,应该有一组固定搭配的概念,稍加扩大一下就是一张方子。用之见效就是时方,长期精炼或成经方。参见7-01案。

五诊 (2014年9月7日)

口干。大便不畅。舌苔白腻;脉左关旺,右脉缓。

处方:温胆汤加知母6克、天花粉12克、北沙参15克、玄参15克、大青叶12克、金银花10克、连翘10克、桑叶10克、杭菊花10克。 五帖

【评】此温胆汤加桑菊银翘,冠冕堂皇之方。桑菊银翘四味也是先生用药的固定搭配,使用范围极广。

六诊 (12月31日)

咳嗽,咽痒。眠不安,大便畅。舌质红苔少;脉滑缓。

处方

大力子10克	象贝母12克	前　胡10克	炙麻黄3克	
苦杏仁10克	五味子2克	细　辛2克	知　母6克	
紫　菀10克	枇杷叶20克	生甘草5克	桔　梗5克	三帖

2015年2月8日,患者反馈:上方三帖就解决问题,后来又咳过一次,自行去配了三帖,也见效。

七诊　(6月25日)

时值夏至节气。大便正常。眠一般,胃不适。苔少舌光;脉涩而缓。

处方

藿　香6克	厚　朴6克	苦杏仁10克	砂　仁2克	
姜半夏5克	木　瓜10克	茯　苓12克	淮山药12克	
太子参10克	炙甘草5克	白扁豆10克	大　枣3枚	
生　姜2片				七帖

【注】夏日胃不和、湿不化;用六和汤出入甚为稳妥。仅十三味药,不必用几十味药伤及脾胃也。

八诊,同道代诊　(2016年1月27日)

咽痒,咳嗽,吐薄白痰。舌质红苔少;右脉实缓,左脉沉涩。按余前方。

处方

桑　叶	苦杏仁	全瓜蒌	象贝母	
杭菊花	穞豆衣	荆　芥	白　前	
前　胡	紫　菀	连　翘	北沙参	五帖

九诊　(1月31日)

服上方无效,咳加重,急来求诊。冬日风寒之邪未解,故上方不见效。

处方

生麻黄3克	苦杏仁10克	生甘草6克	桔　梗6克	
厚　朴10克	生石膏20克	黄　芩6克	姜半夏6克	
大力子10克	紫　菀10克			五帖

医嘱:严格忌海鲜。

2月2日,患者反馈:服上方咳嗽明显好转,二帖见效!

【注】经方可靠。冬季风寒外束,肺气不宣;用辛凉透表,止咳化痰不合拍。麻杏石甘汤合五拗汤(前五味)加味所以对症见效。

十诊 （10月31日）

咳嗽方愈。腰疼，尿频，尿急，每起夜四次。舌质淡苔白；两脉缓涩，尺部无力。

处方

沙苑子15克　覆盆子15克　山萸内12克　茯　苓12克
乌　药5克　益智仁3克　淮山药12克　桑螵蛸6克
川　断12克　小茴香2克　补骨脂10克　枳　壳6克　十帖

一年后，又初诊 （2017年12月31日）

血压高180/120 mmHg，医院里用西药控制不住。眠不安。大便畅，成形。

处方

竹　茹12克　枳　壳6克　姜半夏6克　陈　皮6克
茯　神12克　生甘草6克　薤白头10克　全瓜蒌15克
煅石决20克　滁菊花10克　羚羊角粉0.6克　生紫菀10克
苦杏仁10克　枇杷叶30克　七帖

患者反馈：血压明显下降。

二诊 （1月25日）

背部觉寒，口苦，有慢性胃炎。眠可。大便畅通，痔疮减轻。舌质红苔薄；两脉滑弦。

处方：温胆汤加黄芩3克、乌药3克、天花粉12克、香附3克、薤白头10克、全瓜蒌12克。　十帖

【评】此案属于屡发病屡见效，且长期调理之杂症，临床上不乏此类病例。

【8-03】便秘、左胸隐痛、鼻衄

朱某，男，52岁。

初诊 （2015年3月10日）

眠不深。便秘3～4天一次。感冒时抽筋则左肺痛，谅心脏部位有瘀。要求配膏方。舌质紫暗苔薄白；脉浮缓。

开路方

竹　茹12克　枳　壳6克　姜半夏6克　陈　皮5克
生甘草5克　茯　神12克　丹　参12克　山茱萸12克
火麻仁12克　熟地黄15克　郁李仁10克　苦杏仁12克

紫　菀10克　　五帖

膏方：龟板胶500克、鳖甲胶125克、黄明胶200克，常规加工制膏。

3月31日，患者来电反馈：服开路方胀气明显减轻，大便较容易排出。

二诊　(4月24日)

上方服了十五帖，膏方在服。眠可。大便1次/天。左胸隐痛好转。腰疼好转。易感冒。舌质暗紫苔薄；两脉沉滑，尺部有根。

处方：首方去火麻仁、郁李仁、杏仁、紫菀；加生黄芪15克、防风3克、焦白术6克、忍冬藤15克、延胡索10克、川楝子10克。　　七帖

5月5日，患者来电反馈：感觉好转，原有鼻出血症状，现在已愈。左胁痛减轻。

医嘱：原方续服五帖，再复诊。

三诊　(5月24日)

大便基本正常。胃口好。感冒少了，但感冒后左胁下仍旧痛。蒸笼头，即头部汗多。舌质红苔薄黄；脉滑数。

处方

苏梗叶10克	厚　朴6克	枳　壳6克	生槐米12克
生白芍12克	茯　苓12克	姜半夏6克	山茱萸12克
火麻仁12克	路路通10克	淮小麦20克	生　姜2片　　五帖

6月1日，患者来电反馈：服完五帖，情况稳定，无不适。

医嘱：续服五帖。

四诊　(6月12日)

服完十帖。眠偶不安。纳可。大便基本正常。感冒后即腹股沟酸痛，胁肋痛。舌质紫暗，苔根部腻；右脉沉滑，左脉关旺。

处方：上方去槐米、火麻仁、淮小麦；加香附3克、广木香3克、丹参12克、柴胡5克。　　五帖

五诊　(10月10日)

大便正常。眠差。右腮下耳根部有片状发出，痒。有时右眼睑下也发。舌质暗红苔薄腻；脉滑实。

处方

桑白皮15克	泽　泻10克	茯　苓10克	猪　苓10克
连　翘10克	金银花10克	桑　叶10克	杭菊花10克
生槐米15克	蝉　衣3克	神　曲10克	青　蒿10克　　五帖

【注】此等方是否见效，内行可自己判定。老患者如果有问题早就上门复诊了。

六诊 （11月6日）

大便正常。眠不安。中脘及两胁不畅，拟清肝火。舌苔黄灰腻；左脉关旺，右脉涩而实。要求配补膏，先服开路方。

处方

苏　叶10克　　厚　朴6克　　枳　壳6克　　生白芍12克
茯　苓12克　　姜半夏6克　　天　冬12克　　麦　冬12克
黄　芩5克　　生山栀12克　　合欢皮12克　　合欢花12克　　七帖

【注】师门冬令进补所用开路方，大凡以温胆汤或半夏厚朴汤为核心。简单的往往就是合适的，医者宜细玩味。

膏方：龟板膏500克、鳖甲胶125克、黄明胶125克、鹿角胶50克，常规制膏。

七诊 （2017年4月17日）

十天前感冒，内热痰湿未化。吸烟史。大便不畅。舌质紫暗苔根部腻；脉滑。

处方

桑　叶10克　　杭菊花10克　　金银花12克　　连　翘10克
冬瓜子10克　　生米仁10克　　大青叶10克　　枳　壳6克
厚　朴6克　　覆盆子12克　　沙苑子12克　　七帖

【8-04】咳嗽、盗汗

周某，女，8岁。

初诊 （2012年9月28日）

今年五月至今咳嗽有浓痰，咽痒，偶有咽痛。形瘦，下眼睑发黑，入睡则盗汗。大便正常。舌质暗红苔白；脉细缓，尺部无力。

处方

冬桑叶15克　　穞豆衣15克　　川贝母6克　　象贝母10克
苦杏仁10克　　枇杷叶20克　　生甘草5克　　桔　梗5克
紫　菀10克　　白　前10克　　百　部10克　　荆　芥3克
淮山药15克　　五帖

二诊 （10月7日）

咳嗽，吐痰畅，咽痒；每晨要咳一段时间。大便畅。舌质红苔少；脉细滑。

处方

桑　叶 20 克	稽豆衣 15 克	全瓜蒌 15 克	象贝母 10 克
生甘草 5 克	桔　梗 5 克	紫　菀 10 克	白　前 10 克
虎　杖 10 克	陈　皮 3 克	姜半夏 5 克	茯　苓 10 克
淮山药 10 克	平地木 10 克		五帖

另配：辅助服百合汤。

三诊　(10 月 17 日)

服上方，吐出痰多(此为全瓜蒌、象贝母、桔梗之功)。比以前好得多，有几天完全不咳。仍有盗汗。大便正常。胃口不好，厌食。舌质红苔少；脉细滑。

处方

陈　皮 5 克	姜半夏 5 克	制南星 5 克	生甘草 5 克
桔　梗 5 克	茯　苓 12 克	紫　菀 10 克	款冬花 10 克
独脚莲 10 克	平地木 10 克	石　韦 10 克	浮小麦 12 克
麻黄根 5 克	煅牡蛎 15 克	枇杷叶 30 克	桑　叶 20 克　五帖

2013 年 1 月 18 日，患者来信反馈：咳嗽早已痊愈！

【评】先生治咳嗽，尤其是治小儿久咳不愈，得师门绝技，另有一功。书中多有记载，望医者多留意！

【8-05】咳　嗽

陆某，女，3 岁。

初诊　(2016 年 4 月 3 日)

咳嗽、干咳，夜有痰声。一个多月前感冒拖延至今，仅咳，不发热。曾在某医院就诊，不见效。大便正常。几日前呕吐。

处方

稽豆衣 15 克	桑　叶 10 克	紫　菀 6 克	白　前 6 克
象贝母 10 克	连　翘 6 克	枇杷叶 20 克	苦杏仁 10 克
全瓜蒌 12 克	生甘草 3 克	桔　梗 3 克	三帖

医嘱：忌海鲜、发物！

5 月 6 日，患者来电反馈：此方大效；三帖病愈。

【评】妙哉中药，治咳全在于辨证论治，对症用药。有口诀：桑杏蒌贝杷，柑橘菀前穞。连翘、前胡、荆芥等发表药,均可随症加减。活法变通,存乎其人。此方看似平淡,然功效称奇。治好久咳不愈的儿童甚多。

【8-06】产 后 风

秦某,女,29岁。

初诊 (2009年2月6日)

产后受风寒,畏寒腰酸,膝酸痛。偏头痛,耳鸣。月经有血块。大便3～4天一次,时整夜失眠,烦躁。脉沉细迟,尺部无力。

处方

酸枣仁15克	知　母5克	川　芎5克	茯　苓10克	
炙甘草5克	柏子仁15克	川　断15克	丹　参15克	
火麻仁10克	炙远志10克	合欢皮15克	合欢花10克	
夜交藤15克	煅龙牡各30克			七帖

二诊 (3月17日)

已能入睡,乏力症状改善。月经延期。

处方

柴　胡9克	川　芎10克	香　附9克	茯　苓10克	
丹　参10克	当　归10克	生白芍10克	焦白术10克	
炙甘草5克	薄　荷1.5克	丹　皮10克	生山栀10克	
青　皮5克	金铃子10克	延胡索10克	生　姜3片	七帖

【注】此通气散合丹栀逍遥散,金铃子散。

药粉处方

柴　胡30克	川　芎50克	香　附50克	柏子仁50克
酸枣仁50克	当　归50克	丹　参50克	青　皮50克
山茱萸50克	覆盆子50克	沙苑子50克	怀牛膝50克
茯　苓50克	枳　壳50克	火麻仁50克	女贞子50克
旱莲草50克			

共研细末,2次/天,6克/次,温开水送服。

【8-07】偏 头 痛

曾某,女,33岁。

初诊 (2009年2月26日)

偏头痛,经行则头痛,腰及背脊酸痛。口渴。眠多梦,大便畅通。舌质红苔少;脉缓。

处方

杜　仲10克	川　断10克	山茱萸10克	当　归10克
生白芍10克	川　芎5克	沙苑子10克	菟丝子10克
茯　苓12克	制首乌15克	杭菊花10克	丹　参12克　七帖

二诊 (3月5日)

头痛愈。腰背酸痛仍旧。眠不安,凌晨三四点钟精神亢奋。

处方

独　活5克	威灵仙10克	生白芍10克	茯　苓12克
丹　参12克	柏子仁20克	酸枣仁10克	木　瓜5克
当　归10克	香　附3克	青　皮5克	山茱萸10克
麦　冬12克	五味子5克		

七帖

【8-08】高血压、高血脂

蔡某,男,43岁。

初诊 (2018年3月9日)

高血压,高血脂,血糖正常。大便2次/天,不成形。舌苔薄质很淡;脉沉涩而缓。

处方

制黄精30克	当　归10克	巴戟天10克	神　曲10克
苍　术10克	川　断12克	仙　茅10克	猪　苓12克
茯　苓12克	焦白术10克	枳　实10克	沙苑子12克
山茱萸12克			

十至二十帖

【评】此脾肾双补。处方系九转黄精丹(前两味)的基础。

【8-09】咳　嗽

曹某，女，12岁。

初诊　（2015年1月25日）

咽痛，咳嗽。两周热不退38℃～40℃，昨天医院静脉滴注，今热度刚退。鼻痒过敏，天热时皮肤痒。大便畅。舌质红苔剥。

处方

桑　叶10克　杭菊花10克　穞豆衣15克　北沙参12克
陈　皮3克　生甘草5克　玉蝴蝶1.5克　桔　梗3克
紫　菀6克　白　前6克　象贝母6克　姜半夏3克
苦杏仁6克　五帖

2月3日，患者母亲反馈：孩子服药后有头昏的感觉。

医嘱：无妨，服完五帖。

二诊　（2月8日）

咳愈。咽中有痰。尿头短，即尿频、尿量少的意思。

处方

覆盆子10克　沙苑子10克　淮山药10克　桔　红3克
生甘草3克　枇杷叶20克　冬桑叶10克　穞豆衣15克
乌　药3克　益智仁3克　茯　苓10克　红　枣5枚　五帖

【8-10】偏头痛、腰酸

李某，女，54岁。

初诊　（2015年1月25日）

偏头痛，腰酸。大便畅，眠不安。胃不适，时胀。舌质红苔少；脉沉涩而缓。

处方

丹　参12克　独　活5克　川　芎5克　生白芍12克
酸枣仁12克　煅龙牡各15克　当　归6克　川　断12克
陈　皮3克　茯　神12克　炙远志5克　山茱萸12克
木　瓜10克　五帖

【评】此方用药丝丝入扣，药味不多，但已周到。

二诊 (2月8日)

服药后腰酸，头痛明显减轻。能眠，胃口佳。

处方：原方去远志、龙牡；加怀牛膝10克、川牛膝10克。 五帖

【8-11】咳 嗽

刘某，女，52岁。

初诊 (2013年9月10日)

咳嗽已半年多，咽痒，无痰。口不渴。常常游泳，风湿入侵，关节痛。尿酸高。大便畅，眠可。舌质红苔薄腻。

处方

冬桑叶15克	杭菊花10克	前 胡10克	荆 芥6克
五味子2克	苦杏仁10克	枇杷叶30克	生甘草5克
桔 梗5克	细 辛2克	象贝母10克	紫 菀10克
川贝粉6克			五帖

另配：京都念慈菴川贝枇杷膏二瓶。

忌海鲜、发物。

患者反馈：中药服完咳愈。

【8-12】肾阴亏、虚汗盗汗、尿糖高（血糖正常）等杂症

陈某，男，54岁。

初诊 (2004年8月11日)

虚汗盗汗，精关不固。眠时不安。小便混浊，大便正常。舌质红苔薄；脉沉，尺部现硬。

处方

桂 枝3克	生白芍10克	炙甘草9克	煅龙牡各20克
茯 苓12克	炒黄柏5克	莲 须10克	芡 实10克
金樱子10克	淮山药12克	穞豆衣15克	冬桑叶15克
砂 仁1.5克	生 姜2片	大 枣5枚	五帖

【注】此方是桂枝汤加龙牡合封髓丹、水陆二仙丹意思。

二诊　(8月14日)

服上方四帖，精神状态见好，小便见清。腰略酸。舌苔依旧；脉转滑。

处方

菟丝子20克　茯　苓15克　杜　仲15克　巴戟天10克
金狗脊12克　芡　实15克　桑寄生10克　猪　苓12克
冬桑叶15克　穞豆衣15克　熟地黄15克　太子参15克
天麦冬各12克　七帖

9月3日，患者来电反馈：又配8月11日方十帖，效佳。腰酸减轻。尿常规结果显示：尿糖(＋＋＋＋)，红细胞2～3个(原来为15个)。血糖一直正常。

三诊　(9月6日)

时有盗汗。舌质红苔少；脉弦滑。

处方：桂枝汤加龙牡；再加生黄芪30克、焦白术15克、菟丝子20克、沙苑子15克、莲须9克、覆盆子12克、黄柏3克、制黄精30克、天麦冬各15克。　十帖

四诊　(11月7日)

上方服了六十帖，舌脉好转。今尿常规结果显示：蛋白质(＋＋)，红细胞1～3个。

处方：原方去莲须；加炙龟板20克。　五帖/周

长服一个阶段。

三年后，又初诊　(2008年4月2日)

背脊畏寒。咳嗽，吐白色痰。舌质淡苔薄白；脉滑数而沉。

处方

生麻黄2克　苦杏仁10克　桂　枝5克　生白芍10克
炙甘草5克　生黄芪15克　煅龙牡各15克　生　姜5片
大　枣5枚　三帖

两年半后，又初诊　(2010年11月2日)

尿常规结果显示：红细胞8～10，尿糖(＋)，尿蛋白(－)。舌质红苔薄白；两脉滑数。

处方甲

桑寄生15克　北沙参20克　山茱萸15克　麦　冬20克
煅龙牡各30克　生白芍10克　丹　参15克　炙龟板20克

茯　苓15克	枸杞子15克	加仙鹤草30克	益母草15克
天麻10克	生熟地各20克	玄　参30克	丹　皮10克
白　薇15克			十四帖

【注】前十一味是甲方基本成分,随后患者又自配十四帖。

二诊　(12月26日)

同前症。

处方乙

升　麻3克	苍　术6克	荷　叶10克	猪　苓12克
茯　苓15克	覆盆子15克	粉萆薢12克	淮山药20克
制黄精30克	琥珀粉3克	焦白术10克	怀牛膝12克　十帖

【注】此方是清震汤加味,师门治泌尿系统炎症的常用方。

三诊　(2011年1月3日)

舌质淡苔白;脉浮滑。

处方:甲方去玄参;加杜仲15克。　十四帖

四诊　(2月17日)

舌质淡苔薄;脉右尺部硬,左关不旺。尿常规结果显示:尿糖(+++),红细胞正常。

处方:上方。　十帖

【注】肾火旺水亏,肝火不旺。

五诊　(4月12日)

前几天盗汗,加服右归丸。

处方:六诊方去天麻、益母草、仙鹤草;加女贞子15克、旱莲草15克、覆盆子10克。

七帖

医嘱:因尿常规结果显示红细胞7～10,尿糖(++),所以今后甲、乙两方互换着服。

六诊　(2012年3月8日)

尿常规结果显示:潜血(+),红细胞:2～3个,尿糖(+)。

医嘱:甲方(十一味基本部分)

1. 如自觉热,加丹皮10克、赤芍10克、玄参30克;

2. 如不觉热,加杜仲15克、天麻10克、怀牛膝10克;

3. 如尿常规红细胞多,加仙鹤草30克、益母草15克、覆盆子15克、旱莲草15克、女贞子15克。

此方依法变通,共服了两百四十帖。

【注】 此患者体质敏感，有时候甲方中加巴戟天10克即觉热，不舒服。乙方（清震汤加味）间断穿插着共服了一百二十帖。

处方： 处方甲，十四帖。

患者反馈：服药至今觉得眼睛干涩愈，落头发减少。

【评】 如此坚持服药，如此信任先生，如此这般请先生护理全家老小的病家，不在少数。

六年后，又初诊　（2018年1月16日）

近来有几天熬夜通宵元气大伤，心脏感觉不适，医院检查结果显示：室性早搏。诊脉心律失常。

处方

生黄芪30克　茯　苓10克　当　归10克　炙甘草10克
茯　神10克　柏子仁10克　酸枣仁10克　生晒参6克
川　芎5克　炙远志6克　五味子3克　丹　参12克
生白芍12克　麦　冬12克　十四帖

患者反馈：此方大效！

【注】 此方是养心汤加减。

二诊　（3月9日）

心律齐，血压高。舌质淡苔薄白；两脉弦劲。

处方： 上方加煅龙骨20克、煅牡蛎20克。　十四帖

三诊　（5月31日）

用肃肺化痰方法，降血压不效。改用补肾滋阴法。

处方： 甲方七帖。

患者反馈：明显见效。

四诊　（11月2日）

服上方多帖，心脏室早已治愈。天气凉了，血压又高，除常规服用西药外，还要求服中药。

处方

北沙参12克　麦　冬12克　生地黄15克　枸杞子15克
当　归10克　川楝子10克　白蒺藜15克　生白芍15克
桑　枝15克　桑寄生10克　杭菊花10克　钩　藤12克　十帖

【注】 前六味是一贯煎。

五诊 （12月18日）

已服上方二十多帖。血压160～180/90 mmHg。眠可，大便畅。舌质淡红苔白；右脉弦缓（觉硬），左脉弦细。

处方： 原方去当归、生地、寄生；加制黄精30克、山茱萸15克、丹皮10克、怀牛膝12克。 十帖

2021年后患者反馈回复：上方服了一阶段，降血压效果不理想，离不开西药。近来互换着服用肃肺降压汤、箕星汤等，降压效果很好。

电话问诊：睡眠不深，痰多胸闷。

处方

北沙参30克	丹　参15克	玄　参30克	姜半夏6克
竹　茹20克	竹　叶10克	莲子心6克	桑　叶10克
菊　花10克	金银花10克	芦　根30克	茯　神15克
枳　实10克	陈　皮6克		十至三十帖（三帖/周）

患者反馈：睡眠明显改善。

【8-13】慢性阑尾炎、膝关节滑膜炎等杂症

沈某，女，45岁。

初诊 （1998年2月26日）

2月23日阑尾部痛甚，医院建议手术。静脉滴注三天庆大霉素后痛虽大减，但未除根，今仅隐痛。要求通过中医调理。眠可，大便正常。舌质淡苔薄白；脉沉微弱。

处方

柴　胡6克	枳　实6克	生白芍6克	清炙草6克
厚　朴6克	延胡索9克	川楝子9克	没　药6克
香　附9克	泽　兰6克	王不留行6克	十帖

4月24日，患者来信反馈：上方服了三帖即不痛，尽剂痊愈。

五年后，又初诊 （2003年5月26日）

下眼睑发黑。一个月前左膝关节红肿、发炎、积水，诊断为滑膜炎。多次抽积液，注射头孢等。目前受累关节难以屈伸，微热，色白不肿。小腿肌肉痛，行走不便，腰背时

痛。舌质暗红苔白;脉沉细无力。

处方

生麻黄3克　生黄芪12克　黄　芩5克　独　活6克
细　辛3克　木　瓜6克　生白芍10克　清炙草5克
威灵仙12克　川牛膝10克　路路通10克　忍冬藤15克　三帖

【评】 先生发药,丝丝入扣,千金三黄汤合乌头汤加味,去乌头不用,因炎症也。

5月29日,患者来电反馈:服上方三帖后,膝关节可屈伸了,小腿肌肉不痛了,可以勉强行走,希望痊愈后可工作。

医嘱原方再服五帖,配合按摩。

二诊　(6月3日)

左膝仍发热,不能自由屈伸,腓肠肌痛。舌苔如前;脉沉缓。

处方: 上方去生白芍、清炙草;加川断10克、杜仲10克、汉防已10克、苍术10克、黄柏5克。　五帖

另配:生黄栀粉(吊筋药)外敷。

辅助:自服米仁汤,当点心。

三诊　(6月8日)

下眼睑发黑,盗汗。左膝敷黄栀粉后,明显消肿,不热。今腰酸,带下色黄。舌苔白舌质淡紫。

处方

生麻黄3克　生白芍12克　生黄芪15克　炙甘草6克
制川乌5克　茯　苓12克　川牛膝10克　冬桑叶10克
伸筋草10克　木　瓜6克　川　断12克　杜　仲12克
全　蝎1对　当　归10克　丹　参10克　穞豆衣15克　七帖

四诊　(6月14日)

左膝已不红肿热痛,但行走仍不便。腓肠肌有硬块痛。带下减少。

处方

生白芍15克　炙甘草10克　川牛膝10克　怀牛膝10克
茯　苓16克　生黄芪20克　焦白术20克　茜　草3克
川　断12克　杜　仲12克　桑寄生10克　独　活5克
秦　艽9克　乌贼骨10克　七帖

6月19日,患者来电反馈:此方大效!小腿肌肉痛减,硬块消,行走方便得多,仅白带较多。

医嘱：服完七帖再议。

五诊 （6月22日）

左膝已正常，行走较自在。左小腿痛减。腰酸，带下色黄。舌质淡苔白兼黄，边有齿痕；脉缓略涩，两尺无力。

处方

鸡冠花10克　鸡血藤12克　鸡心槟12克　炙乳没各3克
川牛膝10克　怀牛膝10克　八月扎5克　金狗脊10克
生甘草5克　琥珀粉3克　白石英15克　茯　苓12克
生地黄15克　丹　参12克　蜂　蜜30克　麦　冬12克
苦杏仁12克　冬瓜子12克　五帖

【评】先生从师多，此方是通因通用方化裁（见附录一），系曹鸣伯前辈所传。常用于治妇女湿热带下，下焦炎症。

患者反馈：此方见效。

六诊 （9月12日）

下眼睑发黑。腰不酸，左小腿肌肉酸痛。舌质淡红苔薄；脉沉细缓。

处方

生白芍12克　清炙草6克　川　断12克　熟地黄15克
川怀牛膝各10克　木　瓜6克　茯　苓12克　鸡冠花10克
鸡血藤10克　炙乳香3克　杜　仲10克　麦　冬12克　十帖

七诊 （10月10日）

左膝疼痛，右胫骨痛。脉沉细缓。

处方

木　瓜6克　生白芍10克　川怀牛膝各10克　制首乌15克
丹　参12克　肉苁蓉15克　杜　仲15克　独　活5克
川　断12克　生黄芪15克　当　归10克　桂　枝3克
炙甘草10克　生　姜3片　大　枣5枚　七帖

十年后，又初诊 （2014年4月1日）

腰酸痛。

处方

生麻黄3克　生黄芪15克　黄　芩5克　独　活5克
细　辛3克　桃　仁5克　白芥子5克　小茴香2克

川　断 10 克	杜　仲 10 克		五帖

配合拔火罐、针灸。

患者反馈：此方见效！

【评】当下膝关节滑膜炎(女性多见)通过内服中药，加外敷、按摩、针灸治愈，值得借鉴。

【8-14】感冒发热咳嗽、慢性肾炎

陈某，女，3岁。

初诊　(2015年1月3日)

汗多，夜咳嗽，有痰。大便畅。舌质淡苔薄。

处方

桑　叶 10 克	穞豆衣 15 克	苦杏仁 10 克	象贝母 10 克
川贝粉 6 克	枇杷叶 20 克	紫　菀 10 克	桔　梗 3 克
生甘草 3 克	前　胡 5 克	白　前 10 克	玉蝴蝶 1.5 克　三帖

患者反馈：当天回家服头汁，咳止。1月5日上午去超市受冷又咳。半夜发热，39℃，去医院静脉滴注，中药未停。1月6日下午热退咳止。只服了两帖中药，余一帖。

二诊　(1月17日)

咳因外感所致，至今热退，咳未净，盗汗多。

处方：原方三帖，忌海鲜。

【评】可见此方反复见效。医者容易复制，功德无量。参见8-05案。

三诊　(4月27日)

一周来有乏力的症状，尿常规结果显示：红细胞0～3个。

处方：旱莲草15克、女贞子10克、鲜山药1段、荷叶15克，加饴糖1匙化服。

五帖

医嘱：忌盐。

【注】婴幼儿发热，经常用抗生素，外邪不透达而入里，引起尿常规出现红细胞、尿蛋白等，西医称慢性肾炎者多见，很难治愈。

四诊　(5月3日)

大便畅。舌质红苔薄；脉不数。

处方：原方加仙鹤草15克、茯苓10克、分心木3克。　　十帖

五诊 (8月18日)

服上方,尿常规结果显示:红细胞5个。夜寐觉皮肤黏,似有盗汗。

处方: 原方加穞豆衣15克、琥珀粉3克。　十帖

患者家长反馈:孩子不愿服琥珀粉。

医嘱:方中用分心木5克。

一年后,又初诊 (2016年11月28日)

肺炎39℃以上。退烧后,咳嗽不止,吐薄白痰,大便溏。

处方

桑　叶10克　苦杏仁10克　穞豆衣15克　象贝母10克
淮山药10克　生甘草3克　桔　梗3克　白　前6克
紫　菀6克　玉蝴蝶2克　炙苏子3克　北沙参10克
荆　芥3克　五帖

患者反馈:服三帖咳嗽止。

【**注**】止嗽散加减。

一年半后,又初诊 (2018年5月29日)

近来身上发痒,尿常规结果显示:白细胞16个/μL,红细胞0,尿蛋白(—)。大便畅。舌质红苔白。

处方

金银花10克　穞豆衣15克　菊　花10克　桑　叶10克
连　翘6克　生米仁12克　茯　苓10克　猪　苓10克
生甘草6克　十帖

【**注**】此方是小儿科风热发疹的基本方,医者当活用之。

一年半后,又初诊 (2020年2月17日)

尿常规见红细胞,乏力。

处方

生地黄15克　山茱萸6克　荷　叶10克　车前子10克
焦白术10克　茯　苓10克　淮山药12克　覆盆子10克
怀牛膝10克　泽　泻5克　丹　皮10克　猪　苓10克
生黄芪30克　十帖

医嘱：服完后去尿常规，如果仍红细胞多，建议加阿胶 10 克，再服十帖。

二诊 （8 月 22 日）

尿常规：尿蛋白(+)，无红细胞。在医院用青霉素两周；尿常规改善。不盗汗，手心热。大便 2～3 天一次。舌质红苔白。

处方

淮山药 12 克	芡　实 6 克	生米仁 12 克	茯　苓 10 克	
桑　叶 12 克	荷　叶 10 克	杭菊花 10 克	穞豆衣 15 克	
玄　参 20 克	炒决明子 10 克	玉米须 10 克		十帖

【注】此案中，孩子一直正常上学。

【8-15】痤疮、腹股沟淋巴结肿、饮食不节制、三高症

陈某，男，25 岁。

初诊 （2006 年 6 月 3 日）

面发疱、痤疮。双侧腹股沟痛(卧则不痛)。舌质尖红苔白；脉沉细。

处方

豨莶草 9 克	苍耳子 9 克	麻　黄 3 克	半枝莲 12 克	
蚤　休 10 克	野菊花 12 克	紫花地丁 10 克	川牛膝 10 克	
苍　术 10 克	黄　柏 6 克	细　辛 3 克	熟　军 5 克	五帖

【注】此方系七星剑合三妙丸加细辛、熟军(见附录一)。

二诊 （6 月 8 日）

上方见效！腹股沟淋巴结肿已消，痤疮已不发，因去打篮球又有腹股沟痛。

处方：原方去苍术、黄柏、熟军、细辛；加丹皮 10 克、赤芍 10 克。　　五帖

三诊 （6 月 14 日）

腹股沟淋巴结肿基本正常，痤疮未痊愈。

处方

紫　草 9 克	银　花 10 克	桑白皮 15 克	野菊花 10 克	
知　母 6 克	南沙参 15 克	北沙参 15 克	黄　柏 6 克	
清炙草 5 克	砂　仁 1.5 克	半枝莲 10 克	天　冬 12 克	
生地黄 15 克				七帖

患者反馈：颈背部痤疮已隐退。

医嘱再服原方七帖。

【注】方中所用三才封髓丹。想必患者有梦遗滑精手淫之症。

四诊 (9月12日)

痤疮隐退,要求巩固。

处方: 温胆汤加玄参20克、忍冬藤12克、猪苓12克、黄柏3克、桑叶10克、杭菊花10克。 十帖

五诊 (2007年2月28日)

遗泄、盗汗频繁,血压有些高。春节前曾处温胆汤加知母、黄柏等药材,见效。

处方

黄 柏9克 炙甘草5克 砂 仁1克 煅牡蛎20克
太子参12克 天 冬12克 生地黄15克 冬桑叶12克
茯 苓12克 莲 须6克 荷 叶6克 金樱子10克
芡 实10克 五帖

六诊 (2007年4月29日)

遗泄,滑精,盗汗。尿常规结果显示:尿糖、红细胞、白细胞结果均异常。尿道刺痛。生活不规律。舌苔薄,边有齿痕;脉沉细。

处方

煅龙牡各20克 冬桑叶15克 五味子5克 穞豆衣15克
生地黄15克 黄 柏9克 炙甘草5克 砂 仁1克
茯 苓15克 车前子12克 山茱萸10克 丹 皮10克
泽 泻6克 淮山药15克 五帖

两年后,又初诊 (2009年8月16日)

遗滑之症,熬夜所致。舌质红苔白;脉沉涩。

处方: 桂枝汤加煅龙牡各20克、连须10克、金樱子10克、芡实10克、茯苓12克、山茱萸12克、覆盆子10克。 七帖

二诊 (8月21日)

暑天高温,遗滑之症。

处方

柴 胡6克 枳 壳6克 生白芍6克 清炙草6克
金樱子10克 芡 实10克 荷 叶10克 淫羊藿10克
山茱萸15克 十帖

【注】四逆散加味疏肝固精,也可以兴阳,医者须细心体会。

三诊 (9月14日)

脉沉涩。

处方:六味地黄汤加桂枝3克、煅龙骨15克、煅牡蛎15克、金樱子12克、芡实12克、五味子3克、枸杞子10克。 十帖

两年后,又初诊 (2012年2月14日)

今31岁,身高1.70米,体重90千克,体重严重超标。餐前血糖9.3 mmol/L,血压160/110 mmHg,血脂高。下班后嗜吃夜宵。食欲、色欲过度,外强中干。

口渴,腿酸无力,头晕。眠不安。大便2～3次/天,成形。舌质红苔少;脉沉弦而涩。

处方

煅龙骨15克	煅牡蛎15克	炙龟板15克	天花粉15克
生米仁15克	三七粉3克	桑寄生15克	桑白皮15克
焦决明子15克	丹　参15克	赤　芍10克	泽　泻10克
汉防己10克	川　椒2克	葶苈子5克	熟　军5克

十帖

【注】此经方已椒苈黄丸加味。

二诊 (2012年3月21日)

2011年12月2日,血液生化检查:谷草转氨酶60 U/L↑,γ-谷氨酰转肽酶61 U/L↑,谷丙转氨酶147 U/L↑。血糖9.3 mmol/L。今各项指示已恢复正常。上方共服了三十五帖,见效。

头昏。眠可,大便2～3次/天。今舌质红苔白;脉沉细涩。

处方

丹　参12克	山茱萸15克	虎　杖15克	桑寄生15克
平地木15克	杭菊花10克	女贞子15克	旱莲草15克
夜交藤20克	泽　泻10克	制首乌20克	汉防己10克
川　椒2克	桑白皮15克	焦决明子10克	神　曲10克
天花粉15克			

十帖

三诊 (4月17日)

体重已减至80千克,腰围缩小。时口干。眠可。大便2～3次/天。舌质红苔薄腻;脉沉滑。

处方：原方去女贞子、旱莲草、杭菊花；加枳实 5 克、生白芍 10 克、茯苓 10 克。

十帖

四诊 （2013 年 2 月 6 日）

餐前血糖 8 mmol/L，有一次餐后 8 mmol/L。尿常规结果显示：尿胆原(+)。肾功能：肌酐偏低。眠可，口干。大便 1～2 次/天。舌质红苔少；脉沉涩缓。

处方

川　芎 5 克	当　归 10 克	赤　芍 12 克	生白芍 12 克
大生地 15 克	淮山药 20 克	茯　苓 12 克	泽　泻 10 克
焦白术 10 克	猪　苓 12 克	山茱萸 15 克	黄　芩 5 克
生甘草 10 克			十帖

五诊 （3 月 6 日）

有时眼白发红。眠可。大便 2～3 次/天，不成形。舌质红苔薄白；脉缓涩。

处方

香　附 5 克	生山栀 10 克	川　芎 5 克	苍　术 5 克
神　曲 10 克	生山楂 10 克	麦　芽 10 克	槟　榔 15 克
广木香 3 克	青　皮 5 克	泽　泻 10 克	赤　芍 10 克
桃　仁 5 克	丹　参 12 克	荷　叶 5 克	十帖

六诊 （8 月 23 日）

左胸闷，头昏。口渴，久立腿会突然发软。曾去医院挂丹参、黄芪，无效。大便畅，时不成形。舌质淡苔薄；脉沉细涩。

处方

全瓜蒌 15 克	薤白头 15 克	桂　枝 5 克	枳　实 5 克
厚　朴 5 克	天花粉 12 克	红　花 5 克	桃　仁 5 克
党　参 15 克	麦　冬 15 克	五味子 5 克	当　归 10 克
生地黄 15 克			七帖

七诊 （8 月 31 日）

胸痹改善。眠不安。舌质淡红苔薄黄；脉沉细涩。

处方

桂　枝 5 克	枳　实 5 克	厚　朴 5 克	薤白头 10 克
全瓜蒌 15 克	天花粉 15 克	陈　皮 5 克	姜半夏 5 克
茯　苓 12 克	苦杏仁 10 克		七帖

【注】这两诊处方是范文虎前辈胸痹汤加味。

八诊　(10月16日)

胸闷、腰痛。每天服降压片。眠可。小便黄,大便正常。舌质红苔薄;两脉沉涩。

处方

苏　梗6克	川　朴6克	茯　苓10克	姜半夏6克
生　姜三片	川郁金6克	香　附6克	广木香3克
石菖蒲5克	炙远志10克	陈　皮5克	砂　仁2克
象贝母10克	赤　芍10克		五帖

患者反馈:五帖大效,续服五帖。

【注】此案年轻人,生活不规律,打游戏到深夜,房欲过度,饮食不节制。医者往往是跟在其后疲于应付,临床上不乏此类患者,可供借鉴。

五年后,又初诊(2018年12月27日)

头皮、面部、躯干部均发湿疹。腰酸,发热,头昏。血压150～160/100 mmHg,空腹血糖8.9 mmol/L。大便2天一次,时而干燥,时而不成型,大便之前小腹痛。舌质红苔白,边有齿痕;脉沉涩缓。

处方

银　花10克	连　翘10克	桑　叶10克	杭菊花10克
火麻仁12克	生白芍15克	山茱萸15克	炒决明子12克
茯　苓12克	丹　参12克	煅牡蛎15克	枳　实10克

二十帖

二诊　(2019年1月16日)

血压170/100～120 mmHg,未服药控制血压。空腹血糖8 mmol/L,平服药控制血糖。手麻。眠可。大便基本正常。舌质红苔白;脉沉涩。

处方:原方去银花、连翘、桑叶、杭菊;加青皮10克、香附6克、乌药6克。　十帖

2019年1月27日,患者来电反馈:上方见效,续服十帖。春节后再复诊。

【8-16】月经失调

韩某,女,37岁。

初诊　(2017年1月22日)

2009年子宫肌瘤直径6 cm,手术摘除。大便正常,成形。月经周期20天,量不多,

颜色深,有血块。乏力。后脑头部痛,时时发。

既往史:患慢性肝炎,小三阳。

处方: 归脾汤加柴胡 10 克、生白芍 12 克(见附录一)。

焦白术 10 克	党　参 12 克	生黄芪 15 克	当　归 10 克	
炙甘草 10 克	茯　神 12 克	炙远志 10 克	酸枣仁 10 克	
广木香 3 克	龙眼内 10 克	生　姜 2 片	大枣 4 枚	十帖

二诊　(2 月 26 日)

昨天行经,颜色比前略浅,无血块。腰酸及后脑勺疼痛减轻了,乏力感改善。眠可,大便正常。舌质红绛,苔薄微黄;两脉软缓无力。

处方

党　参 10 克	焦白术 10 克	茯　苓 12 克	炙甘草 5 克	
姜半夏 5 克	陈　皮 5 克	当　归 12 克	生白芍 10 克	
柴　胡 6 克	川　芎 3 克	独　活 5 克	生　姜 3 片	
大　枣 5 枚				十帖

【注】 此方系柴芍六君加味;虽无慢肝之症候群,照样要用此方。

三诊　(3 月 26 日)

月经周期 22～23 天,已有两年。2016 年上半年在医院维持人工月经周期三个月。今行经期 4～5 天,经量少、有血块。平日白带多。舌质红,苔薄微黄;脉缓弱,尺部无力。

处方

桂　枝 5 克	生黄芪 20 克	熟地黄 12 克	生白芍 12 克	
当　归 10 克	川　断 12 克	党　参 10 克	炙甘草 10 克	
女贞子 12 克	旱莲草 12 克	大　枣 3 枚	生　姜 3 片	十帖

【评】 如经期一直提前,可考虑用炮姜、艾叶、阿胶,胶艾四物汤一路。白带多,带脉不固,似可考虑用鹿角片、紫河车、海螵蛸。

【注】 此患者因女儿(8－17 案)咳嗽治愈,且路途远,故未单独来复诊,后续结果不详。

【8-17】慢性咳嗽

严某,女,5 岁。

初诊　(2017 年 1 月 11 日)

虚汗盗汗,慢性咳嗽一年多。大便畅。舌苔白;脉滑缓。

处方

冬桑叶 15 克	稽豆衣 15 克	炙甘草 6 克	玉蝴蝶 2 克	
象贝母 10 克	北沙参 12 克	紫　菀 10 克	白　前 10 克	
枇杷叶 20 克	川贝粉 6 克	浮小麦 20 克		七帖

二诊　(1月22日)

咳减,仍虚汗盗汗。大便畅。舌质红苔白;脉滑。

处方:原方去玉蝴蝶;加苦杏仁 10 克、山药 12 克。　　十帖

三诊　(2月13日)

咳嗽大大减轻,虚汗仍多。

处方

熟地黄 15 克	山茱萸 6 克	麦　冬 15 克	玄　参 10 克	
炙苏子 3 克	生甘草 3 克	怀牛膝 3 克	北沙参 10 克	
天　冬 5 克	紫　菀 5 克	五味子 2 克		五帖

四诊　(2月26日)

前几天基本不咳,虚汗盗汗仍多。

处方

冬桑叶 10 克	苦杏仁 10 克	稽豆衣 15 克	枇杷叶 15 克	
川贝母 6 克	紫　菀 10 克	浮小麦 15 克	北沙参 12 克	
生甘草 5 克	淮山药 12 克			十帖

3月11日,患者来信反馈:刚服完十帖汤药,即感冒。鼻塞流涕,喷嚏,咳嗽,嘱服正柴胡冲剂。

五诊　(3月26日)

每天有一阵子咳嗽几声,不会吐痰。虚汗、盗汗仍多。

处方

桑　叶 12 克	稽豆衣 15 克	浮小麦 15 克	大　枣 3 枚	
平地木 10 克	柴　苑 10 克	北沙参 10 克	生甘草 6 克	
苦杏仁 10 克	枇杷叶 15 克	白　前 10 克		五帖

【评】先生用药有法有度;不仅求稳,而且求效。实在是医者立身之本。

【8-18】月经失调、鼻衄

刘某,女,28岁。

初诊 (2012年8月31日)

主诉：月经提前4～5天,前3天量多,色鲜红,随后色深有血块。慢性结膜炎,眼痒;慢性鼻炎,常鼻衄。头晕头痛。发枯燥,白发多。面部色斑。腰酸。

既往史：两次小产,未休息好。

眠可。大便2天一次,成形。纳可。舌质红苔薄白;脉沉细滑,尺部无力。

处方

青　皮60克	火麻仁50克	生槐米50克	川　断60克
山茱萸60克	沙苑子60克	覆盆子60克	女贞子60克
木　瓜50克	独　活30克	丹　参60克	开心果60克
旱莲草60克	川　芎30克	香　附30克	神　曲50克
枳　实30克			

共研细末,2次/天,5克/次,温开水送服。

9月15日,患者来电反馈：鼻血不曾出过。2015年6月初,患者再次反馈：鼻衄已愈,药粉只服了一半。

【8-19】痛　经

王某,女,37岁。

初诊 (2015年6月20日)

腰酸,痛经(小腹痛),量多。月经周期准,行经期7天。眠可,纳可,大便正常。舌质淡苔薄;两脉细滑,尺部无力。

处方

小茴香3克	炮　姜3克	金铃子10克	延胡索10克
五灵脂6克	没　药5克	川　芎5克	当　归10克
生蒲黄6克	肉　桂3克	赤　芍10克	香　附5克
柴　胡5克			

九帖(每月经来时服三帖)

药粉处方

青　皮 60 克	延胡索 50 克	川楝子 50 克	沙罗子 60 克
枳　实 50 克	川　断 60 克	香　附 30 克	川　芎 30 克
肉　桂 20 克	木　瓜 50 克	丹　参 60 克	川牛膝 60 克
怀牛膝 60 克	山茱萸 60 克	白豆蔻 10 克	

共研细末，2 次/天，5 克/次，温开水送服。

7 月 5 日，患者来信反馈：服三帖中药，当月痛经好多了！

9 月 24 日，患者来电反馈：9 月 23 日来经，药粉及汤药均服完了。

二诊　(10 月 6 日)

经来仍痛，血块少，量仍多，淋漓不净。腰酸。眠可，大便畅。脉沉数，尺部无力。

处方

柴　胡 6 克	生白芍 10 克	赤　芍 10 克	当　归 10 克
川　芎 5 克	丹　参 15 克	香　附 5 克	延胡索 10 克
金铃子 10 克	没　药 5 克	炮　姜 3 克	桂　枝 3 克

十帖(留三帖，待见经行即服)

药粉处方

吴茱萸 60 克	金铃子 50 克	延胡索 50 克	当　归 60 克
川　芎 30 克	香　附 30 克	肉　桂 30 克	淡附片 30 克
艾　叶 30 克	青　皮 60 克	川牛膝 60 克	丹　参 60 克
红　花 30 克	川　断 60 克	柏子仁 50 克	酸枣仁 50 克

共研细末，2 次/天，6 克/次，温开水送服。

10 月 10 日，患者来电反馈：上次药粉味道难吃。这次不用沙罗子，味道可以接受。

【评】医者应该知道所用每味药的外形、气味、口味，避免盲目用药。须知再对症的方、药，患者的胃不接受就等于零，尤其是老弱及幼儿。

【8-20】鼻　衄

陈某，女，10 岁。

初诊　(2015 年 6 月 20 日)

常鼻衄，3～5 年。在学校随时会流下来鼻血，将胸前衣服染红。

处方：白茅根 30 克、龙眼肉 10 只，见附录一。　十帖每天煎汤服,代茶。

另配:吸鼻粉外用。

9月24日,患者来电反馈:见效,仅有一次流鼻血。

二诊 (10月6日)

月初又见鼻衄。易感冒。大便正常。舌质红苔少;脉滑数。

处方

仙鹤草 30克	茅　根 30克	生甘草 5克	龙眼肉 10只

十帖(一帖/天,煎汤代茶)

药粉处方

茯　苓 60克	淮山药 60克	丹　皮 60克	泽　泻 60克
女贞子 150克	旱莲草 150克	山茱萸 60克	

共研细末,2次/天,5克/次,温开水送服。

患者反馈:治愈。

【8-21】月经量多

段某,女,38岁。

初诊 (2015年7月5日)

腰酸头痛。以前经量多,现量很少,延期7天。面色淡白,显有寒气。眠多梦。大便正常。舌质淡红苔薄,舌体偏瘦;脉沉细无力。

处方

焦白术 10克	党　参 12克	生黄芪 15克	当　归 10克
炙甘草 10克	茯　神 12克	炙远志 10克	酸枣仁 10克
广木香 3克	熟地黄 12克	龙眼内 10克	生　姜 2片
大　枣 4枚			

七帖

【评】此归脾汤加熟地黄,称为黑归脾丸方,见附录一。先生常说:古人斟酌再三的成方,今人会用就不错了,未必每次都需变化,多此一举。

药粉处方

川　芎 30克	当　归 50克	生白芍 50克	神　曲 60克
肉　桂 30克	丹　参 60克	党　参 50克	焦白术 50克
茯　苓 60克	生甘草 30克	川　断 60克	生黄芪 60克

陈　皮 50 克　　灵芝粉 100 克

共研细末,2 次/天,6 克/次,温开水送服。

7 月 15 日,患者来电反馈:见效。

医嘱:原方再配七帖。

8 月 15 日,患者来电反馈:月经来了,有血块,量不多。腰尾椎部酸。

效不更方,再配七帖。

8 月 22 日,患者来电反馈:感觉蛮好,腰不酸了。

【评】妙哉!坚守一方,可以愈疾。

【8-22】头痛、肝胃不和

陈某,女,67 岁。

初诊　(2017 年 7 月 20 日)

脾气急,胃不和。头痛,腰背不适。大便 2 次/天。舌苔剥,舌质淡;脉沉缓,左关旺。

处方

丹　参 12 克　　木　瓜 10 克　　焦白术 10 克　　桂　枝 5 克

川牛膝 10 克　　路路通 10 克　　当　归 6 克　　独　活 6 克

山茱萸 10 克　　金铃子 10 克　　延胡索 10 克　　炙甘草 6 克　　七帖

患者反馈:此方见效。

【评】先生此方不套用成方,但每味药对症,丝丝入扣。

【8-23】月经失调、子宫内膜异位症

邹某,女,29 岁。

初诊　(2005 年 4 月 10 日)

经期情绪烦躁,诊断为子宫内膜异位症,经量较少。舌质红苔少;两脉弦细。

处方

丹　参 12 克　　丹　皮 10 克　　益母草 15 克　　茺蔚子 12 克

香　附 3 克　　归　身 9 克　　生麦芽 15 克　　丁　香 2 克

延胡索 10 克　　金铃子 10 克　　枳　壳 6 克　　生白芍 12 克

柴　胡 6 克　　茯　神 12 克　　七帖

二诊　(5 月 3 日)

服上方觉有效。经行时少腹痛。4 月 29 日来经,待行经时再服调经方。苔少舌质红;脉细缓。阴虚也。

处方

天麦冬各 12 克　　牡丹皮 9 克　　玄　参 15 克　　玉　竹 12 克
益母草 15 克　　茺蔚子 10 克　　银　花 10 克　　茯　苓 12 克
生白芍 12 克　　丹　参 10 克　　七帖

三诊　(5 月 24 日)

4 月 29 日来经,两次来经时均少腹痛、小腹痛。尿频。今舌质红苔少,脉细缓。

处方

小茴香 1.5 克　　当归尾 10 克　　炮　姜 2 克　　生蒲黄 3 克
五灵脂 3 克　　肉　桂 1.5 克　　没　药 3 克　　赤　芍 10 克
川　芎 6 克　　金铃子 9 克　　延胡索 9 克　　制香附 3 克　　七帖

【注】此方是少腹逐瘀汤加味,见附录一。

6 月 30 日,患者来电反馈:6 月 25 日来经,提前三天,经行腹不痛,无血块,三天净。大便正常。唯落发多。

【注】子宫内膜异位症导致的痛经治愈。

2005 年 10 月中旬,患者反馈:已怀孕。

【8-24】风寒入侵、骨关节痛

姜某,女,42 岁。

初诊　(1999 年 6 月 6 日)

医院检查:纵隔淋巴结肿大(考虑结节病,排除淋巴瘤)。易出汗,关节痛,两肘部及髋关节痛。大便不成形。舌质淡苔少;脉滑数。风寒入侵也。

处方

生麻黄 5 克　　生白芍 12 克　　生黄芪 30 克　　炙甘草 9 克
川乌头 10 克　　焦白术 12 克　　茯　苓 12 克　　威灵仙 12 克
淡附片 30 克(先煎 1 小时)　　当　归 10 克　　独　活 6 克
细　辛 5 克　　黄　芩 5 克　　生　姜 10 片　　五帖

【注】 方中附片分量超大，如医者无把握，还是照药典规定用量为好。先生此方是由千金三黄汤，合乌头汤及真武汤而成。用治风寒入骨的疼痛，理所当然。

二诊 （6月20日）

服药后仍觉汗多，肘部及髋关节已不痛，仅双侧踝关节痛，左踝略肿。口不渴，眠可，纳可。大便1～2次/天，成形。舌质淡苔白，有裂纹，涎多欲滴状；脉滑略数。

处方

桂　枝6克	生白芍12克	生黄芪45克	炙甘草10克
大　枣十枚	川乌头12克	焦白术15克	红　参5克
淡附片30克(先煎1小时)		肉　桂10克	当归尾12克
威灵仙12克	独　活6克	细　辛5克	桃　仁6克
生　姜10片			七帖

三诊 （7月10日）

关节痛已愈。两足仍肿，左足更甚。大便正常。眠可，纳可。舌质淡苔白；脉沉滑。

处方

淡附片60克(先煎1小时)		茯　苓15克	炒白术15克
干　姜10克	肉　桂10克	生黄芪30克	桃　仁10克
当　归10克	川　芎10克	生　姜5片	泽　泻10克
炙甘草10克	桂　枝10克	汉防己10克	七帖

四诊 （7月18日）

服前方两帖，脚踝肿退净。乏力感，颈部汗多，但比以前少多了。易气急，手足仍发凉。大便正常。眠食安。舌质淡苔白，涎欲滴；左脉沉涩，右脉沉迟。

处方： 原方去泽泻；加细辛5克、王不留行10克。　　七帖

【评】 先生平生用药很少超出规定，淡附片一般不超过10克。自1989年以来，除了治11-12案下肢肿至膝，真武汤中重用附子外，此案的风寒入骨，又是一案。先生经常说江阴曹家达前辈曾强调：经方张张是利斧，用得对症能愈顽疾、救大症；用得不对，则祸不旋踵！如何巧用附子，巧用经方，建议医者不妨读一下《范中林医案》。

【8-25】多动症

孙某，女，5岁。

初诊 （1999年4月3日）

体重27千克，身高115厘米。1998年12月3日检：T3 1.9；T4 156↑；血脂：

APOB 0.58↓(正常值 1.08～2.25 g/L)。1998.11.24：血糖 6.1 mmol/L；1999.4.1：血糖 4.9 mmol/L。

今咳嗽，吐白痰较多，鼻塞流涕，多动。肥胖，胃口大，畏热多汗，口渴甚。大便正常。苔白舌质红；脉滑数。

处方

象贝母 10 克　　京玄参 12 克　　生煅牡蛎各 15 克　　石菖蒲 6 克
桑　叶 10 克　　夏枯草 10 克　　制南星 6 克　　姜半夏 10 克
天竺黄 10 克　　广郁金 6 克　　制黄精 30 克　　天花粉 10 克　　五帖

二诊　(4 月 10 日)

同前症。

处方

象贝母 10 克　　玄　参 15 克　　石菖蒲 6 克　　天竺黄 10 克
马兜铃 9 克　　白　前 9 克　　制南星 6 克　　姜半夏 10 克
桑　叶 10 克　　天花粉 10 克　　前　胡 9 克　　紫　菀 9 克
全瓜蒌 10 克　　川　连 3 克　　枇杷叶 30 克　　苦杏仁 10 克
青陈皮各 6 克　　枳　实 6 克　　厚　朴 6 克　　七帖

【评】处方药味，似可约束几味，如马兜铃、桑叶、前胡。

三诊　(4 月 24 日)

服上方咳愈，吐出痰甚多。仍畏热易出汗，口渴。

处方

象贝母 10 克　　京玄参 15 克　　生煅牡蛎各 15 克　　枳　实 6 克
厚　朴 6 克　　广郁金 6 克　　夏枯草 12 克　　天花粉 10 克
雷　丸 6 克　　鹤　虱 6 克　　钩　藤 12 克　　青陈皮各 5 克
竹　茹 12 克　　知　母 6 克　　昆　布 6 克　　制南星 5 克　　十帖

四诊　(5 月 8 日)

吐出白色胶痰两碗。口渴、汗多、好动。胃口大，大便 1 次/天。舌质红苔少；脉滑数。

处方：原方去鹤虱、竹茹、广郁金；加芦荟 5 克、桑叶 12 克、海浮石 15 克。　　十帖

五诊　(5 月 23 日)

大便 1 次/天，曾有一次拉稀，不成形。舌质红苔白；脉滑数。

此患儿需清心火，因而化痰必不可少，服药后痰少多了。方中芦荟味苦，有泻下作用。

处方

象贝母 10 克　　煅牡蛎 15 克　　玄　参 15 克　　制南星 9 克

姜半夏9克	海浮石15克	川　连3克	生　军5克
黄　芩5克	青陈皮各6克	枳　实6克	厚　朴6克
全瓜蒌10克	山慈菇10克	雷　丸5克	天花粉10克
槟　榔6克			七帖

六诊　(6月5日)

今晨吐白色泡沫痰较多。易出汗。胃口依旧大。大便正常。舌质略红苔白;脉滑数。

处方

象贝母10克	京玄参15克	全瓜蒌10克	煅牡蛎15克
决明子10克	桑　叶10克	石菖蒲6克	天门冬15克
青陈皮各9克	姜半夏9克	鲜竹沥50毫升	枳　实9克
雷　丸6克	天花粉12克	槟　榔10克	金礞石15克
川郁金6克			七帖

【注】此方主要在除风痰,意欲解决小孩手舞足蹈多动之状态。

七诊　(6月12日)

本周已不见吐出痰,可静心读书了。汗多,扁桃体易发炎,咽痛。夜寐易醒,胃口正常。大便2次/天。舌质红苔白;脉滑数。

处方

钩　藤10克	僵　蚕10克	鲜竹沥50毫升	胆南星9克
天竺黄6克	石菖蒲5克	炙远志6克	忍冬藤10克
生地黄12克	川贝粉3克	竹　茹12克	陈　皮5克
枳　实6克	川郁金6克	金礞石15克	代赭石15克
降　香3克			七帖

八诊　(6月19日)

小儿似觉安静,无痰。舌脉依旧,大便2次/天,胃口正常。

处方:原方去降香、赭石;加姜半夏9克、茯苓9克。　七帖

九诊　(7月3日)

能安静看书了。舌脉依旧。

处方:6月12日方去川贝、礞石、降香;加象贝母10克、姜半夏9克、茯神9克。七帖

【注】有同学问:先生此案方中用雷丸,不知何意?答:出自《济生拔萃》玉壶散治瘿(今之甲亢一类)。中医界知其然是明医,知其所以然是高人。

【评】此案坚持化痰,患者绝对信任,医者十分用心,方可取得效果。确实是一效难求啊。

九 案 例(9-01～9-24)

【9-01】头剧痛等杂症

程某,女,42岁。

初诊 (2016年9月11日)

主诉:偏头痛。面部皮肤有点状色素沉着。体检发现子宫肌瘤,卵巢囊肿,小叶增生,淋巴结节。

时便秘。舌质淡苔薄,边有齿痕;脉沉涩缓。

处方

全瓜蒌15克	火麻仁12克	郁李仁12克	香　附6克
藿　香6克	青　皮6克	苦杏仁10克	砂　仁1.5克
姜半夏6克	川　朴6克	木　瓜12克	赤　苓12克
扁　豆10克	焦白术10克	苍　术6克	生甘草6克
陈　皮6克			七帖

二诊 (10月16日)

上方服了十一帖,余六帖。

主诉:牙龈酸胀。背酸肩沉重,手指晨僵。

眠可。大便1～2天一次,偶成形。舌苔薄淡黄,边有齿痕;脉沉涩。

处方

柴　胡10克	青　皮10克	枳　实10克	丹　皮10克
生白芍10克	当　归10克	焦白术10克	生山栀10克
生甘草6克	焦决明子12克	火麻仁15克	全瓜蒌15克
独　活6克			七帖

三诊 (10月30日)

自服中药以来,大便畅已一个多月。每周偶发头痛、头晕、恶心。舌脉同前。

处方： 血府逐瘀汤(见附录一)去桔梗；加丹皮 10 克、川连 3 克。 五帖

四诊 (11 月 27 日)

诉每周六发头痛、头晕、恶心。

处方

柴　胡 10 克	天花粉 10 克	当　归 10 克	没　药 6 克
独　活 6 克	桃　仁 6 克	红　花 6 克	熟　军 6 克
生甘草 6 克	藁　本 6 克	川　芎 6 克	钩　藤 12 克
香　附 6 克	广地龙 10 克	白　芷 3 克	五帖

12 月 18 日，患者来信反馈：头痛已愈，月经过期 12 天。

医嘱原方再配服。

【注】 此方系复元活血汤加味变化，医者须知，见附录一。

五诊 (2017 年 1 月 17 日)

上月月经 2016 年 12 月 29 行，上上月 2016 年 11 月 7 日行。延期、量少，有白带，兼瘀渣。两周前头又痛，晕且恶心，但程度较轻。大便溏，一次/天。去年左眼上睑发带状疱疹，至今有痛感。舌质淡苔腻，边有齿痕；两脉沉涩。

处方： 上方去白芷、独活；加夏枯草 12 克、川牛膝 12 克。 十帖

六诊 (3 月 5 日)

头不痛。月经 2017 年 2 月 7 日行，周期约 40 天。量少，色深褐，腹不痛，腰酸。因患者不忌麻辣、火锅，口腔溃疡仍发！大便不成形。舌质深红苔薄。

处方

忍冬藤 15 克	大青叶 12 克	炙甘草 10 克	姜半夏 6 克
黄　芩 5 克	川　连 3 克	干　姜 2 克	党　参 12 克
大　枣三枚			七帖

【注】 此甘草泻心汤加减，治口腔溃疡。

另处方：少腹逐瘀汤加味(见附录一)，去肉桂。 十帖

医嘱：见月经来，就马上服此方，或接在六诊方后服用，定期催月经。

七诊 (4 月 22 日)

服少腹逐瘀汤六帖，4 月 8 日来经。口腔仍溃疡。头皮发麻，小腿时抽筋。

处方

蒲公英 15 克	大生地 15 克	赤　芍 12 克	丹　皮 10 克
紫　草 12 克	生甘草 10 克	生槐米 15 克	焦决明子 12 克
枳　实 6 克	莲　芯 10 克	冬桑叶 12 克	十帖

5 月 7 日，患者来电反馈：上症。继续配通月经药。

处方：少腹逐瘀汤加味，加柴胡 6 克。　　十帖

八诊　(6 月 18 日)

左腰痛牵连左腿、脚不适。月经正常。时大便 2 天/次。脉沉溺而涩。

处方

威灵仙 12 克	木　瓜 10 克	路路通 10 克	独　活 6 克
赤　芍 12 克	川　断 12 克	丹　参 12 克	川怀牛膝各 10 克
茯　苓 12 克	桃　仁 6 克	鸡血藤 12 克	十帖

【注】几次复诊主诉可知，顽固的头痛、头晕、恶心等问题已基本治愈。

九诊　(10 月 29 日)

头痛偶发。今左侧坐骨神经连足后跟痛。月经刚行，量少，月经周期在 40～50 天。大便不成形。舌质淡苔白，边有齿痕；脉沉涩缓。

处方

柴　胡 6 克	赤白芍各 10 克	焦白术 10 克	川　朴 6 克
陈　皮 6 克	当　归 10 克	茯　苓 12 克	炙甘草 6 克
薄　荷 2 克	苍　术 6 克	丹　皮 10 克	路路通 10 克
生　姜 3 片			七帖

11 月 6 日，患者来电反馈：发低热头痛，服用安乃近、去痛片均不见效。

医嘱：上方加金银花 15 克、菊花 15 克，照服。

11 月 8 日，患者来电反馈：昨服了一帖，半夜出汗烧退。口腔、牙龈溃疡。

医嘱：上方再加大青叶 15 克，服完七帖再诊。

五个半月后，十诊　(2018 年 4 月 29 日)

外感刚除，但咳未净，无痰，咽不痛。先治外感；患有小便失禁，下次再治。大便正常。舌质红苔黄腻；两脉细滑。

处方

荆　芥 6 克	炙苏子 6 克	北沙参 15 克	天花粉 12 克
蔓荆子 10 克	鱼腥草 15 克	陈　皮 6 克	紫　菀 10 克
百　部 10 克	生葛根 15 克	黄　芩 6 克	苦杏仁 10 克
象贝母 10 克			五帖

7 月 8 日，患者来电反馈：口腔溃疡。

处方

生石膏 50 克	黄　柏 10 克	知　母 10 克	玄　参 50 克

生山栀10克　薄　荷10克　山茱萸10克　生地黄20克　五帖

五个月后,十一诊　(12月22日)

牙龈发炎,口腔溃疡。眼角干涩。经常易咳,胸闷。肺部CT显示:磨玻璃结节。月经已几个月不来。眠不安。大便正常。舌质淡苔白;两脉涩缓。

处方

全瓜蒌15克　薤白头10克　苦杏仁10克　生紫菀10克
象贝母10克　姜半夏6克　枳　壳6克　丹　参12克
桂　枝3克　北沙参15克　厚　朴6克　茯　苓12克　七帖

辅助:大荸荠4只,胡萝卜2支煎汤代茶。

十二诊　(12月29日)

前症。

处方:上方去桂枝;加金银花15克。　五帖

十三诊　(2019年1月20日)

两眼干涩。口腔仍旧溃疡。项头部寒。肺部CT显示结节无变化。大便不成形。舌质红舌苔薄;右脉沉涩,左脉不应指。

处方

玄　参30克　麦　冬15克　象贝母15克　夏枯草15克
全瓜蒌15克　薤白头10克　煅牡蛎20克　漏　卢10克
板蓝根15克　葛　根12克　川　连3克　黄　芩5克　十帖

转方:原方去黄芩、川连,再配十帖。

3月8日,患者来信反馈:后枕部痛甚,自服散利痛(复方对乙酰氨基酚)无效。口腔溃疡仍旧。大便正常,无外感。

处方

生葛根15克　川　芎12克　白　芷6克　香　附10克
生山栀12克　淡豆豉10克　炒黄柏6克　广地龙10克　三帖

患者反馈:三帖即效。

【评】效果比止痛片佳。

十四诊　(4月13日)

膀胱下垂,尿失控。舌质红苔薄淡黄,边有齿痕;脉涩迟。

处方

升　麻6克　柴　胡6克　焦白术10克　生黄芪20克
生甘草10克　党　参15克　覆盆子15克　沙苑子15克

炒黄柏3克　　益智仁6克　　乌　药5克　　淮山药20克
小茴香2克　　十帖

十五诊　(5月4日)

偏头痛,后脑勺为甚。口腔溃疡。大便不成形。舌质红苔白,边有齿痕;脉涩。

处方

生葛根15克　　川　芎10克　　白　芷5克　　藁　本10克
广地龙10克　　煅龙牡各20克　　沙罗子20克　　生山栀10克
淡豆豉10克　　川　连5克　　炒黄柏6克　　五帖

5月11日,患者反馈:头不痛了。胃镜检查结果:胃溃疡出血。

【注】患者平时应酬太多,胃出血是完全可能的。

十六诊　(9月22日)

面麻木,肩痛,走路腿间歇性麻木。尿失禁,尿道灼痛。白带少。舌质暗苔白;两脉沉涩。

处方

菟丝子20克　　覆盆子20克　　怀牛膝10克　　麦　冬15克
小茴香5克　　台乌药10克　　山茱萸20克　　淮山药20克
独　活6克　　益智仁10克　　香　附10克　　沙苑子20克　　十帖

十七诊　(10月4日)

处方:三七粉50克;2次/天,2克/次,温开水送服。因五月份胃出过血而用。

【注】患者后行子宫术、肺结节切除术,手术后仍继续要求调治。

【评】因本案患者求诊不连贯,故每次应诊处方都要仔细考量。患者负责个体企业经营,应酬多,不可能都遵医嘱。此案病情复杂,调治难度极大。医者挡在整个过程中细心体会先生的良苦用心与规矩的诊疗方案。

两年后,又初诊　(2021年10月6日)

47岁。几日前开始头痛欲裂,疼痛部位在左侧耳后、后脑勺,一直牵连头顶痛,持续跳痛似电击状。无高血压病史,头痛发作时血压170/100 mmHg,头痛缓解后血压就降了。近期可能因母亲生病劳累,服西比灵(盐酸氟桂利嗪)未缓解。大便正常。舌苔白腻满布,边有齿痕。

处方

生白芍45克　　生葛根15克　　川　芎10克　　白　芷5克
炙甘草15克　　香　附10克　　柴　胡10克　　广地龙10克

钩　藤15克　红　花6克　全瓜蒌20克　全　蝎3克　三帖

10月8日，患者反馈：昨天服了一帖，半夜里仍头痛难忍，只好起床吃西比灵。医嘱今天把两帖药煎好，分成四小碗，早中晚各一碗，一碗备半夜里头痛时服。

二诊　(10月9日)

昨夜一碗汤药于今天上午服用，头痛明显减轻。但用力或者下蹲时，头部还是如电击状抽痛。今左眼略充血，红肿。服汤药后昨天大便三次，今上午一次。

处方：原方五帖。

10月12日，患者反馈：实际服了四帖，头痛症状明显好转。后因为低头洗头，又因故发怒又引起头痛，服上方仍旧见效。

三诊　(10月16日)

原来头痛的部位已经转为麻的感觉，舌也有点麻。大便每天解，量少。舌质红苔白，边有齿痕；两脉沉涩。

处方

生白芍45克　川　芎10克　白　芷5克　炙甘草10克
当　归10克　香　附19克　柴　胡10克　细　辛3克
防　风6克　独　活10克　羌　活6克　怀牛膝10克
枳　壳10克　五帖

【注】此症与受风寒也有关，痛转为麻就是减轻。

四诊　(11月6日)

头痛减轻，感觉后脑勺发寒。大便解而不畅。可见重用生白芍，对其不引起腹泻。舌质淡苔白；两脉沉涩而缓。

处方

吴茱萸6克　党　参15克　生　姜3片　大　枣五枚
川　芎10克　白　芷6克　生白芍50克　柴　胡10克
炙甘草10克　枳　实10克　全瓜蒌15克　红　花6克　十帖

五诊　(11月22日)

服益生菌无效。服了上方八帖，头痛未犯。头部间歇性有麻的感觉，但不持续。大便2～3天不解，肚子饱胀，矢气多。舌苔白厚腻满布，边有齿痕。

处方

枳　实10克　厚　朴10克　熟大黄10克　全瓜蒌30克
桃　仁10克　火麻仁12克　生白芍50克　焦决明子20克
三帖

上方三帖嘱服后大便通则不必尽剂。第二帖服下腹内作响，放屁多，而后大便畅泻一次，剩一帖药。

【评】先生此等案例非常用心，疗效显著非常成功。用治疗带状疱疹的瓜蒌红花甘草汤治头痛剧烈，及漏肩风剧痛等。

【9-02】月经不调、头痛

程某，女，45岁。

初诊 （2016年8月11日）

月经每月两次，量不多。每次行经7～8天净。经行前睡不着，经净则能睡。时头痛欲吐，时耳塞不闻声。7月份右小腿抽筋，阴陵泉穴起一个包。大便不是每天解，粘马桶。舌质淡苔白，舌体胖；两脉沉涩。

处方

当　归10克	川　芎6克	生白芍12克	桂　枝6克	
丹　参12克	白　芷5克	炙甘草6克	生黄芪15克	
党　参12克	陈　皮6克	藁　本6克	川　断12克	
香　附9克	生　姜3片	大　枣4枚		七帖

二诊 （9月25日）

服上方觉腹胀屁多。这次9月15日来经，量很少，一天即净。好在患者绝对信任医生，否则会因经量如此少、经期如此短而怀疑医生用药。

处方

川　芎6克	香　附6克	柴　胡10克	当　归10克	
丹　参12克	陈　皮6克	青　皮6克	川楝子10克	
延胡索10克	白　芷5克	枳　实6克	厚　朴6克	
茯　苓12克	生白芍10克			七帖

患者反馈：昨日头痛，欲吐，服西药散利痛。

医嘱：坚持服完上方。

【注】先生此方用王清任通气散(前三味)治耳聋，范文虎前辈常用。

三诊 （10月16日）

服上方已无不适，耳塞不闻声已除。全身骨节痛。今舌质淡苔黄腻；脉沉涩。

处方

路路通10克　木　瓜10克　厚　朴6克　威灵仙12克
川牛膝10克　川　芎5克　独　活6克　丹　参12克
香　附6克　茯　苓12克　枳　实6克　川楝子10克
当　归10克　青　皮10克　柴　胡10克　生白芍10克　七帖

10月24日,患者来电反馈:两肩酸痛缓解,晨起已不觉沉重。头痛时发,手臂仍痛。夜寐多梦,晨起头觉重及口腔溃疡。大便每天早上解,仍黏。

处方:上方。　七帖

四诊　(11月6日)

10月23日来经,10月31日经净。今天又来经,量很多,有血块,色深。最近未发头痛,胸不闷,时胃嘈,大便黏。舌质红苔薄白。三诊方服了十二帖。

处方

藁　本6克　白　芷5克　茯　苓12克　片姜黄10克
海桐皮10克　苍　术6克　厚　朴10克　焦白术10克
枳　实10克　桂　枝6克　当　归10克　广木香3克
槟　榔15克　七帖

五诊　(11月27日)

偶发头晕头痛,欲吐。眠可。大便不畅。舌质红苔白黄腻;脉沉弱涩。

处方

当　归10克　生　地15克　桃　仁6克　红　花6克
生甘草6克　枳　壳6克　赤　芍10克　川　芎10克
柴　胡10克　桔　梗5克　川牛膝12克　香　附6克　五帖

辅助:荸荠10只,胡萝卜1只煎汤代茶

【注】此方是血府逐瘀汤合通气散意。

六诊　(2017年2月7日)

上方服了十多帖,头痛减轻,没有呕吐过。大便不畅。11月6日行经,至今未来。舌苔同前,脉沉缓。

【注】怪哉,服活血药月经反而延期了。

处方

桂　枝6克　赤白芍各12克　生地黄15克　桃　仁6克
红　花6克　当　归10克　川　芎10克　丹　参12克
川牛膝12克　香　附6克　柴　胡6克　益母草15克

茺蔚子10克	泽　兰6克	十帖

【评】此患者家族之体质均现涩脉，多寒瘀为病。进入更年期，工作劳累，头痛头晕常发。如此调治，活血补血，舒通经络为对症，蛮补无益。耐心调理，勿急功近利。此等案例临床上不少见。

【9-03】多年头痛

程某，男，74岁。

初诊　(2017年1月7日)

头痛多年，盗汗。无三高症。大便正常。舌质淡苔灰腻；脉沉缓而涩。

处方

桂　枝6克	生白芍12克	生　姜3片	大　枣5枚
炙甘草6克	丹　参12克	藁　本6克	川　芎5克
桑　叶10克	菊　花10克	当　归10克	煅龙骨15克
煅牡蛎15克			七帖

4月8日，患者来信反馈：坚持服了七帖，见效。多年的头痛治愈。至2019年春节后有消息，一直未复发头痛。

【评】此方系桂枝加龙牡汤加味，效出意外。

【注】此患者传方给其70岁的弟弟使用，头痛亦治愈！经方之灵验如此。医者当活用变通。

【评】先生经常说，自古以来中医药最早就是在中华民族先民中这样发展起来的，类似的症状，你吃了有效果，我吃了有效果，他为什么不能吃？

【9-04】气喘、胸闷、胃不和、夜尿频

程某，男，72岁。

初诊　(2019年4月13日)

气喘，胸闷；胃不适。口气臭。夜尿起四次。有点嗜睡。大便正常。舌质淡苔灰黄；脉沉涩而缓。

处方

竹　茹 12 克　　枳　壳 6 克　　茯　神 12 克　　陈　皮 6 克
山茱萸 12 克　　姜半夏 6 克　　炙甘草 6 克　　丹　参 12 克
紫　菀 12 克　　白　前 12 克　　象贝母 12 克　　沙苑子 15 克
覆盆子 15 克　　十帖

5 月 26 日,患者来信反馈:服药有效,经常自行在当地药店继续配原方服。

【9-05】头昏头疼、腰腿无力、大便干燥

管某,女,70 岁。

初诊　(2019 年 4 月 13 日)

胃热重,口臭。手脚麻,足背偶抽筋。腰椎有宿伤。心时慌,胆怯。头昏头疼,头顶如压重物;走路无力,腿脚如飘。蹲着站立后,眼前发黑。冬日畏寒,夏日汗多。大便干燥。舌质淡苔白腻;脉涩缓。

处方

柴　胡 6 克　　香　附 6 克　　川　芎 6 克　　茯　苓 12 克
炒米仁 12 克　　白　芷 5 克　　藁　本 10 克　　蔓荆子 10 克
当　归 10 克　　川牛膝 12 克　　怀牛膝 12 克　　生白芍 15 克
炙甘草 10 克　　十帖

患者来信反馈:十帖服完,头眩好转。脚走路有力,腿脚不觉飘,头顶不觉压住状。大便畅了。眠仍不安。

二诊　(5 月 4 日)

效不更方。

处方:原方。　　十帖

【评】此方看似平常,实在组合非常巧妙。二诊眠不安,似可加丹参。头痛愈,似可去藁本、白芷。

【9-06】脑梗后遗症

黄某,女,65岁。

初诊 (2017年2月5日)

三年前脑梗,自觉头重头痛。胃腹胀,胸闷。腰背酸痛。左腿酸痛,不能下蹲已多年。血压高,每日服药控制;血糖正常。眠不安。大便时不成形,粘马桶。舌质暗紫苔白腻;两脉滑。

处方

桑寄生10克	独　活5克	丹　参12克	茯　苓12克
陈　皮3克	苍　术5克	厚　朴10克	炙甘草10克
生白芍12克	赤　芍12克	潼沙苑15克	桑　枝12克　十帖

二诊 (2月18日)

血压高,症状同前,要求配药带回老家。

处方

威灵仙12克	独　活5克	路路通10克	川　芎3克
桑　枝12克	茯　苓12克	川　断12克	木　瓜10克
延胡索10克	丹　参12克	苍　术6克	厚　朴10克
陈　皮6克	清炙草6克		二十帖

三诊 (5月20日)

腰腿痛,走路心悸气急。人觉得胖了。本两腿麻木,服了三十帖药觉得两腿发凉。舌质淡紫苔白,有瘀血斑;两脉涩。

处方

生黄芪15克	鸡血藤12克	川牛膝10克	当　归10克
淡附片3克	厚　朴10克	槟　榔15克	木　瓜10克
丹　参12克	川　断12克	路路通10克	独　活5克
威灵仙12克			十帖/月

【评】也是脑梗善后的规范处治。

【9-07】鼻　衄

丁某，男，14岁。

初诊　（2016年10月29日）

鼻衄血量多，2～3次/月。便秘。舌质淡红苔白。

处方

麦　冬15克　　玄　参20克　　生甘草6克　　女贞子10克
竹　叶6克　　竹　茹12克　　银　花10克　　旱莲草12克
生地黄15克　　龙眼肉10只　　白茅根15克　　七帖

另配：马勃粉、雄黄粉，共研细粉吸鼻，每次少许，每日数次。

12月11日，患者来信反馈：鼻衄治愈。

【注】此方中含有茅根龙眼汤，见附录一。

【9-08】便　秘

王某，女，39岁。

初诊　（2016年12月11日）

大便2～3天/次，或2～3次/天。时头晕，不耳鸣恶心。平时左少腹隐痛。行经时则小腹痛，腰时酸痛。时有口腔溃疡。眠可，纳可。舌质淡苔薄；脉沉细，尺部无力。

处方

柴　胡6克　　当　归6克　　生白芍10克　　桂　枝5克
焦白术10克　　炙甘草6克　　茯　苓12克　　延胡索10克
没　药5克　　川楝子10克　　丹　参10克　　香　附3克
生　姜3片　　大　枣3枚　　十帖

一年后，又初诊　（2018年1月27日）

大便2天一次。感冒支气管炎已一个月，今咽痛，吐黄浓痰，偶带血丝。舌质暗紫苔薄白；脉沉细缓。

处方

竹　茹12克　　枳　壳6克　　陈　皮6克　　姜半夏6克

鱼腥草 15 克　　茯　苓 12 克　　桔　梗 5 克　　生甘草 6 克
玄　参 15 克　　象贝母 12 克　　黄　芩 5 克　　全瓜蒌 15 克
大青叶 15 克　　鲜竹沥 60 毫升　　五帖(竹沥无货)

二诊　(2月11日)

大便1～2天一次。咽干,鼻孔偶见血丝。黄浓痰少得多了。眠可。舌质红苔薄;脉沉细滑。

处方: 上方去大青叶;加紫菀10克、天花粉12克、麦冬12克。　　十帖

【9-09】神经性皮炎

吉某,女,30岁。

初诊　(2019年4月13日)

手背、背部、脸部等,凡是太阳晒得到的部位,均发出干性皮疹,神经性皮炎状,痒甚。面色偏黑。大便正常,月经正常。舌质红苔白腻满布;脉象濡(软)而尺部无力。

处方

紫　草 15 克　　生槐米 15 克　　赤　芍 15 克　　丹　皮 12 克
连　翘 10 克　　冬桑叶 10 克　　白菊花 10 克　　银　花 10 克
猪　苓 15 克　　生米仁 15 克　　荷　叶 12 克　　白蒺藜 12 克
生甘草 6 克　　十四帖

医嘱:神仙水外涂。

二诊　(5月25日)

服药及涂药水后,皮肤情况明显改善。因已经怀孕,故暂不服药。

注: 如不是因为怀孕,此路药方坚持一个疗程,皮肤问题应该可以治愈。

【9-10】高血压

相某,女,68岁。

初诊　(2019年4月13日)

诉胆有息肉,高血压、心脏病,颈椎、后背及大腿、小腿都酸痛。大便不成形。舌质红苔白灰;脉弦滑而硬。

处方

独　活 6 克　威灵仙 12 克　生白芍 15 克　赤　芍 12 克
炙甘草 10 克　茯　苓 12 克　猪　苓 12 克　丹　参 12 克
木　瓜 10 克　枳　实 6 克　厚　朴 10 克　苍　术 6 克　十帖

9 月 27 日，患者来信反馈：因胃部不适，此前不接受服汤药，本次服药后感觉良好，血压正常，已停用降压药物。

【评】此案非短期见效。先生用此方治疗这类杂症力求稳中求胜，药味看似普通，但对高血压、心脏病、风寒湿入侵经络骨节之老人很对症。此乃医者功底的体现。

【9-11】月经失调、两乳房隐痛

程某，女，42 岁。

初诊　(2017 年 11 月 11 日)

主诉：本月月经延期 20 天，两乳房隐痛。脾气急，心情久不舒畅。头晕头胀。心脏偶发期前收缩。

既往史：子宫肌瘤、盆腔炎。

眠不安。大便正常。纳差，无食欲。舌质红苔白腻；脉滑略数。

处方

柴　胡 10 克　当　归 10 克　生白芍 12 克　焦白术 10 克
合欢皮 12 克　夜交藤 15 克　茯　苓 12 克　枳　实 6 克
炙甘草 6 克　青　皮 10 克　香　附 10 克　川楝子 10 克
延胡索 10 克　七帖

二诊　(12 月 16 日)

上月家庭琐事大发脾气。11 月 23 日来经。腹痛，量少。眠未改善。大便正常。舌质红苔薄；脉弦细。

处方甲：上方去延胡索；加路路通 10 克。十帖平时服，五帖/周。

处方乙：少腹逐瘀汤加味(见附录一)。七帖，每经来当天服，连服三帖。

三诊　(2018 年 1 月 14 日)

服甲方二十帖，乳房痛减轻。12 月 19 日来经，服乙方三帖，腹痛未减。大便解而不畅。舌质红苔黄腻；脉涩迟。

处方：初诊方去合欢皮、夜交藤；加全瓜蒌15克、丹参12克、路路通10克；改用青皮6克、香附6克。

十帖

四诊 （2018年9月22日）

减重2.5千克。口发苦。就诊发现子宫内膜增厚，月初刮宫，9月20日又见月经。舌质红苔黄腻；脉涩缓。

处方

丹 皮10克	生山栀10克	当 归10克	茯 苓12克
柴 胡6克	香 附6克	生白芍12克	桂 枝3克
桃 仁5克	赤 芍10克	焦白术10克	炙甘草10克
薄 荷3克	生 姜3片		十帖

【注】此方系丹栀逍遥散合桂枝茯苓丸意。

6月10日，患者反馈：痛经，乳头似有点针刺感。

处方

小茴香3克	炮 姜3克	延胡索10克	金铃子10克
香 附10克	青 皮10克	柴 胡6克	赤 芍10克
五灵脂5克	炒蒲黄5克	没 药5克	川 芎6克
当 归10克	肉 桂3克		十帖

每经行前一天（或当天）服，连服三帖，即三帖/月。

【注】少腹逐瘀汤加减。

【9-12】老年气喘、脑萎缩

孙某，男，82岁。

初诊 （2017年9月3日）

肺气肿痰多，易感冒，常发气喘。心律不齐。大便畅。胃常不适。舌苔腻且剥；脉右滑，左沉。

处方甲

竹 茹12克	枳 壳6克	姜半夏6克	象贝母12克
陈 皮5克	制南星10克	天花粉10克	北沙参15克
炙甘草6克	茯 苓12克	白 前10克	紫 菀10克
枇杷叶30克			十帖（发气喘痰多时服）

处方乙

党　参15克	焦白术10克	茯　苓12克	炙甘草10克
陈　皮10克	姜半夏10克	远　志10克	象贝母10克
枸杞子10克	山茱萸12克	生黄芪15克	全瓜蒌15克

十帖(喘不发时服,每天一帖)

2018年6月13日,家属反馈：患者目前在福州,神志时清时糊,心烦闷,时有精神症状,医院诊断为脑萎缩。自行分服我为其妻开的汤药(见9-13案),感觉很舒服,有效。

一年后,二诊　(2018年9月22日)

头晕,有痰。多处关节痛,曾脚肿。精神症状定期发作,偶有攻击行为。大便畅。舌苔根部白腻;右脉沉缓无力,左脉关旺而滑。

处方

石菖蒲10克	炙苏子10克	银杏肉10克	川郁金6克
琥珀粉3克	炙远志6克	姜半夏6克	竹　茹15克
茯　苓12克	制南星6克	钩　藤15克	枳　壳6克
陈　皮6克			

十帖

辅助：百合莲子汤。

【评】好方,组方合理。

三诊　(10月13日)

气喘,多白痰,难吐出。口角流涎,流清涕,胃酸多。双手抖,自诉由痛风引起的踝部关节痛。眠可,起夜3～4次,大便畅。舌苔根黄腻,舌尖紫暗无苔;右脉弦紧,左脉缓涩。

处方

炙苏子10克	桔　红6克	姜半夏10克	当　归10克
前　胡10克	厚　朴10克	炙甘草6克	干　姜3克
全瓜蒌15克	银杏肉10克	炙麻黄3克	款冬花10克
桑白皮15克	苦杏仁10克		

五帖

辅助：百合炖藕汤。忌海鲜、发物。

【注】此苏子降气汤合定喘汤之意。

另配：吸鼻粉。

10月17日,患者反馈：近几日喘发。

医嘱：上方去干姜;加鲜竹沥60毫升,再配五帖。

用药后，患者反馈：三帖有效，痰少，吐痰黄浓些，五帖见效，不气喘了。

医嘱：上方再加象贝母12克，又配五帖。服后也不气喘。

四诊 （10月27日）

药未服完，因气候转凉，气喘又发。痰多，两脚踝肿。气急不平，痰白粘，喉中水鸡声，口干。大便正常。今舌质淡红苔腻；左脉浮滑，右脉沉伏不应指。

处方甲

银杏肉10克　炙麻黄3克　款冬花10克　姜半夏10克
桑白皮15克　炙苏子6克　苦杏仁10克　黄　芩5克
炙甘草6克　厚　朴10克　全瓜蒌15克　紫　菀10克
五味子3克　细　辛3克　射　干6克

五帖

【注】此方系定喘汤、苏子降气汤合射干麻黄汤、三拗汤之意。若喘平痰化，即当转方健脾补肾纳气以固本。

五诊 （11月3日）

喘平。手足仍颤。大便每天解，略硬。舌质紫苔根部腻；左脉浮滑而数，右脉细弦而滑。

处方乙

陈　皮10克　姜半夏5克　茯　苓10克　生甘草10克
桑白皮15克　全瓜蒌15克　苦杏仁10克　款冬花15克
紫　菀15克　前　胡10克　炙苏子15克　鱼腥草20克
厚　朴10克　象贝母15克　白芥子3克　煅鹅管石20克

五帖(鹅管石无货)

六诊 （11月10日）

吐白色痰，喉中水鸡声；但不喘。眠可，大便正常。舌质淡苔根白腻；左脉弦滑，右脉细弱。

处方甲

北沙参15克　炒党参10克　焦白术10克　山茱萸20克
全瓜蒌15克　炙甘草6克　茯　苓12克　当　归15克
陈　皮6克　炙苏子5克　姜半夏10克　熟地黄30克

七帖(气喘不发时服)

【注】此方含有金水六君煎意。

处方乙：11月3日方去鹅管石；加炙麻黄5克。三帖备用，气喘发作时服用。

七诊 （11月17日）

咳白色痰，痰不易咳出。喉中水鸡声。喘未发，上乙方未曾服。舌苔根白腻；脉左缓涩，右沉细弱。

处方

炙麻黄5克　炙苏子6克　全瓜蒌15克　鱼腥草30克
广地龙12克　厚　朴10克　姜半夏10克　射　干5克
苦杏仁10克　白芥子5克　银杏肉10克　炙甘草6克　七帖

【注】气喘痰多服此方。与六君子汤加味互服，即11月10日甲方。

八诊 （12月1日）

痰多色白，喘已平息。脚不肿。大便畅。舌质淡苔淡黄而腻；右脉沉细滑数（以前右脉不应指），左脉滑数。

处方甲

党　参15克　焦白术10克　茯　苓12克　炙甘草10克
陈　皮10克　姜半夏10克　象贝母10克　当　归15克
桑白皮10克　全瓜蒌15克　山茱萸30克　熟地黄30克
五味子10克　沙苑子15克　七帖

【注】此方有贞元饮补肾纳气的用意。

处方乙：同11月10日乙方。

九诊 （12月15日）

咳嗽，痰很黏，晚上微喘。脚已不肿，整体状态好转多了。舌质红苔薄；右脉细弱（比以前有力），左脉滑数。

处方

北沙参15克　焦白术10克　茯　苓12克　炙甘草10克
陈　皮10克　姜半夏10克　象贝母10克　当　归15克
天花粉12克　全瓜蒌15克　山茱萸20克　沙苑子15克
熟地黄30克　路路通10克　鸡血藤15克　丹　参12克　十帖

【注】前十三味是甲方。痰多加川贝粉6克，因患者不富裕，不宜每帖用。先配十帖，在苏州服完。再配甲方去路路通、鸡血藤、丹参（原系腿痛而用）十帖；带回南方福州。经悉心调治，再未发过精神症状，无攻击行为发生。

医嘱：11月3日方去鹅管石，加炙麻黄5克，再服七帖。天冷防喘发，故仍加炙麻黄5克。

12月18日，患者来信反馈：服甲方有效，日日好转。

2019年5月9日，患者来信反馈：回福州后一直在服甲方与11月3日方去鹅管石；加炙麻黄5克。健康状况稳定。嘱每周服2～3帖即可，以巩固疗效，夏至后拟停药。

【9-13】高血压、头晕

孙某妻，80岁。

初诊　(2018年5月20日)

高血压，头晕，曾跌倒。眠可，大便正常。舌质有瘀血点苔白；脉濡缓无力。

处方

炙甘草10克　淮小麦30克　大　枣6枚　射　干5克
白　薇10克　生白芍10克　丹　参10克　鱼腥草15克
白　前10克　枇杷叶30克　山茱萸6克　十帖

6月13日，患者来电反馈：服上方见效，头不晕了。配了三十帖，天天服。其丈夫(9-12案)80多岁，执意也要分服此汤药，服后感觉舒服。

【注】从中医的角度看问题，此方对精神症状，即脏躁症有作用。

【评】类似的症状，一个人吃了有效，其他人有效的概率大大增加。中中传统医药本就是从生活实践中而来，并不断发展延续，是人类生活的经验总结。

二诊　(9月22日)

头晕好转。眠不安，大便时秘。右脉滑数有力，左脉滑。

处方

决明子10克　火麻仁10克　丹　参12克　生白芍12克
炙甘草10克　淮小麦30克　大　枣六枚　柏子仁10克
山茱萸12克　珍珠母30克　枸杞子12克　杭菊花10克　十帖

三诊　(10月13日)

服用降压药物控制血压。腰痛。舌质淡苔薄黄；两脉滑缓。

处方：初诊方去枇杷叶；加覆盆子15克、独活5克。　十帖

【评】对高龄老人如此诊治，稳当且有效。

【9-14】盗汗、荨麻疹

程某，男，7岁。

初诊　(2016年9月11日)

慢性鼻炎，易感冒，盗汗严重，时有便血。

处方

太子参20克	冬桑叶20克	穞豆衣30克	五味子3克
黄　柏3克	淮小麦20克	大　枣5枚	煅龙牡各20克 五帖

二诊　(9月15日)

感冒，头痛。发热，体温37.8℃。肚子痛，吐了一次。不咳，咽不痛，有痰。

处方

防　风5克	荆　芥5克	连　翘10克	薄　荷3克
苦杏仁10克	桔　梗3克	生甘草3克	苏梗叶10克
知　母6克	干芦根30克	茯　苓10克	姜半夏6克
厚　朴6克	生　姜3片		三帖

9月18日，患者来电反馈：感冒愈，咽红，鼻炎流涕。

医嘱：金银花10克/天，泡茶。三天后仍服初诊方止盗汗。

三诊　(9月25日)

汗多。

处方

生石膏50克	知　母6克	生甘草10克	粳　米1匙
连　翘10克	银　花10克	淮小麦20克	西洋参6克(另煎)

五帖

9月30日，患者母亲来电反馈：上方服了两帖后，又发热了。中耳炎痛甚，口服青霉素，耳痛消。

医嘱服完上方再说。

【评】本方是白虎汤，当然不必更方。

四诊　(10月16日)

鼻炎流涕。

处方

金银花10克	辛　荑10克	薄　荷2克	苍耳子5克

生甘草5克　　白　前10克　　紫　菀10克　　桑　叶10克
杭菊花10克　　穞豆衣20克　　七帖

11月6日,患者母亲来电反馈:有效,再配十帖。

五诊　(12月16日)

浑身脱皮屑,荨麻疹,色白。起病时,其母自作主张服2016年9月15日方五帖,不见效。大便畅。

处方

蝉　衣3克　　浙贝母10克　　苦杏仁10克　　大力子6克
金银花10克　　连　翘10克　　紫花地丁12克　　大青叶15克
赤　芍10克　　车前草10克　　炒米仁12克　　五帖

【评】先生此方是当瘖(麻疹)来治。蝉衣、浙贝母、大力子是治麻疹要药。连翘、金银花辛凉轻透也。读过《舟仙瘖述》一书,自然另有一功。

【9-15】慢性鼻炎

史某,男,31岁。

初诊　(2019年4月13日)

鼻炎流涕,嚏涕多。体胖。当节制烟酒。大便2次/天。舌尖红苔薄腻,中灰色;脉滑数,右关旺。

处方

辛　荑10克　　苍耳子10克　　山茱萸20克　　白　芷3克
薄　荷3克　　连　翘12克　　桑　叶15克　　杭菊花10克
黄　柏5克　　生白芍15克　　桑白皮15克　　焦决明子20克
十四帖

5月25日,患者反馈:药后涕流少,嚏涕少。就是肚痛腹泻,4～5次/天。

【评】达到减肥、改善鼻炎的效果。特别要关注先生方中重用的山茱萸,此物提高免疫力很有帮助。至于引起腹泻,医者应明白,多数是生白芍、决明子的作用。

【9-16】痰火、淋巴结节

朱某,女,55岁。

初诊 （2019年3月23日）

痰黄,口干,右胁下隐痛。体胖。大便溏。眠差。苔厚黄腻中裂纹;两脉沉滑略数。有淋巴结节。

处方

柴 胡6克　黄 芩6克　生甘草6克　茯 苓12克
陈 皮6克　煅牡蛎20克　玄 参30克　天花粉15克
姜半夏6克　浙贝母12克　竹 茹15克　枳 壳10克
鱼腥草15克　十帖

二诊 （4月13日）

服药后,口不干,痰少,仍有黄痰;排便每天增加一次(2次/天)。舌质红苔黄腻;脉滑数。

处方

煅牡蛎20克　玄 参30克　象贝母12克　鱼腥草15克
天花粉12克　柴 胡10克　黄 芩6克　姜半夏6克
竹 茹12克　枳 壳6克　忍冬藤30克　川楝子10克
延胡索10克　十帖

三诊 （5月25日）

服完上方,好转不明显。曾经感冒,但不发热。口中痰多,痰浓。眼睛红,上火。口干似火烧。夜寐不安。大便不成形。脉右关旺,细滑。

处方

竹 茹12克　枳 壳6克　茯 苓12克　炙甘草6克
鱼腥草15克　象贝母12克　石菖蒲6克　玄 参30克
生牡蛎15克　银 花10克　川 连6克　姜半夏6克
陈 皮6克　生山栀10克　十帖

【注】所用之方系黄连温胆汤合消瘰丸。

【9-17】多年头痛

李某,女,55岁。

初诊 (2019年3月3日)

头痛三十余年。发作时,口干发苦,左右两侧均痛;仅能平躺,非常痛苦!2018年因子宫肌瘤,行子宫全切术。有慢性咽炎,但不常发。眠可。大便正常,以前有便秘。舌质淡红苔薄,脉沉涩而迟。

处方

吴茱萸10克　党　参12克　川　芎6克　藁　本6克
蔓荆子10克　丹　参12克　当　归10克　煅龙牡各15克
生　姜3片　大　枣5枚　十帖

患者来信反馈:二周内服完十帖,头痛明显减轻。

二诊 (3月23日)

口干,口苦不明显;头部、颈部原有脂溢性皮炎。眠可,大便正常。舌质深红苔微黄;两脉缓涩。

处方:原方去当归、龙牡;加桑叶10克、菊花10克、葛根12克、柴胡6克、生白芍12克;用吴茱萸12克。　十帖

4月1日,患者反馈:服药后大便转为干燥。

医嘱:3～4帖/周,累时头痛仍有发作,但程度减轻。

【注】吴茱萸用12克/帖,淮安某中药店不敢配,欲减半,征求坐堂医生,医生说:"你要么不配,要么照配。不可擅自改动医生的处方!"真是个在理的同道啊!

三诊 (4月13日)

时左右前额头痛。舌红苔薄,舌尖红;脉缓涩。

处方:上方去党参;加广地龙10克、北沙参12克、沙罗子15克;用吴茱萸10克。十帖

5月1日,患者来信反馈:服十帖药后,头痛明显减轻!每次服用汤药后,有多打喷嚏涕的反,促进阳气通也。

医嘱:原方继续配十帖。

四诊 (5月25日)

服药后嗜睡,口不干,可以正常工作。劳累或情绪不佳即引发头痛,但程度较前轻多了。今右额及后脑勺痛甚,受风寒嗓音沙哑。右少腹2～3年前也瘀痛,后经按摩、拍打治愈。大便正常。舌质深红苔无;两脉濡缓,尺部无力,关部重按亦无力(妇女行子宫

全切术后多现此脉象，临床医生须知）。

处方

柴　胡10克	当　归10克	生白芍20克	茯　苓12克
焦白术10克	炙甘草10克	丹　皮10克	生山栀10克
白　芷5克	香　附10克	川　芎6克	藁　本6克
煅龙牡各15克			五帖

【评】此案因主方吴茱萸汤得力，使多年寒瘀头痛明显见效。

【注】本案后来用丹参、三七粉等善后。9－16案、9－17案患者每次均系从淮安专程赶到苏州来就诊。

【9-18】饮食不节、高血糖

张某，男，35岁。

初诊　（2020年9月12日）

形体壮，身高1.8米；下眼睑发黑。血压160/100 mmHg。餐前血糖20 mmol/L，餐后25 mmol/L。西医治疗使用胰岛素20 IU/天，配合服用二甲双胍，随后测得餐前血糖8.0 mmol/L，餐后8.8 mmol/L。谷丙转氨酶400 U/L↑，西医治疗后，50 U/L↑。舌苔白腻，边有齿痕；右脉弦紧（尺部硬）；左脉沉涩。

处方

生白芍15克	柴　胡10克	枳　实10克	生甘草10克
川　芎6克	神　曲10克	淮山药15克	生山栀10克
丹　参12克	猪　苓15克	半枝莲10克	香　附10克　七帖

9月28日，患者来电反馈：服上方腹泻。

医嘱原方再服五帖后来复诊。

二诊　（11月8日）

已停用胰岛素，二甲双胍用量为原来的1/2，体重减轻10千克。大便4次/天。舌质淡苔白腻；脉迟涩。

处方

柴　胡6克	枳　实10克	炙甘草10克	生白芍30克
神　曲10克	淮山药15克	牡丹皮10克	生山栀10克
苍　术10克	川楝子10克	香　附6克	连　翘10克

银　花 10 克　　十帖

三诊　(2021 年 2 月 28 日)

自 11 月 8 日起，西药全停，谷丙转氨酶 21 U/L；餐前血糖 5.14 mmol/L，上方实服了四十帖。舌质淡苔白腻，舌体胖，边有齿痕；脉数滑。就诊前一晚饮白酒半斤，夜眠太晚，大便 1～2 次/天。

处方

制黄精 30 克	牡丹皮 10 克	连　翘 10 克	银　花 16 克
淮山药 15 克	乌　梅 3 克	丁　香 3 克	白豆蔻 3 克
葛　根 12 克	天花粉 12 克	生甘草 6 克	茯　苓 15 克　十帖

【评】此案是高血糖患者用胰岛素后，通过中药稳定血糖的案例。可见患者管住嘴，认真服药对病情稳定非常重要。

【9-19】带状疱疹

萧某，男，48 岁。

初诊　(2021 年 2 月 22 日)

10 天前因饮酒过量，疲劳过度，发带状疱疹，位置在右胁背后，一元钱硬币大小，已经结痂。今右上臂内侧皮肤剧痛，不可触摸，服止痛片无效。曾就诊，未明确诊断，怀疑横纹肌溶解，以此治疗无效。小便正常，大便畅。因痛卧不安，长期忌发物、麻辣、海鲜之类。舌质暗红苔薄灰；脉缓涩。

处方

板蓝根 15 克	桃　仁 10 克	全瓜蒌 20 克	生甘草 15 克
红　花 3 克	生白芍 50 克	全　蝎 5 只	延胡索 10 克
徐长卿 10 克			五帖

另配：神仙水两瓶外涂，频繁涂痛处。

二诊　(2 月 25 日)

服药后大便 4 次/天。痛明显减轻，止痛片于初诊次日停服，痛不剧。舌苔白质暗；脉沉缓涩。

【注】上方是师门的看家本领，医者须记并活用之！

处方

柴　胡 10 克	枳　壳 10 克	生甘草 15 克	生白芍 30 克

川　芎6克	全瓜蒌20克	红　花3克	桃　仁10克
赤　芍15克	丁　香5克	延胡索10克	板蓝根30克　五帖

另配：神仙水外涂。

三诊　(3月3日)

右腋下及胁肋背部仍痛，但程度轻，大便每日两次。舌质淡紫暗苔白，脉沉缓涩。病已治愈，善后即可。

处方

杭菊花10克	连　翘10克	银　花10克	桑　叶10克
白蒺藜10克	蝉　衣3克	生甘草10克	生白芍20克
川　芎5克	香　附5克	全瓜蒌15克	红　花3克
柴　胡6克			七帖

【注】由此案可见，剧痛症状不一定出现弦、紧的脉象。

【9-20】减　肥

任某，男，28岁。

初诊　(2019年1月13日)

身高1.82米，体重99千克。要求减肥。大便3～5次/天。舌质红苔白；两脉沉缓。

处方

苍　术6克	厚　朴10克	生甘草6克	陈　皮10克
青　皮10克	神　曲10克	火麻仁10克	荷　叶12克
生白芍12克	川楝子10克	决明子12克	全瓜蒌15克

二十帖(五帖/周)

1. 配合运动。① 晃海：端坐凳上，摇晃上半身；② 仰卧顺时针腹部按摩，旨在促进肠蠕动，通便；③ 弯腰鞠躬状左右画圆圈。

2. 饮食节制，控制荤菜摄入量。

2020年9月1日，患者来信反馈：服上方二十帖，饮食节制，运动练习。减重10千克。

【9-21】斑秃等皮肤问题

蓝某,男,12岁。

初诊 (2018年4月14日)

2017年8月出现斑秃。整个头部有大小不一斑秃,较严重。读书压力较大。夜寐不安,大便正常。从小皮肤问题较多,如干燥、瘙痒,腿部有毛周角化症。其父表示存在遗传可能,自己小时候亦是如此。舌质淡苔白;脉缓。

处方

桂　枝5克　龙　骨15克　牡　蛎15克　生白芍12克
大　枣五枚　女贞子15克　旱莲草15克　炙甘草6克
茯　苓12克　生　姜3片　十帖

另配:神仙水涂发根。

【注】桂枝龙牡汤合二至丸。

二诊 (6月2日)

脱发处发根长出细小的绒毛。舌质红苔白腻;脉滑,左关略弦。

处方

干　姜3克　茯　苓12克　焦白术10克　炙甘草10克
当　归6克　柴　胡10克　党　参12克　黄　芩5克
姜半夏5克　生黄芪30克　桑椹子10克　十帖

【注】肾着汤、小柴胡汤、黄芪补血汤意。

三诊 (6月28日)

舌苔黄腻。

处方

生熟地各12克　丹　皮12克　茯　苓12克　淮山药12克
山茱萸10克　泽　泻6克　当　归10克　生白芍10克
桑　叶10克　杭菊花10克　连　翘10克　银　花10克
十至三十帖

【注】意欲改善体质,抗过敏。

四诊 (8月11日)

大便畅。舌质淡苔白;两脉细缓。

处方

生地黄 12 克	侧柏叶 10 克	桑椹子 12 克	木　瓜 10 克
茯　苓 12 克	猪　苓 12 克	泽　泻 6 克	焦白术 10 克
当　归 10 克	柏子仁 10 克	米　仁 12 克	十四至二十八帖

五诊　(9 月 8 日)

偶虚汗盗汗,失眠易惊。

处方: 原方去柏子仁、木瓜;加酸枣仁 10 克、火麻仁 10 克。　　二十帖

六诊　(10 月 12 日)

脱发处长出不少新发。足见上方见效!大便正常。眠可。舌质红苔薄;脉缓。

处方

8 月 11 日方去柏子仁;加柴胡 6 克、生白芍 12 克、苍术 10 克、枳壳 10 克。　十四帖

七诊　(11 月 3 日)

陆续有新发长出。

转方

女贞子 15 克	旱莲草 15 克	当　归 10 克	生地黄 12 克
侧柏叶 10 克	桑椹子 12 克	木　瓜 10 克	黄　精 30 克
猪　苓 12 克	茯　苓 12 克	焦米仁 15 克	十四帖

八诊　(2019 年 1 月 20 日)

头部有新脱发区域,也有新长出区域。因功课多睡得很晚!大便成形。舌质红苔薄黄;脉滑。

处方

生地黄 15 克	茯　苓 12 克	泽　泻 6 克	五味子 3 克
桑椹子 15 克	山茱萸 6 克	丹　皮 10 克	淮山药 12 克
麦　冬 12 克	知　母 5 克	黄　柏 3 克	十帖

服后去知柏,再十帖。

九诊　(3 月 2 日)

上方服了二十帖。头发有脱有长,总体呈好转趋势。眠可。大便可。舌质红苔根略黄;两脉浮滑。

处方

连　翘 10 克	桑　叶 10 克	杭菊花 10 克	银　花 10 克
桑白皮 10 克	山茱萸 6 克	旱莲草 15 克	女贞子 15 克
木　瓜 10 克	制首乌 15 克	茯　苓 12 克	丹　皮 10 克

生米仁12克　　五帖/周(长服)

十诊　(5月4日)

头部仍有三四处一元钱硬币大小的脱发区域。大便畅，三次/天。舌质红苔黄腻；脉滑缓。

处方

苍　术6克　　厚　朴10克　　陈　皮6克　　生甘草6克
侧柏叶10克　　木　瓜10克　　女贞子15克　　旱莲草15克
当　归10克　　猪　苓12克　　茯　苓12克　　生米仁12克
制黄精30克　　十帖

十一诊　(6月30日)

上方至今坚持服，每周五帖。头部仅存三处五分硬币大小的斑秃区域，日常基本看不出。今腿、臂、颈部发出鸡皮肤状粗糙细颗粒，痒甚。大便正常。舌质淡红苔薄；两脉沉缓无力。

处方

丹　参12克　　党　参12克　　制首乌18克　　生地黄15克
女贞子15克　　淮山药18克　　当　归12克　　生白芍18克
川　芎6克　　侧柏叶15克　　骨碎补10克　　桑白皮15克
银　花12克　　十帖

十二诊　(7月24日)

脱发处，长出几根白发。

处方

制黄精30克　　当　归10克　　苍　术6克　　厚　朴6克
茯　苓12克　　猪　苓12克　　女贞子15克　　旱莲草15克
侧柏叶10克　　木　瓜10克　　干荷叶10克　　十帖

十三诊　(8月3日)

浑身皮肤发痒，不忌嘴所致。嘱内服汤药，外涂神仙水。

处方

桑　叶10克　　菊　花10克　　银　花10克　　连　翘10克
白蒺藜10克　　白鲜皮10克　　地肤子12克　　紫花地丁15克
生甘草6克　　紫　草12克　　丹　皮12克　　赤　芍12克　　十帖

十四诊　(9月1日)

血检：尿酸已近500 μmol/L。有唇炎；委中穴上下毛周角化症，颜色偏黑。头顶部三处脱发区域依旧。舌质红苔白。

处方

茯　苓 15 克　猪　苓 15 克　泽　泻 6 克　焦白术 10 克
桑　枝 20 克　丹　皮 10 克　生米仁 15 克　忍冬藤 20 克
生地黄 15 克　带壳核桃 3 只　十帖(忌海鲜)

十五诊　(10 月 27 日)

头顶部后仍有一块脱发。大便正常。舌质红苔白;两脉滑。

处方

桑　枝 15 克　桑椹子 15 克　桑　叶 15 克　桑白皮 15 克
生米仁 20 克　女贞子 15 克　旱莲草 15 克　山茱萸 15 克
茯　苓 15 克　猪　苓 15 克　黄　精 30 克　带壳核桃 2 只　十帖

十六诊　(12 月 22 日)

有几处鸡皮肤发痒,头发长势旺,但有局部毛孔受损处不易长发。眠可,纳可,大便正常。舌质淡红苔白;脉滑带弦而缓。

1. 外涂神仙水。

2. 辅助服米仁汤。

3. 处方:10 月 27 日方加减,去桑叶、桑椹子、米仁;加萆薢 10 克、火麻仁 12 克、当归 6 克、木瓜 10 克。服四十五帖。

十七诊　(2020 年 1 月 31 日)

头上斑脱已愈。浑身发痒,面红似肿状。尿酸偏高,大便正常。近来眉毛有脱落,右边较明显,原方照服。舌质红,舌上有杨梅点。　五帖/周

【评】先生非常理解徐灵胎批《临证指南》的出发点:有些案例声声雷同,令读者厌烦。然而本案调治一病,反反复复,实属不易。用药变化虽多,原则不外健脾利湿,平胃散四苓一路。滋补肾阴,养血生发,九转黄精丹(黄精、当归),黄芪补血汤(黄芪、当归)。控制尿酸,用桑枝、米仁、带壳核桃。

十八诊　(2020 年 4 月 11 日)

症同 1 月 31 日。

处方

生麻黄 3 克　苦杏仁 10 克　苍　术 6 克　生米仁 12 克
炙甘草 6 克　桂　枝 3 克　茯　苓 15 克　赤　芍 12 克
生白芍 12 克　忍冬藤 20 克　桑白皮 15 克　五帖

【注】此经方麻黄杏仁薏苡甘草汤、麻黄加术汤、桂枝汤方意之合用也。痛风尿酸

高、皮肤划痕症、湿疹发痒、落发脱眉等症均由于湿阻所致,可服用上方也。

4月18日,患者来电反馈:医院血检结果显示尿酸等指标均正常;有时自觉一阵阵发热,面红。

处方

生地黄15克　知　母6克　炒黄柏5克　炙龟板10克
茯　苓15克　生白芍15克　生槐米20克　桑白皮15克
旱莲草15克　女贞子15克　十帖

【注】此大补阴丸加味。孩子课业繁忙,大多数情况由家长代诊。

十九诊　(6月13日)

斑脱暂时愈。唯头面部发湿疹水疱,面及眼睑肿,痛而不痒。此大头天行之症候也,用普济消毒饮原方。大便畅通。家长代诊,照片显示舌质淡苔白。

处方

黄　芩5克　川　连3克　大力子10克　玄　参15克
生甘草5克　桔　梗5克　板蓝根15克　大青叶15克
升　麻3克　柴　胡10克　马　勃6克　连　翘10克
陈　皮5克　僵　蚕10克　薄　荷3克　五帖

患者反馈答复:服三帖后愈(马勃无货无配)。

【评】先生诊断正确,用方规范,取效神速,可法可师。

【注】很多病例的诊治无法一劳永逸。身体好比一架精密仪器,需要定期维护!

【9-22】便秘、胸痹、脚踝肿、肌酸激酶升高

蓝某,男,53岁。

初诊　(2019年6月30日)

中等个子,身体壮实;嗜烟酒。血压140/90 mmHg,心律不齐已久,胸痹。大便3～4天一次,不成形,腹胀屁多。舌质红苔白;两脉涩迟。

处方

茯　苓15克　厚　朴10克　枳　实10克　青　皮10克
薤白头12克　桂　枝6克　全瓜蒌15克　川郁金10克
苍　术10克　川　芎6克　香　附6克　神　曲10克　十帖

【注】胸痹汤,越鞠丸加减。见附录一。

二诊 （2019年8月3日）

服药期间，大便不止3～4天一次，多了几次，大便粘马桶。矢气与大便一起出来，顽固便秘已多年。胃胀，胸闷。舌质红苔白布；脉沉滑。

处方

丁　香3克　白豆蔻3克　槟　榔15克　焦白术10克
佛　手6克　香　橼6克　神　曲10克　焦山楂6克
苍　术6克　厚　朴10克　薤白头12克　桂　枝6克　十帖

三诊 （9月1日）

血压127/78 mmHg。大便3～4天一次，略成形。舌质红苔白；脉缓带涩。

处方：原方去槟榔、佛手、香橼；加青皮10克、火麻仁10克、乌梅3克。　十帖

四诊 （9月28日）

肚腹气胀减。大便不成形改善；大便仍3～4天一次。舌质红苔黄腻；脉沉实缓。

处方

全瓜蒌15克　青　皮10克　厚　朴6克　炒决明子15克
火麻仁12克　香　附6克　神　曲10克　麦　冬15克
郁李仁12克　枳　壳6克　生山楂10克　生地黄20克　十帖

【评】此患者用此等通便法，似病重药轻，几乎无效。

五诊 （10月27日）

时胸闷，便秘仍旧。脉迟涩。

处方

柴　胡10克　枳　壳10克　炙甘草10克　生白芍15克
神　曲10克　麦　冬15克　生地黄50克　炒莱菔子6克
青　皮10克　桃　仁10克　瓜蒌仁15克　生槐米15克　十帖

六诊 （12月7日）

腹胀屁多，大便仍3～4天一次。舌质淡苔白腻，边有齿痕。

处方

柴　胡10克　枳　实10克　生白芍15克　炙甘草10克
玄　参30克　生地黄30克　麦　冬30克　厚　朴10克
元明粉6克　青　皮10克　全瓜蒌20克　十帖

嘱：元明粉，斟酌用之！便通即可不用，不通再用。

七诊 （12月22日）

眠可。舌质红苔白，舌体胖，右脉关旺，缓涩，左脉沉实不涩。

处方

柴　胡 12 克　　枳　实 12 克　　生白芍 12 克　　炙甘草 12 克
元明粉 12 克　　生大黄 10 克　　玄　参 30 克　　生地黄 30 克
麦　冬 30 克　　全瓜蒌 20 克　　厚　朴 10 克　　生首乌 30 克　十帖

嘱：生大黄、元明粉，斟酌用之。

八诊　（2020 年 1 月 31 日）

大便 1～4 次/天，不等，效不更方。

处方： 原方五帖。

九诊　（6 月 13 日）

5 月 28 日行食道黏膜剥离手术，今已 16 天，自觉抽紧感，医院医嘱满一月可以不吃半流汁了。大便已两天未解。手术善后，宜养胃养食道。舌质红苔白腻；两脉沉涩而缓。

处方

焦山楂 10 克　　神　曲 10 克　　全瓜蒌 15 克　　火麻仁 12 克
淮山药 10 克　　刀豆子 10 克　　陈　皮 5 克　　川楝子 10 克
党　参 10 克　　茯　苓 12 克　　炙甘草 6 克　　谷麦芽各 10 克
七帖

7 月 10 日，诉因饮食不节、受冷，不发热，四肢沉重。医院血检：B12↓，肌酸激酶 325U/L↑。今仍两腿不够利索，抬腿无力，上台阶困难。

十诊　（7 月 11 日）

乏力，需要人扶才能从坐位到站立位，故来就诊。舌质淡苔薄白略腻；脉沉涩缓。

处方

生麻黄 3 克　　桂　枝 5 克　　苦杏仁 10 克　　生甘草 6 克
干　姜 3 克　　党　参 12 克　　当　归 10 克　　川　芎 10 克
生白芍 20 克　　全瓜蒌 30 克　　伍帖

十一诊　（7 月 30 日）

服上方五帖，总体感觉好多了。医生诊断结果：腓肠肌神经炎，左腓神经、双腓浅神经受损。大便 2～3 天一次。原来做蹲下立起动作时，觉大腿小腿明显无力，上抬时亦无力，服此五帖药后愈！

处方

炙甘草 15 克　　生白芍 50 克　　赤　芍 30 克　　忍冬藤 15 克
全瓜蒌 20 克　　木　瓜 10 克　　火麻仁 15 克　　枳　实 10 克
鸡血藤 12 克　　当　归 10 克　　焦决明子 15 克　　青　皮 10 克　七帖

【评】十诊方是古今录验续命汤去石膏(因不发热);加生白芍、全瓜蒌;明显见效。此方是芍药甘草汤加味。因患者素有便秘,故用药如此,足见先生深刻对“伤寒金匮”了解之深,有扎实的中医学功底。

十二诊 (9月13日)

大便2～3天一次,不成形,气胀屁多。舌质红苔根部黄略厚,边有齿痕;两脉沉涩而缓实。

处方

苍　术10克　　陈　皮6克　　厚　朴10克　　炙甘草10克
槟　榔15克　　生白芍20克　　枳　实10克　　六神曲10克
青　皮10克　　火麻仁12克　　香　附6克　　乌　药6克　　七帖

另配:元明粉12克、生大黄10克,酌情使用。三天不大便就加入,否则不必加。

十三诊 (11月15日)

大便2～3天一次,不稀不干。服上方不曾加用元明粉,生大黄。舌质淡红苔白腻;两脉沉实。

处方

柴　胡10克　　枳　壳10克　　生白芍50克　　炙甘草15克
锁　阳15克　　肉苁蓉30克　　独　活6克　　川　断15克
火麻仁12克　　十帖

2021年1月25日,患者来电反馈:上方断断续续服了二十帖,服药依从性差。大便以前经常4～5天一次,现在基本2～3天一次,偶有4～5天一次。

医嘱:按时按量认真服药。

十四诊 (2月18日)

大便2天一次,排便困难,但一直不加用元明粉、生大黄。舌质淡红,苔白;右脉弦涩,左脉沉。

处方

柴　胡10克　　枳　实10克　　生白芍50克　　炙甘草15克
火麻仁15克　　瓜蒌仁10克　　瓜蒌皮10克　　焦决明子15克
当　归10克　　桃　仁6克　　苦杏仁10克　　紫　菀10克　　十帖

十五诊 (8月30日)

大便1次/天,很困难。两踝肿,左踝更重。舌质淡苔薄白;脉沉实而涩。

处方:鸡鸣散加味(见附录一)再加茯苓15克、猪苓15克、半枝莲10克。　　五帖

十六诊 (10月24日)

前症，脚踝肿好转。

处方：原方去半枝莲、茯苓、生姜；加生白芍50克、枳实10克、火麻仁12克、大生地50克。 七帖

十七诊 (11月20日)

前症，左踝肿。

处方

生白芍50克	炙甘草10克	猪茯苓各15克	麦　冬15克
泽　泻6克	生米仁15克	北沙参15克	车前子10克
桑白皮15克	生槐米30克	枳　壳10克	十帖(于两周内服完)

十八诊 (12月19日)

上方不见效。腿脚仍肿。舌质红苔薄；两脉缓滑。

处方

鱼腥草15克	射　干4克	蜜紫菀10克	桔　梗4克
百　部10克	桑白皮12克	枇杷叶30克	杏　仁10克
全瓜蒌15克	淮小麦30克	炙甘草9克	大　枣5枚　五帖

【注】肃肺汤(前十二味)加开心果15克。

患者反馈：脚肿明显减轻。

【评】因患者心脏有问题，方中似可用丹参、川芎、茯苓。此方从肃肺着手，治疗脚肿效果不比鸡鸣散加味差。先生也经常用肃肺汤及肃肺降压汤(见附录一)化裁治疗高血压。识者宝之。

【9-23】乳房肿瘤手术后

戴某，女，67岁。

初诊 (2012年8月30日)

右乳房肿瘤手术后，左胁肋下积液。左下腹作响，似放屁声，胃呃气。血糖高。就诊前，已服中药，大便畅而泻。舌质紫绛苔白；脉滑数而硬(似革脉)，弦劲。

处方

旋复花15克	代赭石15克	党　参15克	炙甘草10克
姜半夏10克	生　姜五片	大　枣五枚	黄　连3克

全瓜蒌 15 克　枳　实 10 克　生白芍 10 克　沙罗子 15 克
川楝子 10 克　延胡索 10 克　竹　茹 15 克　枇杷叶 30 克
甜杏仁 10 克　山慈菇 10 克　五帖

辅助：雪羹汤(海蜇头 50 克、荸荠 10 只)，每天服。

二诊　(9 月 10 日)

服上方五帖见效。今咽哑，发热，手臂痛，肋下积水严重，已住院。

处方

鲜蒲公英 80 克　鲜乌蔹莓 80 克　五帖(每日煎汤服代茶)

三诊　(9 月 18 日)

胸背当心而痛。每晚体温 37.5℃，最高不超过 38℃，晨起退烧。胸膜渗液，抽水四次，拒绝放化疗。眠时不安。糖类抗原 125(CA125)值高达1 000 U/L。胃口可，大便正常。舌质红苔少；脉滑数而弦硬。

处方

沙罗子 30 克　全瓜蒌 30 克　薤白头 15 克　枳　实 10 克
生白芍 30 克　山慈菇 15 克　天花粉 15 克　八月扎 10 克
藤李根 20 克　十帖

辅助：蒲公英 50 克、乌蔹莓 50 克，另煎汤吃。

五诊　(9 月 25 日)

胸积液又多，热度时有时退，今已出院。大便畅，胃口差。胸背痛。

处方：上方加半边莲 20 克、独脚莲 15 克、白花蛇舌草 30 克、柴胡 10 克、延胡索 10 克、川楝子 10 克。　三帖

六诊　(9 月 30 日)

夜胸闷痛，虚汗多，干咳无痰，胸胁积液。眠不安。大便畅。舌质淡苔薄白，边有齿痕，舌体胖；脉滑弦硬而数。

处方

沙罗子 30 克　全瓜蒌 30 克　薤白头 15 克　姜半夏 10 克
黄　连 3 克　枳　实 10 克　生白芍 30 克　山慈菇 15 克
天花粉 15 克　八月扎 10 克　泽　泻 10 克　槟　榔 15 克
泽　兰 10 克　黑　丑 2 克　五帖

辅助：服米仁汤。

患者反馈：前二帖不见泻，第三帖用黑丑 4 克，服药后嗜睡。略泻。眠安，胃口一般。

医嘱：明天再服一帖。然后原方去黑丑，再配五帖。

七诊 （10月18日）

右边乳房刀疤及膻中穴闷痛。眠可，大便畅。舌质红苔白，边无瘀色。

处方

沙罗子30克	生白芍30克	泽　兰10克	全瓜蒌30克	
山慈菇15克	泽　漆5克	漏　卢10克	泽　泻10克	
天花粉15克	八月扎10克	半边莲20克	独脚莲15克	
枳　实10克	白花蛇舌草30克	姜半夏10克	黄　连3克	十帖

患者反馈：服上方泻过1～2次，很舒服。在服用米仁汤、乌蔹莓、蒲公英汤。

八诊 （10月28日）

左胁下不适，干咳好多了，胸闷减轻。汗出不多，虚汗少。胃口不好。大便畅1～2次一日。眠不安。舌质淡苔薄白；脉滑数。效不更方。

处方：原方去姜半夏、黄连、独脚莲；加山茱萸20克、冬葵子10克。　　十帖

【评】此处原方得效！似不必加减。

九诊 （11月17日）

前几天腹泻，眠不安，胃不适，气胀。舌质红苔白；左脉弦滑数，右脉滑数。

处方：上方加延胡索10克、川楝子10克。　　十帖

【注】此案是先生治肿瘤手术后而拒绝放化疗的案例。该患者后来服药依从性比高，癌细胞已扩散，于2014年4月去世。此案用方先后系小陷胸汤、旋复代赭汤、瓜蒌薤白汤加减。始终用王道之方应对，亦没有用大剂量、数十味大方。

【9-24】甲　亢

潘某，女，24岁。

初诊 （2018年12月16日）

主诉：二胎产后四十天，月经未来，恶露净。因脖子粗就诊，诊断为甲亢停止哺乳。

既往史：痛经、口渴、盗汗。

大便正常。舌质红苔薄黄；两脉滑数。

处方

丹　皮10克	柴　胡10克	生白芍10克	茯　苓12克
天花粉12克	生山栀10克	当　归10克	焦白术10克

炙甘草 6 克　象贝母 12 克　夏枯草 15 克　煅牡蛎 20 克
玄　参 20 克　穞豆衣 15 克　连　翘 10 克　十帖

每服五帖，停一天，60 天为一个疗程。

二诊　(2019 年 1 月 6 日)

元旦前后来月经，乳房略胀。大便硬。舌苔白腻，边有齿痕；脉细滑。

处方

昆　布 6 克　海浮石 15 克　雷　丸 6 克　柴　胡 10 克
生白芍 10 克　当　归 6 克　焦白术 10 克　茯　苓 12 克
炙甘草 6 克　象贝母 12 克　天花粉 12 克　夏枯草 12 克
煅牡蛎 15 克　玄　参 20 克　忍冬藤 15 克　十帖

辅助：雪羹汤(海蜇头 50 克、荸荠 10 只)，每天煎汤服。

三诊　(2 月 10 日)

月经延期，上个月初来经，至今未行。大便畅。眠不安。舌质深红苔黄白；脉沉滑。

处方

当　归 10 克　赤　芍 10 克　炙甘草 6 克　茺蔚子 12 克
茯　苓 12 克　焦白术 10 克　柴　胡 6 克　益母草 15 克
丹　皮 10 克　桃　仁 6 克　丹　参 12 克　合欢皮 10 克
夜交藤 15 克　酸枣仁 10 克　十帖

四诊　(3 月 2 日)

眠差，需要照料婴儿，通常凌晨方入睡。大便畅。舌质红苔薄黄，边有齿痕；两脉滑缓。

处方

夏枯草 12 克　忍冬藤 12 克　昆　布 12 克　竹　茹 10 克
香　橼 10 克　神　曲 10 克　佩　兰 6 克　桔　核 5 克
陈　皮 5 克　连　翘 10 克　生牡蛎 10 克　茯　苓 10 克
浙贝母 10 克　生白芍 10 克　合欢皮 20 克　夜交藤 30 克
酸枣仁 10 克　十帖

五诊　(4 月 13 日)

同前症。

处方：上方去陈皮、神曲；加海浮石 15 克、山慈菇 10 克。　十帖

六诊 (7月19日)

颈部依旧感觉粗,天突穴上有一突起。上个月月经至。大便干燥。眠不安。舌质红苔白;脉象缓涩。

处方: 首方去丹皮、山栀、夏枯草;加川楝子10克、漏芦10克。　　十帖

【评】 女子20岁至60岁左右,此种良性瘿瘤多见。中医认为无需切除,更不必立即停止哺乳。对症调理后稳定即可。带病延年者甚多,终老亦未见恶变。

十 案 例(10-01~10-45)

【10-01】心脏病、气喘

林某,女,82岁。

初诊 (1985年1月27日)

心脏病,胸闷。痰多,气喘急促,需要吸氧。高血压病史。脊柱弯曲。舌苔黄腻。

处方

清竹茹12克　枳　壳6克　清炙草5克　姜半夏6克
茯　苓9克　陈　皮5克　石菖蒲5克　天竺黄7克
桔　梗5克　前　胡9克　荆　芥6克　三帖

二诊 (2月1日)

前症略有好转。大便不爽,咽干。仍时常接氧气。

处方:上方去石菖蒲、天竺黄、前胡、荆芥;加厚朴6克、苦杏泥9克、天花粉10克、大力子9克、瓜蒌仁9克、玄参12克、川贝粉3克、鲜竹沥200毫升。　七帖

三诊 (2月10日)

胸闷依旧。眠安。气急减轻,痰吐得爽。大便畅。唯眼睛似睁不大开。

处方:温胆汤加旋覆花10克、枇杷叶15克、厚朴6克、苦杏泥9克、玄参15克、黄芩6克、鲜竹沥200毫升。　五帖

【注】自己一直配合常服复方丹参片、麝香保心丸、降压片、硝酸甘油片等药。对治疗心脏病,胸闷等也是有帮助的。

四诊 (3月3日)

胸闷气阻,人多、黄昏、雨天则气闷更甚。眠安,大便畅。脉不结代。

处方

茯　苓9克　淮山药15克　炙甘草5克　枳　壳6克
厚　朴6克　苦杏仁9克　薤白头6克　瓜蒌仁9克

天花粉9克　　鲜竹沥200毫升　　川桂枝3克　　七帖

3月13日,患者来信反馈:基本康复,惟黄昏时有些胸闷,已不吸氧了。

【评】此症善后用肃肺法,巩固疗效,似更佳!

【评】本书一律不写明患者与先生的亲属关系。先生经常说,一个医生从来不敢为直系亲属治病,何必学医?何以取信于人?

【10-02】眩晕、恶心、耳鸣

于某,女,49岁。

初诊　(1998年4月7日)

头晕旋转感,恶心耳鸣多年。服步长脑心通等药物,静滴葡萄糖均未除根。来沪求诊。前额头紧促状,脑血流不畅。大便1天一次,成形。舌质红苔少。

处方

柴　胡9克　　天花粉10克　　当　归10克　　穿山甲9克
桃　红6克　　红　花3克　　熟　军3克　　清炙草6克
川　芎9克　　钩　藤12克　　香　附6克　　广地龙12克

五帖(加黄酒50毫升与水共煎)

二诊　(4月13日)

服药后明显见效,大便并不溏泄,效不更方。

处方:原方用穿山甲6克、熟军5克;加桑叶12克、菊花10克。

七帖(加黄酒50毫升与水共煎)

服了两帖自觉舒适,头晕不发,余下五帖带回服用。

患者反馈:已痊愈。

【10-03】痤　疮

葛某,女,19岁。

初诊　(1998年3月15日)

面部发痤疮、疹点等。大便正常。舌质红苔少;脉细滑。按肺热、血热治之。此等方未必见咳嗽、咽痛之表证而用也。

处方

银　花 10 克	连　翘 6 克	马兜铃 9 克	赤　芍 10 克
桑　叶 10 克	菊　花 10 克	紫　草 9 克	枇杷叶 20 克
紫　菀 9 克	丹　皮 9 克	白　前 9 克	甜杏仁 9 克
半枝莲 6 克	蒲公英 15 克		七帖

患者反馈：治愈，不复发。

【10-04】口疮、面部皮肤干燥

王某，女，25 岁。

初诊　（1997 年 11 月 1 日）

心经热重，口疮多发。今面部皮肤干燥。眠安，纳少，大便解而不畅。舌质红苔少；脉浮细而滑。

处方

川石斛 10 克	生槐米 15 克	生米仁 15 克	银　花 12 克
赤　芍 10 克	丹　皮 10 克	紫　草 9 克	生　地 15 克
天麦冬各 10 克	玉　竹 12 克	知　母 6 克	马兜铃 10 克
白　前 9 克	枇杷叶 20 克	竹　叶 9 克	七帖

二诊　（11 月 9 日）

口渴已除，面部皮肤滑。大便量多。舌苔白质淡。

处方：原方十帖。

三诊　（11 月 22 日）

口不渴，面部皮肤发红疹，皮肤干脱屑。大便时干燥。舌苔薄舌质红；脉沉细滑。

处方

桑白皮 15 克	地骨皮 15 克	桑　叶 15 克	天麦冬各 10 克
生槐米 30 克	赤　芍 12 克	紫　草 9 克	玉　竹 12 克
生　地 15 克	丹　皮 10 克	银　花 12 克	知　母 6 克
马兜铃 10 克	白　薇 12 克	枇杷叶 20 克	玄　参 15 克

十四帖

四诊　（12 月 6 日）

口不渴，口角偶有疱疹发出。眠安，大便畅而润。舌质红苔少；脉缓微滑。

处方：原方去赤芍、紫草、银花；加车前草 10 克、芦荟 6 克；倍用生地黄、二冬。

七帖

医嘱：如服药后腹泻便溏则减芦荟。

1999 年 1 月 9 日，患者来信反馈：面部皮肤正常，并不说起服芦荟味苦及腹泻等。

【10-05】习惯性便秘

朱某，女，48 岁。

初诊 （10 月 20 日）

口干，关节疼，大便常秘。舌苔薄白而腻；脉浮数而滑。

处方

柴　胡 9 克	生白芍 9 克	枳　实 9 克	清炙草 9 克
生　地 30 克	玄　参 30 克	麦　冬 30 克	生槐米 30 克
炒决明子 20 克	马兜铃 10 克	生首乌 30 克	汉防己 10 克　五帖

【注】四逆散合增液汤，本治习惯性便秘。方中马兜铃是从“肺与大肠相表里”理论，帮助通便。

【10-06】肾虚阴亏、高血糖

殷某，男，76 岁。

初诊 （2000 年 11 月 16 日）

主诉：高血糖。时呼吸急促，痰多头晕。

眠可，偶有便溏，纳可。舌质淡苔薄；两脉浮滑而实。

肾虚阴亏，治宜补肾阳益肾阴。

处方

熟　地 15 克	茯　苓 10 克	山茱萸 5 克	丹　皮 9 克
淮山药 15 克	泽　泻 6 克	枸杞子 10 克	菊　花 9 克
怀牛膝 10 克	车前子 10 克	五味子 3 克	麦　冬 10 克
肉　桂 3 克			六帖

11 月 29 日，患者来信反馈：服药后，咳嗽与痰显著减少，尿糖正常了，血糖有点升高。

医嘱：原方照服十帖。服完后，病转稳定，建议再服七至十帖。以新鲜山药蒸熟当点心吃，辅助治疗高血糖。

【10-07】精神分裂症、眩晕、恶心、耳鸣

顾某，男，19岁。

初诊　(1997年10月12日)

现病史：家属诉该青年入院前肢体麻木一个月，四肢抽搐，精神亢奋，思维紊乱，行为异常，如打骂家人等，事后后悔。1997年9月19日入精神类专科医院诊治，诊断为脑炎，精神分裂症，癫痫；院内给予地塞米松、青钾、甘露醇、卡马西平治疗，抽搐未再发作；使用氯丙嗪等镇静药物针对精神症状治疗，症状无好转。

主要体检结果：肌酸激酶(CPK)562 U/L偏高，乳酸脱氢酶(LDH)256 U/L偏高，谷草转氨酶(AST)1 U/L正常。三大常规、肝肾功能正常。

精神类专科医院建议转入该院接受长期治疗，家属不同意，于10月6日出院。

出院后请余诊治。问询后得知，该青年长期熬夜通宵打游戏，生活无规律，也不与人社交。有虚汗多，眩晕、恶心、耳鸣、目疼、腿脚麻等症，头部曾有外伤。眠不安，眠中有胡话。四肢抽搐，精神兴奋，有攻击行为。大便1次/天。舌质淡苔白，边有齿痕；脉虚数。

处方

柴　胡6克	天花粉9克	当　归9克	穿山甲6克
桃　仁6克	红　花4克	清炙草4克	川　芎9克
香　附9克	钩　藤12克	广地龙9克	桑　叶9克
菊　花9克	苦丁茶9克	熟　军4克	煅龙牡各15克
全　蝎1对	生白芍18克	羚羊角粉0.6克	煅磁石30克
珍珠母30克			

七帖(加黄酒60毫升，与水一起煎药)

二诊　(10月19日)

服药4～5天后，病情得到控制。服安定片后能眠，抽搐症状减轻。眠安则翻身次数减少，虚汗减少，梦话减少。头晕减轻，但走路时间长仍会晕。原方见效明显，原方加减。

处方：原方去桑叶、菊花、苦丁茶、龙牡、磁石、珍珠母、生白芍；加天麻10克，猴枣散0.3克/支。　七帖

三诊 (10月25日)

家属观察其夜间仍有抽搐症状。纳可,大便正常,2次/天。头已不昏,不日可以上班。

此病因骑自行车跌撞之后诱发,始觉右脚麻,继右眼痛,视力减退,随即出现四肢抽搐。两个月前高热39℃。脑炎依据不足。病情有所好转,嘱停服安定片。拟以安神宁心为要。舌质淡苔少,有裂纹;脉细滑。

处方:温胆汤加酸枣仁、煅龙牡、石菖蒲、川郁金、远志、马宝(吞)0.6克。

七帖(如无马宝,可用羚羊角粉0.6克)

四诊 (11月1日)

口不渴,眠安神宁,偶手足抽搐一下,时有自语现象。舌苔白质淡;脉虚数。

医嘱停西地林、辅酶Q10、丹参片。

处方

桂　枝5克　生白芍15克　炙甘草6克　生　姜3片
大　枣5枚　煅龙牡各30克　代赭石15克　钩　藤12克
知　母6克　桃　仁6克　广地龙12克　马　宝0.6克　七帖

医嘱:可进入常规。

五诊 (11月8日)

已工作两个半天,神智正常。眠安,上半夜较多动,但非抽搐。据其母说发病前每夜有黏白痰,今已无痰。舌质淡苔白;脉也转缓。

处方

姜竹茹12克　枳　实6克　南　星6克　姜半夏9克
菖　蒲6克　远　志9克　钩　藤12克　煅龙牡各30克
陈　皮6克　清炙草6克　朱茯神12克　北秫米10克
广郁金6克　马　宝0.9克(晚吞)　羚羊角粉0.6克(下午吞)　七帖

六诊 (11月15日)

眠偶有梦话,基本安宁,神清。此前经常独自一人在房间里玩游戏机通宵达旦,引起神志丧乱也。舌苔白质淡,有裂纹;脉细滑而数。

处方

桂　枝3克　生白芍12克　知　母6克　黄　柏3克
生　地15克　山茱萸6克　丹　皮9克　泽　泻10克
茯　神12克　淮山药15克　煅龙牡各30克　七帖

七诊 (11月22日)

眠安,有痰。舌苔白质淡;脉滑。

处方： 11月8日方去羚羊角粉；加象贝母10克。 七帖

八诊 （11月29日）

夜寐翻身多，时抽搐状。已停止玩电子游戏。

处方： 11月8日方去龙牡、北秫米、羚羊角粉；加煅石决15克、桃仁6克、丹参12克、赤芍9克、红花5克、桑叶10克、菊花10克。 十四帖

【注】 痰多可兼用白金丸，因无货未服。

12月5日，患者来电反馈：夜寐抽搐较多于前。

医嘱：剩下七帖药加羚羊角粉6克/帖。如抽搐不减轻，下次可用全蝎、蜈蚣。

九诊 （12月14日）

略有似抽搐状态，眠安。大便2～3次/天。纳可。舌质淡苔少，脉略弦滑不数。

处方

桃仁6克	红花5克	丹参12克	赤芍10克
川石斛12克	代赭石15克	全蝎一对	僵蚕10克
桑叶10克	菊花10克	知母6克	菖蒲6克
远志9克	天竺黄10克	川郁金6克	青蒿9克
钩藤12克	羚羊角粉0.6克		十帖

十诊 （1998年1月3日）

口微渴，眠不安多梦。大便正常。舌质淡红苔白；脉缓不数。

处方： 六味地黄丸五瓶，天王补心丹二瓶晚上服。

羚羊角粉60支，0.3克/支，每天服用0.6克，于下午吞服。

马宝散60支，0.3克/支，每天服用0.6克，于晚上吞服。

十一诊 （3月21日）

前几日高热。舌质淡苔白；脉滑略数。

处方： 知柏地黄丸五瓶，天王补心丹两瓶，羚羊角粉0.6克×20支，马宝0.3克×20支。服法同前。

患者反馈病愈，此后未来复诊。

【10-08】贲门黏膜病变

臧某，男，49岁。

2002年1月4日，某医院电子胃镜报告显示：

1. 贲门增生性病变;

2. 慢性浅表性胃炎。

内镜图像描述:贲门部齿状下方右侧壁有一黏膜隆起,大小约 3 cm×2 cm,表面黏膜光滑,基底部起始不清楚。

2002 年 1 月 8 日,市某医院电子胃镜报告显示:

1. 贲门黏膜病变(平滑肌瘤可能)。

2. 胃窦炎,局部糜烂,局部萎缩。

建议定期复查,必要时手术。

初诊 (2002 年 1 月 4 日)

中脘部隐痛。平时喜烫口之饮,常有应酬,豪饮白酒,醉倒多次。长期情绪不畅,工作过度疲劳,形体消瘦,特别是近期瘦了近 10 千克。舌质暗红苔白,舌体胖;两脉弦细。

处方

全当归 10 克	焦白术 10 克	炙甘草 6 克	枳　实 6 克
生白芍 12 克	柴　胡 5 克	茯　苓 12 克	延胡索 9 克
川楝子 9 克	王不留行 6 克	水红花子 6 克	生　姜 3 片
薄　荷 1.5 克	荸　荠 10 只	海蜇头 50 克	十帖

二诊 (1 月 24 日)

共服上方二十帖。服上方口臭已除,胃脘部隐痛已除。仍畏寒,乏力,眠不安,有白痰,别无所苦。大便每天两次,不成形。今舌质暗红苔白已转轻,有正常红色之象;脉滑缓而软。

处方

党　参 12 克	焦白术 10 克	茯　苓 12 克	炙甘草 9 克
生黄芪 60 克	陈　皮 5 克	升　麻 3 克	柴　胡 5 克
姜半夏 6 克	当　归 10 克	枳　实 5 克	枸杞子 15 克
王不留行 6 克	水红花子 6 克	大　枣 5 枚	生　姜 3 片　十帖

另配:山药、藕粉辅助,雪羹汤每天吃。

三诊 (2 月 3 日)

前几天小腹肚脐下痛,不适。舌质淡紫苔薄白;左脉细滑,右略细缓。

处方

党　参 12 克	焦白术 10 克	茯　苓 12 克	炙甘草 9 克
陈　皮 5 克	姜半夏 6 克	淡干姜 2 克	天花粉 12 克
炒枳壳 6 克	姜川连 1.5 克	全瓜蒌 15 克	水红花子 6 克　十帖

每天另服雪羹汤辅助。

【注】此方结构精巧，合六君子汤、理中汤、小陷胸汤于一方。

四诊 （2月18日）

饮食后觉口腻发酸，打嗝。畏寒。眠安，纳可。大便正常，小便气味较重。舌质淡紫苔薄白；脉细滑而缓。建议吃粥、烂饭、藕粉、山药为妥，切忌刺激性食物影响病灶。

处方

开心果20克	水红花子6克	天花粉12克	煅瓦楞15克
九香虫6克	煅牡蛎15克	党　参12克	焦白术10克
茯　苓12克	陈　皮5克	炙甘草6克	乌　梅3克
淡干姜2克	川　连1.5克		十四帖

每天另煎服雪羹汤。

【评】后四味是曹鸣伯前辈所传调胃四逆汤，其中甘、酸、苦、辛称为四逆。此案先生已经考虑到肿瘤的可能，可见常见病与肿瘤的用药没有绝对的鸿沟。

五诊 （5月7日）

汤药虽停，诸症减轻。雪羹汤长服至5月7日。今起床口干，胃部不适。

处方

党　参10克	焦白术10克	茯　苓10克	炙甘草5克
陈　皮3克	姜半夏6克	麦　冬10克	玉　竹10克
天花粉12克	水红花子6克	全瓜蒌12克	延胡索10克
生　姜3片	大　枣5枚		十帖

患者反馈：病愈。十年后再见，已彻底康复。

【评】此案患者服药非常认真，成功避免一次手术。这类病症尽早、正确的治疗，恶变的可能极小。

【10-09】咳嗽、额上生疮

张某，女，42岁。

初诊 （1998年3月7日）

感冒后一直未治愈。

此等病症“补”“攻”均不对。

处方

荆　芥 9 克	生甘草 6 克	桔　梗 6 克	生紫菀 9 克
白　前 9 克	前　胡 9 克	百　部 9 克	桔　红 9 克
姜半夏 9 克	象贝母 9 克	苦杏泥 9 克	马兜铃 9 克
炙枇叶 20 克	大力子 9 克	枳　壳 6 克	十帖

【注】此止嗽散加味。肃肺化痰就是止咳,续透表邪防外邪内陷。忌海鲜、发物很要紧。

二诊　(3 月 15 日)

咳嗽已减,吐黄白痰,咽干而痛。眠少,大便正常。舌苔白腻;脉细滑。

处方

竹　茹 12 克	枳　壳 6 克	姜半夏 9 克	清炙草 6 克
茯　苓 12 克	陈　皮 9 克	连　翘 9 克	银　花 12 克
马兜铃 10 克	枇杷叶 30 克	北沙参 15 克	川象贝各 9 克
苦杏仁 12 克	白　前 9 克	黄　芩 6 克	荆　芥 6 克　十帖

【注】处方用药不惜工本——川贝 9 克,应用则用!方中药味较多,似可约束在十三至十五味。先生处方皆有依据,初诊方是止嗽散底子,二诊方是温胆汤底子。

四年后,又初诊　(2012 年 1 月 4 日)

咳嗽自去年三月份,至今未愈。阴虚体质,无痰干咳。拟止嗽散加味,忌海鲜!

处方

荆　芥 5 克	生紫菀 10 克	桔　梗 5 克	生甘草 5 克
炙苏子 5 克	前　胡 10 克	炙白前 10 克	茯　苓 10 克
象贝母 10 克	苦杏仁 10 克	五味子 5 克	北沙参 15 克
竹　茹 10 克	厚　朴 10 克	枳　壳 5 克	五帖

二诊　(1 月 13 日)

服完五帖,几乎无效!咳而无痰已久,咳甚则遗尿。服上方大便有些不成形,因咳会突发心悸。此咳已久,与心脏有关,无表证。

处方

炙远志 10 克	山茱萸 5 克	五味子 5 克	苏　子 10 克
陈　皮 4 克	当　归 10 克	炙甘草 10 克	北沙参 15 克
麦　冬 15 克	姜半夏 5 克	枇杷叶 30 克	前　胡 10 克
淮山药 15 克	桑　叶 10 克	厚　朴 10 克	五帖

春节后，患者来电反馈：大年初四咳嗽好了几天，上方有效。近期又发，只服了五帖药。

医嘱：继续服原方，服满二十帖。

2月19日，患者来电反馈：前几日咳嗽好些了，上方服十五帖。

三诊 （2月25日）

干咳无痰，随时会咳，但比前瘥。可见上方有效，希望彻底治愈。

处方

平地木 15克	紫　菀 10克	款冬花 10克	枇杷叶 20克
北沙参 12克	麦　冬 12克	五味子 5克	七叶一枝花 10克
虎　杖 15克	覆盆子 12克	淮山药 15克	大力子 10克
白　前 10克			

五帖

【注】 咳甚则遗尿，所以用覆盆子、山药；炎症顽固，所以用七叶一枝花、大力子；护心，所以用生脉散。用心可谓周到。

10月1日，当面反馈：此方服完五帖，咳嗽没有马上痊愈，但方后劲足，服药后的十几天后，不咳嗽了。

三年后，又初诊 （2014年5月19日）

57岁。额上长一包块，红肿热痛，大小5 cm×5 cm。服消炎药物无效。患者不接受手术治疗方案，请余诊治。

处方

银　花 20克	蒲公英 20克	紫花地丁 20克	生甘草 10克
连　翘 15克	大青叶 20克	黄　芩 6克	生山栀 12克

五至十帖

忌海鲜、发物，吃得清淡些。

另配：疱块表面用金黄散、蛋清调敷，纱布盖护。

【注】 越是远程诊治的用药，越考验医者的功底。

患者来电反馈：有效！

三年后，又初诊 （2017年1月2日）

偶有心律不齐。便秘，2天一次。眠不深，多梦。自觉出汗。眼睛发酸、目珠不适。舌质红苔薄白，略显裂纹；脉沉滑。

处方

炙甘草10克	生黄芪10克	党　参10克	茯　苓12克
茯　神12克	川　芎3克	当　归6克	柏枣仁各10克
炙远志6克	肉　桂3克	五味子3克	丹　参12克
麦　冬12克	合欢皮12克	首乌藤12克	十帖

【评】肾咳补肾,心咳养心,此养心汤是治其本。不仅安神宁心且预防咳嗽复发。先生对老患者的体质了如指掌,有利于对症下药,单刀直入。

【10-10】顽固湿疹

王某,女,34岁。

初诊　(2014年11月2日)

湿疹,久治不愈;母女三代均患此病,可能有遗传关系。今浑身发疹,痒甚。两手掌有小水泡状疹,头皮下有疹,面、额部有脂溢性疱疹。大便正常。腰及背脊酸痛,产后曾受风寒。舌质淡红苔薄;脉沉细缓而无力。

处方

当　归10克	独　活5克	忍冬藤15克	生甘草5克
白鲜皮12克	连　翘10克	白蒺藜10克	生黄芪30克
地肤子12克	生白芍12克	制首乌15克	五至十帖

另配:神仙水2瓶外涂,忌海鲜、发物!

二诊　(12月8日)

原来背、头顶、额头均脂溢性皮炎,今不痒了,背部发疹减少,皮肤外观看上去好些。大便正常,眠可。月经量少。上月服药十帖,余认为服药未遵医嘱。患者反馈,服汤药后觉得恶心、胃痛。舌质淡苔薄,舌体胖。

【评】上方见效。治病容易识症难;一炮打响全在识症之功!

处方

川　芎5克	当　归6克	生白芍10克	熟　地10克
藁　本5克	生黄芪30克	丹　参10克	连　翘10克
生甘草5克	防　风3克	焦白术10克	陈　皮5克

十四帖

三诊 （2015年1月11日）

易感冒的情况好转，身上发疹减少且不痒了，头皮、手掌仍发疹，掌上小疱疹仍痒。畏寒。腰酸。眠多梦，大便畅。舌质淡苔薄；脉沉细无力。

处方

川　断12克	独　活5克	桂　枝3克	制首乌15克
川　芎5克	当　归6克	生白芍10克	生黄芪30克
焦白术10克	防　风3克	丹　参12克	苍耳子6克
豨莶草6克			

五帖

1月22日，患者来电反馈：症状反复，这几日头皮下又发，皮肤又痒。

四诊 （1月25日）

眠可，大便畅。头皮及身上有点痒，症状趋好转。舌质深红苔薄；脉沉细缓。

处方：上方去苍耳子、豨莶草（此两味平时临床上只暂用，不宜久服）；加白芷3克、藁本5克。

五帖

2月1日，患者来电反馈：有感冒，但皮肤仍无动静，症状趋于稳定。

2月13日，患者来电反馈：服上方稳定，身上未发，可见大效，效不更方，再配十帖。拟春节后复诊。神仙水可以涂面部及皮炎患处，可适当增加涂抹次数。

五诊 （3月23日）

皮疹发得很少，且不痒。可知上方继续见效！眠可，大便时秘。舌质淡苔薄白，舌体胖；两脉沉缓，涩而细，尺部无力（女性尺脉无力乃肾气亏也）。

处方

当　归6克	生白芍12克	熟　地12克	川　芎5克
桂　枝3克	炙甘草5克	火麻仁12克	生黄芪15克
茯　苓12克	丹　参12克	川　断12克	生　姜2片
大　枣4枚			

十四帖（20日内服完）

六诊 （4月20日）

皮疹几乎不发了。证实了上方大效！眠可，大便畅。舌质淡红苔薄；脉沉细弱，尺部无力。

处方

桂　枝5克	生黄芪15克	生白芍15克	焦白术6克
防　风3克	当　归6克	生熟地各10克	川　芎3克
独　活3克	川　断12克	忍冬藤15克	大　枣5枚
生　姜2片			

十四帖

【评】先生的诊治原则：治风先治血，血行风自灭。四物汤合桂枝汤及玉屏风散意。

【10-11】干性湿疹

马某，男，28岁。

初诊 (2015年1月10日)

曾就诊诊断为：干性湿疹。皮肤瘙痒，大便干燥，2～3天一次，已有两年多。今满身脱屑痒甚。舌质红苔少；脉滑数。

处方

桑白皮15克　地骨皮15克　麦　冬12克　玉　竹12克
生地黄15克　当　归5克　川　芎5克　苦杏仁10克
生甘草6克　生白芍10克　生麻黄3克　枇杷叶20克　五帖

【注】日后证明此方见效。

二诊 (1月17日)

痒减轻。今早起左眼圈红肿。大便干燥。潮热，口干。脉细弦而数。

处方

连　翘10克　银　花12克　忍冬藤15克　大青叶15克
桑白皮15克　桑　叶12克　稆豆衣10克　知　母6克
赤　芍12克　象贝母12克　丹　皮12克　天麦冬各15克
苦杏仁12克　生米仁12克　枇杷叶20克　五帖

1月19日，患者来信反馈：痒减轻。潮热。湿疹溃破分泌黏液。

三诊 (1月23日)

脱皮屑多，皮肤创面干燥后痒。四肢觉冷。患者自觉1月10日方效果明显，提示四物汤成分不宜减去。眠不安。大便不畅。今舌质红苔薄白，有裂纹；脉细弦而滑数。建议多吃米仁汤辅助治疗。

【评】先生已经觉察到单一滋阴凉血于病情无益。

处方

川　芎5克　当　归5克　生白芍10克　生地黄15克
桑白皮15克　地骨皮15克　连　翘10克　川　连5克
生山栀10克　独　活3克　白　芷3克　紫　草15克
生槐米15克　五帖

【评】下四诊记录可知此方大效。

四诊 （2月1日）

病情好转。眠安，痒减轻，皮疹不再分泌黏液。舌质红苔少；脉滑数。

处方：上方去川连、生山栀；加忍冬藤15克、制首乌15克。 五帖

五诊 （2月8日）

皮肤发热而痒。眠不甚安。大便畅。舌质红苔薄；脉弦滑数。

处方：1月23日方去白芷；加忍冬藤15克。 十帖

六诊 （4月19日）

大便正常，眠安，纳可。舌质红绛苔薄腻；两脉滑数。

处方

桑白皮15克	地骨皮15克	连　翘12克	银　花15克
桑　叶12克	菊　花12克	紫　草15克	生槐米15克
独　活3克	白　芷3克	蝉　衣3克	藁　本3克
大青叶15克			五帖

患者反馈：治愈。

【10-12】顽固湿疹

王某，男，55岁。

初诊 （2018年3月10日）

湿疹，痒甚。在当地久治不愈。大便不正常，时便秘，时通。舌苔黄腻；脉右关旺，左关缓。

处方

连　翘10克	银　花12克	忍冬藤30克	生甘草6克
紫花地丁15克	赤　芍12克	生米仁20克	黄　芩5克
枳　实6克	野菊花10克	桑白皮15克	童白蒺藜各12克
青　皮6克			十帖

另配：神仙水外涂。

3月21日，患者远程二诊：效不更方。

处方：上方去桑白皮。 十帖

三诊 (4月14日)

颈部发红色点、块状疹,痒。双腿胫骨侧发少量疹点,不痒。大便黏。药后餐前血糖6.9～7 mmol/L。血压服药前150/100 mmHg,服药后120/85 mmHg。舌质淡苔白腻,边有齿痕;脉如前。医嘱注意饮食,特别是酒、海鲜、麻辣食品等应节制,当忌则忌!

处方

连　翘10克	银　花12克	荆　芥5克	防　风3克
菊　花10克	制首乌20克	紫花地丁15克	赤　芍12克
炒米仁15克	刺蒺藜12克	桑　叶12克	十帖

药粉善后方

桑　叶30克	赤　芍45克	生白芍50克	苍　术60克
生甘草60克	陈　皮45克	炙甘草35克	北沙参60克
木贼草60克	荆　芥30克	枳　实60克	茯　苓60克
姜半夏45克	防　风30克	山茱萸50克	淫羊藿30克
刺蒺藜60克			

共研细末,2次/天,6克/次,温开水吞服。

另配:神仙水外涂。

2018年10月,患者来信反馈:治愈。

【注】此患者湿疹主要发在头面部、手背,不是风疹块。

【评】此案可作为诊治湿热湿疹的成功范例。

【10-13】面肿脚肿、气急

石某,女,42岁。

初诊 (1995年6月)

面肿,脚肿。服利尿药片维持,否则尿少。汗多。每到下午有气急状。习惯性便秘。舌质淡苔少;脉沉细涩而缓。

处方

生黄芪15克	炙甘草9克	独　活5克	甜杏仁12克
汉防己10克	桂　枝6克	全瓜蒌15克	桃　仁6克
茯　苓12克	川怀牛膝各9克	薤　白15克	二十八帖

【注】经方防己茯苓汤加味,治皮水。

二诊 （10 月 28 日）

面肿退，明显见效。

转方五苓散：桂枝 6 克、茯苓 12 克、猪苓 12 克、焦白术 9 克、泽泻 9 克。 七帖

三诊 （11 月 18 日）

口渴。面未肿，服二帖即停服氢氯噻嗪。汗已不出，已无气急等症状。眠可，纳可。大便不畅。舌质淡苔少；脉沉细缓。

处方

肉苁蓉 30 克	生首乌 15 克	锁　阳 15 克	柴　胡 9 克
枳　壳 9 克	生白芍 9 克	清炙草 9 克	麦　冬 15 克
生槐米 30 克	泽　泻 9 克		七帖

四诊 （12 月 24 日）

续服 10 月 28 日方七帖。停用二诊（10 月 28 日）药后至今未见脸肿，仅夜寐略盗汗，口干不欲饮。畏寒。今舌质淡苔薄白，舌体胖；脉细弦缓。

处方

熟　地 18 克	山茱萸 9 克	泽　泻 9 克	茯　苓 12 克
丹　皮 6 克	淮山药 18 克	枸杞子 12 克	淡附片 6 克
肉　桂 5 克	怀牛膝 12 克	仙灵脾 10 克	锁　阳 6 克
菟丝子 10 克	杜　仲 10 克		十四帖

【评】如见脚肿、脸肿也可加车前子。

1996 年 1 月 15 日，患者来电反馈：盗汗除，情况良好。

【10-14】肝失疏泄、夜睡小腿抽筋

陈某，女，70 岁。

初诊 （1993 年 10 月 16 日）

心境不畅，肝失疏泄。口腔溃疡。肝胆区、背脊胀痛，小腿时痉挛。眠不安，大便时秘。舌质绛苔薄；脉涩不扬。

通过把脉即得出患者内心烦闷的结论，后证实确实如此，患者丈夫工伤。当日就诊在场患者均对把脉功底表示敬佩。

处方

当　归 9 克	生白芍 9 克	柴　胡 10 克	茯　苓 10 克

焦白术9克　清炙草5克　丹　皮9克　生山栀9克
煨姜2片3克　薄　荷1.5克　煨益智仁4克　台乌药4克
连　翘9克　大　枣7枚　桔　叶9克　荔橘核各12克
青　皮4克　金铃子9克　延胡索9克　三帖

二诊　(11月27日)

上方很见效。大便不爽,但并不干燥,时有尿感。舌质红苔薄;脉沉。

原方:加路路通10克、柏枣仁各15克。　五帖

三诊　(12月5日)

口不干,大便每天量不多,眠安,胃口有味。舌质红苔白;脉转滑象。

处方:上方去丹皮、生山栀;加炙龟板15克、炙鳖甲15克、竹茹12克、枳壳5克。

五帖

【评】处方药味似可略加约束。

三月后,又初诊　(3月5日)

心情郁闷,眠不甚安。腹胀,大便解而不畅。脉涩不流畅。

处方:温胆汤加苏梗9克、生白芍12克、川朴6克、川楝子9克、延胡索6克。

五帖

二诊　(3月13日)

腹胀愈。腿膝时酸,头皮下时痛。口时渴。眠不安,大便少,纳可。舌质淡红苔薄;脉滑数。

处方

北沙参10克　麦　冬10克　生地黄12克　杞　子12克
当　归9克　川楝子6克　路路通9克　茜　草5克
生白芍9克　赤　芍9克　香　附3克　十四帖

【注】前六味药是一贯煎。

三诊　(3月27日)

口淡无味,牙龈浮肿。左膝痛,经络不畅与呼吸相应。心情郁闷。脉滑数。

处方

竹　茹12克　枳　壳5克　姜半夏6克　陈　皮3克
茯　神12克　清炙草6克　明党参12克　麦　冬12克
玄　参15克　草河车9克　薄　荷1.5克　川楝子6克　七帖

四诊 （5月4日）

偶咳嗽，肝胆区仍有不适。时失眠，大便正常。脉郁不畅。

处方：上方加甜杏仁9克、北秫米10克。 七帖

五诊 （5月15日）

气管炎，咳嗽，口不干。舌质深红苔薄；脉较前流畅。

处方：上方去明党参；加枇杷叶30克。 十四帖

病情基本好转，未复诊。

一年后，又初诊 （1995年10月18日）

72岁。肝区不适，心情郁结。

处方：逍遥散加枳壳3克、厚朴3克、延胡索6克、金铃子9克、路路通9克、竹茹12克。 七帖

二诊 （11月4日）

背部筋牵不舒。口不渴，胃口好。舌质红苔少；脉沉滑。

处方

路路通9克	枳　壳3克	厚　朴花6克	川楝子9克
茯　神9克	清炙草3克	竹　茹12克	香　附3克
陈　皮3克	威灵仙9克		

五帖

三诊 （1996年1月7日）

诉服上方后胃不适。今无咳嗽、吐痰症状，余用肃肺安神法，促进心肺循环。

【注】上方并无引起胃不适的药材。可见处方要对症，同时兼顾患者脾胃接受度，绝非易事。

处方：温胆汤加柏枣仁各9克、甜杏仁9克、马兜铃9克、紫菀9克、枇杷叶30克、丹参9克、川芎3克、生白芍10克。 五帖

四诊 （1月14日）

服上方见效。大便2天一次，原5天一次。夜睡小腿抽筋好转，眠不安改善。可见用肃肺法促进微循环的思路对头。

处方：原方加火麻仁12克。 七帖

【评】用肃肺法促进心肺循环，达到疏肝理气、润肠通便的效果。此乃师门独到之方法，安全有效且易复制。

五诊 （1月28日）

上方见效。眠安，胃中时胀，大便量少。舌质淡苔白；脉滑略数。仍从心肺着手，坚

持肃肺。

处方

枇杷叶30克	马兜铃9克	紫　菀9克	甜杏仁9克
柏枣仁各9克	火麻仁9克	丹　参9克	川　芎3克
川朴花6克	白　前9克	北沙参10克	七帖

【注】此方是肃肺化痰法;明显见效。患者连称神药,医者须记。此症本来脉涩,现滑脉,病情有所好转。肺与大肠相表里,如大便不畅可加用焦决明子15克或生槐米30克。

【注】马兜铃并非马兜铃碱!马兜铃这味药在药典中并未禁用!

六诊　(2月11日)

身上各处疼痛已减少,背仍觉筋板。原来需要坐轮椅,现已能小范围走动。胸廓舒畅。大便通畅,眠可,胃口好。胃有排空饥饿感,但又不想吃。

处方:原方去火麻仁、北沙参;加桑叶10克、桑枝12克。　七帖

七诊　(3月3日)

老年骨质疏松。眠一觉七小时。胃不适,胀气。原有胆结石,大便2～3天一次。脉有力,心律齐。

处方

竹　茹12克	枳　壳3克	陈　皮3克	茯　苓10克
炙甘草3克	姜半夏6克	川楝子9克	延胡索9克
桃　仁6克	甜杏仁9克	决明子9克	生槐米15克
全瓜蒌12克	黄　芩3克		七帖

【注】前六味为温胆汤,见附录一。

【10-15】经未净而行房

某某,女,33岁。

初诊　(1987年5月12日)

平时行经5～7天,今经未净而行房,犯忌。此后一周内见漏下乌黑瘀血,每日内裤上有少量血迹,小腹坠痛。

处方

川　芎6克	当　归9克	生白芍12克	生地黄12克

炒荆芥6克 黄　芩3克 川　断12克 姜半夏6克
益母草15克 制香附6克 清炙草12克 延胡索6克
炙龟板15克 煨　姜2片 五帖

患者反馈：服上方三帖见效。

【评】此等病症宜及时诊治，否则日久瘀血积于子宫，易引起炎症、带下等，诊治起来困难许多。方用芩荆四物合固经丸意。

医嘱：平时行经三天后，即可开始服归脾汤以统血，防经量过多。

【10-16】流感高烧

黄某，女，11岁。

初诊　(1998年12月31日)

流感发热，体温39℃。

处方：五虎败毒散加味。

苏梗叶12克 荆　芥10克 防　风5克 羌　活6克
独　活10克 柴　胡10克 前　胡10克 茯　苓12克
生甘草9克 桔　梗5克 枳　实10克 川　芎10克
生　姜3片 薄　荷3克 大力子6克 蒲公英15克
银　花15克 象贝母15克 五帖

【注】前十四味为五虎败毒散(见附录一)。

二诊　(1999年1月15日)

烧退，仅余几分热度，37.7℃。

处方

玄　参12克 天花粉10克 麦　冬12克 竹　叶6克
豆　豉9克 桑　叶9克 杭菊花9克 通　草3克
连　翘6克 三帖

患者来信反馈：服两帖热退净。

三诊　(1月26日)

感冒痊愈，要求增加免疫力。

处方

桂　枝3克 生白芍6克 炙甘草5克 生　姜2片

大　枣10枚　生黄芪10克　制首乌10克　制黄精10克　五帖

四诊　(1月30日)

四肢不温。

处方

蜜炙黄芪10克　生黄芪10克　制首乌15克　制黄精15克
当　归6克　桂　枝5克　生白芍10克　炙甘草6克
大　枣5枚　生　姜2片　五帖

【10-17】经行乳房痛

夏某,女,46岁。

微信初诊　(2009年12月11日)

经行乳房痛,膻中穴亦痛,每月提前4～5天行经。量多。血红蛋白52 g/L。平日畏寒,带下夹有褐色条状分泌物,疑有炎症。有胆囊炎病史。大便正常。眠可,纳可。

药粉处方

延胡索50克　金铃子50克　青陈皮各50克　枳　实30克
生白芍50克　茯　苓50克　神　曲50克　川　芎50克
生山栀50克　麦　芽70克　丹　皮30克　苍　术50克
香　附50克　丹　参70克　桂　枝30克　益母子70克
当　归50克

共18味研细末,2次/天,5克/次,温开水吞服。

二诊　(2010年初)

上方明显见效。

药粉处方: 原方去丹参、益母子;加生甘草50克、黄柏50克、橘叶50克、川断50克、川怀牛膝各50克、山茱萸100克;用青皮100克、枳实50克、丹皮50克。

共二十三味研粉,服法同前。

【注】 此甲乙两方稳当,是师门妇科常用的基本方,见效者非个案。

三诊,面诊　(2010年4月23日)

胸闷,腰椎、颈椎、左肩周受风寒酸痛。血压偏低,畏寒。经期提前,量多如崩状。带下色褐有血丝。大便正常,纳可。眠不安。舌质淡苔薄;脉沉细涩。

处方甲: 黑归脾汤原方,见附录一。　五帖

药粉处方

金铃子50克	延胡索50克	青　皮100克	陈　皮50克
橘　叶50克	丹　参60克	川郁金50克	当　归50克
川　芎30克	独　活30克	川　断50克	山茱萸50克
覆盆子50克	沙苑子50克	香　附30克	怀牛膝50克
炒黄柏30克	炒苍术50克		

共研细末,5克/次,每日两次,温开水吞服。

【注】面诊之前,患者行经两乳房已经无任何痛胀感。

10月10日,患者反馈:经行提前、黄带、乳房胀痛等症状均好多了。现仅右乳内侧,有小结节。

处方:仍配二诊方一料(二十三味)。

患者反馈:服药后见效。

【10-18】月经延期、手脚易肿胀

罗某,女,43岁。

初诊　(2010年4月23日)

主诉:月经延期15天,经量少。手脚易肿胀。口干、头昏、耳鸣、胸闷。腰、颈椎酸痛。

既往史:胆囊切除,中度脂肪肝。

身高1.62米,体重94千克。体丰。失眠,时有尿频、尿急,大便正常1～2次/天。舌质红苔少;脉沉滑而实。

药粉处方

青　皮80克	延胡索50克	金铃子50克	川　芎50克
丹　参50克	覆盆子50克	沙苑子50克	山茱萸50克
川　断50克	苍　术50克	厚　朴50克	陈　皮50克
生甘草50克	独　活30克	酸枣仁50克	知　母50克
茯　苓50克			

共研细末,2次/天,5克/次,温开水吞服。

二诊　(8月18日)

睡眠和过敏等症有所改善,要求巩固疗效。

处方:原方加川怀牛膝各50克、当归50克、香附30克、枳实50克、生白芍50克,

服法照旧。

【评】症候群复杂,处汤方有难度,用散剂是上策。处方看似药味多,实是医者功底的体现,医者当体会之！金铃子散、酸枣仁汤、平胃散再加固肾缩尿等药,二十三味药合于一方,杂而不乱,有章可循。

【10-19】慢性荨麻疹

关某,男,37岁。

初诊 (2010年4月23日)

形瘦,慢性荨麻疹痒甚,天天发。大便早晚各一次。往年6～7月份发,今年2月发至今未愈,已有5～6年病史。舌质红苔少;脉弦细。

处方

生黄芪30克	当归12克	赤芍12克	蝉衣5克
麻黄5克	桂枝5克	生白芍12克	炙甘草5克
红花5克	桃仁5克	皂刺5克	穿山甲10克
生姜3片	大枣5枚		

七帖

药粉处方

生黄芪100克	白术50克	防风50克	苍术50克
厚朴50克	茯苓60克	陈皮50克	生甘草50克
六神曲50克	丹参60克	赤芍50克	山茱萸60克

十二味共研细末,2次/天,5克/次,温开水吞服。

5月6日,患者来电反馈:服药后症状略有减轻,坚持吃药粉及汤药。

5月18日,患者来电反馈:已服14天中药,仅下雨天发,其余时间基本不发。药粉在服。

9月8日,患者来信反馈:近日偶然发。

处方:药粉原方再配服一料。

一年后,又初诊 (2012年2月7日)

再配五帖汤药,不用穿山甲、皂角刺。后患者反馈基本治愈。

五年后,又初诊 (2017年4月9日)

慢性荨麻疹又发。风团状,腰部躯干较多,痒。

处方： 2010年4月23日处方去穿山甲、皂角刺、桃仁、红花；加防风5克、焦白术10克。 七帖

药粉处方： 2010年4月23日药粉处方照配一料。

5月8日，患者微信反馈：病情好转，仅偶有复发。

处方

刺蒺藜 12克	生黄芪 30克	当　归 10克	赤　芍 12克
防　风 3克	焦白术 10克	桂　枝 6克	生白芍 12克
炙甘草 10克	连　翘 10克	忍冬藤 30克	生　姜 3片
大　枣 5枚			七帖

患者反馈：治愈。

【评】 不用经方何以愈顽疾？成功之例也。须知此类疾病与感冒一样，反复是难免的，“断根”只是相对的！

【10-20】高血压、腔梗、便秘等杂症

黄某，女，64岁。

初诊 （1998年10月23日）

夜寐口燥，大便时秘。前医用六君子汤健脾，不效。余诊之，舌苔腻。

拟用肃肺法，转清热化湿养阴，继而用温胆汤加味收功，参见10-14案。

处方

枇杷叶 30克	冬桑叶 15克	象贝母 10克	甜杏仁 10克
紫　菀 10克	桃　仁 6克	马兜铃 10克	炙白前 10克
桑白皮 15克	茯　苓 12克	北沙参 12克	天花粉 10克
麦　冬 12克	姜半夏 6克		五帖

二诊 （10月29日）

转方用清热化湿养阴。

处方

生山栀 10克	青　蒿 9克	佩　兰 6克	白　薇 12克
黄　芩 6克	地骨皮 12克	天花粉 10克	竹　茹 12克
川石斛 12克	茯　苓 12克	功劳叶 9克	枳　壳 6克
焦米仁 12克	丹　皮 9克		五帖

三诊 （11月11日）

处方：温胆汤加味。

姜竹茹12克	清炙草6克	生山栀10克	枳　壳6克
茯　苓12克	车前草12克	陈　皮5克	焦决明子10克
姜半夏6克	茵　陈20克	马兜铃10克	黄　芩6克　七帖

【评】此案是师门所传的一定套路，并非要见咳嗽有痰才用肃肺法。如方中用马兜铃只是为了通府气。肺与大肠相表里也。今人畏用马兜铃，可用紫菀或全瓜蒌代之无妨。

四诊 （11月22日）

处方：温胆汤加枇杷叶30克、银花12克、黄芩5克、生山栀10克、功劳叶30克、青蒿尖9克、玄参20克、白薇12克、川连3克。　五帖

五诊 （12月2日）

同前症。

处方：温胆汤加马兜铃10克、甜杏仁10克、川石斛10克、天花粉10克、泽泻10克、焦决明子10克。　五帖

患者反馈：有效。

十年后，又初诊 （2009年3月15日）

75岁。血压高，服科素亚（氯沙坦）。体检查出宫颈积液，外用药不见显效。眠不安，下半夜尿频。偶有期前收缩，脉滑缓。

处方

覆盆子15克	沙苑子10克	菟丝子15克	芡　实15克
金樱子10克	云　苓15克	猪　苓10克	制首乌15克
丹　参10克	益母草15克	益母子10克	泽　兰6克
赤　芍16克	香　附5克	泽　泻5克	七帖

二诊 （4月11日）

血压120/75 mmHg，服科素亚（氯沙坦）。有瘀血也。服上方尿频尿急已除。大便次数增多，2～3次/日。眠不深，醒得早，偶凌晨一点即醒。舌质暗苔薄白；两关脉旺。

处方：上方去金樱子、芡实；加夜交藤15克、山药15克。　十四帖

三诊 （6月5日）

眠不安。大便平时正常，近日来腹泻，一日几次。舌质红苔少；心律不齐，两次一停。

处方甲：治腹泻。

柴　胡6克　生白芍6克　枳　实6克　生甘草6克
藿　香6克　川　朴6克　薤白头15克　焦六曲10克
谷麦芽各10克　五帖

【注】此方是范文虎前辈方法也。

处方乙：4月11日方去沙苑子、菟丝子、淮山药；加淫羊藿5克、仙茅5克、巴戟天10克。　十至二十帖

9月12日，见面反馈：病愈，无宫颈积液。

【注】宫颈积液，中医认为本来属莫须有之病。略补肾阳即可解决。

一年后，又初诊　（2011年1月7日）

77岁。眠不安，每凌晨3点即醒；腰酸尿频，大便畅。口略干苦。舌苔薄黄腻；脉缓涩，尺部无力。

处方

酸枣仁10克　知　母6克　川　芎5克　茯　苓12克
炙甘草5克　苏梗叶10克　覆盆子15克　沙苑子15克
丹　参15克　山茱萸15克　菟丝子15克　枳　壳5克　五帖

【注】此等方药看似平常，实是医者着实用心，丝丝入扣。酸枣仁汤安神谁人不知？覆盆子、沙苑子治尿频也属于常识；然茯苓合菟丝子是茯菟丹久经考验的中成药，今知之者不多。范文虎前辈用紫苏安神、鼓舞胃气，我得之业师口授。

八个月后，又初诊　（9月27日）

近来查出右脑腔梗，脑萎缩。时发头晕。

处方：箕星汤加减。

酒桑枝15克　桑寄生12克　桑白皮15克　桑椹子15克
冬桑叶15克　丹　参12克　茯　苓12克　制首乌20克
川怀牛膝各12克　晚蚕沙15克　川　断12克　独　活5克
枸杞子12克　五帖

【评】此方见附录一，先生经常用于脑梗腔梗，可随症加减；但药味不宜太多。

12月17日，患者反馈：仍觉头晕。

2012年2月10日，电：在服箕星汤，血压稳定。

二年半后,又初诊 (2014年9月10日)

尿频症状又犯。

处方: 用2009年3月15日方去芡实、金樱子。 七帖

【评】 两年半来稳定,说明中药效果明显。病情有反复,乃临床上常事,不可自我怀疑。时隔二年,作初诊看待亦属合理,以往的作为病史看待可也。

两年后,又初诊 (2016年9月2日)

吃食多则胃胀。口干。小便气味重;下半夜尿频,大便正常。血压高,在吃西药控制。舌质深红苔薄黄;两关脉旺。

处方

苍　术6克　陈　皮6克　厚　朴6克　炙甘草6克
枳　壳6克　乌　药6克　淮山药15克　益智仁3克
云茯苓12克　猪　苓12克　山茱萸15克　覆盆子15克
潼沙苑12克　菟丝子15克 十帖

9月13日,患者反馈:吃到第六帖,小便气味不臭了。效果满意,道谢。

二诊 (2017年3月4日)

83岁。血压不高,胃胀,曾患乙肝,大便不畅。子宫肌瘤仍存在。舌质红苔薄;脉右关旺。

处方

柴　胡6克　枳　壳6克　厚　朴6克　炙甘草6克
茯　苓12克　生白芍12克　延胡索10克　川楝子12克
陈　皮6克　火麻仁12克　郁李仁10克　麦　冬12克
川牛膝12克 十帖

一年后,又初诊 (2018年4月9日)

大便秘。舌质红苔薄,有些裂纹;脉滑,心律齐。

处方

柴　胡6克　枳　壳6克　生白芍12克　炙甘草10克
当　归10克　火麻仁12克　生槐米30克　玄　参20克
麦　冬15克　生熟地各15克　焦决明子15克 十帖

【10-21】高血压、两小腿水肿达膝

黄某,男,84岁。

初诊 (2009年2月27日)

两小腿水肿达膝。血压高,服药后155/65 mmHg。舌质淡苔白;脉实。

处方

苏　叶10克	木　瓜5克	生　姜五片	桔　梗5克
槟　榔15克	猪　苓10克	吴茱萸5克	陈　皮5克
茯　苓10克	厚　朴20克	大腹皮15克	焦白术10克

五帖(水煎冷服)

【评】此五苓散合鸡鸣散,思路巧妙,喻嘉言著《寓意草》有此思路。

二诊 (3月4日)

上症,转方。

处方:上方去大腹皮;加桂枝5克、泽泻10克。　五帖(水煎冷服)

三诊 (3月14日)

诉续服五帖后,见好转。

处方

1. 六味地黄汤加怀牛膝、车前子、麦冬、五味子、车前草。　七帖
2. 辅助绿豆炖大蒜头。

四诊 (3月15日)

小腿水肿退去一半以上。

4月11日,患者来信反馈:服上方七帖药后腿肿退净。食用绿豆炖大蒜十余天;自觉胃口欠佳,现已停服。续配上方七帖,存放备用。治愈!

【10-22】感冒发热

黄某,男,40岁。

初诊 (1998年8月22日)

感冒发热。

处方:大青龙汤加味。

生麻黄4克	桂　枝3克	生甘草6克	杏　仁10克
生石膏30克	大　枣3枚	生　姜3片	知　母6克
芦　根30克	桔　梗5克		二帖

二诊　(8月26日)

热已退净。纳差。舌质红苔黑,当化湿清肠,防热反复。

处方

生山栀9克	淡豆豉9克	黄　芩6克	茯　苓12克
藿　香6克	佩　兰6克	冬瓜仁12克	苦杏仁12克
姜半夏6克	马兜铃9克	生紫菀9克	白豆蔻2克
薄　荷3克			二帖

治愈,收功。

四年后,又初诊　(2013年1月2日)

创伤性白内障,左眼视网膜剥离术后时充血,眼睑有夹杂感,似有异物。眠可,大便正常。舌质红苔白;两脉浮滑。

处方

桑　叶15克	桑　枝15克	桑白皮15克	桑椹子15克
桑寄生12克	川牛膝12克	密蒙花10克	木贼草10克
青葙子10克	蕤仁霜10克	茺蔚子10克	益母草15克
杭白菊10克			七帖

【注】此箕星汤合明目方之意。

二年后,又初诊　(2015年6月1日)

57岁。受了风寒,腰后重坠感。活动、坐卧时无妨,但坐着起身时不舒服,需要伸展一下方可。

处方

生麻黄3克	生黄芪12克	黄　芩6克	独　活6克
细　辛3克	生白芍12克	炙甘草10克	制川乌5克　三帖

6月4日,患者反馈:一剂知,二剂已。

【注】此乃经方千金三黄汤合乌头汤也,功效称奇。

【10-23】肾亏、夜尿频数

陈某,男,85岁。

初诊 (2011年2月)

夜尿频繁,每夜6次,严重影响睡眠。

处方

沙苑子15克　菟丝子15克　覆盆子15克　山茱萸15克
茯　苓15克　枸杞子15克　淮山药15克　乌　药3克
益智仁3克　五味子2克　五至十帖

医嘱:下午15:00后少饮茶水。

患者反馈:见效!

【10-24】头晕跌倒、颈部淋巴结核

陈某,女,43岁。

初诊 (2003年7月14日)

主诉:上周曾突然头晕跌倒,当时血压正常,面无血色,似郁冒之症状。尾骨部位酸痛。眠不安,下眼睑发黑,大便时秘。经期准,量较多。舌质淡苔薄白;脉细弱。

处方

当　归10克　白　薇12克　党　参12克　炙甘草6克
生　地15克　麦　冬12克　玄　参15克　香　附3克
益智仁3克　丹　参12克　制首乌20克　生槐米30克
焦决明子10克　火麻仁10克　柏子仁10克　五至十帖

二诊 (8月11日)

大便正常。眠多梦,下眼睑发黑。腰不酸了。舌质淡苔薄;脉细略弦。

处方

枇杷叶30克　马兜铃9克　甜杏仁10克　象贝母10克
紫　菀10克　款冬花10克　麦　冬12克　北沙参15克
白　前10克　桔　红3克　丹　参12克　制首乌20克
熟地黄15克　五帖

【注】首诊用郁冒汤(前四味)合增液汤改善脑供血,润肠通便。次诊用肃肺法促进微循环。肺与大肠相表里,巩固通便之效,以治头晕,防脑缺氧、防突然跌倒也。

三诊　(12月10日)

眠安,纳可,大便正常。腰酸。舌苔薄白;脉细缓。

处方: 用温胆汤作开路方。　三帖

膏方

制首乌250克	菟丝子200克	怀牛膝90克	茯　苓100克
补骨脂60克	枸杞子100克	当　归60克(如法制作,烊化)	
龟板胶500克	阿　胶250克	加冰糖250克	

【评】此以七宝美髯丹为基本方,处方简明力专。可加点通气药,如陈皮、神曲、白豆蔻、枳壳。

2004年1月4日,患者反馈:服膏方后觉腹略胀。

医嘱每天适当减量。

四诊　(12月24日)

要求配膏方。下眼睑发黑,梦多,腰酸,一年来大便正常。舌质淡红苔薄;脉细缓。

膏方: 上方加橘红15克、小茴香10克、石菖蒲15克。一料。

处开路方

竹　茹12克	枳　壳6克	陈　皮6克	姜半夏6克
茯　苓12克	炙甘草6克	川　朴5克	苏梗叶6克　三帖

五诊,膏方门诊　(2005年12月17日)

眠多梦,手足发冷,大便因服雪蛤油而润畅。舌质红苔薄;脉细弦。

膏方: 去年方中再加楮实子30克、柏枣仁各50克、合欢皮50克、夜交藤50克。一料如法制作。

处开路方: 照旧,三帖。

三年后,又初诊　(2009年4月11日)

2008年12月24日查出右颈部淋巴结核,痰湿阻滞经络也。今舌质红苔薄;脉涩而缓。

处方

竹　茹12克	枳　壳5克	陈　皮5克	青　皮5克
夏枯草12克	茯　苓12克	姜半夏5克	炙甘草5克
制南星5克	煅牡蛎15克	天花粉10克	象贝母10克　十帖

另嘱：每日煎服雪羹汤。

二诊 （2009年4月底）

上方共服十八帖。

处方

玄　参15克　麦　冬15克　北沙参15克　象贝母10克
煅牡蛎15克　夏枯草10克　天花粉10克　山慈菇10克
漏　芦5克　制首乌15克　茯　苓12克　桔　红5克　十帖

医嘱：服完再去做B超。

2009年5月16日，患者反馈：右颈部淋巴结核已消。

【评】治愈淋巴结核案例，医者须记。

一年后，又初诊 （2010年9月）

感冒，发热、无汗。

处方

生麻黄3克　桂　枝3克　生石膏30克　苦杏泥12克
生甘草5克　大　枣5枚　知母10克　板蓝根15克
干芦根15克　银　花10克　连　翘10克　生　姜3片　三帖

上方见效。

【注】此方是大青龙汤加味。风寒、风热、感冒、发热均宜见机择用，不管大人小儿。

五年后，又初诊 （2015年6月2日）

55岁。白天及凌晨咳嗽剧烈，已四天。自服京都念慈菴川贝枇杷膏不效，川贝炖生梨冰糖也不效。风寒感冒，咽痛，有痰。要求吃汤药，未面诊。

处方

荆　芥6克　苏　叶10克　苦杏仁10克　象贝母10克
生甘草5克　桔　梗5克　黄　芩5克　陈　皮5克
姜半夏5克　茯　苓12克　竹　茹12克　枳　壳5克　三帖

医嘱忌海鲜、辛辣。

6月4日，患者来电反馈：有效！

【评】虽是老患者，但因未面诊而出方，前提是医者心中有底，否则不敢。

【注】温胆汤加杏贝化痰、荆苏外达。稳妥！

【10-25】外感愈后久咳

吕某,男,30岁。

初诊 (2017年12月31日)

外感后咳嗽,至今未愈,咽痒胸闷。舌质红苔略腻。

处方

竹 茹 12克	枳 壳 6克	茯 苓 12克	陈 皮 6克
姜半夏 6克	生甘草 5克	全瓜蒌 15克	杏 仁 10克
象贝母 12克	桑白皮 12克	紫 菀 10克	白 前 10克
前 胡 10克			五帖

2018年1月4日,患者来信反馈:服三帖即明显见效。

【10-26】发热咳嗽

吕某,男,36个月。

初诊 (2017年10月26日)

体温38℃。咳嗽,鼻塞流涕,痰少咽痛(扁桃体肿)。无汗,大便通。舌尖红苔白腻。

处方

前 胡 6克	白 前 10克	茯 苓 10克	生甘草 3克
桔 梗 3克	知 母 5克	姜半夏 6克	杏 仁 10克
大力子 6克	桑 叶 10克	菊 花 10克	干芦根 30克
玉蝴蝶 2克	生梨皮 1只		二帖

10月28日,家长来电:服上方热退、汗出,今体温37.5℃。咳嗽有痰声、虚汗盗汗。

处方

桑 叶 12克	穞豆衣 12克	杏 仁 10克	全瓜蒌 10克
川贝母 6克	象贝母 10克	枇杷叶 20克	紫 菀 10克
白 前 10克	干芦根 20克	荆 芥 6克	连 翘 10克
生梨皮 1只			二帖

10月29日,家长代诉:一帖服完,热退。凌晨03:00时,咳甚,有痰声。

处方

桑　叶 12 克　　稆豆衣 12 克　　杏　仁 10 克　　川贝母 6 克
枇杷叶 20 克　　紫　菀 10 克　　生梨皮 1 只　　竹　茹 10 克
北沙参 10 克　　菊　花 10 克　　生甘草 3 克　　桔　梗 3 克
枳　壳 6 克　　三帖

患者反馈：治愈。

12 月 31 日，面诊：感冒风寒，昨天 39.5℃，略咳；今上午 37℃，流涕已久。舌质淡红苔薄白。

处方

荆　芥 5 克　　防　风 3 克　　连　翘 6 克　　薄荷 1.5 克
板蓝根 10 克　　大力子 6 克　　象　贝 12 克　　杏　仁 10 克
干芦根 30 克　　川贝粉 6 克　　桔　梗 3 克　　生甘草 3 克　　三帖

2018 年 1 月 1 日，家长代诉：服上方一帖，12 月 31 日傍晚热度又升至 39℃。12 月 31 日晚汗多，但是热不退（38℃～39.7℃），服美林（布洛芬混悬液）并使用对乙酰氨基酚栓，热仍未退。1 月 1 日晨 38℃，咳嗽，热未退净。

医嘱：原方中加知母 6 克，再服一帖。汗出已多，不可再猛力发汗，流感病毒顽固也。原方余一帖，暂时不服。继续发汗无益。拟经方竹杏石甘汤加味。

处方

竹　叶 10 克　　杏　仁 10 克　　生石膏 30 克　　生甘草 5 克
独脚莲 6 克　　柴　胡 6 克　　知　母 6 克　　干芦根 30 克
通　草 3 克　　玄　参 20 克　　三帖

1 月 1 日上午头汁服下，14:00 体温如常。继服二汁，15:30 体温 37.5℃。下午 17:00 解大便，量多，体温降。

1 月 2 日上午未发热，汤药量减半，巩固。

1 月 3 日，热退药停。

【评】此方效实，医者须记。见桂林版《伤寒杂病论》竹杏石甘汤，值得借鉴。此等方要尽早服用，若拖延时日，往往容易形成肺炎，热缠难退。

一年后，又初诊　（2019 年 9 月 9 日）

4 岁。发热 39℃，无汗。

处方

生麻黄 4 克　　桂　枝 3 克　　生甘草 6 克　　杏　仁 10 克

生石膏 30 克	知　母 6 克	干芦根 30 克	大　枣 3 枚
生　姜 3 片			三帖

患者反馈：次晨热退，再服一帖巩固。

【注】此仲圣大青龙汤加味也。

【10-27】咳嗽日久

施某，男，4 岁。

初诊　(2018 年 1 月 13 日)

咳嗽日久。大便通，但是干燥如栗状。昨晚 39℃，身上发疹块，痒。舌质淡苔白。

处方

竹　叶 10 克	杏　仁 10 克	生石膏 20 克	生甘草 3 克
桔　梗 3 克	穞豆衣 15 克	桑　叶 10 克	连　翘 6 克
川贝粉 6 克	银　花 10 克	干芦根 30 克	知　母 6 克
象贝母 10 克			五帖

1 月 27 日，患者反馈：此乃立竿见影的方子。

【评】此方效实，医者须记。

【10-28】外感愈后久咳

崔某，女，50 岁。

初诊　(2017 年 9 月 23 日)

感冒后咳嗽已两月，久治不愈。头、胸部出汗，吐痰黄稠，咳甚则尿出。舌质红苔薄白；脉沉涩。

处方

柴　胡 6 克	前　胡 10 克	苦杏仁 10 克	连　翘 10 克
黄　芩 6 克	姜半夏 6 克	象贝母 12 克	陈　皮 5 克
桑　叶 12 克	紫　菀 10 克	白　前 10 克	竹　茹 12 克
枳　壳 6 克			三帖

二诊 （9月26日）

三帖后，咳减轻，胸闷除，汗出减少。

处方

前　胡10克　苦杏仁10克　黄　芩6克　姜半夏6克
象贝母12克　陈　皮5克　桑　叶12克　紫　菀10克
白　前10克　板蓝根12克　银　花12克　生甘草6克
鱼腥草15克　三帖

9月29日，患者来电：仍咳嗽、痰白。

处方

生麻黄3克　生甘草5克　杏　仁10克　桔　梗5克
厚　朴10克　川贝粉6克　炙苏子5克　五味子2克
干　姜2克　细　辛2克　象贝母12克　三帖

【注】此三拗汤加桔梗、厚朴，后人所谓五拗汤，有一半小青龙汤的意思。

三诊 （10月3日）

上方见效，咳减轻而未尽除，痰成丝而色白黏稠。夜梦颠倒，头痛。大便畅通。经期量多。舌苔薄腻、微黄；脉沉实而滑。

处方

竹　茹12克　枳　壳6克　陈　皮6克　茯　苓12克
生甘草6克　姜半夏6克　枇杷叶30克　桑　叶12克
杏　仁12克　百　部10克　全瓜蒌15克　川贝母6克
大力子6克　穞豆衣15克　五帖

【注】此温胆汤加桑叶、杏仁、瓜蒌壳、贝母，肃肺化痰法。

【10-29】慢阻肺

许某，女，44岁。

初诊 （2013年1月26日）

既往史：

2011年7月28日，苏州市一医院诊断：双肺弥散性病变，淋巴管平滑肌瘤病。

2012年4月20日，苏州市一医院拍胸部X线片结果显示：肺支气管平滑肌增生症。

2012年4月23日,北京协和医院肺功能报告显示:阻塞性通气功能障碍,弥散功能减低,舒张试验阴性。

2013年1月20日,苏州市吴中区角直人民医院:血细胞12.75,(参考值:4～10);(血脂高)甘油三酯↑,总胆固醇↑。

2013年1月20日,苏州市吴中区角直人民医院拍胸部X线片结果显示:肺弥漫性淋巴管增生症。

此前在某中医院门诊部:服了一年半中药。

眠仅5～6小时。便秘,数日一次,靠服药。颈椎、腰部酸痛,两腿酸到脚趾。气虚乏力可知:胸闷、咳嗽、气急、有痰;不能登楼,否则气急。今因发热,出汗,住医院治疗,用地塞米松、阿奇霉素静脉滴注。恰逢余在其医院出诊,求余诊治:今面色灰黄,口干发苦。舌质红苔白,边剥苔,有红点;脉沉滑而缓。

处方

川　连5克	姜半夏10克	全瓜蒌15克	天花粉15克
柴　胡5克	黄　芩5克	党　参12克	生甘草10克
火麻仁12克	煅牡蛎20克	功劳叶30克	青　蒿10克
杏　仁10克	川　朴10克	知　母5克	象贝母10克
枇杷叶30克			五帖

【评】此等处方用药看似平淡,实是先生医术的体现。小陷胸汤合小柴胡汤出入,用药丝丝入扣,弹无虚发。因此病情才会明显好转。

建议:辅助食疗。

1. 荸荠胡萝卜汤代茶。

2. 雪蛤油:每天早上炖服3克。

另拟准备膏方:龟板胶500克、鳖甲胶250克、黄明胶125克。

二诊　(2013年1月31日)

上方大效!已服四帖,明天再服一帖,咳嗽好多了!昨天有大便,4次/天。热度已退净。舌质淡红,苔花剥;脉缓涩。

处方

川　连5克	姜半夏10克	全瓜蒌15克	天花粉15克
杏　仁10克	冬瓜仁12克	生米仁12克	鲜水芦根2支(自加)
柴　胡5克	黄　芩5克	败酱草15克	煅牡蛎20克
独脚连15克			十帖(五帖/周)

辅助食疗:同上。

2013年2月20日，患者反馈：十帖药服完，膏方、雪蛤油都在吃，要求约诊。

三诊 （2013年2月23日）

诸症减轻。2月5日出院回家。表热退，咳轻。胸闷气憋，膻中穴痛。口苦，两颧发红。纳可。咳嗽已愈，无痰。眠则易醒，打呼声响。大便3～4次/天，佳兆，肺中热毒从大肠排出。月经周期25天，量不多，有血块，色深。舌质红苔白，舌尖剥苔；两脉沉涩而数。

处方

川　连5克	姜半夏5克	全瓜蒌15克	薤白头15克
天花粉15克	杏　仁10克	冬瓜仁12克	生米仁10克
鲜水芦根2支	鱼腥草15克	败酱草15克	知　母6克
象贝母10克	桑白皮15克	地骨皮15克	丹　皮10克
生白芍15克			十五帖（服五帖停一天）

2013年4月9日，患者来电反馈：病情稳定，暂停汤药。

2013年4月9日，患者来电反馈：病愈，一直在上班。

2014年2月6日，出诊遇到患者，顺便请我诊脉，生活恢复正常，每天上班。嘱冬天可服雪蛤油护肺。

【10-30】手掌根骨宿伤

罗某，男，54岁。

初诊 （2018年2月25日）

左手掌根骨宿伤，日久。今腰椎、颈椎有酸痛。舌质红苔少；脉缓沉涩。

处方

乳没药各6克	鸡血藤12克	川　芎6克	透骨草9克
川牛膝12克	当　归10克	生黄芪20克	仙　茅12克
淫羊藿12克	川　断12克	骨碎补15克	路路通10克
木　瓜10克	巴戟天15克	红　花10克	延胡索10克　十帖

另配：红花油外涂。

【评】舒筋活血止痛，新老伤痛一方。用药稳妥。

【10-31】严重便秘

罗某,女,27岁。

初诊 (2017年8月28日)

严重便秘,一周未大便。行经6天,前3天量很多,有血块。舌质淡苔薄白;脉滑缓。

甲方: 调经。

黄　芩5克	荆　芥6克	生白芍12克	香　附6克	
生地黄15克	川　芎3克	当　归10克	艾　叶3克	
炮　姜2克	焦白术10克	党　参12克	黄　芪15克	五帖

乙方: 通秘。

柴　胡10克	枳　实10克	生白芍10克	生甘草10克	
焦决明子20克	厚　朴10克	火麻仁10克	郁李仁10克	
生地黄30克	生大黄10克			七帖

先用开塞露,再服一帖乙方。即可减去生大黄。

二诊 (2017年9月18日)

9月8日来经,血块少了,肚子不觉凉,经量正常,可知甲方有效!便秘不改变,坚持服乙方,生大黄可酌情加减。舌质淡紫苔薄白;脉沉缓滑。

【10-32】三高、多发性腔梗

薛某,男,56岁。

初诊 (2013年3月25日)

主诉:自觉心前区闷。空腹血糖8～10 mmol/L,每天注射胰岛素10单位。血压高,每天口服降压药。高脂血症。血常规检查显示,总蛋白少。

既往史:动脉硬化。尿蛋白高,肌酐偏高,疑似肾功能有问题,腿脚时肿。

眠不深,下眼睑发黑。舌质红,苔薄白微黄;两脉缓而涩。

处方

升　麻3克	黄　精20克	荷　叶12克	苍　术5克
米　仁12克	山茱萸15克	萆　薢10克	猪茯苓各12克

焦白术 10 克　泽　泻 10 克　淮山药 12 克　丹　参 12 克
木　瓜 10 克　二十帖(五帖/周)

另配膏方： 龟板胶 500 克、鳖甲胶 125 克、黄明胶 125 克，如法制作。加酒，不加冰糖。

建议：米仁、山药煮汤当早餐。

二诊　(2014 年 11 月 6 日)

自服盐酸阿罗洛尔片、拜新同(硝苯地平控释片)，注射胰岛素。高尿素氮、肌酐靠服西药控制。

尿素氮：18.2 mmol/L↑，肌酐：392 μmol/L↑

尿酸：411 μmol/L，葡萄糖：5.70 mmol/L

左腿走路不随意，夜眠时抽。左眼角充血。右食指、中指，时有僵住感觉。高血压、高血糖。今舌质淡苔薄，舌体扁薄不胖；脉左关旺、浮滑；右滑实而有力。肝风内动，阴虚体质可知。

处方

生白芍 12 克　桑　叶 10 克　桑　枝 15 克　桑寄生 10 克
泽　泻 6 克　炙甘草 10 克　菊　花 10 克　丹　皮 10 克
丹　参 12 克　羚羊角粉 1.2 克　苦丁茶 10 克　勾　藤 10 克
煅石决明 20 克　五帖

另配膏方：同上，不加冰糖。

2014 年 11 月 12 日，患者反馈：晨起血压很高 180/90 mmHg。磁共振结果：多发性腔梗。

医嘱：中药每天一帖，羚羊角粉 2.4 g，分吞。

三诊　(2014 年 12 月 4 日)

口不渴。眠可，大便正常，有时 2 天一次。舌质腻苔薄，边有齿痕；脉弦而涩滞状。

处方

桑　叶 12 克　桑　枝 15 克　桑寄生 10 克　桑椹子 12 克
桑白皮 15 克　丹　参 12 克　茯　苓 12 克　覆盆子 12 克
菟丝子 12 克　僵　蚕 10 克　赤　芍 10 克　生白芍 12 克
晚蚕沙 15 克　十帖

【注】 此箕星汤，见附录一。

2014 年 12 月 20 日，患者来电反馈：已不服用倍他乐克；阿洛尔减量，由两片改为一片。最近血压波动，晚 160～170 mmHg，早 160～180 mmHg，有时 190～200 mmHg。服中药，大便次数增多，由原来的 2 天一次增至每天 5 次。别无所苦。

医嘱：原方再服十帖。

【注】血糖过低、血压过高均有可能引起头晕、脑缺氧。

四诊 (2015年1月15日)

口不干，大便正常，每夜两次小便。注射胰岛素8个单位，血糖早餐前5.5 mmol/L，餐后8.0 mmol/L。舌质红苔薄微黄；脉滑数略弦。

处方

菟丝子15克　沙苑子12克　山茱萸12克　覆盆子15克
五味子5克　杜　仲12克　熟地黄15克　丹　皮10克
麦　冬12克　茯　苓12克　淮山药15克　泽　泻6克
怀牛膝10克　车前子10克　十帖(14日内服完)

【10-33】银屑病

郭某，男，38岁。

初诊 (2016年9月11日)

发银屑病，红点处痒。眠可，胃口佳，大便正常。舌质淡苔白腻，左边根部有些剥苔；两脉沉细而弱，尺部不应指。

处方

当　归6克　生白芍12克　丹　皮10克　赤　芍10克
生槐米15克　生地黄15克　银　花12克　白菊花10克
桑　叶10克　连　翘10克　桑白皮15克　土茯苓20克
地骨皮15克　十帖

药粉处方

紫　草200克　生槐米200克　半枝莲100克　生甘草100克
大青叶200克

共研细末，5克/次，每日两次，温开水吞服。

9月20日，患者来信反馈：服药后未新发。

医嘱：药粉每天吃，汤药二十帖/月。严格忌口。

【评】用药简洁，可法可师。

【10-34】银 屑 病

周某,男,10岁。

初诊 (2019年6月25日)

三年前发银屑病,辗转多家医院求诊。今躯干四肢发红发痒,脱皮屑。舌质红润苔中腻。

处方

紫　草12克　生槐米15克　银　花10克　连　翘6克
桑　叶10克　杭菊花10克　赤　芍10克　生米仁15克
生白芍20克　生甘草6克　大青叶12克　十帖

另配:神仙水外涂。

【评】医者之功,全在对症发药。

二诊 (7月10日)

皮肤情况好转。服上方大便3～4次/天,溏薄。舌质淡边光,苔薄白腻;两脉滑数。

处方

柴地丁15克　半枝莲6克　紫　草12克　生甘草6克
忍冬藤15克　丹　皮10克　赤　芍10克　连　翘6克
大青叶12克　生槐米15克　生米仁15克　苍　术6克
厚　朴6克　十帖

今后每天辅助服百合汤或米仁汤,严格忌嘴。

三诊 (2019年7月24日)

腹部皮肤发热、红、痒、痛。大便4次/天。舌脉同上。

处方

紫　草20克　生槐米30克　大青叶20克　生甘草10克
生石膏50克　知　母10克　独脚莲10克　蒲公英20克
紫花地丁15克　生地黄30克　玄　参30克　五帖

四诊 (8月4日)

大便4次/天,或不成形。舌质淡苔白,舌体胖润;脉滑数。

处方

蒲公英50克　生甘草15克　紫　草20克　紫花地丁15克
桃　仁6克　红　花6克　连　翘10克　银　花12克
当　归10克　生白芍10克　白鲜皮12克

地肤子 12 克　　十帖

以下三法均有效果：① 药渣煮汤洗患处；② 皮损处外敷青黛粉或川贝粉，均以菜油调敷；③ 涂神仙水。分别涂敷不同部位，用药膜覆盖。

五诊　(8 月 20 日)

诉上方大效！皮肤状况好很多，偶尔痒，但不甚。热退、红减。大便 2 次/天，多数溏薄。舌质淡苔白剥，涎多；脉滑数。

处方：原方去白鲜皮、地肤子、桃仁；加白蒺藜 15 克、生槐米 15 克、野菊花 10 克、重楼 10 克。　　五帖

医嘱：谨防受凉感冒，以免病情反复！

【10-35】经期推迟、偏头痛

王某，女，38 岁。

初诊　(2019 年 5 月 17 日)

每来月经发偏头痛，月经延期一周以上。性急之人，肝气不疏，胃不和；大便时不成形。腰酸。舌质红苔薄白；两脉弦细而涩。

处方

苍　术 6 克　神　曲 10 克　川　芎 6 克　当　归 10 克
生山栀 10 克　香　附 6 克　延胡索 10 克　川楝子 10 克
丹　参 12 克　吴茱萸 5 克　川　断 12 克　台乌药 6 克　十帖

二诊　(6 月 25 日)

月经仍迟，这次量多、畅通，乏力感。来经时头痛减轻，大便成形。舌质红苔少；脉细弦而缓。

原方去生山栀；加仙鹤草 30 克。　　十帖

三诊　(7 月 28 日)

头痛好很多。月经延期，小腹仍旧痛。眠不安。大便正常。舌质红苔少；脉细弦而滑。

处方

柴　胡 6 克　川　芎 6 克　香　附 10 克　丹　参 12 克
延胡索 10 克　川楝子 10 克　乳　香 3 克　小茴香 3 克
当　归 10 克　生白芍 12 克　焦白术 10 克　茯　苓 12 克
清炙草 5 克　　五帖

【评】处方用意深，面面俱到。

【10-36】鼻　炎

丁某，女，8岁。

初诊　（2019年6月25日）

鼻炎，腺样体已割除。大便干燥。舌质红苔少。

处方

桑　叶10克　菊　花10克　穞豆衣15克　银　花10克
辛　荑6克　山茱萸6克　北沙参15克　淮山药15克
大　枣3枚　十帖

另配：吸鼻粉外用，见附录一。

二诊　（7月8日）

咳嗽、盗汗。

处方

麦　冬12克　淮山药12克　浮小麦15克　煅牡蛎20克
炙甘草6克　穞豆衣15克　银　花10克　桑　叶15克
杭菊花10克　大　枣3枚　十帖

7月28日，患者反馈：有效，病情减。

【10-37】月经不调

潘某，女，41岁。

初诊　（2019年4月20日）

自诉：腰酸。头昏，脱发，白发多。畏寒。

既往史：2014年车祸脑部外伤，蛛网膜下腔出血30毫升，现已不头痛。HPV阳性。

眠可，大便正常。舌质淡苔白；脉滑弱。

处方

杭菊花12克　枸杞子12克　山茱萸12克　淮山药12克
川　断12克　金狗脊12克　杜　仲12克　丹　参12克
茯　苓12克　枳　壳6克　丹　皮12克
神　曲10克　十帖

二诊 (5月17日)

服上方二十帖。腰酸。行经前乳房胀,月经这两次均提前一周,有血块,头天经血颜色深。眠差多梦。纳可,大便正常。舌质红苔白;两脉涩缓,尺部无力。

处方

柴　胡10克　　生白芍12克　　当　归10克　　茯　苓12克
焦白术10克　　炙甘草6克　　合欢皮15克　　夜交藤15克
酸枣仁12克　　柏子仁12克　　青　皮10克
香　附10克　　川楝子10克　　十帖

三诊 (6月25日)

6月4日来经,第一天色黑,3～4天净。眠改善。腰不酸了,头不昏了。腋下有痛胀感。舌质红苔少;左脉沉缓,右关旺有力。

处方: 原方去金铃子、青皮、夜交藤;加丹皮10克、生山栀10克、延胡索10克、淮小麦30克、大枣5枚。　　十帖

【注】 此患者后来不脱发,新生黑发,面色红润。

【10-38】月经不调

黄某,女,37岁。

初诊 (2019年6月25日)

自诉:月经两周一次,前几日行经,今经净。咽痛。乏力,胸闷,气短。

既往史:慢性反流性胃炎。胆壁厚。乳腺增生。甲状腺小结节。

面色深褐。大便正常。舌质淡苔白腻,边有齿痕;脉滑数。

处方

当　归10克　　生地黄12克　　黄　芩5克　　荆　芥6克
川　芎6克　　生白芍15克　　丹　皮10克　　生山栀10克
川楝子10克　　炙甘草6克　　青　皮10克　　焦白术6克　　十帖

二诊 (8月15日)

上方服了二十帖,面色依旧。大便每天解,不成形。月经7月12日来,10天净,量多。8月8日又来经,今仍未净。腹不痛,有血块色深。咽已不痛。眠不安。舌脉如前。

处方

柴　胡10克　　全当归10克　　生白芍12克　　丹　皮10克

生山栀 10 克	香　附 10 克	青　皮 10 克	玄　参 20 克	
煅牡蛎 20 克	象贝母 12 克	茯　苓 12 克	焦白术 10 克	
炙甘草 6 克	川楝子 10 克	夏枯草 15 克		十帖

【10-39】银 屑 病

李某,男,21 岁。

初诊　(2013 年 4 月 24 日)

2009 年始发银屑病,初发仅左肘尖一小块,后发作,浑身痒甚,睡眠不好。2011 年在某院诊治使用雷公藤,手足痒甚。时咽痛。肝功能异常,十指甲已现横凸棱,停药。大便 2 天一次。舌质红苔白;脉沉涩。

处方

土茯苓 50 克	蒲公英 50 克	川牛膝 15 克	忍冬藤 30 克	
拔　葜 30 克	生甘草 15 克	虎　杖 30 克	熟　军 10 克	
丹　皮 10 克	大青叶 30 克	独脚莲 15 克	赤　芍 10 克	
连　翘 10 克				十帖

药粉处方

墓头回 200 克	紫　草 200 克	虎　杖 200 克	独脚莲 200 克
生甘草 100 克			

共研细末,2 次/天,6 克/次,温开水吞服。

另配:神仙水外涂患处。

建议:米仁当主食,严格忌嘴。

二诊　(5 月 27 日)

大便 2～3 次/天。舌质淡,苔薄淡黄;脉沉缓。

处方:上方去熟军、丹皮;加薄荷 5 克、野菊花 10 克。　十帖

6 月 23 日,患者反馈:手指甲及身上皮肤好得多,不痒!神仙水不涂了,药粉、汤药继续服用。上方大效可知!

医嘱:上方去独脚莲,再服十至二十帖。

三诊　(7 月 1 日)

躯干、脸上、腿上、皮损均退,仅留下印痕未退净。大便 2 次/天。舌质深红,苔少而润;脉沉滑。

医嘱：米仁当食疗；原方中药五帖/周。指甲由横纹变平滑。

处方

紫　草 300 克　　生槐米 300 克　　生甘草 200 克　　半枝莲 100 克
墓头回 200 克

共研细末，2 次/天，6 克/次，温开水吞服。

配一料善后，严格忌口。

【评】此案有独到之处。顽疾顺利治愈。确是师门秘方，识者宝之。

【10-40】全身发皮疹

韩某，男，51 岁。

初诊　(2012 年 4 月 7 日)

全身发出如黄豆大皮疹，面部也有少量，头顶部无。2011 年 12 月至今未愈。两小腿前侧起病，对称。春节前后曾退去，后因几日饮酒又发，至今不退。其他医院就诊曾用雷公藤片、芍药、总皂苷等。患者怕损伤肝肾，不敢服用。原有脚气、湿汗，今浑身皮疹大发，脚气反而不发。夜里痒，难入眠。大便正常。

舌质深红，苔白腻满布，有裂纹；两脉滑实有力。

诊治方案：

1. 内服汤药。

2. 外涂神仙水。

3. 严格忌嘴，辛辣、海鲜、酒等。

4. 药粉处方：见 10-39 案三诊药粉处方。2～3 次/天，6 克/次，温开水送服。

汤药处方

连　翘 10 克　　银　花 15 克　　桑　叶 15 克　　杭菊花 15 克
生甘草 10 克　　生槐米 30 克　　蒲公英 30 克　　蝉　衣 3 克
黄　芩 10 克　　白蒺藜 15 克　　桃　仁 6 克　　僵　蚕 10 克　五帖

二诊　(4 月 13 日)

服了四帖药，颈部略退。面及背部又发，药粉在服，外涂神仙水。

医嘱：原方续服五帖。

2012 年 4 月 21 日，患者来电反馈：白天基本不痒似退净。晚上又痒，发出。

三诊　(4 月 23 日)

身上四肢疹点已隐退，痒减轻。前几天右肋下胀，极疲劳。待肝功能查。眠可。偶便秘。舌质略紫苔白;脉沉滑而数,有力。

处方: 原方去桃仁、蝉衣;加地肤子 15 克、独脚莲 15 克、冬瓜子 15 克。

十帖(五帖/周)

四诊 (5 月 6 日)

服完十帖,见效,痒减轻,痘疹隐退,特别是发根及颜面部均退。大便 1 次/天。医嘱:按时坚持涂药,吃药粉。

处方: 原方加生地黄 20 克。 十帖

五诊 (7 月 13 日)

入睡太晚,乏力,纳差。身上皮疹又发,两手臂见疹点,瘙痒。光照、出汗则痒加剧。心情烦躁,痒则用热水烫洗皮肤。近期饮酒、染发。舌质暗红苔白;脉左关旺尺浮,右关无力尺沉。

处方: 初诊方去槐米、蒲公英;加独脚莲 10 克、地肤子 12 克。 十帖

另配:神仙水四瓶外涂。

医嘱:严格忌口,多喝米仁汤。

药粉处方

大青叶 200 克　紫　草 200 克　生槐米 200 克　半枝莲 100 克

生甘草 200 克

共研细末,2 次/天,6 克/次,温开水送服。

【注】 此案例 7 月 13 日五诊之前,实已非常成功!皮肤顽疾十分难治且易复发。若患者不忌嘴,复发风险明显增加。

【10-41】银 屑 病

王某,女,27 岁。

初诊 (2012 年 5 月 22 日)

主诉:发银屑病已有十五六年。面部痤疮。今无红色疹点,痒退,未脱皮。

人偏胖。眠可,大便 1~2 次/天。月经正常。舌质淡红苔少;脉细滑。

诊治方案:

1. 内服汤药、药粉;

2. 外涂神仙水;

3. 忌口,多喝米仁百合汤当主食。

汤药处方

蒲公英50克　赤　芍10克　连　翘10克　生甘草15克
土茯苓50克　川牛膝15克　虎　杖30克　忍冬藤30克
独脚莲15克　丹　皮10克　生　地20克　十帖

药粉处方：10-40案五诊药粉方化裁。

紫　草200克　生槐米200克　大青叶200克　半枝莲200克
知　母50克　生甘草50克

共研细末，2～3次/天，6克/次，温开水送服。

二诊　(2013年9月10日)

服上方半年六十至一百帖，服了二十帖后，皮肤就正常了。药粉也于一年内服完。今只有膝盖及腿部左一块、右一块黄豆大红斑。怀孕两个月了。

【注】此病愈后，往往会剩下一点点“尾巴”，不愈但也不发展。

现在该患者照常吃海鲜，也未发得很厉害。

医嘱：忌口要严格，谨防复发！

另配：神仙水2瓶外涂。

2013年9月25日，患者来电：怀孕便秘，2～3天一次。

医嘱：每天吃一只苹果不够，吃百合绿豆汤或荸荠胡萝卜汤，忌食油炸食品。

【注】此案乃患者坚持服药的成功案例，未再复发。

【10-42】全身发红疹

潘某，男，63岁。

初诊　(2013年5月27日)

全身发红疹、痒，服了一个半月中药，已隐退，仅少量发疹，仍痒。大便畅。眠可。纳可。不饮酒。舌质略紫绛，苔白腻；脉细长而缓。

汤药处方

荆　芥5克　防　风5克　连　翘10克　薄　荷5克
桔　梗5克　黄　芩5克　黄　连5克　黄　柏5克
生山栀10克　白　芷5克　柴　胡10克　枳　壳10克
生甘草10克　生白芍15克　川　芎5克　大生地15克
当　归10克　十帖

【注】此方是荆芥翘薄汤，原方有十七味。见附录一。

另配：神仙水外涂。

药粉处方：参见 10-40 案。

独脚莲 100 克　　连　翘 100 克　　大青叶 200 克　　紫　草 200 克
生槐米 200 克　　半枝莲 100 克　　生甘草 200 克

共研细末，2～3 次/天，6 克/次，温开水送服。

6 月 11 日，患者反馈：病情好转，身上黑斑退去不少，仅背部觉得冷。效不更方，原方再服十帖。

二诊　(7 月 8 日)

常发胆结石、胆囊炎，略胀痛，半月前发过。背脊大椎下发冷感觉，脚气转愈。发疹的势头锐减。眠可。大便畅。舌质红苔黄腻；脉弦涩。

处方：上方去大生地、川芎、当归、白芷、桔梗加青皮 10 克、川楝子 10 克、威灵仙 12 克、延胡索 10 克、独活 6 克。　十帖(两周内服完)

7 月 15 日，患者来电反馈：服汤药后觉牙齿有点软，走不动路，脚底不适。

医嘱：服药后反应因人而异，不必在意，会有所好转。

9 月 16 日，患者来电反馈：情况良好，经常涂药水，已不服汤药、药粉。

2014 年 1 月 23 日，患者来电反馈：情况一直良好，感谢！

【10-43】似银屑病

唐某，男，81 岁。

初诊　(2014 年 1 月 14 日)

下半夜皮肤痒，似银屑病，发病不到一年。眠可。便秘，大便 2～3 天一次。舌质淡紫苔白腻，开裂；脉右关旺，左关缓滑。

处方

银　花 20 克　　天花粉 15 克　　防　风 3 克　　赤　芍 10 克
归　尾 10 克　　生甘草 10 克　　荆　芥 5 克　　连　翘 10 克
黄　柏 3 克　　羌　活 3 克　　陈　皮 5 克　　白　芷 3 克
独脚莲 15 克　　虎　杖 30 克　　拔　葜 50 克　　土茯苓 30 克　十帖

另配：神仙水外涂。

食疗：米仁煮汤代茶。

嘱：忌食海鲜、麻辣、酒等。

药粉处方：10－40案五诊药粉方化裁。

紫　草300克	生槐米200克	大青叶200克	生甘草100克
半枝莲100克			

共研细末，2～3次/天，6克/次，温开水送服。

1月24日，患者来信反馈：有好转，神仙水继续涂。

二诊　(2月6日)

腿、脚、腰背部、大腿内侧均发，痒甚，上半身情况稍好。皮损结痂处厚。大便2天一次。舌质红苔厚腻；脉长右关旺，左关沉。

处方

苍　术3克	厚　朴3克	陈　皮3克	生甘草3克
忍冬藤15克	连　翘10克	黄　柏3克	当　归6克
生白芍10克	地骨皮12克	地肤子10克	白鲜皮10克
火麻仁10克	野菊花10克	桑白皮12克	十帖

4月17日，患者来信反馈：情况好转。

【评】所用均为经验良方，虎杖用量宜少，恐引起胃不适。

【10-44】鹅　掌　风

阙某，男，53岁。

初诊　(2012年5月6日)

体重90千克。两手掌发红，瘙痒；皮肤开裂，痛。天热略缓解。冬夏天掌部均脱皮，脚后跟亦开裂纹，多方治疗无效。

血压正常。眠不甚安。大便2～3天一次，多年如此。肾阴亏。舌质有裂纹，苔薄；脉沉实而滑，双关脉旺。

另配：神仙水2瓶外涂。100毫升/瓶，10次/天，10天内涂完。

患者反馈：略好转，手掌裂纹像焦掉一样，层层脱皮，仍旧痒。

二诊　(5月16日)

神仙水有效，手掌脱皮情况减轻，纹路较深。吃麻辣等刺激性食品舌头痛，却不肯忌嘴。舌质有纵横裂纹，苔薄；脉沉滑。

诊治方案：

1. 涂神仙水。

2. 严格忌口，米仁当主食。

汤药处方

生熟地各20克	茵　陈30克	黄　芩5克	枇杷叶20克	
天麦冬各15克	生山栀10克	独脚莲10克	茯　苓12克	
川石斛15克	生甘草10克			十帖

药粉处方

僵　蚕30克	蝉　衣15克	苍　术30克	川　芎30克
香　附30克	神　曲50克	姜半夏30克	荆　芥30克
防　风30克	木　瓜50克	黄　柏30克	萆　薢50克
青　皮80克	陈　皮50克	川牛膝50克	白　芷30克
川楝子50克	忍冬藤60克	生槐米80克	

共研细末，2～3次/天，6克/次，温开水送服。

【评】此汤药处方为甘露饮加减（亦有用枳壳，不用栀子；犀角无货，用独脚莲代）。名医朱仁康用此方治唇风。

【评】此药粉组方稳当，有越鞠丸的意思。

5月30日，患者来电反馈：服了十帖汤药，掌上脱皮、发痒有好转。药粉照吃，辅助喝米仁汤、百合汤。

三诊　(6月12日)

痒减轻、皮不脱，掌皮增厚，脚后跟不开裂缝。大便仍2～3天一次。共服了二十二帖汤药，药粉坚持服，外涂药水用完了。

汤药处方

天麦冬各15克	生熟地各15克	当　归10克	生黄芪15克	
五味子5克	升　麻3克	红　花5克	桃　仁5克	
全瓜蒌10克	火麻仁10克	郁李仁10克		十帖

6月26日，患者反馈：手掌皮厚，脱皮少了，仍痒。大便2天一次。

【注】5月16日方共服了三十帖。6月12日方共服了五帖。症状消除后，如患者仍保持频繁应酬，不能严格忌嘴，医者着实无奈。

【10-45】似银屑病

周某,男,6岁。

初诊 (2012年6月9日)

头发根部有银屑斑,脱屑。婴儿时发病,其父亲也在儿时发此病。今冬已用中药治疗,现肩背部有一点红斑,黄豆大,不痒,表面脱屑。疑似胎毒,遗传病。

冬天加重,天热缓解。家长诉:孩子最严重时全身皮肤均受累,最初是脓疱型的,后来转为干性脱皮,多次多地求诊无效。

刚睡时有盗汗。此类皮肤病遇感冒时易复发,切记!。大便正常。舌苔薄白,剥苔。

处方

银　花10克　　连　翘10克　　桑　叶20克　　穞豆衣20克
蒲公英20克　　生甘草10克　　大青叶15克　　虎　杖30克
土茯苓30克　　独脚莲10克　　十帖

另配:神仙水四瓶外涂。

食疗:米仁汤、百合汤;严格忌口!

药粉处方

生槐米200克　　紫　草200克　　生甘草100克　　灵芝粉200克

共研细末,2～3次/天,3克/次,温开水送服。

6月21日,患者来电反馈:服药至今,身上、头上发出很多,不痒。因之前预先告知可能存在这种情况,患者有备。

医嘱:继续服药,清内毒。大便1次/天。预计一周后,如此大面积发的情况会停止。

6月30日,患者来电反馈:躯干上发得少了。

医嘱:汤药每周服五帖,药粉不要停。

7月19日,患者来电反馈:上方前后吃了二十多帖,基本治愈。

【评】大效之方,医者须记。

二诊 (7月30日)

药粉一直服用。时有虚汗、盗汗。头皮处硬皮脱屑,躯干基本不发,皮肤较以前清爽许多。大便通。舌苔花剥;脉细滑。

处方

银　花10克　　连　翘10克　　桑　叶10克　　穞豆衣20克

生甘草5克　蒲公英20克　煅牡蛎15克　糯稻根10克
浮小麦12克　北沙参15克　十帖

8月30日，患者来信反馈：头皮、躯干均不发。大便畅。忌嘴发物、海鲜。继配一料药粉。

三诊　(10月28日)

头发根部有少量皮屑，不痒。虚汗盗汗多，每天如此。睡前常发荨麻疹。大便畅。舌质红苔剥；脉滑数。

处方

当　归10克　川　连3克　黄　芩5克　黄　柏5克
生熟地各15克　麻黄根5克　生黄芪20克　五帖

药粉处方

紫　草200克　生槐米200克　生甘草100克　独脚莲50克
灵芝粉200克

另配：神仙水4瓶外涂。

11月2日，患者反馈：服上方拉肚子，昨晚上起来3次。

医嘱：停药时就不会继续拉，不用特别担心。

四个月后，又初诊　(2013年3月2日)

左肋下后背又发出5～6处，直径2 cm大小的皮损，不痒。大便畅。苔花剥；脉滑缓。

【注】2012年11月到2013年3月的四个月里未服汤药，药粉也未认真服用，未忌嘴，造成复发。

诊治方案：

1. 外涂药水；
2. 内服药粉；
3. 内服汤药；
4. 多喝米仁汤；
5. 严格忌口，谨防感冒！

汤药处方：同2012年6月9日初诊方。　十帖

处方：见10-40案五诊药粉处方。

2013年3月15日，患者来信反馈：好转不大。

2013年3月24日，患者来电反馈：发根部发疹多，躯干依旧，局部控制。

医嘱：原方即首诊方，五帖，待复诊。

二诊 (4月9日)

头皮发出来许多疹，来势较猛。

处方

羌　活3克	防　风3克	荆　芥5克	白　芷3克
连　翘10克	银　花10克	天花粉15克	赤　芍10克
归　尾5克	生甘草10克	陈　皮5克	黄　柏3克
独脚莲10克			十帖

【评】此是师门经验大效之方，医者须记。治蝼蛄风，血不养肤，意欲透发内毒，参见10-43案初诊汤药处方。

4月29日，患者来信反馈：皮肤好转，退去不少。此方羌活、防风、荆芥、白芷、连翘等，共服二十帖，未见新发。

三诊 (5月26日)

背上皮肤正常，头皮发根退去不少；但仍有白屑斑。虚汗盗汗多。舌尖红苔白。

处方：同去年7月30日方。　　十帖(于15日内服完)

后患者反馈：时值夏天，剃光头发涂神仙水。目前身上已退净，只有发根部未净。

6月18日，患者要求配药粉，见10-40案五诊药粉处方，加独脚莲100克。辅助百合米仁汤照服。

半年后，第三次初诊 (2013年12月20日)

病情稳定，仅腋下一处小范围，要求配药粉。方同上加独脚莲100克。

汤药处方：同2012年7月30日方。　　五帖

十一 案 例(11-01～11-23)

【11-01】咳嗽、脚跟痛、漏肩风剧痛等

卢某,女,62岁。

初诊 (2016年4月9日)

形瘦,常年服用补中益气汤。今咳嗽数月,吐白色浓痰,觉痰从膻中部位出。大便不畅。舌质暗红苔薄;脉沉细缓而无力。

处方

生甘草5克	桔　梗5克	象贝母10克	白　前10克
前　胡10克	紫　菀10克	枇杷叶30克	桑　叶12克
杏　仁10克	全瓜蒌15克	茯　苓12克	陈　皮5克
姜半夏5克			五帖

二诊 (4月30日)

咳嗽减轻,痰仍多。口苦,腰酸。期间自行服用五帖补中益气汤,不对症不效。眠可,大便正常。舌质暗红苔薄;右脉弦而关旺,左脉细而尺弱。

处方

桑　叶10克	苦杏仁10克	全瓜蒌12克	象贝母10克
白　前10克	紫　菀10克	枇杷叶20克	姜半夏6克
茯　苓12克	炙苏子6克		五帖

三诊 (5月7日)

同前症。

处方

生麻黄5克	生甘草5克	桔　梗5克	苦杏仁10克
厚　朴10克	炙苏子6克	干　姜2克	五味子3克
细　辛2克			五帖

【注】此方是五拗汤加味。

四诊 （5月14日）

口不干，不发热度。痰少得多了，痰转黄浓，易咳出。X线片显示：右肺有炎症。大便畅。舌质暗红，苔薄略黄；脉沉细而涩缓。

处方

鱼腥草15克	全瓜蒌15克	象贝母12克	川贝母6克	
桑　叶10克	杏　仁10克	枳　壳6克	姜半夏6克	
生甘草5克	桔　梗5克	白　前10克	前　胡10克	
紫　菀10克	枇杷叶30克	荆　芥6克		五帖

五诊 （5月28日）

剑突部不适；咳痰，咽不甚痒；大便2天一次。舌质红，苔白，中心黄；脉沉细而涩缓。

处方

全瓜蒌15克	象贝母12克	川贝母6克	杏　仁10克	
茯　苓12克	陈　皮6克	竹　茹12克	枳　壳6克	
姜半夏6克	黄　芩5克	北沙参12克	生甘草5克	
白　前10克	紫　菀10克	枇杷叶30克		五帖

患者反馈：此方见效。咳嗽止，痰多。嘱其原方再服五帖后，患者反馈治愈。

三个月后，六诊 （9月11日）

咳嗽吐白痰；咽痒。便秘。舌质红苔薄；脉缓沉细无力。

处方

全瓜蒌15克	苦杏仁12克	厚　朴6克	白　前10克	
百　部10克	象贝母12克	火麻仁12克	紫　菀10克	
款冬花10克	前　胡10克	麻　黄3克	生甘草5克	
桔　梗5克				五帖

9月24日，患者反馈：咳痊愈。

【评】五拗汤用得及时，见效快。

七诊 （2017年6月3日）

站立、行走时脚后跟痛。

处方：地黄饮子。

山茱萸10克	石　斛10克	麦　冬12克	五味子3克
石菖蒲5克	炙远志6克	茯　神12克	肉　桂2克

淡附片3克　　肉苁蓉30克　　巴戟天12克　　薄　荷3克
生　姜3片　　大　枣4枚　　七帖

7月1日，患者来电反馈：此方见效。

八诊　(11月18日)

近来眠不安，乱梦颠倒。大便2天一次，成形。畏寒，前阶段无饥饿感。舌质淡苔白；两脉细弱无力。

处方： 补中益气汤加味。

茯　苓12克　　山　楂10克　　神　曲10克　　炒麦芽10克
生槐米30克　　川续断12克　　枸杞子12克　　熟　地12克
升　麻3克　　柴　胡6克　　党　参10克　　黄　芪15克
焦白术10克　　陈　皮3克　　当　归6克　　炙甘草10克　　七帖

【注】 后八味为补中益气汤。

四年后，又初诊　(2021年6月5日)

眼压高。四五个月前，右肩时提重物受伤，至今整只手臂痛，数月不愈，非常痛苦。眠可，纳可。大便2～3天一次。舌质红苔白；脉沉涩而缓。

处方

生葛根12克　　生白芍30克　　海桐皮10克　　威灵仙10克
炙甘草10克　　当　归10克　　秦　艽10克　　片姜黄10克
生黄芪30克　　生　姜2片　　大　枣4枚　　五至十帖

二诊　(6月19日)

臂痛明显减轻。大便次数并未增加。上方大效。舌质淡苔白；两脉沉细。

处方

生白芍30克　　海桐皮10克　　炙甘草10克　　当　归10克
片姜黄10克　　全瓜蒌15克　　红　花3克　　焦白术10克
肉苁蓉30克　　全　蝎3克　　桃　仁6克　　枳　壳6克　　五帖

【评】 此两方止痛有效，医者须记。

三诊　(7月3日)

上方服七帖，右肩臂不痛了。脉细缓。眠可，大便畅通。善后当补气补肾。

处方： 补中益气汤加茯苓12克、枸杞子12克、生白芍30克、肉苁蓉30克。　七帖

四诊　(12月21日)

闪了腰，第三节腰椎有顽疾。

处方

干　姜5克	焦白术10克	茯　苓12克	炙甘草10克
麻　黄3克	黄　芪15克	黄　芩3克	独　活6克
细　辛4克			五帖

患者反馈：大效。

【注】此方是经方肾着汤合千金三黄汤。

【11-02】肩周炎、虚汗

施某,男,60岁。

初诊　(2014年12月8日)

十多年前肝区隐痛,现在无不适。总胆红素,间接、直接胆红素,γ谷氨酰转肽酶等指标均高。肺纹理增生。眠可,纳可,每天三两黄酒。大便成形。舌质红,苔微黄薄;两脉沉涩关旺。

处方

柴　胡5克	生白芍5克	枳　实5克	炙甘草5克
党　参10克	茯　苓10克	淮山药12克	菟丝子15克
陈　皮3克	半　夏3克	当　归5克	
生　姜3片	大　枣3枚		十帖

2015年3月14日,患者反馈：各项指标明显降低,效不更方,建议十帖/月。

六年后,又初诊　(2021年3月16日)

虚汗多。左肩周炎痛,臂麻日久不愈。舌质暗红,苔白灰腻;两脉弦涩。

处方

桂　枝6克	生白芍30克	生甘草15克	片姜黄10克
海桐皮10克	当　归10克	生黄芪15克	煅龙牡各15克
生　姜3片	大　枣4枚		七帖

二诊　(4月8日)

症状依旧,大便没有因服药而增加次数。

处方

生葛根12克	生白芍20克	生甘草10克	片姜黄10克

海桐皮10克　当　归10克　生黄芪15克　秦　艽10克
威灵仙12克　生　姜3片　大　枣4枚　十帖

即11-01案甲方,生白芍用20克。

4月12日,患者反馈:左肩臂痛除,服药后腹泻频。

医嘱:停药两天。

【注】上方大效,可以复制。可见止痛即使少用生白芍也照样致泻,如仍用桂枝,则生白芍引起的腹泻反应可能会小些。

三诊　(4月16日)

左肩臂痛麻已愈。上半身及头部虚汗多。口苦。舌质淡苔白;脉滑实。

处方:当归六黄汤加麻黄根、浮小麦、桑叶、桑白皮、煅牡蛎。　五帖

4月29日,患者反馈:出汗略减轻,又用六味地黄汤加味、生脉饮加味等均不见显效。

10月10日,患者反馈:虚汗多,不盗汗。

处方

生石膏120克　知　母10克　炙甘草10克　竹　叶10克
麦　冬15克　西洋参10克(另煎,冲)　焦白术15克　浮小麦30克　三帖

【注】此方是竹叶石膏汤与人参白虎汤合方。方中生石膏先生经常用120～250克,往往见效,但中病即止。

11月11日,患者反馈:上方共服六帖,三帖后出汗明显减少。

医嘱:停两天再服三帖。

患者反馈:大效。随后医生使用生脉饮巩固疗效。

处方:西洋参5克、麦冬15克、五味子3克。　四帖

【11-03】肩周炎剧痛

吕某,女,50岁。

初诊　(2021年7月4日)

肩周炎疼痛已数月,夜眠因此不安。止痛片无效,局封也不解决问题。前医建议手术治疗。患有腰椎及右膝关节病、肾囊肿、胆结石、甲状腺结节、乳房结节。舌质淡苔白腻。

处方

生葛根 12 克	生白芍 20 克	生甘草 10 克	片姜黄 10 克
海桐皮 10 克	当　归 10 克	生黄芪 15 克	秦　艽 10 克
威灵仙 12 克	生　姜 3 片	大　枣 4 枚	五帖

【注】同 11-01 案 2021 年 6 月 5 日方。

二诊　(7 月 10 日)

服上方五帖,没有拉肚子,痛略减轻。夜间痛影响睡眠。

处方

生白芍 30 克	炙甘草 20 克	片姜黄 10 克	海桐皮 10 克
当　归 10 克	桃　仁 6 克	红　花 3 克	全瓜蒌 15 克
焦白术 10 克	全　蝎 3 克		五帖

【评】先生治带状疱疹止痛也用此方加味,医者需细心体会。

【11-04】带状疱疹

时某,男,86 岁。

微信初诊　(2021 年 8 月 28 日)

胸痛,医院诊断为带状疱疹。神经痛在乳头处伴随迁延至肩部。

处方

全瓜蒌 15 克	生甘草 10 克	徐长卿 10 克	桃　仁 10 克
生白芍 30 克	连　翘 10 克	银　花 10 克	红　花 3 克
延胡索 10 克	大青叶 15 克	独脚莲 10 克	五帖

【注】半月后用完西药疼痛仍旧,才开始服用上方,止痛效果好!若患者居住本市,定会考虑加全蝎、蜈蚣,并嘱外涂神仙水等。

【11-05】头痛、高血压、间歇性跛行

某某,男,71 岁。

初诊　(2021 年 4 月 8 日)

头晕,痰多,最近牙痛难忍。血压 170/90 mmHg,未服药。眠不安。大便畅通,不

成形。舌质淡苔白;脉滑实。

处方

生白芍 30 克　生甘草 10 克　怀牛膝 10 克　杭菊花 10 克
枸杞子 15 克　薄　荷 5 克　枳　壳 10 克　连　翘 10 克
麦　冬 15 克　北沙参 15 克　一帖

二诊　(4 月 9 日)

牙痛明显减轻。

处方: 原方去连翘;加生山栀 10 克、黄芩 5 克、金银花 10 克。　一帖

原方加生地黄 15 克,又配一帖。

三诊　(4 月 13 日)

咽痛,牙痛未除。

处方

生白芍 30 克　生甘草 10 克　杭菊花 10 克　枸杞子 15 克
枳　壳 10 克　麦　冬 15 克　北沙参 15 克　连　翘 10 克
桔　梗 5 克　生山栀 10 克　黄　芩 5 克
金银花 10 克　二帖

四诊　(4 月 16 日)

咽痛减轻。受风寒,右后脑勺、耳内痛,疼痛呈电击样。整夜发作,痛苦难忍。已两天。

处方

羌　活 10 克　独　活 10 克　柴　胡 5 克　前　胡 5 克
川　芎 10 克　生白芍 30 克　生甘草 10 克　桔　梗 5 克
生山栀 10 克　黄　芩 5 克　金银花 10 克　怀牛膝 10 克
杭菊花 10 克　一帖

4 月 17 日,患者反馈:昨服头汁(两小碗),头痛减轻。今服二汁(两小碗),头痛基本消除。用二诊方善后。

【注】 关键时刻没有羌、独、芎(辅以柴前胡等)斩关夺隘之猛药,不可能成功。高血压病史患者,平日不可随便用羌活类风药,终病即止。

五诊　(5 月 15 日)

血压高,感觉颈动脉搏动强烈。心悸,胸闷痰多,眠不安。

处方: 肃肺降压汤(见附录一)。

枇杷叶 20 克　甜杏仁(苦杏仁亦可)10 克　竹　茹 20 克

枳　壳 10 克　白　前 10 克　姜半夏 10 克　象贝母 15 克
桑　叶 10 克　菊　花 19 克　紫　菀 10 克　款冬花 10 克
桑白皮 12 克　麦　冬 15 克　瓜蒌仁 15 克　五帖/周

【评】此降压方易复制,医者当灵活运用。

六诊　(6 月 1 日)

右小腿步行久则发胀,间歇性跛行。

处方: 箕星汤加减(见附录一)。

酒桑枝 20 克　桑寄生 10 克　桑　叶 10 克　桑白皮 10 克
桑椹子 20 克　白蒺藜 15 克　沙苑子 15 克　枳　实 10 克
白菊花 9 克　枸杞子 15 克　生白芍 30 克　钩　藤 15 克
猪　苓 15 克　十帖(也可以加怀牛膝 10 克)

【注】先生精通眼科,深耕青少年近视防控的中医方案。

【评】此方医者当细心研究。不但可以平肝熄风降血压,治虚汗盗汗。但也有患者本来出汗不多,服此方后出现汗多的情况。此方去沙苑子,有助于青少年近视的防控。

七诊　(7 月 22 日)

天气炎热,血压高。

处方甲

桑　叶 20 克　菊　花 20 克　银　花 30 克　连　翘 10 克
生甘草 10 克　麦　冬 30 克　五味子 3 克　北沙参 15 克
枳　实 10 克　一帖

处方乙: 上方去沙参、五味子;加生白芍 30 克、竹叶 10 克。　一帖

【注】甲乙方可经常互换服用。

八诊　(8 月 30 日)

痰多,目糊。

处方

桑　叶 10 克　菊　花 10 克　银　花 10 克　连　翘 10 克
北沙参 15 克　麦　冬 15 克　杞　子 15 克　竹　茹 12 克
枳　壳 6 克　陈　皮 6 克　姜半夏 6 克　茯　苓 12 克
生甘草 6 克　一帖

【注】后六味是温胆汤。

九诊 （9月3日）

痰黏且多，心口闷，隐痛。海鲜过敏，躯干四肢发疹块痒甚。

处方： 温胆汤加荆芥10克、防风6克、桑叶10克、菊花10克、石菖蒲6克、制南星6克、木贼草10克、青葙子10克。 二帖

【评】 荆芥、防风是此方的核心，没有此两味何以消风止痒？

十诊 （9月8日）

发疹块痒治愈。今胸口闷，隐痛。

处方

竹　茹12克	枳　壳6克	陈　皮6克	姜半夏10克
丹　参12克	瓜蒌仁10克	生白芍20克	川　芎10克
香　附10克	苍　术10克	生山栀10克	神　曲10克　二帖

【注】 温胆汤合越鞠丸意思，须知没有丹参、川芎、香附活血，生白芍缓解痉挛，瓜蒌仁、半夏化痰；治不了心口隐痛。

患者反馈：两帖药服完。心口隐痛明显缓解。血压高，每天吞服羚羊角粉0.6克。

十一诊 （9月12日）

心口隐痛好多了，血压略降，仍牙痛。

处方

竹　叶10克	莲子心3克	北沙参30克	麦　冬30克
桑　叶10克	菊　花10克	银　花10克	生白芍20克
生甘草9克	猪　苓15克	川　连3克	一帖

【11-06】高血压、盗汗、便秘

李某，男，57岁。

初诊 （2021年9月12日）

主诉：吐黏白痰，耳鸣严重，今年起自觉口渴。右肩部酸痛，后背心酸痛，腰酸膝痛。盗汗。经常性便秘。血压偏高150/100 mmHg，未服药。

既往史：血脂偏高。空腹血糖6.3 mmol/L。嗜好烟酒。从小盗汗，夜寐湿枕头，半夜里枕头需翻面才能睡。小便黄而浑浊，尿常规潜血已有七八年。肺结节，大小6毫米。

舌质暗苔白；两脉有力，缓而带涩。

处方

穞豆衣 15 克	生白芍 30 克	丁　香 3 克	枳　实 10 克
柴　胡 6 克	生甘草 10 克	白豆蔻 2 克	乌　梅 3 克
全瓜蒌 5 克	红　花 3 克	桃　仁 10 克	象贝母 15 克
煅牡蛎 20 克	玄　参 30 克		十帖

【注】此方系瓜蒌红花甘草汤合四逆散止痛通便，消瘰丸(玄参象贝母牡蛎)化结节。用药与症候群丝丝入扣。

二诊　(10 月 4 日)

诸症改善。盗汗好转，枕头不湿了。

处方：上方去乌梅、丁香；加陈皮 6 克、北沙参 15 克。　十帖

辅助每天一小碗薏米汤，最好加鲜百合。

三诊　(11 月 2 日)

右口角流涎，吃东西容易咬到舌头。血压 150/100 mmHg，未服药。谨防脑梗。

处方：肃肺降压汤，见 11-05 案。　十帖

11 月 14 日，患者反馈：服十帖见效，血压 140/87～95 mmHg，多年舒张压没有低于 95 mmHg 以下了。

医嘱：上方续服十帖。

【评】先生此方对未服药患者的降压效果比较明显，或者说对早、中期高血压患者比较有效。针对服药后降压效果不满意的患者，也可同时服此方。治疗高血压需要时间，不可能一蹴而就。

2021 年 12 月初，患者反馈：居住的北方室内供暖温度高，虚汗、盗汗症又犯了。

处方：同 11-05 案六诊方。　五至十帖

12 月 19 日，患者反馈：上方大效。盗汗好多了。血压稳定在 140/90 mmHg，很满意。

医嘱：上方继续服五帖，巩固疗效；此外每周服三帖肃肺降压汤维持量。

【注】此两方互换服用利于稳定血压，医者当灵活掌握。中药也有维持量，但并不主张无病服药。

【11-07】幼儿腹泻

某某，男，1 岁。

初诊　(2010 年冬)

腹泻每日十余次。白天去医院检查，未明确病因，晚上还是不停地腹泻。余全面

了解孩子情况后，判断该儿童没有复杂病因，判断疑似无菌性痢疾，中医认为是脾胃失调。

医嘱：马上去超市买点小麦粉，在锅里炒焦。炒好拌面糊，稠些，给孩子吃，适量。不愈明天再吃。

患者反馈：吃下去病痊愈。

【评】中医药神奇啊，单方一味，气死名医！

【11-08】发热抽搐

某某，男，71岁。

初诊 （1972年7月2日）

发热，手足冷。小便多，颈部体温已达39℃以上，手足已有抽搐，神清。

处方

薄　荷3克	连　翘9克	荆　芥6克	防　风6克
苦杏泥12克	冬瓜子12克	苦桔梗4.5克	象贝母9克
车前子9克	白通草3克	鲜芦根2支	紫雪丹0.6克(分吞)

二帖

患者反馈：当夜服一帖，次晨37.3℃。只服了第二帖头汁，中午体温正常，尽剂病愈。

【11-09】高血压、食道异物感等杂病

某某，女，69岁。

初诊 （1973年1月6日）

形瘦。外感咳嗽，痰多。

处方

连　翘9克	苦杏泥12克	桔　梗3克	生紫菀9克
玉蝴蝶3克	枇杷叶24克	薄　荷2.4克	荆　芥6克
通　草3克	象贝母9克		

二帖

六个月后，又初诊 （7月23日）

湿热外感，发热。

处方

杭菊花9克	桑　叶9克	苦杏泥9克	冬瓜子9克
淡豆豉9克	连　翘9克	荆　芥4.5克	鲜荷叶2角
赤　苓9克	薄　荷1.5克	泽　兰6克	二帖

二诊 （7月27日）

外邪解而未净，内湿蕴而不化。

处方

清竹茹12克	炒枳壳3克	姜半夏6克	陈　皮3克
麦　冬12克	白茯苓9克	清炙草2克	青连翘9克
鲜藿香9克	青蒿尖9克	西瓜翠9克	二帖见效

【评】此乃对七旬老人外感湿热，风热感冒咳嗽的稳妥治法。

一年后，又初诊 （1974年9月）

素有高血压，血压190/110 mmHg。日间家务劳作，夜间睡眠不足。小中风史，因照顾家中患者，劳累过度，脚软坐地跌倒，遂口歪、言语不清、左腿麻木无力。

处方

桑　叶	菊　花	连　翘	白蒺藜
羚羊角粉	苦丁茶	生白芍	生甘草
朱茯苓	石决明	天麻麦	冬煅牡蛎
钩　藤			二帖

二诊 （10月2日）

服上方血压略降，言语清晰。仍兴奋，面潮红，浑身发热，素来对热性药敏感。今头昏眼花，心悸，手足酸无力。拟忌用热药。

处方

白蒺藜9克	晚蚕沙12克	桑　枝15克	桑　叶9克
片姜黄6克	怀牛膝9克	葛　根6克	杜　仲9克
橘红络各3克	茯　苓9克	焦白术9克	桑寄生9克
竹　沥30克			三帖(竹沥无货)

患者反馈：头帖服下觉爽快，后二帖效不明显。

处方：原方去橘红、橘络、竹沥；加麦冬 9 克、威灵仙 9 克、黑芝麻 9 克、杭菊花 9 克。
三帖

三诊　(11 月 8 日)

下午面潮红，血压仍高。眠不安。小便热。舌苔腻。

处方

焦山栀 9 克　淡竹叶 4.5 克　清竹茹 12 克　龙胆草 1.5 克
车前草 9 克　玄　参 15 克　麦　冬 9 克　知　母 9 克
炒枳壳 3 克　远　志 9 克　茯　神 9 克　三帖

【注】诸症退去，见效。此前一个月，请医生推拿过几次，仍觉无力。血压仍高，行步不如前稳健。别无痛苦。

四诊　(1975 年 4 月 8 日)

前几日因吃了一个凉馒头，吃得过快，引起胃中饱闷感，不适。右胁肋痛。舌苔黄灰色。

处方

炒党参 6 克　茯　苓 9 克　川石斛 9 克　清炙草 3 克
谷麦芽各 6 克　麦门冬 9 克　鸡内金 3 克　厚　朴花 6 克
焦山楂 6 克　二帖

五诊　(4 月 14 日)

上方有效。食道及中脘一带，吞咽后自感不畅，有异物感，有痛感。大便不畅，但不干燥。

处方

旋覆花 9 克　代赭石 12 克　炒党参 9 克　川石斛 15 克
谷麦芽各 4.5 克　鸡内金 3 克　清炙草 3 克　白茯苓 9 克
焦山栀 9 克　焦六曲 6 克　清竹茹 12 克　二帖

六诊　(4 月 21 日)

上方服后明显见效。痛感除。

处方：原方去石斛、谷麦芽、鸡内金；加生白术 9 克、天花粉 12 克、生葛根 9 克。
三帖

1975 年 5 月 4 日，患者反馈：服上方至今未发症状。

七诊　(6 月 9 日)

吞咽食物后自感有梗在贲门附近，不畅，有痛、胀感。饮食无味。大便正常。治拟参苓白术散加减。舌质淡苔灰白色。

处方

炒党参 9 克	茯　苓 9 克	焦白术 9 克	桔　红 3 克
桔　络 3 克	淮山药 15 克	炙甘草 3 克	莲子肉 9 克
带壳砂 1.5 克	米　仁 15 克	桔　梗 3 克	厚　朴花 9 克
炒枳壳 3 克			三帖

【注】此方用药以和为贵。

八诊　(8 月 14 日)

三帖服完，二便正常。胃略胀，痛差多了，哽噎感略好些。但仍是主症，吞咽食物后有上返至喉部的感觉。苔黄转白色，舌根干燥。此乃气不畅。

处方

旋覆花 9 克	代赭石 12 克	炒党参 9 克	清炙草 4.5 克
焦白术 9 克	茯　苓 9 克	天花粉 12 克	生葛根 9 克
炒枳壳 3 克	姜竹茹 12 克	桔　红 3 克	焦山栀 9 克
淡豆豉 9 克	焦山渣 3 克		三帖(枳壳无货)

【评】此方珍贵，识者宝之。

【11-10】中风后遗症、腿脚水肿

某某，女，48 岁。

初诊　(1971 年 3 月 24 日)

子宫全切术后，下腹部结缔组织有浸润性痞块，直径 4 cm。尿常规有大量白细胞及红细胞，诊断为尿路感染或急性膀胱炎。面部浮肿，血压高。下腹部酸胀，胀连及少腹、大腿内侧淋巴结部位。自觉下焦有一横带缚住，气不畅通。小便色黄浊或显红色，尿频且排尿困难。脉数而有力。

热郁，恐成脓血，水血互结之症。

处方

青宁丸 9 克	吞粉萆薢 9 克	牡丹皮 9 克	甘草梢 6 克
川牛膝 6 克	白茯苓 9 克	蒲公英 15 克	苦杏仁 12 克
冬瓜仁 12 克	黄　芩 6 克	黄　柏 6 克	泽　兰 6 克
车前子 9 克			二帖

【注】此大黄牡丹汤意。有消炎、杀菌、排毒、化瘀、利水作用。患者手术后体虚，不

可重剂损元气。

二诊 （3月28日）

二帖服完后，尿常规正常。西药服了四环素，腹胀觉松，热未退，按之仍酸痛，自诉因长期憋尿造成此症。

处方： 原方去青宁丸、黄芩、车前子、杏仁；加知母9克、生米仁15克、败酱草9克、木通4.5克、熟军2.1克；用黄柏9克、泽兰9克。 二帖

三诊 （4月2日）

一帖后，胀大减，熟军之功也；热大退，知母之功也。唯觉小腹及腰部略酸，再一帖。自诉几帖药服后神清气爽。血压降，胸亦不闷，上有嗝气，下有出气，小便顺利，已不觉热。下焦热退，胀去。唯腰酸乏力依旧，按小腹略有不适。照此调理可也。

【注】 此案非去年用导赤散加滑石、芦根、知母、黄芩、黄柏、茯苓、泽泻、山栀等所能比也。同是尿感，治法不同。去年就诊时舌苔黄腻，唯湿重而已，排尿痛，只是初起。

今舌质紫绛，苔黄白带灰。水血互结，已有一周多。去年就诊用青宁丸很得力，今年不够。虽术后体虚，仍用少量熟军攻之，可一箭双雕。方中或可加生山栀、荷叶，其中泽兰很对症，利水活血。调补善后可转方清震汤，初起此方不对症。

处方

升　麻	荷　叶	苍　术	制黄精
萆　薢			

十四年后，又初诊 （1985年6月6日）

血糖高。

处方： 济生肾气汤加味。

生熟地各15克	山茱萸9克	丹　皮9克	淮山药15克
泽　泻6克	茯　苓12克	怀牛膝10克	车前子10克
生黄芪15克	菟丝子15克	杜　仲10克	党　参12克

每天一帖，服三个月。

医嘱：节制饮食，不用西药。

辅助：鲜淮山药当点心。

患者反馈：治疗后血糖恢复正常。

一年后，又初诊 （1986年）

高血压病史，脑梗初发。肢体麻木，腿脚抽筋，膝部行走、站立均发软，面肌痉挛，诊

断为锥体束问受损。目糊，常闭目。患者服箕星汤乙方(见附录录一)加减较长时间，效果佳。

处方

桑　枝　桑椹子　制首乌　桑白皮
桑　叶　生白芍　丹　参　桑寄生
晚蚕沙　桂　枝

【注】脾虚之人慎用此方，易引起大便溏泻。有些人服此方后感觉出汗多，如大汗淋漓则停服。也有长期虚汗盗汗服此方而愈者。

两年后，又初诊　(1988年6月1日)

1986年春脑梗、偏瘫，中风后遗症。高血压病史，血压控制，心率78次/分。尿量一般，大便正常。腿脚水肿，牵扯痛。两足背至胫骨肿甚，夜里脚抽筋，肌肉强直。经医院检查：血糖、肾功能、尿常规均正常。

余曾用补阳还五汤加味、四君子汤合实脾饮不见效；早期也使用过麻黄附子细辛汤加四苓、炙甘草汤加味均不见效，当时药量用得也比较轻。医院用氢氯噻嗪，则尿量多，水肿退。停服一周则肿势依旧，夜不能寐，腿脚痛及抽筋也甚。今舌质淡苔少，舌体胖；脉无力。

处方

桂　枝5克　生白芍15克　煅龙骨15克　煅牡蛎15克
生牡蛎15克　葛　根15克　茯　苓12克　当　归12克
生黄芪30克　淡附片4克　炙甘草12克
生　姜3片　大　枣10枚　五帖

二诊

服上方效果不明显，肿未退，痛甚，夜间抽搐妨碍睡眠。舌质淡苔白。

处方

桂　枝9克　淡附片9克　生　姜9克　大　枣十枚
炙甘草9克　泽　泻9克　焦白术15克　茯　苓20克
煅龙骨20克　生煅牡蛎各20克　猪　苓9克　五帖

【注】方意含有苓桂术甘汤、五苓散、真武汤、桂枝龙牡汤等。

三诊

下肢肿至膝，如穿靴，抽筋，痛。眠不安，心率70次/分。

处方

桂　枝 9 克	淡附片 30 克(先煎 1 小时)		干　姜 6 克
炙甘草 24 克	大　枣 15 克	生白芍 30 克	赤　芍 30 克
生　姜五片	生黄芪 30 克	肉　桂 6 克	当　归 10 克
五加皮 9 克	茯　苓 20 克	白　术 15 克	泽　泻 9 克　七帖

四诊

服上方腿脚肿消,抽筋减,睡眠改善,痛略轻,无不适反应。

处方: 效不更方。　七帖

【注】患者脚腿水肿再未复发,治愈。每个患者都是 VIP。先生当年非常慎重,初用淡附片 4 克,再用淡附片 9 克均不见效,第三次才决定用淡附片 30 克,明显见效,连用十四帖。

【评】经方值千金,可以为大症! 等方重用附子止痛,且构成真武汤利水,重用赤白芍、炙甘草解痉挛,先生必读过曹颖甫的《经方实验录》《范中林医案》等书。参见 8-24 案。

【11-11】慢性肾炎

杨某,女,15 岁。

初诊　(1975 年 3 月 1 日)

肾病。尿常规结果显示:白细胞、蛋白质、红细胞、管型、黏蛋白等皆有(+)(++)或(++)。

处方

升　麻	苍　术	荷　叶	淮山药
台乌药	益智仁	粉萆薢	泽　泻
琥珀粉	茯　苓	黄　芩	黄　柏　十四帖

复诊

尿常规结果显示:红细胞 1~2 个、白细胞 1~2 个。拟巩固疗效。

处方

升　麻	苍　术	荷　叶	淮山药
粉萆薢	制黄精		十四帖/月

【注】此范文虎前辈所用清震汤加味也。肾炎、膀胱炎基本以此方升清降浊,变化

治之。此等案例值得借鉴。

一年后，又初诊 (1976年6月23日)

慢性肾炎。尿常规结果显示有红细胞，尿蛋白。腰酸、失眠、带下多等。

处方

升　麻	苍　术	荷　叶	荷　蒂
淮山药	鸡内金	谷麦芽	茯　苓
粉萆薢	泽　泻		七帖

加减猪苓、金钱草等，重复服此方多次。

二诊 (7月13日)

同上症。

处方

升　麻1.2克	苍　术6克	荷　蒂3枚	鲜荷叶半张
制黄精15克	谷麦芽各9克	淮山药15克	冬瓜子12克
川　断9克	茯　苓9克	麦　冬9克	车前草9克
泽　兰6克			七帖

稍有变化加减，如下：

1. 琥珀3克、蜂蜜30克；
2. 知母5克、黄柏3克、黄芩5克、焦山栀9克；
3. 益母草12克、菟丝子12克等。

重复服此方多次。

三诊 (1976年初秋)

病情稳定，补肾善后。

处方：知柏地黄汤加肉桂、五味子、麦冬、独活等。　　五帖/周

患者反馈：前后共服中药百帖左右。尿常规红细胞已消失，尿蛋白偶尔(＋)或(±)。

医嘱：禁盐一段时间，切忌劳累。

四诊

病情好转，眠食正常。继续补肾巩固疗效。

处方：二至丸1千克，2次/天，6克/次，温开水送服。

【11-12】产后身痛

徐某,女,35岁。

初诊 (1972年7月2日)

因剖宫产后失血过多,患风湿热、关节炎。抗"O"试验、血沉等指标均高值;有低热。睡眠数小时,即觉腰部、手足发冷,痛不可触碰。休长病假已三年。舌苔黄腻。

处方

桂　枝	生白芍	知　母	生　姜	
炙甘草	焦白术	生麻黄	淡附片	
汉防己	大黑豆	制川乌		七帖

二诊

明显见效,诸症减轻。原方加其制。

处方: 加重桂枝、乌头、附片、麻黄的用量;加用炒米仁。　七帖

【注】 虽是夏天,但近日阴雨连绵,故用此方治肩背发冷。

三诊

发冷、发麻痿。今乏力、纳差、眠不安。

处方

独　活	桑寄生	泰　艽	防　风	
细　辛	川　芎	桂　枝	远　志	
丹　参	生黄芪	淮山药	当　归	
熟地黄	茯　苓	生白芍		七帖

四诊

继续好转。

处方: 原方去防风、细辛;加鸡血藤、丝瓜络。　七帖

五诊

低热由37.8℃退至37.2℃。腰酸,发冷。

处方: 初诊方加粉萆薢、威灵仙、丹参。　十四帖

患者反馈:发冷、发麻、失眠、纳差、乏力等诸症均痊愈!

【11-13】睾丸炎

吴某,男,45岁。

初诊 (1971年8月4日)

慢性睾丸炎急性发作期。睾丸炎,阴囊外观大如鹅蛋,睾丸肿大倍于常人。平时常憋尿。今阴囊外观色紫黑,表面有紫红色血丝,系毛细血管增生。发热,觉痛,阴囊中筋牵扯痛,影响行步。前医建议手术治疗。舌苔黄。

处方

青木香3克　川楝子9克　延胡索9克　荔枝核12克

海　藻10克　生甘草6克　川牛膝10克　三帖

【注】海藻与生甘草理论上是"十八反",临床中也有同用案例。

二诊

略有效,但病重药轻。

处方

川熟军6克　风化硝4.5克　桃　仁9克　冬瓜仁12克

丹　皮9克　败酱草15克　五帖

三诊

服上方下利十多次,帖帖见效,日日好转。随后停服,求他医治疗。至今仍痛,再请余诊。

处方

元明粉3克　熟　军3克　青陈皮各6克　小茴香2克

川楝子9克　桃　仁9克　冬瓜仁12克　丹　皮9克

败酱草15克　十帖

【注】热毒不清,痛必不除。仍用大黄牡丹汤加味,但用药需顾及疝气。

另:阴囊红肿热痛,外用金黄散、鸡蛋清调匀外敷。

患者反馈:阴囊颜色由紫黑转为鲜红,瘀血散去,肿退炎消,痊愈。

【11-14】产后身痛

陆某,女,30岁。

初诊 (1970年5月31日)

第二次剖宫产后,身体极虚,且处于哺乳期。早餐后头汗如洗,虚汗之盛可知。受风则骨节痛更甚。腰酸无力,小便熬不住,肾气虚可知。骨节痛,不可远走,不可久立。面色白黄。

处方

生黄芪15克	当归身15克	丹　参12克	党　参12克
桂　枝3克	生白芍18克	生　姜二片	大　枣四枚
清炙草3克	冬桑叶9克	防　风4.5克	生冬术9克
饴　糖30克			七帖

患者反馈:七帖药后,诸症愈。汗不出、腰不酸。

【注】善后当用温润补肾之法。此症多处治疗不效,请先生诊治,一诊即效。若非家学渊源,岂有此等功力?

【11-15】肾下垂、输卵管发炎

陈某,女,30岁。

初诊　(1971年夏)

瘦小个子,性急躁。肾下垂一年,曾服二百多帖中药不见效。输卵管发炎,结扎后觉腹内气胀,气窜。脉弦。

处方

升　麻	苍　术	荷　叶	荷　梗	
党　参	生黄芪	柴　胡	淮山药	三帖

【业师指导】谁人不知中气不足用参芪?要知道炎症发作之际不宜用参芪也。

二诊

服上方,腹内胀甚。

处方

升　麻	焦白术	柴　胡	荷　叶	
荷　梗	淮山药	黄　柏	左金丸(吞)	
川楝子	延胡索			五帖

三诊

服上方胀减,气顺,消炎之功也。

处方:原方加香附、生白芍、当归。　　二帖

四诊

服上方唯觉腰酸。

处方：原方去黄柏、左金丸；加沙苑子、白蒺藜、菟丝子、黄精、川断。　　五帖

患者反馈：服药后病情明显好转，心情舒畅，腰酸治愈。次年腹胀气又作，此乃结扎输卵管之过也，难于彻底解决。

【11-16】坐骨神经痛

某某，男，40岁。

初诊　(1973年4月2日)

坐骨神经痛，影响工作。

处方

制附片 3克	制川乌 4.5克	大黑豆 9克	伸筋草 9克
炙乳没各 9克	川萆薢 9克	川牛膝 9克	汉防己 9克
朱茯苓 12克	宣木瓜 9克(酒炒)	焦白术 9克	泽　泻 9克
制首乌 15克			十帖

二诊

坐骨神经痛明显好转。

处方

威灵仙	独　活	桑寄生	秦　艽
川　断	杜河车(无货)	丹　参	当　归
桂　枝	柴　胡	生白芍	七帖

服十天建议与初诊方互换服用。

【注】患者服了二十多帖。后来信反馈：坐骨神经痛治愈，后又有三叉神经痛。可见前方中应经常加用甘菊花，以防辛温风药之过。后余用熄风补血药数帖治愈。今已正常参加劳动生产。

【11-17】腹股沟淋巴结肿

韩某，男，41岁。

初诊　(1974年8月8日)

淋巴结肿大,已两月余。颈部的一个,经前医处方服夏枯草膏、小金片已消散。唯腹股沟的淋巴结未消。前医用阳和汤去鹿角胶;加黄药子、蒲公英等,服了十多帖,亦无效。患者睾丸有宿伤。今觉自小腹至睾丸部牵扯痛,走路时有异样感。

处方

生大黄 9 克　　淡附片 4.5 克　　细　辛 3 克　　三帖

二诊

二帖服下,共泻 7～8 次。便如泡沫状,微带紫绛色,人觉得舒服多了。三帖服完,腹股沟淋巴结肿已减轻。余恐不用去痰湿、瘀血之药则病根难除。

处方

大　黄 9 克　　淡附片 4.5 克　　细　辛 3 克　　炒桃仁 6 克
清炙草 3 克　　刘寄奴 6 克　　五帖

患者反馈:服完病愈,未再复发。

【评】此案前医用药亦在规矩之中。须知先生当年遇到疑难杂症,几乎随时会请教冯绍蘧太先生。此睾丸、腹股沟等炎症属少阴经,大黄附子细辛汤一路当然胜出一筹,医者须记。

【评】此案前医曾用六神丸外敷,注射青霉素、链霉素、庆大霉素等,均不见效。似可服梅花点舌丹。日本人常用反鼻(蝮蛇霜)治此等病。

【11-18】水　痘

徐某,女,8 岁。

初诊　(1987 年 7 月 6 日)

出水痘,要求护理。拟透发,清热解毒。

处方

荆　芥　　连　翘　　银　花　　蒲公英
蝉　衣　　象贝母　　大力子　　三帖

【注】水痘治法与麻疹原则上一样。先透发,再清热解毒,继而利水、补气,促进结痂。如此调治,可缩短病程。五日愈。

【11-19】月经不调、腿部血管炎

陆某,女,30岁。

初诊 (1987年6月3日)

下肢结核菌引发血管炎。经期每月提前,量多。

处方甲

柴　胡9克　半枝莲6克　胡黄连3克　赤　芍9克
丹　参9克　玄　参15克　麦　冬15克　杏仁泥9克
路路通9克　蒲公英12克　生甘草3克
忍冬藤12克　制香附3克　七帖

医嘱:多服几个疗程。

处方乙

生地黄15克　川　芎5克　全当归9克　生白芍12克
淡黄芩3克　炒荆芥5克　丹　皮9克　赤　芍9克
丹　参10克　制香附5克　四帖

医嘱:每月经行前一天服。

患者反馈:见效。

【11-20】高血压、脚肿、项强

陆某,女,60岁。

初诊 (1987年夏)

脚肿、项强、血压高。

处方

生葛根12克　赤　芍9克　茯　苓12克　焦白术9克
木　瓜6克　苏梗叶6克　吴茱萸2克　桔　梗3克
大腹皮15克　生　姜2片　威灵仙9克　陈　皮3克
厚　朴9克　五帖

医嘱:多服几帖。

患者反馈:大效。至今稳定。

【注】处方是鸡鸣散加味,中规中矩。

【11-21】菌痢

金某,女,8岁。

初诊 (1973年7月下旬)

患菌痢,日泻3~4次/天。发热呕吐,饮食不进,已两天。

处方

生白芍9克	归尾9克	清炙草6克	肉桂2克
槟榔10克	广木香3克	黄芩3克	黄连2克
生军4.5克	生葛根10克		二帖

二诊

服上方吐过二次,泻过几次,饮食渐进,症状渐减。

处方

半夏	干姜	川连	黄芩
大枣	生甘草	生白芍	当归
鲜荷叶			二帖

患者反馈:痊愈。

【注】首方是洁古芍药汤加味,二诊处方是半夏泻心汤出入。

【11-22】高烧、痢疾

梅某,女,7岁。

初诊 (1973年10月26日)

高热,注射青霉素后,热度虽退未净,随后转为下痢之症。正是秋季,下痢20~30次/天,呕吐并见。

处方

白头翁	秦皮	黄连	黄柏
黄芩	生葛根	当归	生白芍
青木香			三帖

患者反馈:一帖服下,症已减轻,明显见效。

医嘱:原方尽剂,必可痊愈。果然如此。

【注】当时青木香未禁用,今或以广木香2~3克代之。

【11-23】喑厥风痱、疲劳过度

某某，男，56岁。

初诊　(1973年10月)

胃口不好。疲劳过度，语言謇涩，吞咽不便。神志虽清，但反应迟钝。瞳仁不大转动，面部表情淡漠。头昏、口渴。手足发冷。眼白处有充血，色红。无项强、肝阳上亢之症状。曾诊断为精神疾患，使用镇静药物。舌苔黄白而腻；脉滑而微。

余诊之，认定是中医喑厥风痱之疾。

处方

党　参	生地黄	麦　冬	石菖蒲
炙远志	茯　苓	桂　枝	生白芍
淡附片	肉苁蓉	薄　荷	生　姜
大　枣			三帖

患者反馈：明显见效。

附录一　有关方剂

附方的功效及用法如下：

1. 成方部分：在方剂学、汤头歌诀均有记载。

2. 作者经验方部分：功效不宜武断，读者、医者自行体会，便于活学活用；有需要的读者、医者可参照各相关案例，深入研究。如：附方十六“箕星汤”用于2-14、5-23、7-03、7-04、7-15、7-27、10-21、10-32、11-05等案。有深入学习愿望的读者、医者可将有关案例详细分解，或按照病症分类编纂，各取所需。神而明之，存乎其人。

一、少腹逐瘀汤加味

小茴香 3克	炮　姜 3克	延胡索 10克	没　药 6克
川　芎 10克	当　归 10克	蒲　黄 6克	肉　桂 3克
赤　芍 12克	五灵脂 6克	金铃子 10克	香　附 9克

肝郁不疏，上方加柴胡6克。

前十味为少腹逐瘀汤。

二、荆芥连翘汤(《日本一贯堂》)

当　归 10克	生白芍 12克	生地黄 12克	川　芎 6克
黄　连 3克	黄　芩 5克	黄　柏 5克	生山栀 10克
连　翘 10克	荆　芥 10克	薄　荷 5克	防　风 6克
柴　胡 6克	枳　壳 10克	生甘草 6克	桔　梗 5克
白　芷 3克			

三、复元活血汤加味

柴　胡 6克	天花粉 9克	当　归 9克	穿山甲 7克

桃　仁5克　　红　花3克　　熟　军4克　　清炙草5克
川　芎5克　　钩　钩12克　　香　附5克　　广地龙10克
加水酒煎。

【注】前八味为复元活血汤,川芎、钩藤、香附、地龙是固定搭配。

四、血府逐瘀汤

当　归9克　　生地黄12克　　桃　仁9克　　红　花5克
生甘草6克　　枳　壳6克　　赤　芍9克　　柴　胡9克
川　芎9克　　桔　梗5克　　川牛膝10克

五、逍遥散

柴　胡6克　　茯　苓9克　　焦白术9克　　炙甘草6克
当　归9克　　生白芍9克　　生　姜2片　　薄　荷3克
丹栀逍遥散:上方加丹皮10克、生山栀10克。

六、归脾汤

焦白术9克　　党　参12克　　生黄芪12克　　当归身9克
炙甘草9克　　茯　神12克　　炙远志9克　　酸枣仁9克
广木香3克　　龙眼肉10克　　生　姜2片　　大　枣7枚
黑归脾汤:上方加熟地黄15克。

七、小儿退热方(经验方)

金银花5克　　连　翘5克　　桑　叶5克　　杭菊花5克
生甘草4克　　苦杏仁5克　　独脚莲5克　　柴　胡5克
麦　冬7克　　西瓜翠6克
如热重,上方加知母6克、芦根30克;同时,可辅助吃西瓜或西瓜汁。

八、五拗汤

生麻黄3克　　杏　仁5克　　生甘草5克　　桔　梗3克
厚　朴5克

九、温胆汤

竹　茹　　枳　壳　　陈　皮　　姜半夏

甘　草　　茯　苓

十、五虎败毒汤(即荆防败毒散加苏梗叶,一方有人参)

苏梗叶12克　荆　芥10克　防　风5克　羌　活6克
独　活10克　柴　胡10克　前　胡10克　茯　苓12克
生甘草9克　桔　梗5克　枳　壳10克
川　芎10克　生　姜3片　薄　荷3克

前五味为五虎汤。

此方由江苏省高邮籍董绍壶老师(原上海杨浦区第六联合诊所老中医)传授。

十一、养亲基本方(经验方)

丹　参15克　五味子10克　酸枣仁10克　柏子仁12克
茯　苓15克　淮山药15克　益智仁5克　台乌药5克
山茱萸15克　沙苑子15克　菟丝子15克　覆盆子20克
姜半夏10克　陈　皮10克　广木香5克　制香附5克

十二、威灵仙汤(经验方)

威灵仙10克　木　瓜5克　秦　艽6克　独　活3克
制首乌15克　丹　参10克　黄　柏3克　苍　术6克
怀牛膝9克　穞豆衣15克

十三、鸡鸣散加味

苏梗叶10克　吴茱萸3克　桔　梗3克　宣木瓜10克
槟　榔15克　生　姜5片　陈　皮5克　姜川朴15克
大腹皮15克

前七味为鸡鸣散。

十四、清热化痰方(经验方)

金银花15克　甘菊花10克　生槐花30克　绿萼梅6克
合欢花10克　玫瑰花9克　厚　朴花6克　佛手花6克
代代花9克　野菊花9克　夏枯花12克　玉荷花6克
蚕豆花6克

十五、清热消疖方(经验方)

生熟地各15克　天麦冬各15克　制首乌15克　地骨皮15克
茯　神12克　南北沙参各15克　玉　竹12克

十六、箕星汤(经验方)

酒桑枝15克　桑寄生12克　桑　叶15克　桑白皮15克
桑椹子12克　桑螵蛸9克　晚蚕沙15克　僵　蚕9克
丹参10克　赤　芍9克　滁菊花9克　苦丁茶9克
煅石决15克　生白芍15克　制首乌15克

参见:2-14、5-23、7-03、7-04、7-15、7-27、10-21、10-32、11-05等案。

十七、箕星汤乙方(经验方)

桑　叶15克　酒桑枝15克　桑寄生12克　桑椹子15克
桑白皮15克　桑螵蛸10克　僵　蚕10克　晚蚕沙15克
丹　参12克

参见3-21、7-03、7-04、10-22等案。

可辅助哺光仪(红光疗法)防控青少年近视。上方去桑螵蛸、僵蚕;加滁菊花9克、生白芍15克、钩藤15克,水煎代茶饮。每帖分三天服,100毫升/次,2次/日。

【评】先生深知调节睫状体悬韧带的收缩与舒张是关键。根据古方桑麻丸的原理,发明箕星汤保护视力。

十八、师门明目方(经验方)

枸杞子15克　杭菊花10克　桑　叶10克　生白芍12克
枳　实10克　白蒺藜15克　夏枯草15克　木贼草10克
密蒙花10克　谷精草10克　青葙子10克　苍　术10克
陈　皮5克　厚　朴10克　炙甘草6克

功效:保护视力,适合手术后康复,亦有助于青少年近视防控。

血压高、肝火旺:上方加石决明18克、珍珠母18克;

便秘:上方加决明子15克;

血虚:上方加柴胡6克、当归10克;

大便湿黏:加苍术10克、陈皮5克、厚朴10克、炙甘草6克。

十九、冯氏四物汤(经验方)

制首乌15克　丹　参12克　川　芎5克　生白芍12克

【注】丹参代当归,首乌代生地。老年人、心脏病患者常可以择用。

二十、师门眩晕汤加味(经验方)

制首乌12克　天　麻9克　钩　藤15克　茺蔚子9克
广地龙9克　黄　芩6克　川牛膝9克　桑　叶9克
滁菊花9克　苦丁茶9克

平肝:上方加枳壳6克、姜竹茹12克、代赭石15克;

活血:上方加桃仁6克、红花5克。

【注】也可用于焦虑症头晕。

二十一、通因通用方(经验方,又名三鸡汤)

生地黄15克　麦　冬12克　丹　参12克　苦杏仁10克
冬瓜仁10克　牛膝梢12克　鸡冠花10克　鸡血藤12克
鸡心槟15克　白石英15克　冬葵子10克　八月扎10克
琥珀粉3克　白蜂蜜30克

止血:上方加血余炭6克、藕节炭10克;

腹痛有瘀血:上方加炙乳香5克。

【注】此方变化无穷由江苏省南通市海门区曹鸣伯老师传授。

二十二、范文虎胸痹汤(《范文虎专辑》)

桂　枝　全瓜蒌　薤　白　枳　实
厚　朴　陈　皮　姜半夏

可随症加茯苓、生姜等。

二十三、通窍宣隧汤(《冯绍蘧临床秘典》)

川牛膝10克　桃　仁6克　穿山甲6克　金铃子10克
琥珀粉3克　黄　柏6克　银杏肉10克　鹿角片3克
炙远志10克

二十四、七星剑(《外科正宗》)

豨莶草9克　苍耳子9克　麻　黄3克　半枝莲12克

蚤　休10克　　野菊花12克　　紫花地丁10克

二十五、通乳方(经验方)

生地黄12克	当归身10克	丹　参10克	生黄芪15克
茯　苓10克	路路通9克	王不留行6克	制香附6克
延胡索10克	陈　皮3克	川　芎6克	
白　芷3克	大　枣七枚		

【注】产后5天内服此方催乳多有效,过7天后始服此方难见效。

二十六、抗过敏定型方(经验方)

防　风50克	焦白术50克	生黄芪80克	独　活30克
茯　苓80克	红　花30克	赤　芍50克	川　芎50克
香　附30克	苍　术50克	焦山栀50克	神　曲50克
青　皮80克	连　翘50克	陈　皮50克	生甘草50克
厚　朴50克	山茱萸80克	覆盆子80克	

共研细末,6克/次,2次/日,温开水送服。参见6-18、7-26案。

二十七、独脚莲散(经验方)

野菊花150克	连　翘100克	银　花150克	知　母100克
大青叶150克	紫　草150克	生山栀150克	薄　荷50克
黄　连50克	黄　柏100克	黄　芩100克	苦　参100克
独脚莲100克			

共研细末,2次/天,5克/次,温开水送服。参见6-21、6-22案。

二十八、茅根龙眼汤(《冯绍蘧临床秘典》)

龙眼肉10只　　白茅根15克

功效:治鼻衄。

二十九、神仙水(经验方)

植物提取的外用水剂,主要成分是芦荟的一种中药制剂。

功用:消炎皮肤,营养皮肤。外用解决皮肤问题,眼睑跳动或发痒,倒睫。可洗眼护目。

三十、肃肺降压汤(经验方)

枇杷叶 20克	甜杏仁(苦杏仁亦可)10克		竹　茹 20克
枳　壳 10克	白　前 10克	姜半夏 10克	象贝母 15克
桑　叶 10克	菊　花 19克	紫　菀 10克	款冬花 10克
桑白皮 12克	麦　冬 15克	瓜蒌仁 15克	

【注】此方可以随症加减变化。用于因血压高引起的各类目疾、心脏病、失眠等症。

三十一、肃肺汤(经验方)

鱼腥草 15克	射　干 4克	蜜紫菀 10克	桔　梗 4克
百　部 10克	桑白皮 12克	枇杷叶 30克	杏　仁 10克
全瓜蒌 15克	淮小麦 30克	炙甘草 9克	大　枣 5枚

腿、踝肿:上方加开心果15克,五帖/疗程。

血压高伴胸闷,痰多,心神不宁:上方加① 象贝母15克、白前10克、款冬花10克;② 姜半夏6克、茯神12克、陈皮5克、枳壳6克;③ 石菖蒲6克、炙远志10克、丹参15克、茯神12克。

十帖/疗程。

【注】加减法,药味不宜超过十五味。

三十二、吸鼻粉(神效嗃鼻散)

处方:略。1949年前后普通中药店均有售。

功效:外用开窍醒脑、芳香化浊,可用以辟瘟。

三十三、桑麻丸加味(经验方)

桑　叶 120克	黑芝麻 60克	茯　苓 120克

保护视神经。研粉蜜丸,每晚服15克,温开水送服。

三十四、近视茶甲(经验方)

桑　叶 3克	白菊花 3克	荷　叶 3克	薄　荷 1.5克
绿　茶 1.5克			

每天开水泡茶饮,如引起失眠则去绿茶。

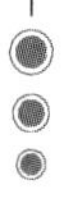

三十五、近视茶乙(经验方)

钩　藤15克　　桑　叶10克　　滁菊花10克　　生白芍12克
炙甘草10克　　淮小麦15克　　大　枣2枚　　穞豆衣10克
蝉　衣3克

水煎服,二十帖/月。

【评】目前青少年近视没有特效药,用药补肝肾未必妥。近期苏州、上海等地许多患者接受哺光仪(红光疗法)防控有效。先生认为如同时配合中医疗法效果更好。原则是辨证论治,稳中求效。此方原是解痉挛,有助于睫状体悬韧带舒张。读者、医者可自行体会。

【注】中医认为五脏六腑之精华皆上注于目,目得血则能视。能够远视是有火,火是指体内之真阳;不能近视是无水,水是指肾中真水。处方用药必须有理有据。

附录二　作者论文

论中医方剂与方剂的结构分类

袁伦次

【摘　要】提出对经典方剂的分类新概念，通过这种分类方法可以加深对经典方剂的理解、研究与提高临床应用的灵活性。

【关键词】方剂　症候群　方剂分类　方剂结构　分类法　分类树

前　　言

中医方剂与方剂的分类，早见于《素问·至真要大论》“七方”之说，但其实质不是为了方剂分类而设。关于方剂的功效分类，宋代赵佶的《圣济经》、成无己著的《伤寒方药明理论·序》中提出“十剂”，此后寇宗奭的《本草衍义》、徐思鹤的《医学全书》、陈修园的《时方歌括》等书对“十剂”有所补充。关于方剂的治法分类，张景岳的《景岳全书·古方八阵》及程钟龄的《医学心悟》有所论及。关于方剂的源流分类，明人施沛编著的《祖剂》及清人张璐的《张氏医通》有所论及。关于方剂的病症分类，有关著作有长沙马王堆汉墓中出土的《五十二病方》，《汉书·艺文志》载的“经方十一家”及以后的《太平圣惠方》《普济方》《类方准绳》《医方考》《兰台规范》等。关于方剂的临床分科分类，首推《汉书·艺文志》载的“经方十一家”之一的《妇人婴儿方》。关于方剂的脏腑分门分类，有关著作有《千金备急要方》《外台秘要》《三因病症极一方论》等。清代医家汪昂著《医方集解》，创综合分类法。历代医家研究方剂及方剂分类的成果，各有千秋，对我们来讲是十分宝贵的。但是限于历史的原因，上述所有著作及文献中都没有提出从方剂的结构特征来进行方剂分类，本文试图从此角度进行阐述。

关于方剂的通论

古称医经、经方、房种、神仙这四个范畴中，医经讲理论，经方就属于方剂范畴，而方剂在中医学中的地位是至关重要的，中医的精髓就在于药和症之间的关系，这是不争的事实。这里的药就是指方剂，症就是指症候群。所谓方剂就是一味或一味以上的中药，以治病为目的而组合在一起，有一定用量和用法的药物群。这是作者对方剂一词所下的定义。所谓症候群似可以理解为一组同时存在的症状。凡是着重记载药和症的关系的书籍是万世流传的，不会失去实用价值的；如《伤寒论》《金匮要略》《千金要方》《外台秘要》等；还有各种有关记载本草的书籍，如《神农本草经》《本草纲目》等以及历代名医的医案、医话和民间流传的单、验方都属于这一类书籍。

一味药或一首有治病价值的方剂，其作用是客观存在的；一味药的作用是自然生成的，一首方剂的作用是人为塑造的；一首方剂的作用绝非是各组成药味作用的简单叠加，其作用完全不同。一首方剂的作用如何，取决于组方者的中医功底深浅，这是一个如何制造方剂的能力问题。临床医生的良劣，即所用之方剂是否有效，全看你是否能抓住症候群，及时和正确地选择或组合匹配的方剂，这是一个如何准确地使用方剂的能力问题。这两个能力在中医临床医生是应该集于一身的，是一个中医临床医生一辈子要努力的方向。而西医制药研究者与临床用药医生是各行其责的。

关于方剂的结构分类

中医对方剂的分类目前所见的方法有① 功效分类法，② 治法分类法，③ 源流分类法，④ 病症分类法，⑤ 临床分科分类法，⑥ 脏腑分门分类法等。这些分类法单用或并用都有其一定作用和道理，为了使学者能更进一步正确理解和灵活运用各种成方，并且有利于学者掌握立法组方的理论知识与技能，笔者总结长期的教学与临床经验，特提出从组方结构的角度来分类中医的方剂。

任何一首方剂一经组成就必然有其结构特征，既然有结构特征，就可以根据此特征将每首方剂归类。方剂的结构一般由两部分组成：核心部分与外围部分。核心部分是不变的，如一经变动就成为别的名称的方剂了；外围部分则分为可变与不可变两部分。

自明代《普济方》问世，广收博采载方 61 739 首，古今经方、时方可谓完备，然中医发展至今，古今前辈流传下来的有价值的方剂何止这些？当我们用结构分类法来分析方剂时，发现方剂的结构似可分为如下两大类：见(图 1)分类树。

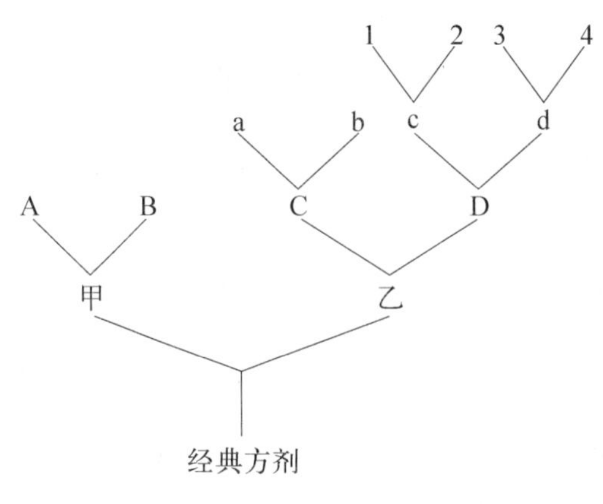

图1　方剂分类树

甲大类：不可变型

A小类：方剂的外围部分是不可变的，这类方剂也可理解为没有外围部分，只有核心部分。方剂的结构是不可以变动的，即方剂的药味组成既不可以加也不可以减，(本文不讨论药味的剂量)这类方剂有鳖甲煎丸、桂枝茯苓丸、阿加陀药、安宫牛黄丸、风引汤、紫金锭等。

B小类：方剂的外围部分是不宜变的；即方剂的结构或药味，基本上不宜加减变动；这类方剂有猪苓汤、黄芪桂枝五物汤、保产无忧散、独参汤、阳和汤等。

乙大类：可变型

C小类：只加不减的部分可变型。

a型：方剂的外围部分是可以变的，即方剂的药味可加不可减。属于此型的方剂有六味地黄汤、四君子汤、四逆散、茵陈蒿汤、三拗汤等。

b型：方剂的外围部分是可以变的，即方剂的药味基本上不宜减。属于此型的方剂有四物汤、生化汤、参附汤(如减去附子即是独参汤了)、大承气汤、白头翁汤、甘麦大枣汤、补阳还五汤等。

总之，C小类方剂的药味减了之后，核心结构将被破坏，面目全非，方不符名；单味方剂(自然属于C小类)、两味、三味方剂等多属此类。

D小类：可加可减的部分可变型。

c型：加减变化极有法度或很有章法的部分可变型。

1. 方剂的外围部分是可以变的，即方剂的药味可加减，但加减极有法度，方剂的原出典已写明加减方法，这法度一般是被公认的。经方多属于此类，如真武汤 、小青龙汤、桂枝汤 、麻黄汤等。

2. 方剂的外围部分是可以变的，即方剂的药味可加减，虽然加减没有极严格的法度，但也很有章法，这些加减章法在中医界一般是被普遍认可的。部分经方及流传很久的时方多属于此类，如炙甘草汤、补中益气汤、十全大补汤、归脾汤等。

d 型：加减变化的章法较为散漫的部分可变型。

3. 方剂的外围部分是可以变的，方剂的药味一般是可以加减变化的，但变化的章法较为散漫。拟方的医家大多功底很深，其所拟之方多有深奥内涵。与 c 型方剂不同，这类方剂大多一次性出现在历代名医的医案、医话中，是一些不曾广泛流传的自拟方，但确实嘉惠后学，可法可师。

属于此类的方剂有：如① 丁甘仁治倒经方，药用怀牛膝、全当归、茺蔚子、炒荆芥、制香附、春砂壳、鲜竹茹、白茅花、福橘络、粉丹皮、紫丹参；② 范文甫治头晕六味方，药用党参、山茱萸、淮山药、川芎、茯苓、菊花；③ 冯绍蘧治小便淋浊通窍宣隧汤，药用牛膝、桃仁、黄柏、穿山甲、川楝子、炙远志、琥珀屑、鹿角屑、银杏肉。

4. 方剂的外围部分是可以变的，方剂的药味一般用的时候是不加减变化的，但是从结构上讲，这类方剂没有更深奥内涵，是民间流传的单、验方，但是疗效不可否认。其实这类方剂的药味是完全可以加减变化的。

d 型实际可以归并为 c 型，都是属于可加减的，只是变化的限制条件较少。

这两大类方剂的结构存在是中医方剂学在长期发展的过程中自然形成的。可以这样认为：西药大多属于甲类，一旦分子结构式确定了，就不再变动。不仅是成分，剂量的配比也是这样。中医的方剂结构分类也是见仁见智，但必须明白，自己不理解的组方结构不要擅自变动，即使是彻底理解的方剂，也不是每次运用时都要加以变动的。

结 束 语

方剂的结构分类仅仅是对有相当中医修养的学者而论的，这种分类方法除上面讲到的 3 条分类时的优点之外，其优点更在于它便于教学。方剂的结构分类首先可以使你深刻认识到前人留下的方剂不是可随便变动的，因为前人的方剂在定型之前，一般都经过反复的，甚至是长期的推敲、斟酌，绝非一蹴而就，所以我们在变动前人的方剂时要十分慎重。同样，前人留下的方剂更不是都不可以变动的，只是变动有严格的法度和章法，用药变动的原则随着症候群的变化而变化。

（收稿日期 2004 年 2 月 1 日）

【查询信息】袁伦次. 论中医方剂与方剂的结构分类[C].全国中医药科研与教学改革研讨会论文集.2004：232-234.

论冬令进补

袁伦次

【摘　要】本文将冬令进补作为一个课题提出来加以深入、系统地研究，充分揭示了冬令进补的深刻内涵。通过这项研究，阐明了冬令进补的概念、目的与对象；总结了冬令进补的最常用方式——膏方的配伍要求；使冬令进补的操作有章可循、有法可依。

【关键词】冬令进补　膏方　膏方成药　个体化　药补　食补

冬令进补历来是中医特有的，当然也是中国特有的延年益寿、抗衰老、防治疾病的主要手段。千百年来的中医临床实践证明，冬令进补的疗效是非常可靠的；且其功效是十分久远的。

历史上有名的中医多高寿，这是很不容易的。因为以前的中医接触病人多，且当时根本没有对传染病的有效消毒隔离措施；所以得传染病的机会多，夭折的机会也多。但他们不仅没有夭折，反而得享高寿，其很重要的一个原因就是得力于每年的冬令进补。千百年来民间有冬令进补后呈现鹤发童颜的、白发转黑的、却病延年的；以及先天不足、后天失养而转为康复，得享天年的事实更是不胜枚举。

过去在经济上有条件冬令进补的病人只是极少数。一般有点名气的医生，单开一张膏方的诊金就相当于一个熟练工人的月薪。然而设计一张膏方对一个医生来说确实是很复杂的脑力劳动，所以常有写好脉案后，思考一两天才开就膏方的。因为冬令进补的效果显著，所以愿意投资冬令进补的人数年年增加。现在随着人民生活水平的提高、保健意识的增强，每逢冬季，膏方门诊排起长队；膏方的需求量之大，是空前的。

医生能为病人提供个体化的医疗服务，针对性强；疗效当然好。病人得到的也是高质量的服务。严格地讲，冬令进补属于中医治法中的补法范畴；然而它却与一般的进补有所区别，有自己的一套章法。

冬令进补作为一种保健及治疗手段，没有明确的起始年代，但有它明显的时代特征；不同的时代有不同的要求、不同的对象；它是随着中医千百年来的临床实践与发展而逐渐形成的。综观历来中医名著和现在的中医药大学教材，似没有专门讨论这个问题；有关的学报、杂志很少有这方面研究成果的论文发表。前人的医案、医话中偶尔有个例记载,也凤毛麟角而已,难得全豹。指导冬令进补的技术诀窍,历来是师徒之间口授的。所以不少年轻的医生或未得名师传授者为之茫然;或以为易,或以为难,莫衷一是。因此本文试图对冬令进补作一专门论述。

关于冬令进补的通论

众所周知,身体经常有过度的消耗就会造成体虚,有虚才有专门进补的必要。中医药食同源,药补、食补没有严格的界限。本文只论述药补,暂不讨论食补。食补寓于日常的饮食之中,以营养为主。民间有"药补不如食补"的说法,仅是对不需要药补者而言。其实食补绝不可替代药补,药补毕竟也是一种治疗手段。但冬令进补不是以治病疗疾为主要目的;所以习惯上称谓冬令进补,而不是称谓冬令治疗。

所谓冬令进补就是用中药在冬季有针对性地专门补充病人体内的消耗,调整阴阳气血的平衡;是寓调理于补养之中的一种保健及治疗手段。为什么要在冬令进补呢?中医认为冬令属于收藏的季节,所谓"冬不藏精,春必病温"也就是这个意思;此时进补、防病调理,较为合适。冬令的时段如何来划分呢?关于冬令的时段的划分有两种:一种是根据节气来划分,例如从立冬到立春或从冬至到春分,以及从立冬至春分等;另一种是根据当地的气温,也即根据当地当年的气象数据来判定入冬、出冬的时间。我国幅员辽阔,以后一种较为合理。

冬令进补的目的和对象一般有三类:甲类:是以增强体质、预防疾病和保健、抗衰老为主要目的,对象多属于亚健康状态人群。乙类:是以巩固疗效、防止复发和促进康复为主要目的,对象多属于病态范畴,例如大病初愈或长期慢性病患者的康复治疗阶段。丙类:是以促进消除疲劳、保健为主要目的,对象多属于身体经常有特殊、大量消耗的健康状态人群,如运动员、特殊兵种、工种及特殊职业等。

健康状态或疾病发作状态及实证病例,不在进补之例。处于健康状态,即阴阳气血基本没有偏差的人,不需冬令进补,应以食补为佳。但这样的人在中年人群中已不多见,在老年人中更是少见。疾病发作状态及实证病例以治病为急务,暂不宜进补

冬令进补的最常用方式——膏方

冬令进补的方式有:膏方、药酒、药丸、汤药等。本文着重研究最为常用的方式——膏方。膏方、药酒、药丸、汤药等配伍的要求,原则上与平时临床上处方配伍的要求是相同的,就是对症用药。掌握了膏方的配伍技术,药酒、药丸、汤药的配伍技术自然迎刃而解。必须明白:有些药酒、药丸、汤药的配方,如愈风酒、全鹿丸、人参再造丸、十全大补汤等,化裁一下就是一张完美的膏方。反之亦然。四者本来是形式,如十全大补

膏、十全大补酒、十全大补丸、十全大补汤，关键是内容、是配方。

由于冬令进补的目的与对象不同，所以对膏方的配伍要求也不同。甲类身无大病，以抗衰老为主。然个人体质禀赋不一，病史不同。乙类以康复为主，等于一般治疗的善后阶段。然而这类病人体质较弱，进补的药力不宜太猛，以免虚不受补。丙类以保健为主，一般不需个体化服务，用成药为多。如滋补大力丸原为练武术者而设；全鹿丸常为强体力劳动者所用，此时并非为了壮阳。韩国运动员常吃高丽参；中国运动员也常有吃些药补的。如有必要，专为个人设计针对性的处方进补也是很见效的。

都是辨证论治，对症调理，但膏方成药面对一大批人，所以配方是粗线条的，数百年来不必要更方。好比成衣，衣先制成而人选衣在后，只要基本尺寸合身就可以了。是一种基本要求，容易辨证论治。因此过去许多人为了节约诊金，一辈子只服膏方成药，疗效也不差。只有个体化的医疗服务，对一个人，其处方才是丝丝入扣的。所以其配方是细线条的，也是符合当前基因理论的。好比量体裁衣，是一种特殊要求；辨证论治难度高。这种针对性强的处方疗效肯定好。因是个体化的医疗服务，过一段时期后，如个体的症候群变化了，处方就必须随之变化。

关于膏方的配伍

膏方的配伍是很有讲究的，就技术上的要求可分膏方的设计思路、膏方的方剂结构[1]、膏方的用药选择三个方面来论述。

首先，关于膏方的设计思路包括主治的时间与用药的法度两个部分。从有关主治的时间来考虑，医生每次针对个人拟订的处方都有一个有效期限，例如开三帖药，有效期限就是三四天。因为冬令进补的对象症候群变化较慢，所以膏方可以从缓调治，寓调理于补养之中。因此一张膏方所主治的时间段较长，也即有效期限较长；一般是1～3个月，药酒、药丸时间更长。不像汤药3～7天转方是平常事。一张膏方如能一服到底，效不更方，最为理想。如病人服几天后即有不适反应，要更方则势必造成浪费。因膏方加工好了，变更不便。所以处方用药一定要仔细，考虑要周到。特别是初诊病人，如有必要最好先用几帖汤药侦察一下，然后决定处方是否要作适当的修正，探清路径以后再定夺，切莫一蹴而就。

从有关用药的法度来考虑，大致有如下7条：① 调补结合，以补为主：阴阳气血并调，先天后天齐补。如只补不调，中医称谓呆补，那还不如食补为好。② 远近结合，标本兼顾：新病与宿疾兼顾；病症与病因兼顾。③ 治防结合，未雨绸缪：有病早治，无病早防。所谓上工治未病之未病状态，实际是亚健康状态，只不过还未出现自觉症状而已。唯上工能从脉象、舌苔、面色、饮食起居等细微的变化来早早察觉之，并及时防治，做到防微杜渐。④ 用药广度：局部与整体结合，五脏六腑、经络皆顾及；尤其是拟订成方时，应将各种可能出现的症候群都考虑周到；用药要八面玲珑，不可顾此失彼。吴鞠通说："有制之师不畏多，无制之师少亦乱"[2]。要做到用药多而章法不乱。⑤ 用药深度：治病求本，既要保证有近期疗效，同时更要考虑有巩固而长远的功效。⑥ 用药精度：辨证明确，病因病机分析透彻，才能突出重点。⑦ 用药力度：丙类健康之人正需蛮补，且日服剂量宜大；乙类孱弱之体只可缓调，日服不宜过量；以上两类进补，一般不必限于冬令。甲类以每冬有补，勿朝三暮四即可。

其次，从膏方的方剂结构引出方剂的药味多寡、剂量大小以及方剂的结构分类问题。膏方成药，对象广泛，顾及面广，一般药味较多，荤素结合。专门为个人对症开方，针对性较强，药味比一般临床治病的汤药也要多。因此组成方剂结构之核心部分[1]与外围部分[1]的药味也多。但方剂的结构绝对不能乱。大方一归纳就容易把握了，大方是从小方演绎而来的。又由于一张膏方所主治的时间段较长，所以用药剂量也相应较大。一般膏方多属于可变型[1]。这里不否认仅以一、二味药组成的，属于不可变型[1]的膏方成药，用于冬令进补的效果，但毕竟不典型。

再次，关于膏方的用药选择包括药的品种与药的等级两部分。

从药的品种来考虑，因膏方主治的时间段较长，不能几天内更方，所以只可暂用的药，影响口味的药，不宜用；不宜熬膏的药不用或少用。一般多用些富有营养的、促进脾胃消化的、药性温和的药。开膏方时不能犯忌，要当心"一粒老鼠屎，坏了一锅汤。"的情况，不仅是指影响疗效方面，而且也指影响口味方面。如糖尿病人膏方中不可加冰糖或蜜糖等。陆定圃谓："用药最忌夹杂，一方中有一二味即难见功"[3]。

从药的等级来考虑，辨证明确后，根据病情需要来用药，仅仅是原则。实际上所选用药物的品种，其等级有高、中、普通等多档之分。过去宫廷内府、达官贵人与地方上百姓的消费当然不同。目前也应兼顾各人的要求和经济条件来选料。近年来，一般一料膏方价格是600～2 000元，高档的在5 000～8 000元以上。如野山参与移山参，毫无疑问，效果、价格肯定不同。但是作为一个医生必须明白：药物与方剂的功效是客观存在的，价格是人为定的。

结　语

关于膏方脉案的书写要求、膏方的疗效评估以及开路方的应用等，限于篇幅本文从略。冬令进补作为中医特有的也是中国特有的一种延年益寿、抗衰老、防治疾病的主要手段，发展到今天已经相当成熟了。随着人们对生活质量要求的不断提高，延年益寿、抗衰老、防治疾病的要求当然也随之提高，冬令进补的内涵也必然日益丰富。所以冬令进补今后仍是个值得进一步研究的课题。

（收稿日期 2004 年 11 月 11 日）

参 考 文 献

［1］袁伦次. 论中医方剂与方剂的结构分类[C].全国中医药科研与教学改革研讨会论文集.2004：232-234.

［2］吴瑭. 温病条辨[M]. 上海：上海中医书局，1955.

［3］陆定圃. 冷庐医话[M]. 上海：上海科学技术出版社，1959.

【查询信息】袁伦次. 论冬令进补[C].全国中医药创新与发展研讨会专辑.2005：83-85.

范文虎轶事

袁伦次

范文虎(1870—1936),又名范文甫,字赓治,他是20世纪初浙东首屈一指的名医,妇孺皆知。现在近百年过去了,许多年轻人已经不知道范文虎其人,但是对年长的宁波人及中医界人士来说仍是范文虎的名望最高。他不仅名噪一时,而且流芳百世。由于他性格特殊,因此世人称其为“范大糊”。我的外公冯忠瀚(1901—1975),字子蕃,他是慈城的老学究。我的业师是冯绍蘧(1902—1993),他是慈城人。他曾在上海法租界开业行医,与范文虎之子范禾安过从甚密。范禾安(1899—1973)师从其父,曾在上海行医,且任上海中医文献研究馆馆员。冯绍蘧的业师胡炳藻(1860—1942),字莒庄,晚号蛰翁。他是清举人,也是慈城医界前辈,人称藻先生。

余生也晚(1950年),我所知道的关于范文虎的趣闻轶事,都来自冯忠瀚和冯绍蘧,而冯绍蘧的一部分素材又来自胡炳藻和范禾安。现在离范文虎先生作故已有八十多年了,很多素材如再不被整理出来就有可能被湮没。于是我义不容辞地作了拙文,以飨读者、医者。

父子皆精外科

范文虎从小跟随父亲范洪昌(音)学医。其父范洪昌精通中医外科,尤其擅长肺痈手术。范洪昌在诊治肺痈病人时,往往以检查为名,令病人脱去上衣,自己把如三棱针大小的小刀藏在身上备用。范洪昌的助手躲在阁楼上,适时将冷水从楼上对准病人浇下,冷水淋得病人夹头夹脑。病人受冷、受惊,正在深深地吸气时,范洪昌立刻取出小刀,刺破病人的肺痈,放出大量脓血。然后范洪昌再给病人内服中药,嘱其安心吃药调治。范文虎自幼耳濡目染,深受父亲医道的熏陶。

我太婆住在慈城,她七十多岁时患肠痈。家人先请慈城外科医生朱煦春诊治。朱误用膏药外贴。由于膏药内含有麝香、山甲、肉桂等,致使我太婆肠痈溃破,恶臭难闻。我太婆性命交关,家人急请保黎医院院长宓石安诊治。宓石安亦无良策,只能安慰说:“老太太体质好,像一台德国机器。”家人后来请范文虎门生蔡纪泽医生(挂牌在台基弄,牌子上写:范文虎夫子授,男妇方脉)诊治。蔡纪泽诊断后当天赶赴宁波范文虎诊所,得到范文虎的指导后立即返回慈城。蔡纪泽先用一种外用药清洗伤口,再用药敷在伤口上,并处内服药。我太婆逐日好转,又活了好多年。

与胡炳藻

范文虎与慈城医界前辈胡炳藻关系亲密。有一次胡炳藻得温病，高烧数日，无力处方自救。范文虎得知后火速赶到离宁波60里路的慈城，为胡炳藻诊病处方，分文不收。范文虎的医学笔记肯借给胡炳藻看，我的业师冯绍蘧也认真阅读过。范文虎与宁波小尚书桥宋家产科的宋星斋常有交往。宋星斋常请范文虎去喝茶，但范文虎多数没空。范府与宋府相距不远，范文虎偶尔有空时也会不请自到，走过去小坐。有这份交情在，范文虎得到了宋家祖传的宋氏产科秘本。后来范文虎把此秘本送给胡炳藻，胡炳藻又把此秘本传给学生冯绍蘧。冯绍蘧把秘本先在上海中医杂志上以连载形式发表，后于1933年编纂成单行本《四明宋氏家传产科全书秘本》出版。范文虎知道后命冯绍蘧将单行本送到诊所，分发给当时在学门生，人手一册。

与姚和清

宁波中医眼科名医姚和清(1889—1972)，早年在宁波开业，新中国成立后曾任上海第六人民医院中医眼科主任。姚和清比范文虎小19岁。姚和清苦于无师，他谦虚地向同行请教和学习，特别是对范文虎倍加推崇，经常亲自陪同难治病人到范文虎诊所向范先生请教。经过范先生的指导，姚和清受益匪浅。按照范文虎的惯例，他在门诊或出诊时从不与任何同行或所谓的医友一起会诊。即：你诊我就不诊，我诊就不许你诊。范文虎这样做法的目的就是怕人多主意多，害的病家无所适从。姚和清不是范文虎的门生，而范文虎竟然允许姚和清带病人到他的诊所来，这是打破他多年来的惯例的。范文虎为什么会这样呢？因为姚和清不是门生胜似门生，他一直对范先生执弟子礼甚恭。姚和清是眼科医生，他向范先生学习是力求以内科的经验补眼科之不足，加强整体观念与辨证论治的功底。姚和清鉴于他自己走过的道路，故当他的门生徐炳南、姚渭木等人学成后，姚和清嘱他们再受业于范文虎门下。

与吴涵秋

有个病人不停地打嗝(宁波人叫打呃嗒)。现代医学称这种病为横膈膜痉挛。今天西医仍对此束手无策。病人急赴宁波吴涵秋诊所求诊。吴涵秋(1900—1979)，16岁时投于范文虎门下学医，1942年任上海四明医院(上海曙光医院前身)院长，新中国成立后曾任上海第十人民医院院长、上海第十一人民医院院长、上海中医学院附属曙光医院院长等职。再说吴涵秋在诊治该病人的一段时间内，先后给病人服用了旋复代赭汤、丁香柿蒂散、半夏厚朴汤等，然而丝毫不见起色。于是病人转求吴涵秋的老师范先生诊治。病人主诉时讲起，已到吴涵秋那里看过几次，但毫无效果，目前病情更严重了。这时范文虎的诊费仍然一直是每个号5角5分，而同在宁波城里开诊所的吴涵秋的诊费已是每个号一块银圆了。范文虎本来心里对此颇有微词，现在正好碰到这个情况，就对病人发起大糊脾气来了。范文虎说："一块洋钿的医生已经看过了，还来看5角5分的医生作啥？再去看两趟。"病人无奈，只得再去吴涵秋诊所看病吃药。不料第二天晚上病人打嗝难过欲死，便半夜里到范文虎诊所敲门。范文虎起床发脾气说："宁波医生死光啦？半夜还要来敲我门？"经病人再三恳求，范文虎仅说了一句话指点病人，病人回家连夜照办，药汤下咽即愈。这种绝招，我辈至今仍在用。

与徐筱圃

范文虎出诊时在病人家里遇到其他医生，从来不与同行探讨治疗方案，从不会诊，一贯独断独行。范文虎说过："病家花重金请我出诊，就是到了非我不可的地步，否则何必请我？"有一次上海有一个小儿，名费德森（包凤笙是他姨父），出痧子被误治，压进了，透不出，高烧转为肺炎喘急。小儿病情十分危急，病家急请范先生救治。范文虎刚进门，就看见上海小儿科名医徐筱圃等人也在场。范文虎便与他们礼貌地打过招呼。接着范文虎立刻诊病、开处方、亲自去药店买药、亲自煎药，一气呵成且不许旁人看，更不许别人插嘴。小儿服下汤药后盖被熟睡。等小儿一觉醒来，已是一身畅汗，痧子透出许多，小儿的病情大为减轻。范文虎事后告诉我的业师冯绍蘧说："这次煎药，药砂罐的壶嘴都被药塞住了，以至于汤水倒不大出来。"第二天徐筱圃问范文虎："你昨天用的药是麻黄吗？"范文虎回答："是的。"徐筱圃又问："你用了多少麻黄？"范文虎回答："一两（即今31.25克）。"徐筱圃闻之吐舌作惊讶状。范文虎对重症病人敢于用峻猛的药，令当时上海名医丁甘仁、徐筱圃等人均为之叹服。

与其他行业一样，中医界特别讲究辈分，同门排辈不难，旁门的同行之间就得论资排辈，而且必须是业内一致公认的。丁甘仁、徐筱圃等都是当时上海名医，与范文虎虽不是同门，但论资历与年龄而言，都是平辈的。范文虎出诊遇见徐筱圃这样的小儿科名医，照样独断独处，不与之讨论治疗方案，更何况别人?！其实范文虎是正确的，一个医生关键时刻必须自信！

与白无常

当年在宁波城里，人称黑无常的是范文虎；人称白无常的是一个西医开业的德国医生。因为人们认为，当病人病危之际，黑无常和白无常就进门来带走病人去见地狱的阎罗王，所以人们把他们二人戏称为无常。有一个病人患糖尿病并发严重尿中毒，小便点滴不出。中医称这种病为癃闭症，因病情十分危重，病人家庭有点经济能力，故病人家属就把范文虎和德国医生都请到家里。黑无常范文虎进门时，白无常德国医生已经先到了。德国医生明确表示："我已经没有办法了，你还有什么办法吗？"范文虎诊断后回答说："有一个办法，急煎中药补中益气汤灌服。"半晌，病人的小便果然通了。白无常见了叹服。中医称此法为"提壶揭盖"。

与我外公

有一次我外公由慈城去宁波请范先生诊治。他到诊所只见到几个学生，未见到范文虎本人。有人告诉我外公："范先生在朋友那里。"于是我外公一笃一知地找到那里。我外公刚进门说明来意，范文虎就情绪激动地向我外公诉说："今末老牛被小牛打了。"当年范禾安已二十多岁。原来范文虎在家里发大糊脾气，范禾安也有脾气，遂酿成父子之间发生肢体冲突。范文虎心情不好，故没有在诊所坐诊，来到阿玲处消消气。随后范文虎为我外公切脉，左右两只手六部脉，切了足足十分钟以上。当范文虎得知我外公是冯姓慈城人时，他便问道："你认识冯绍蘧吗？"我外公答道："认得，他是我阿侄。"范文虎称赞道："冯绍蘧是个好学之士。"最后范文虎安慰我外公："你的病情不要紧，多吃几帖药，就会好的。"我外公后来果然病愈。范文虎的处方仅三味药：枸杞子，炙远志，象贝母。这是书上见不到的秘方，此方后来被我业师和我经常运用于临床。

与乡亲

范文虎的书法很有功底，他学的是王羲之体，喜欢梅调鼎的字，经常有乡邻熟人请他写对联。范文虎均有求必应，乐此不疲。有一次，范文虎正在诊所用午餐，有个人进来请范先生写对联。虽然正值范文虎饭吃了一半，但是范文虎立即放下碗筷，马上就为来人书写了对联，且分文不收。宁波的风俗习惯认为，吃饭是头等大事，即：不管什么事情，只要不是火烧眉毛的急事，都要等到吃完饭才办。旧时杂货店的学徒，只要看见顾客走近柜台，就必须立即迎上前去接待，否则会被老板骂的。但是当学徒正端着饭碗吃饭之际，学徒可以继续吃饭而不去接待顾客。这种情况下老板是不会骂学徒的。然而范文虎却不顾那么多规矩，任性为之，可见范文虎待人热情的程度。

拒不应考

二十世纪三十年代初，宁波卫生当局要求各诊所中医开业医生参加并通过严格考试，否则不准开业。范文虎是当时宁波中医界的头牌，目标最大。在接到通知当日，范文虎就自动把诊所的招牌摘进屋里，以示息业。范文虎的诊所尽管不挂招牌了，但每天病人照样接踵而至。当局主官知晓后很生气，想要制裁范文虎。不久主官自己得了温病，发热且神志时不清。他请宁波城里的开业西医及医院诊治过几次，病情仍不减退。其妻提出要请范先生诊治，主官坚决不允。其妻只得再请别的西医诊治，然而主官的病情更加严重，完全神志不清了。危急之时，其妻自作主张，亲自去请范先生。范文虎上门诊病处方，且不收出诊费。次日主官热退神清，他询问妻子是谁为他诊治的，其妻十分无奈，只好据实相告。主官闻之百感交集，连连床铺拍拍。但主官毕竟是懂得感恩的人，事已至此，让其妻送一笔铜钿去给范文虎。可是范文虎坚决不肯收。后来主官定制一块匾，上书“华佗再世”，一路放鞭炮，送到范文虎诊所。范文虎这才总算收下了。此后宁波卫生当局就不再提起要中医开业医生严格考试的事了。一切都恢复到从前的老样子。

出诊宋美龄

1929年国民政府要取缔中医。各省中医药界纷纷组团去南京请愿。蒋介石亲自出来对请愿的人们说：“我家里的人生病就是吃中药的。”蒋介石此话倒是真话。宋美龄自1927年嫁给蒋介石后，经常住在奉化溪口。宋美龄从小到美国接受西方教育，但一直相信中医。她身体有病时，就请范先生到奉化溪口出诊，并派车接送。她给范文虎的出诊费只多不少。范文虎平生从不自矜，故新中国成立前知道这件事的人就不多，新中国成立后即使知道的人也不敢声张了。

罚禾安跪

范文虎29岁时才得子，到61岁时就有曾孙了，得益于儿子范禾安32岁就抱孙子了。范禾安自幼从父学医，婚后仍勤学不辍。有一次范禾安背不出医书，尽管当时天气已经很凉，范文虎仍令范禾安赤了大膊跪在大门口。街坊邻居见状惊疑不安，纷纷来为范禾安说情。但是范文虎都不给众人面子。后来有个聪明人急忙请来了范禾安的岳父、岳母。他们匆忙赶到范府对范文虎说：“阿禾是亲翁的儿子，亲翁可以做规矩。同时阿禾也是我们的女婿。我们也是体面人家，丢不起这个脸啊。请亲翁先允许阿禾进屋，然后再慢慢教训他。”范文虎总算给亲家面子，放范禾安回到屋里。

遭遇绑匪

军阀张宗昌有次得病久治不愈。他托人出面请范先生去外省出诊。在范文虎返程途中，不知怎么走漏了风声，在火车上遇到绑匪。绑匪们将范文虎左右一夹。范文虎知道被绑票了，当即对为首的绑匪说：“你得了什么病，我不用切脉就知道，我处方一帖，保你药到病除。"绑匪好奇就看着范文虎处方。范文虎不慌不忙地从皮包里取出银票，写上"大洋伍佰元"，签上名字。这时范文虎对绑匪笑着说："我用药用得对吗？保你立见效果。"绑匪看了目瞪口呆，因为这些绑匪是有内线的，知道范文虎是大糊，也就不更多为难他了。范文虎在宁波威望极高，市民都认识他，故他从来不请保镖。而当时上海的名中医如徐筱圃、丁济万、王仲奇等往往都请有贴身保镖或有其他防范措施。

价廉效显

范文虎用药特色是价廉效显。由于范文虎出诊费昂贵且诊务繁忙，不可能为一个病人多次出诊，因此范文虎就要求自己必须一次性解决问题。有一次范文虎出诊看一个病人，他的处方是20个路路通，仅此一味。病人想，自己花了这么多出诊费，而范先生开的药太普通且药价太便宜，故病人心中颇有不快，却又不敢说出来。结果病人服该药一个星期，病即愈。范文虎出诊为山东督军张宗昌治病，处方也就是三味草药，即清震汤。由于路途遥远，范文虎不便于复诊与更方，因此嘱张宗昌连续服用该药方直至病愈。范文虎出诊时经常被他雇用的一个轿夫患血臌胀。该轿夫请范先生想想办法。范文虎考虑轿人收入不多，若依常规治疗服用汤药，则病人负担不起，因此想了一个简单易行的方法。范文虎让该轿夫去农田捉一小碗蚂蟥（中药名水蛭），把它们洗净后浸泡在蜜糖里制成药。第二天把这药一顿服下。轿夫嫌这药难吃而不肯照办吃药，范文虎就不劝他了。过了一段时间，轿人臌胀难耐又对范先生说："范先生哎，我的肚皮胀得真正难过煞了。"范文虎说："早就跟你说过了，保证你会好呵。"轿夫无奈，只好照吃。轿夫吃了药后就大泻，泻后臌胀就日益好转。轿夫就这样不花钱治好了顽疾。

治痞子

大黄附子细辛汤是一服峻剂，原本不是治喉症的。有一次范文虎接诊一个痞子，他得了严重的喉症（中医称"乳蛾"）。范文虎不管三七二十一，直书此方予服。次日病人由家属陪同朝范文虎诊所一路走来，早有学生报知范文虎。范文虎恐有不测，快快逃上楼登。不一会儿学生上楼来报，说病人昨日服药后喉症大为减轻。范文虎这才慢慢下楼来接诊，为该病人转方。范文虎设计的此方，首次应用在该痞子身上，得效以后再逐步推广的。

望诊神奇

过去私人诊所开业，当每天门诊病人多到一定数量时，医生往往会用"拔号"及"特拔"的办法来满足个别病人要提前就诊的需求。所谓拔号，即号金加倍病人就可以排到前三位候诊。所谓特拔即号金再相应增加(增加的额度各诊所有各自规定),病人就可以排在第一位候诊。范文虎出诊一般都有预约。范文虎平时门诊不随便拔号及特拔。他诊所里的病人先来后到秩序井然。但范文虎会根据病人病情紧急程度而灵活掌握,且不另外增加病人号金。业师冯绍蘧年轻时在范文虎诊所亲眼看见一件事。其时范文虎正在为一个病人诊断,一边扫视候诊病人。他忽然发现候诊队伍中一个妇女怀抱的婴儿病情较重,立即推开手上还没有诊治完毕的病人,嘱其稍等,同时招呼此妇女先抱婴儿上前就诊。范文虎问也不问,马上亲自书写:清震汤原方三味,并嘱此妇女立刻去赎药给婴儿服用。按照旧时中医开业惯例,一般情况下先由先生唱方,学生抄方。现在范文虎亲自书写处方,这是时间紧迫所致。范文虎问也不问就处方,当然也是为了抓紧宝贵的时间。这自然引起在一旁看着的冯绍蘧的疑惑,他忍不住问道:"文虎先生,为什么让这个孩子提前就诊?为什么问也不问这个妇女关于孩子的病情?"范文虎答道:"你们年轻人缺少体会哦,你看这个孩子囟门已经瘪下去(塌陷)了,表明他泻得很厉害,毫无疑问已经出现脱水,所以不但要提前看而且不用多问,以节省时间,如果晚了将不救矣。"范文虎望诊之神,由此可见一斑。

切脉神妙

有一次一个男子上午还好端端地在拎水帮家务,只是顺便请范先生切脉。范文虎切脉后说,该男子已病入膏肓,不出二日必危。该男子及乡邻均心存疑惑,以为范文虎又在发大糊脾气了。然而不出日晡,该男子即卧床不起,当夜就去世了。真所谓:"诈病有诈脉,绝症有绝脉"。今天我常想来,必定是范文虎诊得绝脉,才会不顾禁忌而实话实说。

救活"死人"

有一次范文虎在出诊路上遇到有人拦轿,该人大喊:"范先生救命!"范文虎当即停轿,并随该人到病人家中诊视。原来病人的家属认为病人已死,正在准备后事。但是个别亲友心有不甘,适遇范文虎路过,于是马上拦轿呼救。范文虎发现病人得的是中暍症,便嘱其家属道:"早市已经要收市了,速去市内菜场把所剩的绿豆芽全部买来并煎汤,用这个汤给病人沐浴,随后服药。"家属照办。不久病人苏醒,慢慢康复。从此范文虎救活"死人"的事情被大家到处传播开来。

经济收入

范文虎的诊费是每个号5角5分,他是走群众路线的,故诊费至死没变。范文虎出诊的规矩:首先要有可信的人担保,其次是出诊费必须先送到诊所然后才动身。范文虎的出诊费是：去慈城60元；去上海200元；如停留一日再加100元。范文虎的年收入为2万元左右，主要来自门诊收入。

范文虎平生交往不少富人朋友。他喜欢买些古董字画，往往向富人朋友借债。这些债是“千年不赖，万年不讨”。如有哪个债主开口向他讨债，范文虎会马上把钱归还债主，但从此以后也就与这个债主互不往来，这个债主也不要再请范先生看病了。范文虎对待贫困的病人，不仅免收他的诊费，而且还赠送给他药费。范文虎与某中药店有约定，平时用折子在该店记账，只要处方上盖有范文虎约定的印章，则病人就可从该店免费取药。每逢端午、中秋、除夕，范文虎会与该店结账的。

磨、草、马褂皆是药方

范文虎在为病人诊病处方时，有钱人家的妇女往往喜欢啰唆。如果谁说“范先生哎，你把药给我尽量用得重一点呵。”范文虎当即处方：磨一柱。如果谁说“范先生哎，你把药给我尽量用得轻一点呵。”范文虎就大笔一挥，相应的处方就是草一根。范文虎就是用这种方式教育病人，处方用药是医生的事情，病人不得随便插嘴。有一次范文虎出诊一富家，病人家属中有人对范文虎穿的一件皮马褂议论不休，影响了范文虎诊病。范文虎发大糊脾气了。他当即处方：黄狼皮马褂一件，水獭皮马褂一件，滩羊皮马褂一件……病人还没有回过神来，范文虎已经起身告辞了。

西医是死医

范文虎经常对人说：“西医是死医啦。”(在宁波话里，死与西同音。)范文虎认为，西医只看到局部的问题，忽视各部分之间的联系，缺乏整体观念；西医只注意表面现象，不深究本质；西医还只是哪里不行治哪里，随便动刀动剪做手术。

整方评论

临床上往往有病人会拿着范文虎开的药方问道：“范先生，药方中某味药起什么作用呀?”范文虎总是回答道：“阿拉不晓得。”业师冯绍蘧晚年对我说：“我年轻时以为是文虎先生不想与病人啰唆，才这样回答病人的。现在看来文虎先生完全正确，应该是对整张方子予以评论，辩证地看问题，而不是这味药起什么作用，那味药起什么作用。文虎先生确实很难回答这样的问题啊。”

不保守

大凡中医界真正有学问的医生，行话说是“实腹的”，他们是不保守的。满腹经纶的学者，他们掌握的知识能够源源不断地输出，以传授给学生和同行。范文虎指导姚和清就是毫不保守。范文虎接诊的多数是内科病人。范文虎对于外科病人，除了要开内服药以外，凡是需要配制专用的外用药者，另有便捷的安排。范文虎诊所里专门备有一册《外科合药本》以供学生、同行、病家查抄。外科病人可将有关配方抄录后自行去药店配制。范文虎从不由此收费获利。而在一般中医诊所或者外科专门诊所里，关于外用药的配方是秘而不宣的；外用药是由医生自己预先配制好再卖给病人的。范文虎的医德是：病人和传授医道第一。他具有“但愿人皆健，何妨我独贫”的胸怀。

读《万方针线》

范文虎晚年医道修为已达极高的境界，而且诊务繁忙，对于普通为了自己扬名而写的医书、验案，他根本不屑一顾，更不会赞扬这类医书并且推荐给学生、同行，但是他诊暇仍喜欢读古人书。他晚年经常一卷在手的是《万方针线》这本书，说明范文虎对李时珍收集的民间验方一直很重视。

患　疔

有一次范文虎自己患疔疮，家人为其去六谷岙庙求菩萨，求得三花散一方。范文虎服用后疔疮治愈了。那时庙里的和尚有不少是懂医道的，如慈溪保国寺有千槌膏治热疖头；萧山竹林寺和尚擅长治妇科病。虽然和尚大多不接触女人，但是也会治妇科病。不必奇怪，这也是师傅一代代传下来的呵。范文虎了解到和尚所用的三花散出自《辨证奇闻》一书，随即托人去上海三马路千顷堂购回此书。业师冯绍蘧说，范文虎有点相信六谷岙庙菩萨的。范文虎对于他不相信的东西，在反驳人家时，往往有一句习惯口语：“瞎说”。

坐　困　轿

范文虎身高体壮，每逢夏天出诊，喜欢赤了大膊坐困轿，即人躺在轿子里，两只脚搁在轿杠上。轿子顶上有遮阳篷，路人见到就知道范先生又出诊了。偶尔也有人拦轿，请范先生救命的。因为宁波河道、拱桥较多，轿子是那时文人出行的主要交通工具。按当时风俗，文人赤膊坐轿，并非玩世不恭，士大夫阶层多有如此习惯。

死　因

范文虎有时候也会吟几句诗，作作对联。1935 年范文虎曾吟诗：“月到中秋越不明，大糊到底几时死？”范文虎竟吟这样的诗句，说明他已感到很多事情力不从心了。不出一年，范文虎果然病逝。我曾经问过业师冯绍蘧："太先生范文虎是得什么病去世的？他这么高明的医道怎么不自己调治？"冯绍蘧解开了这个谜团。其实范文虎是懂得养生的，他平时喜欢常服聚精丸，还经常用鱼鳔胶煮粥吃。晚年眼力不济，也经常服用瞿仙琼玉膏。那个年代人们普遍缺乏预防传染病的意识，不采取戴口罩、消毒、隔离、通风等相关措施。那时期诊务特别繁忙的几个名医往往死于传染病，而不是死于慢性病。范文虎每天诊治病人不下百人，内外妇儿各科病人都有，当然也有不少传染病人。1936年范文虎时年66岁，由于抵抗力日差且没有预防隔离措施，他传染上了肺炎。按照当时的医疗水平，肺炎高烧是很难治的。就是在今天的条件下，非典型性肺炎仍然夺去了许多医务工作者的生命。范文虎得病后高烧导致神志昏迷，无力处方自救。没过几天，范文虎就与世长辞了。

结　尾

因为我是在上海出生长大的，与在宁波土生土长的人士相比较，对于范文虎轶事的了解仍属孤陋寡闻。当时范文虎是宁波首屈一指且妇孺皆知的一代名医，至今一百多年来，宁波人说起范文虎来仍然是有口皆碑。所以谨以拙文抛砖引玉，希望大家一起来发掘抢救有关范文虎的史料。

【查询信息】本文发表于《鄞州文史》第二十七辑 2019。

附录三　新冠治疗经验

关于中医对新型冠状病毒肺炎(以下简称新冠)及其后遗症的治疗,也许是在医学临床上今后较长时间内绕不开的一个课题。

当瘟疫流行时,中医在临床上主要是看所表现的症候群而决定治疗方案,即看“横断面”。如发病人数暴增且症候群基本相同,此时辨病论治胜过辨症论治。2022 年 12 月下旬,江苏省某民营企业老板请我开了药方,他到中药店抓了药以后,统一发放给员工,然后让上班的员工喝中药。这样喝了三天,居然全体服药员工都有明显好转。这就是中医千百年来对付瘟疫行之有效的传统做法。

新冠疫情流行三年多以来,我接诊了许多国内外的新冠病人,主要是线上的。而从 2022 年 11 月至 2023 年 1 月之间,我有机会接诊新冠病人,前期多是石家庄、北京的,后期都是江苏、浙江及上海的,这就使我有了大样本,限于篇幅,我不把医案一一列出。我总结一下,把新冠感染 1～5 个月的病人的治疗经验方介绍如下,供各位同行参考。

A 方:五虎败毒汤(见附录一)。

此方来源于人参败毒散、荆防败毒散。主治感染新冠病毒后 7～10 天内的症候群,此方为我首选,每人每天 1 帖,连服 10 帖,可以转阴。

B 方:五虎败毒汤加味。

① 刀片嗓:加板蓝根 15 克、大青叶 15 克;

② 高热神昏、四肢抽搐:加七叶一枝花 15 克、蒲公英 15 克;

③ 高热:加知母 15 克、干芦根 15 克;

④ 咳嗽痰多:加紫菀 10 克、大力子 15 克、浙贝母 15 克。

C 方

主治:感染新冠烧退后、咳嗽痰多、嗓子痒、大便秘。

柴　胡 6 克　　象贝母 15 克　　金荞麦 30 克　　枳　实 10 克

苦杏仁10克　紫　菀10克　生甘草10克　金瓜蒌15克
桃　仁10克　生白芍30克　鱼腥草20克　连　翘10克
金银花20克　南北沙参各20克　五帖(没有南沙参可改用麦冬30克)

后　记

作品是作家的脸面，是画家水平的展现；而疗效（医案）是医者能力的体现，文凭、职称、职务均不是。尤其是医书。一本医书价值往往要经得起时间的考验与同行的评价。张仲景因一部《伤寒杂病论》而留名；孙思邈因《千金要方》《千金翼方》而留名；李时珍因《本草纲目》而留名；吴又可因一本字数不多的《瘟疫论》而留名……

晋朝王叔和也有几部著作留名，对普及推广中医也起到了一定的作用，但经历了时间的检验后，同行依旧给出了公正、客观的评价："熟读王叔和，不及临证多。"

古往今来，著书立作者无不希望青史垂名，但是能否真正留名，还要取决于著作本身的价值。

我本来不想写这本书，但是有亲友劝我说："你这本书的目标群体非太先生胡炳藻、范文虎或者业师冯绍蘧如此大家；而是针对年轻的医者，他们大多十分需要，读后可实践体会，从而救治更多的病人。因此，你一定要尽快成书并出版。"

今年是业师冯绍蘧老先生诞辰120周年，为感谢业师呕心沥血栽培之大德，就以此书继承业师治病救人之遗志。1937年5月上海世界书局出版过业师大著《冯绍蘧临床秘典》，我今萧规曹随，为本书取名《袁伦次临床秘典》。山外有山，不足之处望同道高人不吝指教。

袁伦次

2022年秋于上海